科学出版社普通高等教育案例版医学规划教材

高等院校医学系列教材

案例版™

供医学影像学、医学影像技术、生物医学工程等专业使用

介入治疗学

主　　编　郑传胜　吕维富　李智岗

副 主 编　施海彬　邹英华　王忠敏　周志刚

编　　委　（以姓名笔画为序）

于海鹏	天津医科大学肿瘤医院	邹英华	北京大学第一医院
王　峰	大连医科大学附属第一医院	张彦舫	深圳市人民医院
王　祥	华中科技大学同济医学院附属协和医院	张跃伟	清华大学附属北京清华长庚医院
王忠敏	上海交通大学医学院附属瑞金医院	邵海波	中国医科大学附属第一医院
		周　石	贵州医科大学附属医院
卢　伟	武汉大学中南医院	周志刚	郑州大学第一附属医院
吕维富	中国科学技术大学附属第一医院	周国锋	华中科技大学同济医学院附属协和医院
朱康顺	广州医科大学附属第二医院	郑传胜	华中科技大学同济医学院附属协和医院
刘　嵘	复旦大学附属中山医院		
刘凤永	中国人民解放军总医院	胡金香	武汉大学中南医院
刘瑞宝	哈尔滨医科大学附属肿瘤医院	柳　林	吉林大学中日联谊医院
李　刚	中南大学湘雅医院	施海彬	南京医科大学第一附属医院
李晓光	北京医院	梁　斌	华中科技大学同济医学院附属协和医院
李家平	中山大学附属第一医院		
李智岗	河北医科大学第四医院	管　生	郑州大学第一附属医院
杨维竹	福建医科大学附属协和医院	廖正银	四川大学华西医院
何仕诚	东南大学附属中大医院		

科学出版社

北　京

郑 重 声 明

为顺应教育部教学改革潮流和改进现有的教学模式，适应目前高等医学院校的教育现状，提高医学教育质量，培养具有创新精神和创新能力的医学人才，科学出版社在充分调研的基础上，引进国外先进的教学模式，独创案例与教学内容相结合的编写形式，组织编写了国内首套引领医学教育发展趋势的案例版教材。案例教学在医学教育中，是培养高素质、创新型和实用型医学人才的有效途径。

案例版教材版权所有，其内容和引用案例的编写模式受法律保护，一切抄袭、模仿和盗版等侵权行为及不正当竞争行为，将被追究法律责任。

图书在版编目（CIP）数据

介入治疗学/郑传胜，吕维富，李智岗主编. —北京：科学出版社，2021.6
科学出版社普通高等教育案例版医学规划教材·高等院校医学系列教材
ISBN 978-7-03-064155-7

Ⅰ. ①介… Ⅱ. ①郑… ②吕… ③李… Ⅲ. ①介入性治疗—高等学校—教材 Ⅳ. ①R459.9

中国版本图书馆 CIP 数据核字（2020）第 003284 号

责任编辑：王锞韫　朱　华 / 责任校对：贾娜娜
责任印制：霍　兵 / 封面设计：范　唯

科学出版社 出版
北京东黄城根北街 16 号
邮政编码：100717
http://www.sciencep.com

北京厚诚则铭印刷科技有限公司 印刷
科学出版社发行　各地新华书店经销
*
2021 年 6 月第 一 版　　开本：787×1092　1/16
2023 年 11 月第二次印刷　印张：21　1/2
字数：622 700
定价：85.00 元
（如有印装质量问题，我社负责调换）

高等院校医学影像学、医学影像技术案例版系列教材

编审委员会

前　言

　　介入治疗学经过近几十年的发展已经成为一门成熟的临床学科,而介入科医生也由医技人员或会诊大夫转变为临床医生。介入治疗领域的不断拓展以及介入操作技术的多样化,要求介入科医生不但要掌握众多的介入操作技术,而且还要具有良好的患者临床评估和管理能力。在医学生中普及介入治疗学知识意义重大。因此,在科学出版社大力支持下,我们邀请国内部分介入治疗学专家,参考国内、外资料,并结合相关领域经验,编写了本书。

　　《介入治疗学》(案例版)分为十二章,第一章至第五章侧重介绍介入治疗学的发展与优势、基础知识、介入操作器械与材料、血管造影技术与方法、基本介入诊疗技术等内容。第六章至第十二章按人体系统编写,分别介绍中枢神经系统及头颈部、心血管系统、呼吸系统、消化系统、泌尿系统、生殖系统、骨肌系统常见疾病的概述、临床表现、辅助检查与诊断、介入治疗。对于临床常用的介入治疗,详细介绍了其介入原理、适应证与禁忌证、术前准备、操作技术、术后处理、并发症和疗效评价。我们继承影像学教材以影像图片为主的传统,力争做到图文并茂,便于学生理解。另外,我们在疾病讲解中增加了案例,这是本教材有别于其他教材的独特之处。教师使用本教材组织教学时,既可以按传统模式讲授,案例作为补充,供学生阅读使用;也可以案例为先导引导教学,激发学生学习兴趣、丰富教学内容,提升教学效果。

　　本书适用于医学本科生教学,以医学影像学、医学影像技术和生物医学工程专业学生为重点对象,兼顾预防、基础、口腔、麻醉、药学、检验、护理、法医等专业需求。

　　我们感谢各位编委及其编写团队的辛勤付出,感谢科学出版社相关编辑,还有其他在本书写作、编辑和出版过程中做出贡献的所有人员,在此予以由衷感谢!

　　我们希望本书出版后,能对涉及介入治疗教学的教师和学生起到一定指导和参考作用。由于篇幅原因,本书所涵盖的疾病及其介入治疗内容有限;另外,材料编写可能存在不足之处,恳请各位读者多提宝贵意见,以便日后改正。

郑传胜　吕维富　李智岗

2021 年 3 月

目　　录

第一章 总 论

学习要求

记忆：介入治疗学的概念。

理解：介入治疗学的发展简史和优势。

介入治疗学又称介入放射学（interventional radiology，IR），是以影像诊断学为基础，在医学影像诊断设备的引导下，利用穿刺针、导管及其他介入器材，对疾病进行微创治疗或采集组织学、细菌学及生理、生化资料进行诊断的学科。

第一节 介入治疗学发展简史

一、国际介入治疗学的发展

介入治疗学同其他学科一样，也是在探索、创新、完善中发展起来的。1912 年 Bleichroeder 将一根导尿管插入自己股动脉内，首次实现了人类血管内导管插管技术。1927 年葡萄牙人 Egas Moniz 首次报道了脑血管造影术，开创了血管造影的先河。1929 年 Forsmann 使用导尿管经上臂静脉插入自己右心房，首创心导管造影术。但此时的介入操作仍采用血管切开法，创伤大且操作复杂，从而限制了其在临床上的推广应用。

Seldinger 技术（图 1-1-1）的出现使得血管造影术迅速发展。1953 年瑞典 Sven-Ivar Seldinger 首创了采用套管针、导丝和导管经皮穿刺股动脉，插管进行血管造影的方法，该方法极大地简化了血管造影的操作并提升了它的安全性，为当代介入治疗学的发展奠定了基础。

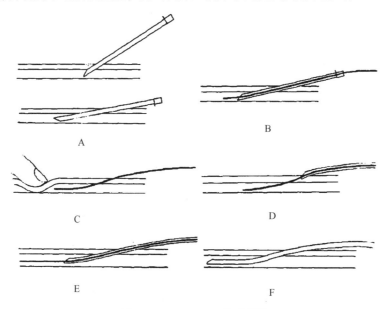

图 1-1-1 Seldinger 技术图示

血管成形术的出现进一步推动了介入治疗学的发展。1964 年美国放射学家 Charles Theodore Dotter 等首次使用同轴导管系统对病变血管进行血管成形治疗，虽然现在来看当时的技术创伤性较大且疗效欠佳，但被视为血管成形术的奠基石，而 Dotter 教授也因此被誉为介入治疗学之父。1973 年 Andreas Roland Gruentzig 等发明了球囊导管，使得经皮腔内血管成形术普遍应用，1977 年首先开展经皮冠状动脉成形术。1986 年 Puol 和 Sigmart 等将第一枚冠状动脉支架置入人体。

在非血管疾病领域，介入技术也得到广泛应用。1975 年 Holm 等报道在超声导向下进行穿刺活检，1976 年 Haaga 等首次报道在计算机体层摄影（computed tomography，CT）导向下进行穿刺活检，Gronvall 和 Stephenson 等首次报道了在超声和 CT 导向下进行的经皮插管引流。另外，经肝穿刺胆道内外引流术、经皮穿刺胃造瘘、消化道狭窄的成形术、输卵管再通术、经皮穿刺椎间盘摘除术等技术相继报道标志着非血管介入放射的发展与成功。

1967 年 Margulis 在《美国放射学杂志》（American Journal of Roentgenology）上最早提出 "Interventional diagnostic radiology——a new subspeciality"。1976 年 Wallace 在 Cancer 杂志上以 Interventional Radiology 为题系统地阐述了介入放射（治疗）学的概念，并于 1979 年欧洲放射学会第一次介入放射学学术会议上做了专题介绍，此命名方逐步为国际学术界所认同。介入放射学会在多个国家或地区也相继成立，如 1973 年美国成立心血管放射学会，1983 年更名为心血管和介入放射学会，2002 年再次更名为介入放射学会（Society of Interventional Radiology，SIR）。

20 世纪 80 年代以后，介入设备得到迅速改进。高压注射器的发明，数字减影血管造影（digital substraction angiography，DSA）的出现，离子型对比剂改良为非离子型对比剂和等渗对比剂，介入器械性能的改进，这些均使得介入治疗学蓬勃发展。近来随着现代生物工程学、材料学、计算机信息学的发展，介入治疗学的原理、技术与应用已经改变了疾病诊疗的基本理念和模式，成为重要和应用广泛的微创治疗手段，已成为与内科、外科并列的医学学科。

二、我国介入治疗学的发展

我国介入治疗学起步较晚。20 世纪 70 年代初，各地医院纷纷开展 Seldinger 法经皮穿刺股动脉插管选择性血管造影，为以后开展介入放射工作奠定了基础。1979 年林贵教授在《中华放射学杂志》发表了《选择性血管造影诊断原发性肝癌》的论文，标志着我国介入治疗学事业的开始。1981 年刘子江教授举办介入放射学习班，培养了我国第一批介入放射工作者，并大大推广了这一技术。1986 年在山东召开了首届全国介入放射学术大会。1990 年卫生部决定将开展介入治疗学的放射科改为临床科室，从而根本改变了放射科在医院和医学界的地位。20 世纪 90 年代兴起的三级医院评审，将介入治疗学的开展与否作为三级甲等医院的评审要求，也对介入治疗学的发展起到了极大的推动作用。1997 年国家科学技术委员会、卫生部联合将 13 个介入治疗学项目列为"九五"攻关课题，再一次从国家角度对介入治疗学进行了肯定，为 21 世纪介入治疗学的蓬勃发展奠定了良好基础。

21 世纪后，我国介入治疗学进入了突飞猛进的发展阶段，一方面介入放射技术被广泛应用于临床各个系统；另一方面心内科、神经科、血管外科等学科逐步涉足介入治疗学领域，使得介入治疗学更加普及化和专业化。2012 年 7 月，卫生部颁布了《综合介入诊疗技术管理规范》《神经血管介入诊疗技术管理规范》《外周血管介入诊疗技术管理规范》等诊疗技术规范，逐步建立有关准入制度，从而保障我国介入治疗学进入一个更规范、更高水平的发展阶段。2014 年 8 月，中国医师协会介入医师分会成立标志着我国介入医学独立学科的形成，为我国介入医学规范快速的发展奠定了坚实的基础。

第二节　介入治疗学优势与地位

一、优　　势

介入治疗学具有以下优势：①微创，介入手术多采用经皮穿刺或经生理孔道建立路径，对身体损害轻微；②可重复操作，经同一操作部位可进行多次介入检查和治疗，而不加重局部损伤；③有效，对于危重疾病，如主动脉夹层或大咯血，可立即控制病情、解除症状、挽救生命；在严格把握适应证的情况下，疗效确切；④并发症少，因精准靶向治疗，并发症少见；⑤操作简捷，大多通过穿刺和插管可达到精确诊疗，可在极短时间内完成；⑥费用低廉，相对于常规治疗可节省医疗费用和缩短治疗周期；⑦综合性能优越，可单独用于治疗，也可与其他内外科治疗手段结合使用以发挥综合治疗效果。

二、地 位

（一）在放射学界的地位

我国放射科过去一般被视为医疗辅助科室，而介入治疗学的出现为放射科带来了新的生机、活力与崭新的地位。介入治疗学能够迅速解决以往临床科室不能解决或很难解决的棘手问题（如术后并发症的处理），且治疗作用广泛，应用范围几乎覆盖全身各系统（如神经、呼吸、循环、消化、泌尿生殖、骨骼肌肉等系统），因此介入治疗学迅速得到临床的认可与支持。同时自 20 世纪 80 年代以来，介入治疗学人才辈出，临床技术和科研水平不断提升，也使介入治疗学在国内蓬勃发展。

（二）在医学界的地位

与传统外科治疗创伤性大、内科治疗特异性不强等情况相比，介入治疗具有微创、精准和有效的特点，广受患者欢迎。对于部分疾病，如针对布加综合征、主动脉瘤及主动脉夹层的治疗等，介入治疗已经取代了传统内科、外科治疗。

介入治疗学由最初医学影像学中的一个分支已逐渐成为相对独立的临床学科。介入治疗学治疗范围的拓展，必将带来学科的进一步分化，如神经介入、血管介入、肿瘤介入等。无论如何，未来介入治疗学毋庸置疑将会继续发展壮大，在现代医学领域中发挥更大的作用。

（郑传胜 梁 斌）

第二章 基 础 知 识

学习要求

记忆：介入治疗围手术期处理，介入治疗学常用药物。

理解：外科手术消毒方法，手术人员准备，患者手术区准备，医疗照射防护的基本原则与基本措施。

第一节 无 菌 技 术

无菌技术是指针对微生物及感染途径所采取的一系列预防措施，它是保证手术成功的重要条件之一。

一、手术器械、物品的灭菌、消毒法

（一）常用灭菌法

1. 高压蒸汽灭菌法 应用最多，效果很可靠。此方法适用于大多数耐高温的医用物品，包括金属器械、玻璃、橡胶、消毒衣巾及布类敷料等的灭菌。包外指示带出现黑色条纹意味着达到灭菌要求，可杀灭包括细菌芽孢在内的一切微生物。

2. 气体灭菌法 采用环氧乙烷、臭氧等气体，适用于不耐高温、湿热的医疗材料的灭菌，如导管、导丝及其他塑料制品。含有氯的物品及能吸附环氧乙烷的物品则不能使用本法。

3. 电离辐射灭菌法 属于工业灭菌方法，多用于注射器、导管等一次性物品的灭菌。

（二）常用消毒法

1. 药液浸泡消毒 适用于锐利器械、特殊材料制成的导管等物品的消毒，目前最常用的化学消毒剂是 2%中性戊二醛水溶液，30 分钟达到消毒效果，10 小时达到灭菌效果。其他消毒液包括10%甲醛、70%乙醇、1：1000 苯扎溴铵、1：100 氯己定等水溶液。

2. 紫外线消毒 表面作用强，可杀灭悬浮于空气中、水中和附着于物品表面的细菌、病毒和支原体。本法多用于室内空气和物品表面消毒。

目前介入手术最常使用的耗材如导丝、导管、球囊等多为一次性耗材，但也有手术衣、铺单、手术刀等需要灭菌的物品，应在术前充分准备。

二、手术人员准备

（一）一般准备

1. 穿 换穿手术室准备的清洁鞋和衣裤，上衣的下摆放在裤腰内。

2. 戴 戴好手术帽（前面完全遮住头发，后面遮住大部，女士头发应全部盖住）和口罩（遮住口鼻）。

3. 防护 穿好防护服、铅围脖、铅帽、铅眼镜、铅手套，佩戴射线剂量仪。

（二）外科手消毒

1. 洗手准备 摘除手部饰品，修剪指甲并去除甲缘下积垢，手部或臂部有破损或化脓性感染时不能参加手术。

2. 洗手 用皂液及流动水以七步洗手法洗手，洗手范围包括双手、前臂和上臂下 1/3，认真揉搓 2~6 分钟，用流动水冲净，用清洁纸巾擦干。

3. 消毒 用速干手消毒剂揉搓上述范围，认真揉搓直至消毒剂干燥。取液量、揉搓时间及使用方法参照产品说明书。

4. 检测 洗手后检测的细菌菌落总数应≤10cfu/cm²；消毒后检测的细菌菌落总数应≤5cfu/cm²。

（三）穿无菌手术衣和戴手套

同外科手术穿无菌手术衣和戴手套方法。

三、患者手术区准备

（一）患者体位的准备

按照手术方式、穿刺部位等选用体位，使患者保持安全合适的体位。

（1）仰卧位：最常用。

（2）侧卧位：适用于背部手术，如椎间盘手术。

（3）俯卧位：适用于腘动脉或腘静脉穿刺及肾造瘘等背部手术。

（4）截石位：适用于输卵管再通术等会阴手术。

（二）穿刺部位的消毒

（1）擦洗，备皮。

（2）消毒：以注射或穿刺部位为中心，由内向外缓慢旋转、逐步涂擦碘伏，共3次。

（3）消毒范围：①一般的操作，消毒面积应该≥5cm×5cm；②对于最常用的经股动脉或股静脉穿刺，消毒范围上达肚脐线，下至大腿上1/3处，两侧至腋中线；③输卵管造影或再通手术，消毒范围应该包括宫颈、阴道、外阴，前达耻骨联合，后至肛门周围及臀，向下至大腿内侧上1/3；④中心静脉导管操作时消毒范围直径应>15cm，至少应该大于敷料面积（10cm×12cm）。

（三）手术区域的铺单

先铺四块小的无菌巾，将边缘双折1/4，遮盖穿刺点或切口周围。遮盖次序是先遮盖脏处，再遮洁净处。例如，股动脉穿刺术，先遮盖手术野下部，再遮盖上方，其次遮盖对侧，最后遮盖本侧。然后，术者及巡回护士用有孔的大单遮盖手术台。

（四）穿刺部位的麻醉

1. 局部麻醉 使用五号针保持负压抽吸式进针，依次在血管鞘内、皮下、皮内或穿刺通道周围注射1%～2%利多卡因5ml，适用于大多数介入手术。

2. 基础麻醉加局部麻醉 采用哌替啶10mg加异丙嗪0.5mg/kg静脉注射或氯胺酮3～6mg/kg肌内注射，待患者入睡后再作局部麻醉，适合小儿及不能合作者。

3. 神经安定麻醉 采用氟哌利多5mg、哌替啶100mg，稀释至10ml，分次静脉注射，每次2～4ml。多用于神经介入手术。

4. 全身麻醉 由麻醉医生操作，适合病情危重、不能合作者及儿童。

第二节　围手术期处理

一、术　前　准　备

（一）一般准备

1. 胃肠道准备 术前8～12小时开始禁食，术前4小时开始禁水，训练床上大小便。进入手术室前排尽尿液。预计手术时间长或进行盆腔手术，应留置导尿管，使膀胱处于空虚状态。

2. 预防性使用抗生素 ①涉及感染病灶或穿刺点接近感染区域的操作，如肝脓肿抽吸引流术；②操作时间长、创伤大的手术；③肿瘤患者；④涉及大血管手术；⑤需要置入人工制品的手术，如支架置入术。术前 0.5～2 小时或麻醉开始时首次给药，手术超过 3 小时或失血量大于 1500ml，术中可给予第二次剂量；总预防性用药时间一般不超过 24 小时。

3. 其他 ①手术前一晚可给予镇静剂保证睡眠；②出现与疾病无关的体温升高或女性月经来潮，应推迟手术；③术前更换病号服，去除金属饰品及活动性义齿；④术前为患者建立静脉留置通道。

（二）特殊准备

1. 血常规、尿常规和大便常规检查，肝、肾功能及电解质检查 ①术前应最大限度改善肾功能，如果需要透析，应在计划手术 24 小时内进行；②对水电解质及酸碱平衡失调、贫血、低蛋白血症患者，术前应予以纠正；③对肝功能储备不佳（Child-Pugh C 级）患者应给予保肝、降黄、补白蛋白等治疗，其中保肝药物以抗炎、抗氧化、保护肝细胞膜等作用药物为主。

2. 凝血功能检查 仔细询问出血、血栓栓塞、药物服用病史及进行体格检查。①术前 3～5 天停用法华林等抗凝药物，围手术期间可采用低分子肝素替代，术前 2～3 天停用非甾体抗炎药物；②如血小板计数 $<50×10^9/L$，建议输血小板；③如国际标准化比值（international normalized ratio，INR）>1.5 或凝血酶原时间（prothrombin time，PT）明显延长，建议输注新鲜冰冻血浆；④对有静脉血栓危险因素者，可预防性给予低分子肝素等措施。

3. 血糖水平测定 对糖尿病患者，加强空腹血糖/餐后血糖测定，评估糖尿病慢性并发症和血糖控制情况。①仅以饮食控制病情者，无须特殊处理；②口服降糖药物者，服用至手术前一天晚上，如果口服长效降糖药物，则术前 2～3 天停服；③禁食患者需静脉输注葡萄糖加胰岛素，以控制血糖处在轻度升高状态（5.6～11.2mmol/L）为宜；④平时使用胰岛素患者，术前应该以葡萄糖和胰岛素维持正常糖代谢，手术当日清晨停用胰岛素。推荐将糖尿病患者血糖控制在空腹血糖 <7.8mmol/L，随机血糖 <10.0mmol/L，同时应注意防止低血糖发生。

4. 血压、心电图、胸部 X 线检查 必要时做心、肺功能检查。①高血压患者应继续服用降压药物，控制血压在 160/100mmHg 以下；②对伴有心脏疾病患者，可使用 Goldman 指数评估心源性死亡的危险性和危及生命的并发症；③肺部急性感染患者，如为择期手术患者应推迟至肺部感染治愈后 1～2 周，如为急诊手术需加用抗生素。

（三）设备、器械与药物准备

1. 治疗设备 如性能良好的 DSA 机、高压注射器、心电监护仪、超声仪等。

2. 常用的血管造影器械 包括穿刺针、导管鞘、导管、导丝等。

3. 药物及耗材 ①血管造影对比剂：常用非离子型对比剂；②术中药物、栓塞剂；③术中耗材，如球囊、支架等；④止吐药物，如 5-羟色胺 3 受体拮抗剂；⑤镇痛药物，如盐酸羟考酮缓释片、硫酸吗啡缓释片、盐酸吗啡注射液等；⑥其他药物，如地塞米松、罂粟碱、利多卡因、阿托品、硝苯地平、硝酸甘油、肾上腺素、多巴胺等。

4. 术前谈话及签字

（1）病情及手术介绍：向患者及家属介绍病情、施行手术的必要性、手术方式及可能效果、围手术期可能出现的不良反应、并发症及意外情况、术后处理及预后等。

（2）履行书面同意手续：包括手术同意书、麻醉知情同意书、输血治疗同意书，由患者本人或法律上有责任的亲属或监护人签署。对于紧急手术，若亲属未赶到，须在病史中记录清楚并上报备案。

二、术 中 抗 凝

（一）全身肝素化

若导丝、导管在血管内停留时间预计超过 15 分钟，则需全身低剂量肝素化，在首次注入肝素（45U/kg 体重）全身肝素化后，再用持续滴注法（1000U/500ml 等渗 NaCl 溶液）保持肝素化。

（二）持续滴注法

将导管近端通过多通道开关与输液管相连，将肝素等渗 NaCl 溶液（2500U 肝素/500ml 等渗 NaCl 溶液）持续注入患者体内，输液量与速度可调节。神经介入操作一般使用此法。

（三）间断冲洗法

导管插入血管后，每隔 2～3 分钟向导管内推注 3～5ml 肝素等渗 NaCl 溶液。一般外周血管介入操作使用此法。

三、术 后 处 理

（一）拔管（鞘）和穿刺点处理

诊断或治疗结束后，拔出导管（鞘），用手指压迫穿刺点 10～15 分钟。若为股动脉穿刺点，之后使用压迫器压迫 8～10 小时，适时逐渐解开压迫器，必要时使用血管封堵器或缝合器。若为静脉穿刺点可将压迫时间缩短，适当加压包扎 4 小时即可。

（二）制动与卧床

拔管后 8～10 小时保持下肢伸直不动，24 小时内卧床。

（三）术后观察

注意观察穿刺点有无出血、皮下血肿，监测生命体征 4～6 小时、24 小时液体出入量，观察远端肢体皮色、温度、感觉、脉搏波动。

（四）对症处理

对于栓塞后综合征（发热、腹痛、呕吐），需及时与其他情况鉴别并对症处理，及时给予感染患者抗感染治疗，出现局部血肿可给予促凝血剂和 5%硫酸镁湿敷。

第三节　介入治疗学常用药物

一、血管扩张药与血管收缩药

血管扩张药与血管收缩药主要用于需要改变血流速度的血管造影或治疗，在选择性插管的前提下使用该两类药物可带来很好的造影及治疗效果。血管扩张药应在较粗血管内快速注入以使其分布广泛、均匀，血管收缩药应在精确的分支血管内较慢注入，注意防止反流。

（一）血管扩张药

主要用于血管造影时增加被造影血管的血流量，使图像更加清晰，如经肠系膜上动脉造影时为使门静脉显影更加清晰可使用；出血等血管性病变患者在血管造影诊断不明确时，可使用血管扩张药帮助显示出血部位及原因。

1. 罂粟碱（帕帕非林，papaverine）　对血管、支气管、胃肠道、胆道等平滑肌都有松弛作用。常用剂量：肌内注射或静脉注射，每次 30～60mg，24 小时不超过 300mg。常用于：①松弛冠状动脉及脑动脉,用于防止脑血栓形成、冠心病和肺梗死;②防止或解除下肢动脉痉挛及动脉血栓性疼痛;③介入术中扩张血管增加造影效果或解除插管所致血管痉挛。

2. 前列腺素(prostaglandin,PG) 是目前最理想的血管扩张药。在血管造影中多采用 PGE1 和 PGF2a 这两类。现已用于四肢动脉造影、动脉性门静脉造影、盆部动脉造影及胃肠道出血的诊断。用于解除插管所致血管痉挛也极为有效。常用剂量:注射剂,2mg/支,另附每支 1mg 碳酸钠溶液及 10ml NaCl 溶液用于稀释;静脉滴注,每次 2mg。

3. 妥拉唑林(tolazoline) 可直接作用于血管平滑肌,使动脉扩张,随之血流量增加。常用于改善肢体动脉造影质量及动脉性门静脉造影的显影密度。常用剂量:口服,25mg,3~4 次/天;肌内注射或皮下注射,每次 25mg。

▌(二)血管收缩药

主要用于降低动脉血流速度或降低正常组织血流速度,常用于小量消化道出血的造影、治疗或肿瘤栓塞,如施行肾静脉造影时将该药物注入肾动脉;施行肝脏肿瘤造影或栓塞时,该药物使正常血管收缩,肿瘤血流比例增大;此外,胰腺内分泌肿瘤经静脉采血也用该药。

1. 肾上腺素(adrenaline) 为最常使用的血管收缩剂。在施行肾动脉造影、肾上腺动脉造影时注入 3~6μg 肾上腺素可增强肿瘤染色显影效果;在肾动脉内使用 10~12μg 肾上腺素可增强肾静脉造影效果;在腹腔动脉或肠系膜上动脉内注入 5~8μg 肾上腺素可使胰腺或胰腺内病变显示更加清晰。常用剂量:总量 0.3mg/次,不宜超过 1mg。

2. 升压素(vasopressin) 也称为抗利尿激素。经腹腔动脉或肝动脉滴注用于增强胰腺动脉显影质量;经肠系膜动脉或腹腔动脉滴注用于治疗胃肠道出血,静脉滴注也可。常用剂量:每次 5mg。副作用有血压升高、心动过缓、冠状动脉收缩、尿量减少及腹部绞痛。

3. 血管紧张素(angiotensin) 为目前已知最强烈的血管收缩药,作用于血管末梢,不影响主干和大分支。常用于肾肿瘤、胰腺病变、肝肿瘤及骨和软组织肿瘤的动脉造影。副作用有血压升高、心动过缓,但造影时副作用不明显。常用剂量:每次 1mg,溶于等渗 NaCl 溶液或 5%葡萄糖溶液 500~1000ml。缓慢静脉滴注时,1~10μg/min,不宜突然中途停药。

二、止血药、抗凝药物、抗血小板药与溶栓药物

▌(一)止血药

1. 氨甲苯酸(止血芳酸)(aminomethylbenzoic acid,AMCA) 多用于介入操作中出血的全身治疗和穿刺等操作造成的出血的治疗。原理是抑制纤溶酶原的激活酶,使之不能被激活转变为纤溶酶,从而阻断纤维蛋白的溶解、保护血凝块的生成、防止纤维蛋白受到破坏。常用剂量:每次 0.1~0.3g,溶于 10~20ml 溶液中缓慢注射,每天最大量为 0.6g。

2. 酚磺乙胺(止血敏)(etamsylate) 可促使血小板循环量增加,增强血小板集聚与黏附并促使血小板释放凝血活性物质,从而缩短凝血时间。此外,还可降低血管壁通透性,防止血液外渗。用于防治手术前后的出血。常用剂量:0.25~0.5g,肌内注射或静脉滴注;每次 0.5~1.0g,口服,每天 2 次。

3. 凝血酶(thrombin) 可直接促使纤维蛋白原转化为纤维蛋白,加速血液凝固。主要用于治疗肝硬化所致消化道出血及穿刺局部的出血。常用剂量:以 50~1000U/ml 的溶液喷于或灌注于创面;以明胶海绵或纱条蘸凝血酶贴于创面,也可直接涂撒药物粉末于创面;治疗消化道出血时,配制成 50~500U/ml 的溶液口服或灌注,每次 500~20 000U,每 1~6 小时 1 次。

4. 鱼精蛋白(protamine) 在体内与肝素结合,使其失去抗凝能力,用于治疗肝素过量所致出血。常用剂量:抗肝素过量的治疗与肝素所用剂量相当,40~50mg 鱼精蛋白可中和 5000U 肝素,1 次不超过 50mg,静脉缓慢滴注,滴注过快易产生不良反应;对于自发性出血,剂量为 5~8mg/(kg·d),成人每天剂量为 300mg,稀释于 300~500ml NaCl 溶液,分 2 次滴注,间隔为 6 小时,3

天后改用半量。

5. 维生素 K 常用维生素 K_1 和 K_3。

（1）维生素 K_1 为脂溶性药物，可降低慢性肝炎患者氨基转移酶，促使黄疸消退，使用方法以肌内注射为主，每次 10mg，每天 2 次。

（2）维生素 K_3 为水溶性药物，人工合成，用于凝血酶原过低症、维生素 K 缺乏症及新生儿自然出血症的防治，以及由双香豆素和水杨酸类药物过量所致出血的治疗。另外，梗阻性黄疸及胆瘘管手术前注射此药，可减少出血。使用方法以肌内注射为主，每次 4mg，每天 2～3 次。

（二）抗凝药物

1. 普通肝素（heparin） 是介入治疗学最常用的药物之一，6250U 加入 500ml NaCl 溶液中配成肝素 NaCl 溶液，用于导管的冲洗和抗凝。肝素也用于需同时溶栓治疗患者的抗凝治疗，初始剂量为 80～100U/kg 体重静脉注射，之后以 10～20U/（kg·h）静脉泵入，根据活化部分促凝血酶原激酶时间（activated partial thromboplastin time，APTT）调整剂量，保持在正常上限的 1.5～2.5 倍。肝素半衰期短，易监测，易逆转（使用鱼精蛋白），肌酐清除率<30ml/min 时可用，妊娠妇女可用；但有导致肝素诱导的血小板减少症（heparin-induced thrombocytopenia，HIT）风险，需监测血小板。

2. 低分子子肝素（low-molecular-weight heparin，LMWH） 常用于急性下肢深静脉血栓形成的肿瘤患者、肝脏疾病伴凝血功能障碍者及妊娠期或备孕者的抗凝治疗。常用剂量：皮下注射，每次 100U/kg 体重，每 12 小时 1 次。

（1）出血不良反应少，肝素诱导的血小板减少症（heparin-induced thrombocytopenia，HIT）发生率低于普通肝素，使用时大多无须监测，有效性与安全性优于普通肝素。

（2）可用于肿瘤及妊娠期患者（妊娠前 3 个月与产后禁用），肝、肾功能不全者慎用。

3. 维生素 K 拮抗剂（vitamin K antagonist，VKA） 如华法林（warfarin），多用于治疗血栓栓塞性疾病，防止血栓形成和发展，溶栓治疗、球囊成形术和支架置入术后抗凝治疗。常用方法：口服，2.5～6.0 mg/d，与 LMWH 联用 2～3 天后，监测 INR，使 INR 稳定于 2.0～3.0 并在持续 24 小时后，停 LMWH，继续华法林治疗。

4. 直接凝血酶（Ⅱa 因子）抑制剂 如达比加群酯（dabigatran etexilate），出血风险低，适用于急性血栓栓塞症非肿瘤患者。常用方法：口服，150mg，每天 2 次，至少先联用 5 天 LMWH 后单独使用；对于 80 岁以上老年患者或存在出血风险的患者，剂量改为每次 110mg，每天 2 次。

5. Xa 因子抑制剂 如利伐沙班（rivaroxaban），适用于急性血栓栓塞症非肿瘤患者，血小板减少症患者可使用。使用方法：口服，15mg，每天 2 次，持续 3 周；之后改为 20mg，每天 1 次（高出血风险者可改为 15mg，每天 1 次）。

（三）抗血小板药物

抗血小板药物主要包括阿司匹林、氯吡格雷、双嘧达莫，作用为抑制血小板聚集。

1. 阿司匹林（aspirin） 口服，每天 100mg。主要用于血栓栓塞性疾病，防止血栓的形成和发展，溶栓治疗术后、球囊扩张术后、支架置入术后抗凝的桥接治疗。

2. 氯吡格雷（clopidogrel） 适用于近期发作的脑卒中、心肌梗死和确诊为外周动脉硬化的患者，可减少动脉粥样硬化性疾病的发生，推荐剂量为每天 75mg。

3. 双嘧达莫（persantin） 主要用于血栓栓塞性疾病，防止血栓的形成和发展，溶栓治疗术后、球囊扩张术后、支架置入术后的抗凝治疗。口服，每次 25～100mg，每天 3 次。用以抑制血栓时，可增至 300～400mg。

（四）溶栓药物

溶栓药物用于动脉或静脉血栓的治疗，包括尿激酶（urokinase），新型溶栓药物，如阿替普酶（recombinant tissue-type plasminogen activator，rtPA）、替奈普酶（tenecteplase）等，以及降纤药物

（如巴曲酶）。重组链激酶易致过敏反应，目前已经少有使用。尿激酶使用最为广泛。使用此类药物时，应特别注意检测纤维蛋白原（fibrinogen，FIB）。

1. 尿激酶 是国内最常使用的溶栓药物，但使用剂量尚无统一标准，用于治疗导管接触性溶栓时一般给予首剂 4000U/kg 体重，30 分钟内持续静脉注射，之后给予 60～120 万 U/d（1 小时内分 2～4 次快速泵入或持续泵入），维持 72～96 小时，必要时延长至 5～7 天。

2. rtPA 溶栓效果好，但价格较贵。用于治疗导管接触性溶栓时以 20mg/（24～36）h 给药，2～3 天停药。

三、抗肿瘤药物

抗肿瘤药物一般分为六大类：烷化剂、抗代谢药物、抗肿瘤抗生素、抗肿瘤类植物药、激素类及杂类。此外，越来越多分子靶向治疗药物显示出较好效果。

（一）烷化剂

烷化剂功能基团对细胞的疏基、氨基、羧基和磷酸基起烷化作用，使细胞 DNA、RNA、蛋白质等变性或功能改变，抑制肿瘤细胞的生长与繁殖。烷化剂为细胞周期非特异性药物，对增殖细胞群和非增殖细胞群的肿瘤细胞均有杀伤作用。

1. 环磷酰胺（cyclophosphamide，cytoxan，CTX） 是常用烷化剂之一，多与阿霉素、紫杉醇或多西他赛联用治疗乳腺癌。本药经肝微粒体酶分解发挥作用，破坏 DNA 结构与功能，属于细胞周期非特异性药物，但主要作用于 G_2 期细胞。

2. 丝裂霉素（mitomycin，MMC） 含有两个烷化中心，使肿瘤细胞 DNA 解聚，同时阻碍 DNA 复制，从而达到抗肿瘤效果，为细胞周期非特异性药物，G_1、S 期细胞对本品显示很高的敏感性。抗癌作用广泛而迅速，但治疗指数不高、毒性较大。常用于经动脉灌注化疗，每次 4～8mg。

（二）抗代谢药物

抗代谢药物因与相应代谢物结构相似，可干扰细胞正常代谢，进而抑制细胞增殖，导致细胞死亡，达到抗肿瘤目的。抗代谢药物可较有选择性地作用于代谢最旺盛的一批细胞（包括肿瘤细胞），主要抑制 DNA 合成，S 期细胞对其最敏感，属于细胞周期特异性药物。此类药物对肿瘤细胞和正常细胞选择性小，各药物之间及与其他药物之间一般无交叉耐药性。一般将此类化疗药物分为抗叶酸类、抗嘌呤类及抗嘧啶类。

1. 5-氟尿嘧啶（fluorouracil，5-FU） 为尿嘧啶类抗代谢药物，在体内转化为氟尿嘧啶脱氧核苷酸，通过抑制胸腺嘧啶核苷酸合成酶而抑制 DNA 的合成，同时对 RNA 合成也有一定抑制作用，从而抑制肿瘤生长。采用动脉灌注或静脉滴注时血药浓度较稳定，代谢转化及分解较为完全。用于结直肠癌（伴或不伴有肝转移）化疗时，常与亚叶酸钙、奥沙利铂或伊立替康联用（FOLFOX 或 FOLFIRI）。用于食管癌化疗时，常与顺铂、奥沙利铂或紫杉醇联用。用于宫颈癌同期放化疗时，与顺铂联用。用于胃癌化疗时，与顺铂或奥沙利铂组成围手术期双药化疗方案。

2. 替加氟（呋喃氟尿嘧啶，tegafur） 在体内逐渐变为 5-FU 而起作用，其作用较 5-FU 强，但毒性更小，骨髓抑制反应小。该药常用于肝癌介入治疗时经肝动脉灌注化疗。替加氟、吉美嘧啶及奥替拉西钾一起构成替吉奥，被批准用于不能切除的局部晚期或转移性胃癌，仅用于适合使用替吉奥与顺铂联合化疗的患者。

3. 卡培他滨（capecitabine） 在体内转化为 5-FU 而起作用，可以增加肿瘤细胞内 5-FU 的浓度来增加疗效。该药被批准用于结直肠癌的辅助化疗、转移性结直肠癌的一线化疗；联合多西他赛治疗转移性乳腺癌、不能手术的晚期或转移性胃癌。

4. 吉西他滨（gemcitabine，GEM） 是一种胞嘧啶核苷衍生物。和阿糖胞苷一样，进入人体内后由脱氧胞嘧啶激酶活化，由胞嘧啶核苷脱氨酶代谢。活化产物作用于 DNA，主要作用于 G_1/S

期细胞。还能抑制脱氧胞嘧啶脱氨酶，减少细胞内代谢物的降解，具有自我增效的作用。吉西他滨作为胰腺癌术后标准化疗药物，也与铂类药物联用治疗非小细胞肺癌。

5. 氨甲蝶呤（methotrexate，MTX）　是抗叶酸类抗肿瘤药，抑制二氢叶酸还原酶而使二氢叶酸不能还原成有生理活性的四氢叶酸，从而使嘌呤核苷酸和嘧啶核苷酸的生物合成过程中一碳基团的转移作用受阻，导致 DNA 的生物合成受到抑制，从而抑制细胞生长与繁殖。MTX 在妇科应用广泛，主要用于输卵管妊娠早期患者，可经子宫动脉化疗，也可用于绒毛膜癌、葡萄胎和妊娠滋养细胞肿瘤的治疗。

（三）抗肿瘤抗生素

1. 阿霉素（14-羟柔红霉素）（doxorubicin，DOX）　细胞周期非特异性药物，对 S 期及 M 期细胞作用最强。本品和柔红霉素及长春新碱有交叉耐药性。阿霉素在肝癌经导管动脉化疗栓塞术（transcatheter arterial chemoembolization，TACE）中最为常用，传统 TACE 将阿霉素（50mg/m²）与碘油混合成乳剂或混悬剂用于治疗，对于药物洗脱微球 TACE 则推荐使用至少 75mg 阿霉素（肝癌符合米兰标准）或 150mg 阿霉素（超出米兰标准）。目前认为，药物累计总量不宜超过 450～550mg/m²，以免发生心脏毒性。

2. 表柔比星（epirubicin，EPB）　为阿霉素同分异构体，作用机制和主要用途均与阿霉素类似，但心脏毒性及骨髓抑制作用较小，疗效更优。

3. 博来霉素（bleomycin，BLM）　与铁的复合物嵌入 DNA，引起 DNA 单链和双链断裂，与顺铂联用治疗食管癌。可破坏血管瘤内皮细胞，因此，作为硬化剂可用于肝海绵状血管瘤 TACE 治疗，需与碘油混合使内皮细胞破坏、窦内微血栓形成。按照血管瘤大小给药，一般 15～30mg 配合碘油 10～20ml。累计用药剂量较大时应注意检查是否出现肺部疾病，如肺炎样变、肺纤维化。

4. 平阳霉素（pingyangmycin）　与博来霉素相似。

（四）抗肿瘤类植物药

1. 紫杉醇（taxol）　为 M 期周期特异性药物，与微管蛋白结合以促进微管蛋白聚合，防止解聚，稳定微管，导致细胞在进行有丝分裂时不能形成纺锤体和纺锤丝，抑制了细胞分裂和增殖，从而发挥抗肿瘤作用。紫杉醇与铂类联合用于非小细胞肺癌化疗，与阿霉素、环磷酰胺联合用于乳腺癌化疗。多西他赛与紫杉醇原理相似，但抗癌谱更广，与铂类、氟尿嘧啶联合可用于胃癌化疗，也用于非小细胞肺癌、前列腺癌化疗。

2. 依托泊苷（etoposide，VP-16）　干扰 DNA 拓扑异构酶Ⅱ（DNA topoisomeraseⅡ），致使受损的 DNA 不能修复。主要与铂类药物合用于小细胞肺癌化疗。

（五）激素类

1. 抗雌激素类药物　如他莫昔芬（tamoxifen），结构类似雌激素，能与雌二醇竞争雌激素受体，与雌激素受体形成稳定的复合物，并转运入核内，阻止染色体基因开放，从而使癌细胞的生长和发育受到抑制。他莫昔芬主要用于治疗晚期乳腺癌和卵巢癌。

2. 抗雄激素类药物　一类是与雄激素受体结合而使其无有效的基因表达，从而抑制了雄激素刺激作用的药物，如恩杂鲁胺（enzalutamide）；另外一类是能阻断雄激素合成的药物，如阿比特龙（abiraterone），不可逆地抑制雄激素生物合成过程中的限速酶 CYP17A，从而抑制睾丸、肾上腺、前列腺内雄激素的合成，且不会导致肾上腺功能不全。

（六）杂类

1. 顺铂（cisplatin）　是第一代铂类复合物，细胞周期非特异性药物，铂原子与 DNA 形成交叉联结，拮抗其复制和转录，是多种实体瘤的一线用药，可作为放疗增敏剂。疗效可观，抗癌谱广，但毒副作用明显，最严重是肾毒性和胃肠道反应。介入治疗术中经动脉灌注，每次 20～40mg。

2. 卡铂（carboplatin，CBP）　是第二代铂类复合物，其抗肿瘤活性较强，消化道反应及肾毒性较低，骨髓毒性高于顺铂，与顺铂有不完全交叉耐药。注意，此药与铝起反应。

3. 奥沙利铂（oxaliplatin）　是第三代铂类复合物，不良反应少而轻，与 5-FU 联合应用具有协同作用，与顺铂之间无交叉耐药性。主要用于结直肠癌晚期一二线治疗和术后辅助治疗。禁止用 NaCl 溶液和碱性溶液配制，避免接触铝制品。

4. 洛铂（lobaplatin）　是第三代铂类抗肿瘤药，主要用于治疗乳腺癌、小细胞肺癌、慢性粒细胞白血病。骨髓抑制作用明显，血小板减少作用最为明显，常发生在治疗后 2 周，一般可逆。

（七）分子靶向药物

1. 索拉非尼（sorafenib）　为多靶点抗癌药，既可通过阻断由 RAF/MEK/ERK 介导的细胞信号转导通路而直接抑制肿瘤细胞的增殖，也可通过抑制血管内皮细胞生长因子受体（vascular endothelial growth factor receptor，VEGFR）和血小板衍生生长因子（plateletderived growth factor，PDGF）受体而阻断肿瘤新生血管的形成，间接地抑制肿瘤细胞的生长。索拉非尼是进展期肝细胞癌的一线治疗药物，也用于治疗不能手术的肾肿瘤细胞和对放射性碘治疗不再有效的局部复发或转移性、逐步分化型甲状腺患者。

2. 乐伐替尼（lenvatinib）　是一种抑制多种受体酪氨酸激酶（receptor tyrosine kinase，RTK）功能的口服抑制剂，它能够抑制 VEGFR 的激酶活性和其他与病理性血管增生和肿瘤生长相关的受体酪氨酸激酶的功能。与索拉非尼相比在总生存期指标上达到了非劣效性标准，初步结果显示不劣于索拉非尼，因此，也成为进展期肝细胞癌的一线药物。此外，适应证包括局部复发或转移性、放射性碘难治性分化型甲状腺癌，同时，与依维莫司联合使用可治疗既往接受过血管内皮生长因子靶向疗法的晚期肾细胞癌患者。

3. 瑞戈非尼（regorafenib）　是一种口服的多靶点激酶抑制剂，可抑制 VEGFR-1～3、TIE-2、BRAF、KIT、RET、血小板衍生生长因子受体（platelet-derived growth factor receptor，PDGFR）和成纤维细胞生长因子受体（fibroblast growth factor receptor，FGFR），其结构与索拉非尼相似。瑞戈非尼已获批成为索拉非尼治疗后进展肝细胞癌的二线药物，也用于晚期结直肠癌、胃肠间质瘤的治疗。

4. 纳武利尤单抗（nivolumab）　是一种人免疫球蛋白 G4（IgG4）单克隆抗体，可结合至程序性死亡（programmed death，PD）-1 受体并阻断其与程序性死亡配体-1（programmed death ligand-1，PD-L1）和 PD-L2 相互作用，发挥 PD-1 通路介导的免疫反应的抑制作用，包括抗肿瘤免疫反应。作为 PD-1 抑制剂，可用于治疗经索拉非尼治疗后进展的肝细胞癌，也可用于治疗黑色素瘤、非小细胞肺癌、膀胱癌、肾细胞癌、头颈部鳞状细胞癌、霍奇金淋巴瘤、尿路上皮癌和转移性结直肠癌。

第四节　介入影像技术及设备与介入辐射防护

一、介入影像设备

介入影像技术，主要包括数字减影血管造影（digital substraction angiography，DSA）、CT、超声波介入、磁共振成像（magnetic resonance imaging，MRI）等。

1. DSA　具有放射剂量显著减小、数字减影、图像清晰、密度分辨率高、数字图像便于储存再现、多种后处理等诸多优点。DSA 设备是目前最常用的介入影像设备。

2. 超声波介入　超声介入指在超声的实时监视和引导下完成各种介入操作，如穿刺活检、超声造影、病灶消融等，具有实时动态、引导精确、无辐射等优点，但某些部位可受骨质、气体干扰。

3. CT　为断层图像，其对病灶显示更加准确、清晰，主要用于肺内、腹部深部病变等的穿刺活检、肿瘤消融治疗等操作，但费用较高，存在一定辐射损伤。

4. MRI　MRI 介入治疗是新兴的技术，可实时监控、精确定位，且无辐射损伤，但要求器械无磁性，应用范围尚有限。

二、介入辐射防护

1. 医疗照射防护的基本原则 包括医疗照射的正当性、照射措施最优化、个人照射剂量的限制。医疗照射的正当性指照射给受照者收益大于危害，照射措施最优化指采取的照射措施是最优的，受照者不设置个人剂量限值。

2. 辐射防护标准 X线辐射对人体的损伤效应需要较好地遵循着"剂量-效应关系"的准则：辐射效应的发生与否或发生概率高低与人体受照剂量密切相关，吸收剂量达到 0.25 Gy 为亚临床剂量，超过 2Gy 可致各种损伤。对于放射从业人员，规定五年内平均剂量不超过 20mSv，任一年不超过 50mSv，对于被检查者，规定每五年平均照射时间不超过 1 小时，任何单独一年可允许大一点。

3. 辐射防护的基本措施

（1）时间防护：X线造成辐射损害具有累积效应，因此，操作者应尽可能减少射线照射时间。

（2）距离防护：X线及散射线强度的衰减遵循强度与距离平方呈反比的关系，故操作者应尽量远离球管和被检部分，减少散射线照射。

（3）屏障防护：操作者合理使用铅衣、铅围脖、铅眼镜、铅帽、铅手套及铅屏等防护用品和合理采取防护措施。

（郑传胜 梁 斌）

第三章　介入操作器械与材料

学习要求

记忆：常用介入操作器械与材料的概念及用途。

理解：介入操作器械与材料的性能评价指标。

第一节　穿　刺　针

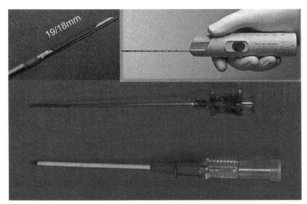

图 3-1-1　活检针与血管穿刺针

穿刺针（needle）是血管性和非血管性介入操作的基础器械。穿刺针主要用于经皮建立血管、胆道、泌尿道及胸腹腔等与外界的通道，引入导丝或引流管等，为后续操作提供途径。血管穿刺针（图 3-1-1）一般由针芯和外套管组成，单纯用于血管穿刺的穿刺针可无针芯。成人股动脉常用 18G 穿刺针，儿童股动脉及成人桡动脉多用 21G 穿刺针。

经皮穿刺活检针用于经皮穿刺取病灶组织或细胞进行病理活检，活检针大小根据病变而不同，如 14G 活检针多用于骨组织活检，18G 活检针多用于肺组织活检，而 20G 活检针既可用于组织活检也可用于细胞活检。此外，还有用于抽吸囊肿、脓肿，以及注入药物等的经皮穿刺针。

第二节　导　　丝

导丝（guide wire）（图 3-2-1）是由特殊材料制成的头端柔软、具有良好导向性和支撑力的导引钢丝，基本由芯线、线圈、涂层三部分组成。导丝作用为引导并支持导管、扩张管、外鞘管进入管腔，加强导管硬度，交换导管，也可在闭塞部位"探路""疏通"。

根据导丝物理特性不同，可以分为超滑导丝、超硬导丝、超长交换导丝；根据用途的不同可以有中空的溶栓导丝等。导丝的直径用英寸（1 英寸 =2.54cm）表示，常规导丝直径为 0.035 英寸，微导丝直径为 0.018 英寸或更小。导丝长度有多种，配合导管插管时多采用 150cm 长度，而交换导丝多为 260cm 或 300cm。

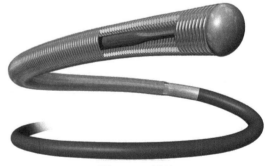

图 3-2-1　导丝

第三节　导　　管

根据使用目的，可将导管（catheter）分为造影导管、引流导管及特殊导管（球囊导管、溶栓导管、旋切导管等），分别用于造影、引流、扩张管腔、溶栓及去除血栓或斑块等。一般导管外径用 French（F）表示（3F＝1mm），而内径则用英寸来表示，长度对照见表 3-3-1。导管直径根据用途有多种，如常规血管造影导管多选择外径为 5F 或 4F 的导管，而 3F 以下的微导管用于超越常规造影导管进入更远或迂曲的小血管进行。110 原理：导管尖端到导管主干距离应该是主动脉宽度的 110/100 倍，因此应该根据血管情形选用合适导管（图 3-3-1、图 3-3-2）。

表 3-3-1 长度对照表

	厘米（cm）	英寸（inch）	French
1 厘米（cm）	1	0.039	30
1 英寸（inch）	2.54	1	7.62
1 French	0.033	0.013	1

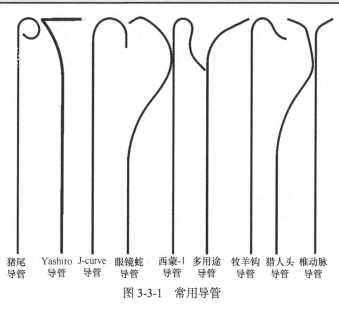

| 猪尾导管 | Yashiro导管 | J-curve导管 | 眼镜蛇导管 | 西蒙-1导管 | 多用途导管 | 牧羊钩导管 | 猎人头导管 | 椎动脉导管 |

图 3-3-1 常用导管

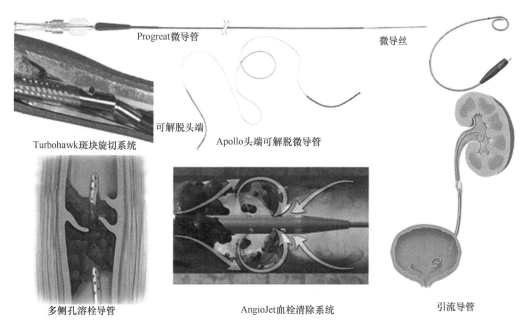

图 3-3-2 特殊导管

第四节 血 管 鞘

血管鞘（sheath）是用于引导导管、球囊导管或其他血管内器械顺利进入血管的器械，可避免反复出入造成损伤，减少导丝交换操作。

普通血管鞘结构包括外鞘管、扩张管和短导丝（图 3-4-1）。外鞘管套在扩张管外面，随扩张管沿短导丝路径一同插入血管，撤出短导丝与扩张管后，即可经外鞘管引入导管等血管内操作器械。外鞘管内径用 F 表示，与通过的导管外径大小一致。扩张管前端呈锥状，以保证可沿导丝顺利前行并逐步扩张路径。扩张管内径用英寸表示，与能通过的导丝直径相对应。

目前临床上最常用的是防漏鞘管，即在普通血管鞘基础上增加外鞘管尾端的止血垫圈和带有阀门的侧壁管，见图 3-4-1。此外，还有剥皮血管鞘和长鞘管。

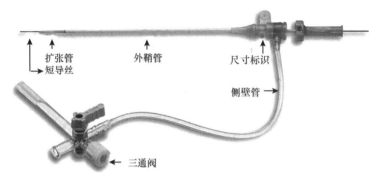

图 3-4-1 鞘组

第五节 球 囊 导 管

球囊导管（balloon catheter）是带有气囊的特殊导管，主要用于血管、消化道、泌尿生殖道等狭窄或闭塞性病变，也用于阻断血流。球囊与支架配合使用时，球囊预扩张利于后续支架的顺利到位，球囊的后扩张保证支架的充分膨胀或良好贴壁。球囊导管通常由球囊尖端、球囊段、连接段导管、推送杆等部分构成。目前使用最多的是双腔单球囊，其中心管腔可通过导丝，还可用于注射对比剂及进行压力测量，而外腔连接球囊用于扩张治疗。

球囊导管性能评价指标包括：球囊外径与长度、跟踪性、推送性、灵活性、顺应性。顺应性（compliance）是指球囊充盈时每增加 1 个大气压（atm）（1atm=101 325Pa）时球囊外形或体积相应发生的变化，是球囊拉伸能力的指标。球囊导管有 2 个重要概念：命名压（nominal pressure），指球囊达到预定直径所需球囊内充盈压，一般为 6～8 个大气压；破裂压（burst pressure），指体外测试时反复充盈球囊 40 余次，99.9% 的球囊不会破裂的最大充盈压。

目前的球囊导管基本分为快速交换型或单轨球囊导管、整体交换型球囊导管、固定导丝球囊导管、灌注球囊导管四大类型。根据顺应性可将球囊分为顺应性球囊导管、半顺应性球囊导管、非顺应性球囊导管。此外，特殊球囊导管有用于栓塞治疗的可解脱球囊导管、抑制血管内膜过度增殖防止再狭窄发生的药物洗脱球囊导管等（图 3-5-1）。

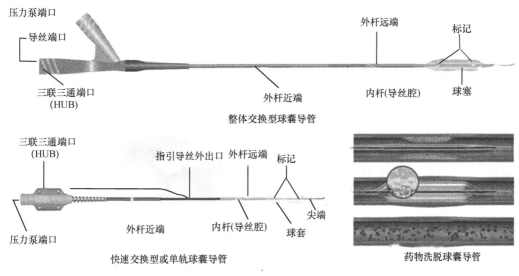

压力泵端口
导丝端口
三联三通端口 (HUB)
外杆近端
外杆远端
内杆(导丝腔)
标记
球塞
整体交换型球囊导管

三联三通端口 (HUB)
指引导丝外出口
外杆远端
标记
外杆近端
内杆(导丝腔)
球套
尖端
压力泵端口
快速交换型或单轨球囊导管
药物洗脱球囊导管

图 3-5-1　球囊导管

第六节　支　架

支架（stent）（图 3-6-1）是采用高性能医用金属、合金或高分子材料制成的用于支撑人体管腔以保持其通畅的假体。支架可广泛用于治疗血管、胆道、气管、消化道等出血、狭窄、闭塞性病变。

支架根据其支撑力可分为自膨式支架和球囊扩张式支架；根据表面情况又可分为金属裸支架、覆膜支架和药物洗脱支架；根据制作材料可分为医用不锈钢支架、镍钛合金支架、钽支架和生物支架。支架整体性能评价指标包括纵向缩短率、支撑力、顺应性、X 线显影性和磁相容性。

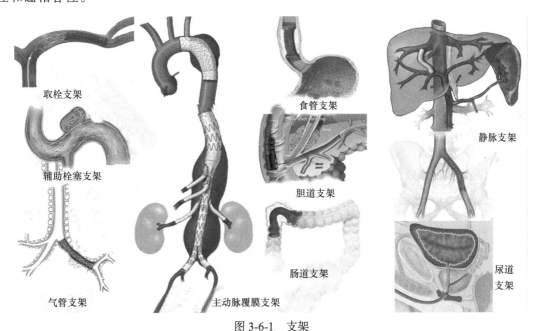

取栓支架
辅助栓塞支架
气管支架
主动脉覆膜支架
食管支架
胆道支架
肠道支架
静脉支架
尿道支架

图 3-6-1　支架

第七节 栓 塞 材 料

用于经导管注入实现阻断血流的材料称为栓塞材料，也称栓塞剂。理想栓塞材料应该具备以下特性：无毒，生物相容性好，能迅速闭塞血管，能够闭塞不同口径不同流量下的血管，能经导管运送，易获得，易消毒，能控制栓塞时间长短，使用过程中可显影。

栓塞材料可分为：①根据物理形状一般可分为颗粒性栓塞材料、液体栓塞材料（包括硬化剂）和机械性栓塞材料；②按照血管闭塞时间长短可分为短、中、长期栓塞材料。

各种栓塞材料因栓塞的血管部位和性质不同，需达到的闭塞血管、阻断血流的效果有所不同，所以根据栓塞目的选择适当的栓塞材料，才能达到预期目的。栓塞后可因栓塞血管再通、潜在侧支循环开放、新的交通支形成等原因导致血供恢复。

一、颗粒性栓塞材料

1. 明胶海绵（gelfoam） 是最常用的介入栓塞材料之一，一般从动物胶原中提取，通过机械阻塞作用、诱导血栓形成（疏松多孔结构吸附红细胞与血小板）和血管壁炎性反应而引起血管闭塞。优点是：可降解、可吸收、无毒、无抗原性、易得、价廉、安全有效、具有优良的可压缩性和遇水再膨胀性。明胶海绵属中期栓塞物质，闭塞血管时间为数周到数月，密实栓塞时也可达到永久栓塞效果。

临床上使用的明胶海绵分为明胶海绵颗粒与明胶海绵块。商品化试剂明胶海绵颗粒有多种规格，可栓塞中小血管至毛细血管前动脉水平的血管。明胶海绵块在术中可以根据术者需要切割成任意大小的碎块。

2. 聚乙烯醇（polyvinyl alcohol，PVA） 是一种高分子材料，为白色或微黄色、质轻而软的多孔海绵颗粒状物，具有良好的生物安全性，不溶于水，因此在体内不会降解。PVA 可机械栓塞病变部位血管，血液在 PVA 颗粒间隙中凝结、机化，以及诱导血管炎症反应，使血管永久闭塞。PVA 是高度可压缩的，干燥时保持其压缩形状，再水化时将膨胀。

常用的商品化 PVA 颗粒有多种直径（150～1500μm）可供选择。缺点：形状和大小不均一，细小颗粒可能引起末梢栓塞；摩擦系数大，黏附微导管管壁，相互之间易聚集成团增加注射阻力，易黏附于血管壁造成近端栓塞。主要适应证为出血性疾病和肿瘤性病变。此外，也可用于肿瘤外科术前栓塞。

以 PVA 基质制成的球形、大小均一的微球（空白微球）可以栓塞致密，减少注射阻力。

3. 药物洗脱微球（drug-eluting bead，DEB） 又称载药微球，除了机械性栓塞肿瘤营养血管导致肿瘤缺血缺氧坏死，还可在肿瘤部位持久、缓慢释放化疗药物，使药物在病灶长时间维持细胞毒作用以增加疗效，同时降低全身血药浓度以降低化疗不良反应。载药微球本身要具备生物相容性、易于操控、适宜的弹性伸缩率和恢复性能。载药微球分为生物降解型和非生物降解型，已上市的载药微球大多以 PVA 为基质制作，一般所载药物为蒽环类和喜树碱类衍生物。初步研究表明，载药微球用于肝癌介入治疗效果良好。

4. 放射性微球 最常用的是钇-90（^{90}Y）玻璃或树脂微球，携带有放射性元素 ^{90}Y，经导管注入肿瘤病灶内，同时发挥栓塞作用（导致肿瘤缺血缺氧坏死）及发挥局部 β 射线放疗作用杀死肿瘤（主要用于肝癌）。^{90}Y 放射强度高、半衰期短、发射 β 射线、组织穿透距离短。优势：体内局部内照射放疗（高达 100～150Gy）较外照射放疗强度高，所以能靶向增加局部肿瘤杀伤力；病灶内穿透强度为 2.5mm，对正常组织损伤小，从而降低治疗的副作用。

^{90}Y 玻璃微球、树脂微球分别于 1999 年和 2002 年获美国食品药品监督管理局（Food and Drug Administration，FDA，以下简称 FDA）批准用于治疗肝癌，优点是疗效确切、不良反应少、住院时间短，且适用于门静脉瘤栓患者。

颗粒性栓塞剂见图 3-7-1。

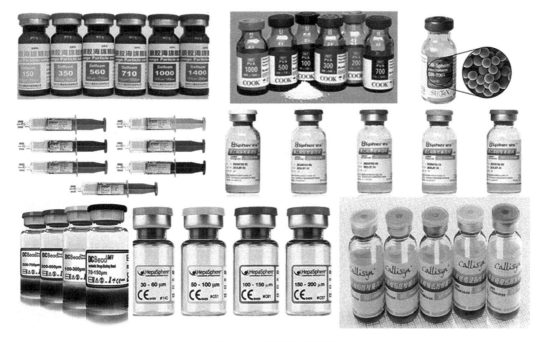

图 3-7-1　颗粒性栓塞剂

二、液体栓塞材料

1. 碘油（iodized oil）　是由植物油与碘结合生成的一种有机碘化合物，是否为栓塞剂依旧有争议。具有 2 个特征：①具有亲肿瘤性，可栓塞至末梢血管，阻塞肝小动脉并可滞留于肝窦，也可进入门小静脉；②可作为药物载体，与化疗药混合成乳剂使用，提高局部浓度并延迟释放。常用于肝癌介入治疗，对肝内转移灶和门静脉瘤栓也有治疗作用，剂量一般为 5～20ml。

2. n-丁基-氰基丙烯酸酯　NBCA 液体栓塞系统由 n-丁基-氰基丙烯酸酯（NBCA）、碘油和钽粉构成。其特点是：在葡萄糖溶液和碘油中可以保持稳定状态，与离子（血液、组织、NaCl 溶液）接触后发生聚合反应形成固态物质以栓塞血管。NBCA 优点是快速、深入渗透；通过铸形或栓子黏附血管壁，破坏血管内膜实现永久性栓塞；对凝血系统依赖程度低，当患者处于低凝状态时，仍可用其进行栓塞。缺点是易反流、粘管，对术者操作技术要求高。

2000 年 NBCA 被 FDA 批准用于颅内动静脉畸形栓塞治疗，如今在外周介入栓塞使用极为广泛。使用 NBCA 时，需要根据具体情况制订 NBCA 与碘油混合比例，综合考虑可视性和聚合时间。间断注射技术，每次 0.1～0.6ml，配合 5%葡萄糖溶液冲洗；连续注射技术，1～3ml 连续缓慢注射，直到栓塞满意。

3. 乙烯-乙烯醇聚合物　Onyx 液体栓塞系统是乙烯-乙烯醇聚合物、二甲基亚砜溶剂和钽粉构成的非黏合液体栓塞剂。其特点是：与血或水溶剂接触时开始形成海绵状聚合物铸形，形成皮肤状外膜，自外至内固化，液态中心继续流动。优点是：深入渗透、永久性栓塞；不粘管，可控，有充分决策时间，可同时造影；不同黏度的产品可以适用于不同的血管病变栓塞。

Onyx 液体栓塞系统于 2005 年被 FDA 批准用于颅内动静脉畸形栓塞治疗，如今在外周介入栓塞中也广为使用。头端可解脱微导管（detachable tip microcatheter）的出现，解决了导管头端与血管粘连的问题，增加了 Onyx 液体栓塞系统使用安全性与栓塞效果，随之出现了"高压锅技术"（pressure cooker technique）。

4. 无水乙醇（absolute ethanol）　作为液态性栓塞剂，注入血管内可引起血管痉挛和内皮损伤，进而诱发血栓形成，最终纤维化造成血管永久性闭塞，可用于血管畸形、静脉曲张等病变的栓塞治疗。作为硬化剂，无水乙醇可通过脱水作用使蛋白质变性进而导致细胞坏死，可用于肝肾囊肿等的硬化治疗。另外，无水乙醇还可用于肝癌等实体瘤的局部消融治疗。

三、机械性栓塞材料

常用机械性栓塞材料（图3-7-2）包括弹簧圈、可解脱球囊、血管塞等。

弹簧圈（coil）为永久性中央型栓塞材料，一般分为推送弹簧圈（pushable coil）和可解脱弹簧圈（detachable coil），后者包括电解可脱弹簧圈（guglielmi detachable coil，GDC）、液压解脱式弹簧圈和机械解脱弹簧圈等。弹簧圈按照制作材料可分为不锈钢弹簧圈和铂金弹簧圈，依据表面附着物可分为普通弹簧圈与带纤毛弹簧圈，根据弹簧圈在动脉瘤栓塞不同阶段的用途可分为成篮圈、充填圈和修整圈。

弹簧圈主要用于动脉出血、动脉瘤、动静脉畸形、精索静脉曲张及动脉内化疗灌注前作血流再分布等的血管内栓塞治疗。

施行弹簧圈栓塞时，需先将导管选择性插至靶血管，诊断性血管造影证实导管位置后，根据病变血管的直径选择适当大小的钢圈。最终的栓塞效果有赖于弹簧圈局部诱导的血栓形成，因此对患者的凝血功能有一定要求。

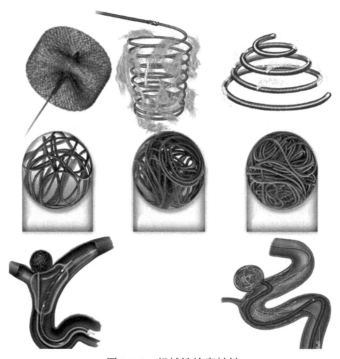

图 3-7-2　机械性栓塞材料

第八节　其他器械

除了前文介绍的常用介入器材，根据介入治疗学治疗的要求还有很多特殊器材。

在非血管介入领域，用于取异物或结石的网篮；在血管领域，用于防止下肢静脉血栓脱落造成肺梗死的下腔静脉滤器，用于防止颅内动脉栓塞的颈动脉保护伞，用于血管内斑块治疗的旋切导管、激光导管，用于取栓的支架，用于加快血栓疏通的血栓清除器；在肿瘤领域，微波消融、射频消融、冷冻治疗、不可逆电穿孔治疗等器材纷纷涌现。

在人工智能时代，血管介入机器人开始出现，FDA已批准 Hansen 和 CorPath 血管介入手术机器人,可极大降低术者所受射线照射剂量。

介入治疗学使用的器材种类繁多,随着介入治疗学和医疗器械工业的发展,不断有新的器材被开发,并在临床得到应用和推广,使得介入治疗学发展越来越快(图 3-8-1)。

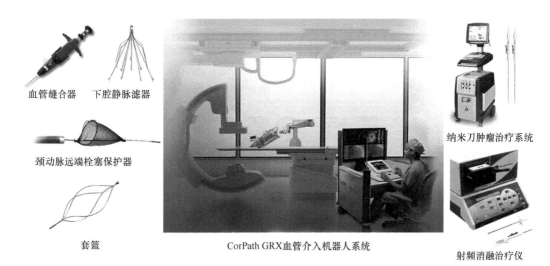

血管缝合器　下腔静脉滤器

颈动脉远端栓塞保护器

套篮

CorPath GRX血管介入机器人系统

纳米刀肿瘤治疗系统

射频消融治疗仪

图 3-8-1　其他器械

（郑传胜　孙　晨）

第四章　血管造影技术与方法

学习要求

记忆：Seldinger 血管穿刺法、改良穿刺法、静脉穿刺法、血管造影术的适应证。

理解：血管插管技术方法、常见并发症及其防治，血管造影术后处理注意事项。

第一节　血　管　穿　刺

一、概　　述

1953 年 Seldinger 提出的血管穿刺方法，使血管造影进入了一个新的阶段，它避免了切开暴露血管，改为直接经皮穿刺血管，运用导管与导丝，将导管插入血管内，既简便、安全又容易操作，并发症大为减少，患者的恐惧心理也大为改善，已成为介入治疗学的最基本方法。

二、血管穿刺法

（一）穿刺部位

穿刺的血管包括动脉与静脉。动脉穿刺最常用的部位是股动脉，腹股沟附近处的股动脉管径较粗，位置浅表，易固定，周围无重要器官，所以穿刺方便、安全，并发症发生率最低。髂前上棘与耻骨联合的连线为腹股沟韧带所在处，皮肤穿刺点常选在腹股沟韧带下方 2～3cm，通常相当于腹股沟皮肤皱褶下方 1cm 以内，此点位于股三角内，从外向内依次有股神经、股动脉和股静脉。如进行顺行穿刺，皮肤穿刺点应在腹股沟韧带上方，血管进针点则位于腹股沟韧带稍下方。

其他一些可能的动脉穿刺部位有肱动脉、腋动脉、锁骨下动脉及颈动脉。肱动脉穿刺也较常用，穿刺点一般选在上臂下 1/3，肱二头肌腱内侧搏动最明显处，通常位于肘部皮肤皱褶线的稍上方。此处动脉浅表，使用局部麻醉药量要少，作一皮丘即可，尽量作前壁穿刺。

静脉穿刺中股静脉最为常用，穿刺点位于股动脉的稍内侧。颈内静脉穿刺也较常用，颈内静脉位于颈总动脉的外侧，多数选择右侧颈内静脉进行穿刺，患者头部转向对侧，穿刺点位于锁骨上方 5～6cm，相当于甲状软骨水平。偶尔也可选择肘静脉与锁骨下静脉等静脉进行穿刺。

（二）麻醉方法

所有患者除不合作者或婴幼儿需作全身麻醉外，一般均采用局部麻醉。以右侧股动脉为例，通常患者仰卧在造影台上，术者站在患者右侧。以左手中、环指按在皮肤穿刺处的头侧，左示指在穿刺处的足侧，手指深处为穿刺血管，术者能感到其搏动即可，不要重压。用五号齿科针刺入皮内，先作皮内局部麻醉，然后针头深入动脉鞘内作鞘内麻醉。进入动脉鞘时有轻度突破感，回抽无血时，先在动脉内侧注入 1% 利多卡因 2ml。针头退至皮下后再向动脉外侧刺入，入鞘后同样注入 2ml 利多卡因。退针时同时在皮下注射 1ml 利多卡因。上述负压抽吸进针是为了穿刺时一旦进入血管，立即能发现，可迅速退出，重新穿刺。

如不做皮内麻醉，仅作皮下麻醉，则麻醉效果差。初学者怕麻醉不够，注入过多麻醉液，以至有时血管摸不清楚，应避免。麻醉剂一定要注入动脉鞘内，它不仅用于止痛，还可防止穿刺部血管痉挛。

（三）Seldinger 穿刺术

用尖刀片在穿刺处与皮纹一致的方向挑开皮肤 2mm。皮肤开口处一定要在血管的正前方血管穿刺点的下 1～2cm 处，以便斜行穿入动脉，使以后的操作均在与血管同一斜面上进行。穿刺针穿刺的斜面应始终向上，这可从针座上的缺凹来认定，斜面向上有利于导丝推进。用带针芯的穿刺针以 30°～40°经皮向血管穿刺，穿透血管前后壁，退出针芯，缓缓向外退针，至见血液从针尾射出，即引入导丝，退出针，通过导丝引入导管，将导管放至靶血管即可造影。

（四）改良穿刺法

Driscoll 于 1974 年提出改良法，他用不带针芯的穿刺针直接经皮穿刺。方向要始终一致，不能左右上下扭曲，以免之后导丝及导管在皮下扭曲，使操作困难。穿刺针穿过血管前壁（不必穿过后壁），即可见血液从针尾喷出，再引入导丝，然后引入导管完成造影。这一方法的主要优点为避免穿透血管后壁，动作轻巧，不损伤周围组织，一次穿刺成功率高，并发症少，熟练操作后对桡动脉、腋动脉穿刺更有利。目前绝大多数术者均采用改良法穿刺，由于是 Seldinger 的贡献，一般文献上仍称其 Seldinger 穿刺术，不刻意说明改良法。

（五）静脉穿刺法

静脉穿刺可用上述与动脉类似的穿刺针和穿刺方法，但由于静脉压力低，穿刺针穿入静脉时无喷血，或仅缓慢冒血，有时也不太确切。用改良穿刺针套上注射器，进行前后壁穿刺后边退针边抽吸，或进行前壁穿刺，边进针边抽吸，抽至血流通畅时，即可插入导丝。头臂静脉穿刺则用 2G 细短针，进入静脉后插入 0.018 英寸导丝，再换入导管。

（六）注意事项

动脉穿刺针深入皮下后，可能会发生几种情况：①未见血液从针座处外溢或未能抽入注射器内，可慢慢将针头退至皮下，可能在中间见到喷血，否则重穿。②穿刺后见针座处血流不畅，其色暗红，则表明针已穿入静脉，也需退出针头，稍加压迫后重穿。③动脉穿刺时见针座处血流不畅，其色鲜红，表示针孔未完全在血管腔内，应将穿刺针稍向里或外移动，使之完全进入血管。如未入血管，则退出穿刺针，稍压片刻后再穿刺。④如为鲜红色血液从针座处喷出，送入导丝顺畅，即为穿刺成功。⑤如血液喷出顺利，但导丝送入有明显阻力，无法送入，则多为针的尖端顶在血管后壁，此时应将导丝退出，穿刺针稍向外移动，并注意使针的斜面向上，也可压低针尾，即可见血流喷出，再送入导丝。

（七）穿刺点止血处理

介入术后拔管压迫需用左手示指和中指压迫动脉穿刺点，一般在皮肤穿刺点正上方 1.5～2cm，至少压迫 20 分钟，随后需用弹力绷带加沙袋压迫，股动脉穿刺术后需卧床休息 24 小时。

第二节 血 管 插 管

一、概 述

选择性或超选择性血管插管水平可影响后续血管造影或血管栓塞术的疗效和并发症的发生率，原则上要求导管应插入需要被造影或栓塞的血管，且尽量避开非靶血管。对于走形迂曲、复发的靶血管需选用不同形状的导管、导丝，以提高超选择性插管的成功率。一般选择性动脉插管的导管及导丝均可用于本技术，采用直径较细的导管，如外径为 4F 和 5F 的导管，选用头端较软的导管，以便在导丝先行进入后能随之进入靶血管。超滑导丝几乎是超选择性插管必备的器材，最好选择前端具有 15 弯头者，利于进入迂曲的血管。前端柔软的超硬导丝在导管难以跟进时有特殊价值。同轴导管系统虽然价值较昂贵，但对于超选择性插管困难者和脑血管插管有重要价值。

二、技术方法

1. 入路 总的来讲可分为上入路和下入路（Seldinger 穿刺术），正确选择入路可提高选择性插管成功率。

（1）下入路：经股动脉穿刺插管，可完成大部分患者的选择性插管，当髂动脉十分迂曲时，导管经过几个弯曲与血管壁摩擦力增大，操作往往困难，可采用长导管鞘（10～20cm），鞘壁有导丝加强者为佳。

（2）上入路：可经肱动脉、腋动脉或锁骨下动脉穿刺插管。主要用于下入路常规选择性插管困难者，动脉先向下行，再折返向上，有多个此类弯曲者经下入路插管往往十分困难，导管进入第一个弯度时再向前插送极易弹出。经上入路进入此类血管则变得十分容易，原因是原先的多弯曲经上入路变为单弯曲，导管能顶靠在下行的血管壁向上推进，即使是腹腔动脉闭锁由肠系膜上动脉至胰十二指肠下动脉提供侧支者亦能超选血管插管成功。

2. 利用导管的形态插入相应的动脉 目前所用导管已塑形，可适用于不同的动脉插管，一般 Cobra 导管的适用范围最广；Yashiro 螺旋导管适于纤曲的肝动脉插管；Simmons 导管适于腹腔干过长者。尚可采用术中导管塑形的方法。

3. 导管跟进技术 为最常用的超选插管技术，当导管进入一级血管分支后不能继续前进时，可先将超滑导丝插入靶动脉，由助手拉直导丝，术者推进导管沿导丝进入。关键是导丝较深地插入靶动脉，形成一定的支撑力，必要时可用超硬导丝支持，送导管时导丝切勿跟进，撤丝时应缓慢回抽，过快会将导管带回弹出。当导丝可进入靶动脉而导管由其硬度和固有的角度不能跟进时，将其撤出保留导丝于靶动脉，换用较柔软的导管。

4. 导管成襻技术 在常规方法不易超选和手头可选择的导管型号较少时，是一种有用的技术。主要用于动脉主支过于向上或水平开口和向上走行较长并向上折返者。常用 Cobra 和猎人头型导管。方法为：先将导管选择性插入肾动脉，肠系膜上动脉或对侧髂动脉，当管端进入超过 5cm 以上时，继续旋转并推送导管，使之成襻状并由原插入的动脉退回腹主动脉内。

5. 同轴导管技术 利用同轴导管系统进行，主要用于脑动脉超选择性插管或肝动脉亚段栓塞及各系统的超选择性插管。将外导管插至靶动脉口，内导管插入导丝一并送入，到位后抽出导丝注入对比剂观察局部血管分布走行即可。必要时可用弯头超滑细导丝引导入靶动脉，推送微导丝到位，DSA 的路径图（Roadmap，即透视减影）功能对超选择性插管十分有帮助。

三、常见并发症及其防治

1. 暂时性血管痉挛 原因为：①多次穿刺不成功或插管时间过长；②既往有血管病变史，如动脉粥样硬化等；③局部血肿形成；④导管及导丝损伤、刺激血管内皮细胞。血管痉挛表现为局部疼痛，并可导致动脉血栓形成，造成该动脉供血器官的缺血改变，如肢体坏死、偏瘫、癫痫等。

处理方法：轻者可用普鲁卡因局部封闭，无效者可用盐酸罂粟碱 60mg 静脉注射（也可用类似血管扩张药替代），每 4～6 小时 1 次，也可用交感神经阻滞药皮下注射，以增加血流量。如怀疑伴血栓形成，可在血栓形成的血管内注入稀释的尿激酶 1000U，绝大多数患者能自愈或在治疗后完全恢复。

2. 穿刺点出血或血肿 原因：①操作技术不熟练，多次损伤性穿刺，穿透动脉前后壁，人工压迫不得法；②穿刺器械过粗或弯曲度不合适损伤血管壁；③肝素使用过量或患者凝血机制有障碍。

处理方法：加固压迫，抗感染，一周后理疗，局部湿热敷及静脉注射肝素 100～150mg（肝素 125U 相当于 1mg）。针对大血肿可用透明质酸酶 150～300U 向血肿内直接注射。如以上处理无效，血管受损明显，应行手术清除。

3. 动脉血栓形成和栓塞 原因：①导管表面粗糙，损伤血管内皮，血小板聚积于其表面逐渐形成血栓；②导管长于导丝，导管远端凝血块被推出形成栓塞；③肝素化不足，操作时动脉硬化斑块脱落，血液处于高凝状态。

处理方法：于血栓或栓塞血管内注入稀释的尿激酶 1000U，再经静脉给溶栓、血管扩张药继续治疗。必要时可用导丝或导管通开血栓后，再灌注溶栓药物。

4. 穿刺插管不当还可引起：①动脉内膜下通道形成；②血管穿孔和血管壁断裂；③假性动脉瘤；④气栓；⑤导管及导丝在血管内打折；⑥导管打扣或折断；⑦腹腔后血肿等。严重需外科手术干预。

【案例 4-2-1】

右侧股动脉穿刺，采用 RH 肝管分别选择性行腹腔干动脉、肝总动脉、肠系膜上动脉和肠系膜下动脉造影，未见明显对比剂外溢征象（图 4-2-1）。

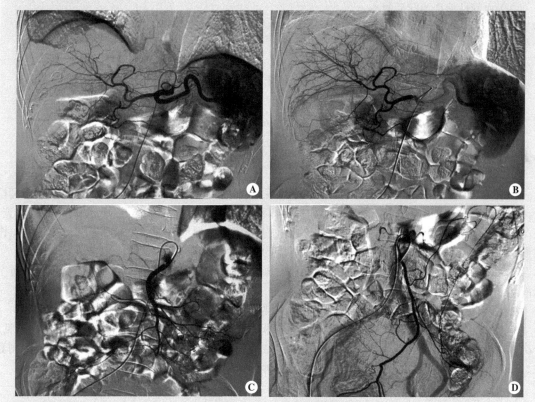

图 4-2-1 右侧股动脉穿刺

A. 腹腔干动脉造影；B. 肝总动脉造影；C. 肠系膜上动脉造影；D. 肠系膜下动脉造影

第三节 血管造影术

一、概 述

血管造影术是指采用经皮动脉或静脉内插管技术将对比剂直接注入血管内，将对比剂所经过的血管轨迹连续摄片，通过电子计算机辅助成像为 DSA，使其血管系统显影的检查技术。Nuldelman 于 1977 年获得了第一张 DSA 图像，DSA 已经广泛应用于临床，取代了老一代的非减影的血管造影方法。通过血管造影可以具体了解血管的形态学变化，如走行、分布、移位、粗细及循环时间的变化等，最终确定病灶是血管本身，还是其他部位病变引起血管变化。血管造影术是一种微创伤性检查技术。

近年来无创伤性血管成像技术，如计算机体层摄影血管造影（computed tomography

angiography，CTA）、磁共振血管成像（magnetic resonance angiography，MRA）技术飞速发展和不断完善，血管成像质量越来越高，已取代血管造影术成为血管性疾病的首选检查方法，但是，血管造影仍然是血管成像最精确的方法，在评价血管性病变的几何学特征、血管构筑、血管内血流动力学变化及施行经血管内介入治疗手术方案中，仍具有十分重要的地位。

二、血管造影法

（一）适应证

（1）血管性病变，如动脉瘤，血管畸形，动静脉瘘、狭窄、栓塞、出血等病变。
（2）非血管性、富血供肿瘤，术前了解血供状况及与邻近血管的关系。
（3）血管性病变治疗后复查。

（二）禁忌证

（1）严重碘过敏、严重甲状腺功能亢进。
（2）凝血功能严重异常伴有严重出血倾向或出血性疾病。
（3）有严重心、肝或肾功能不全者。
（4）全身感染未控制。
（5）其他危及生命的情况。

（三）术前准备

1. 术前常规检查　术前常规行血常规，尿常规，大便常规，肝、肾功能，电解质，凝血全套检查，肝炎全套检查及人类免疫缺陷性病毒和梅毒筛查等实验室检查，以及心电图、胸片等一般检查。

2. 术前谈话告知，签署知情同意书　谈话医生要简明扼要地告知患者及其家属此项手术操作过程、此项检查的必要性、术中注意事项及可能的并发症和风险。

3. 患者准备　双侧腹股沟区及会阴部备皮，禁食 6 小时。在进入血管造影室前，患者需排空尿液。

4. 监护准备　连接生命监护仪，保持在术中监视患者的心率、心电图、血氧饱和度。

5. 器械及药物准备　实施血管造影术前，专职护士应准备好血管造影的常规手术器械，包括：一次性手术包或消毒手术包、注射器、血管钳、尖头手术刀片、无菌纱布、连接管、三通、穿刺套盒、导管、导丝、加压输液袋、输液管。局部麻醉药物（利多卡因）、对比剂、肝素 NaCl 溶液。

（四）操作过程

在操作床上铺上消毒单，患者穿刺部位消毒后铺无菌单，穿刺部位（通常选择腹股沟）局部麻醉后采用 Seldinger 穿刺术将细针穿刺插入血管中，置换血管鞘，然后根据不同靶血管选择不同类型导管在导丝引导下到达靶血管，通过注射含碘的对比剂，可以显示不同器官的血管。非离子型对比剂比离子型对比剂安全性高，过敏反应少。目前，血管造影均使用非离子型对比剂。常用的非离子型对比剂有欧乃派克（Omnipaque）、碘海醇、碘帕醇、威视派克等。对于肾功不全而又必须行脑血管造影的患者，推荐使用非离子型等渗对比剂威视派克，其对肾功能影响最小。不同管径、流速的血管，对比剂注射剂量、速率不同。动脉造影应包括动脉早期、动脉期和静脉期的时像图（图 4-3-1）。造影完成后拔出血管鞘，压迫止血，并使用绷带、沙袋包扎压迫穿刺部位进行止血。术后绝对卧床休息 24 小时，术侧肢体应伸直制动 12 小时，24 小时内要在床上排便，翻身时伸髋平卧，咳嗽、排便时需用手紧压伤口。

（五）并发症

血管造影的并发症主要有穿刺部位血肿、假性动脉瘤或动静脉瘘；对比剂过敏反应；血管破裂出血；血栓形成；血管栓塞；对比剂肾病等。

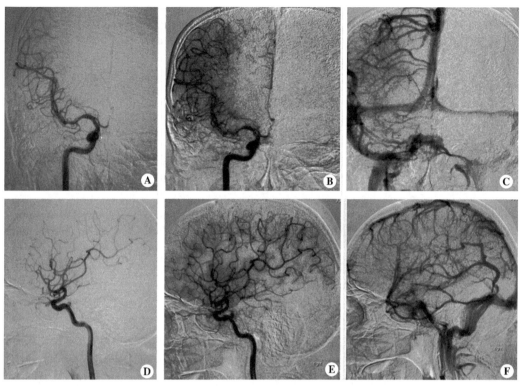

图 4-3-1　右侧颈内动脉造影正侧位三期造影时像图

（六）临床应用

随着介入治疗学的发展，血管造影已经成为临床的一种重要的诊断方法，尤其在介入治疗中起着不可替代的作用。血管造影在头颈部及中枢神经系统疾病、心脏大血管疾病及肿瘤和外周血管疾病的诊断和治疗中都发挥着重要作用。

（王忠敏　李超杰）

第五章　基本介入诊疗技术

学习要求
记忆：血管系统与非血管系统介入诊疗技术的分类及临床应用。
理解：血管系统与非血管系统介入诊疗技术的概念及治疗原理。

第一节　血管系统介入诊疗技术

【案例 5-1-1】
　　患者,女性,71 岁。体检头颅 MRA 发现左侧颈内动脉 C_7 段动脉瘤,大小为 21mm×14.4mm。入院诊断为"左侧颈内动脉后交通动脉瘤"。
【问题】　该患者优选的治疗策略是什么?

一、概　　述

　　血管系统介入诊疗技术泛指采用经血管途径,在影像学设备导引下,采用介入器械实施血管内疾病诊断或治疗的一类微创诊疗技术。根据血管内疾病病因的不同,可以分为:①出血性疾病,包括良性病变所致的出血,如动脉瘤破裂出血、血管畸形破裂出血、外伤性血管损伤、静脉曲张破裂出血、产后出血及恶性肿瘤病变所致的出血,如各类实体肿瘤所致的出血等;②阻塞性病变,包括血管动脉粥样硬化所致的血管狭窄、闭塞,各类栓子栓塞所致的血管闭塞,外源性压迫所致的血管闭塞(如胡桃夹综合征、髂静脉压迫综合征),先天发育所致的血管管腔狭窄、闭塞(如膜性布加综合征);③肿瘤性病变,富血供肿瘤快速生长所致的肿瘤供养血管及其末梢分支异常增粗扭曲,甚至是动静脉瘘样改变;④其他病变,如脾脏功能亢进、门静脉高压、原发性高血压等,也同样可以通过血管途径进行治疗干预。

　　根据上述疾病的病因不同,可以采用一种或联合应用多种不同的血管内治疗技术,来进行干预。根据不同介入诊疗技术的特点和实施方法的不同,可以分为:①血管内栓塞技术,主要通过递送栓塞剂的方法,对靶血管实施栓塞,以实现暂时性地或永久性地降低靶血管血流的目的,来达到治疗效果。血管内栓塞技术的核心是栓塞剂,选择合适的栓塞剂和安全的栓塞方法是实现栓塞治疗安全性和有效性的关键环节,该技术可广泛应用于各类出血病变和肿瘤病变的血管内治疗。②血管内灌注技术,通过药物的导管内注射,实现局部高浓度药物对病变的治疗,主要用于恶性肿瘤病变的局部化疗,少数情况下可用于良性疾病如血管痉挛和炎性病变的治疗。③血管内成形技术,通过球囊扩张或支架置入的方法,对狭窄或闭塞血管实现管腔恢复和血流重建的目的,可用于各类良性或恶性病变的管腔阻塞所致的靶器官缺血病变的治疗。④血管内取栓技术,是采用溶栓导管、球囊导管、吸栓导管、取栓支架和特殊血栓抽吸装置等,针对血管内血栓或其他栓塞物,通过药物溶解、负压抽吸、拖拽或挟持等方法,溶解、碎裂或取出栓塞物,恢复前向血流的一种技术,主要用于各类急慢性血栓或栓塞所致的缺血性病变。⑤其他技术。少数情况下,血管内技术和非血管技术可以联合应用,如经颈静脉肝内门腔内支架分流术(transjugular intrahepatic portosystemic sent-shunt, TIPSS)和导管消融技术,由于上述技术主要在血管内实施,也可以纳入血管系统介入诊疗技术。

二、诊疗技术分类

（一）血管内栓塞技术

1. 血管内栓塞剂及其应用基本原则　血管内使用栓塞剂的目的是阻断血流，闭塞血管，以期达到控制出血、闭塞血管、治疗肿瘤及改善病变器官功能的目的。血管内栓塞技术已经成为一种治疗各种血管性疾病的重要方法。

（1）原则上讲任何能够闭塞血管的物质均可以作为栓塞剂来使用，但是由于栓塞剂需要停留在血管内，因此，一种理想的栓塞材料应符合下述要求：①无毒；②无抗原性；③具有较好的生物相容性；④能迅速闭塞靶血管；⑤能闭塞不同口径和不同流量的血管，易于经导管运送；⑥易于消毒和控制闭塞血管时间长短；⑦依据需要可以经皮回收或使血管再通。目前临床常用的栓塞剂主要有碘油、PVA 颗粒、明胶海绵、栓塞微球、弹簧圈、可脱球囊、生物胶、无水乙醇等，较少使用的包括自体凝血块、硬脑膜组织和手术丝线等。根据栓塞剂材料性质，可以分为对机体有无活性作用的物质、自体物质和放射性微粒三种；按照栓塞剂来源，可以分为自体栓塞剂（自体凝血块、硬脑膜组织等）和外源性栓塞剂（碘油、PVA 颗粒、明胶海绵颗粒、栓塞微球、弹簧圈等）；按照物理性状可以分为液体栓塞剂（无水乙醇、碘油、生物胶等）和固体栓塞剂（PVA 颗粒、明胶海绵颗粒、栓塞微球、弹簧圈等）；根据栓塞剂作用的时间，则可以分为暂时性栓塞剂（自体凝血块、明胶海绵）和永久性栓塞剂（栓塞微球、弹簧圈等）；根据栓塞血管位置的不同，又可以分为主干血管栓塞剂（弹簧圈）和末梢血管栓塞剂（碘油、栓塞微球）；根据栓塞剂在 X 线下是否显影，又可以分为非显影性栓塞剂（明胶海绵、栓塞微球、PVA 颗粒）和显影栓塞剂（弹簧圈、Onyx 胶等）。

（2）除了少数可控弹簧圈等栓塞剂，绝大部分的栓塞剂一旦栓塞后均不能再取出，一旦误栓，可能导致严重的后果，因此栓塞时需要考虑以下原则：

1）术者必须对栓塞剂有充分的了解，熟悉栓塞剂作用时间、最大用量、使用技术及可能出血的意外情况和应对措施。

2）充分了解被栓塞病灶的性质和情况，如病灶血流动力学特点、栓塞剂的生物理化反应、栓塞靶点、栓塞剂到位成功率等。

3）充分了解接受栓塞器官血液循环，了解接受栓塞器官血管的粗细、组织供血范围、侧支循环建立情况和器官功能的代偿能力。

4）注意避免误栓，对于栓塞部位尽可能做到超选择性插管，最大程度减少对正常供血动脉的影响，注意栓塞剂装填器械与其他器械隔离，避免误用。

5）严格掌握无菌原则，栓塞器械不得与任何非无菌物接触，栓塞剂不得过早暴露于空间。

（3）除了上述一般的栓塞原则，下述注意事项在进行栓塞操作时也需要考虑：

1）主干血管栓塞和末梢血管栓塞策略的选择：主干血管栓塞常用较大的机械性栓塞材料如金属弹簧圈，置于近端血管的主干，阻断血流。对于大部分器官，近端主干血管闭塞后，通过侧支血管脏器仍可以获得足够的血液供应，不产生组织坏死。主干血管栓塞后远端的动脉压力可以显著降低，因此对于降低外伤性破裂出血，假性动脉瘤或预防性栓塞降低术中出血，可以在满足治疗要求的同时保留器官功能；末梢血管栓塞则是以追求组织坏死为治疗目的，主要使用细小的颗粒或组织胶，由于末梢血管栓塞的组织坏死通常是确切的，因此对于血管供血区域和栓塞剂的反流情况，少数情况下，侧支血管开放程度也需要在术前仔细评估，以最大程度减少误栓。

2）栓塞时导管头的定位：一方面需要尽可能采用超选技术，如微导管的应用，将栓塞导管尽可能地靠近栓塞靶点；另外一方面，在栓塞过程中需要全程关注导管头位置，避免因为栓塞过程中的注射压力造成导管头移位甚至脱落。同时，注射生物胶时，尤其需要预判导管位置与整体通路血管的关系，导管张力、导管头位置和生物胶的反流等因素需要综合考虑，实现生物胶靶点栓塞的同时，避免拔管困难。

3）暂时性栓塞的选择：对于某些出血，如胃肠道出血或一些临床以暂时止血为目的的栓塞，如瘢痕妊娠刮宫术前栓塞等，宜选择暂时性栓塞剂，如明胶海绵颗粒，一旦短期止血后，栓塞剂被吸收，血管可以再通，不影响器官的正常功能。

4）栓塞剂大小的选择：进行栓塞时要根据病灶供养血管直径选择合适大小的栓塞剂，如病灶合并动静脉瘘，需要首先选择较大直径的栓塞剂，将瘘口闭塞后，再选择直径较小的栓塞剂进行治疗性栓塞；如病变的供养血管存在较大的正常分支难以避开，也可选择较大的栓塞剂进行保护性栓塞，待正常分支血流阻断后，再进行病灶栓塞。

5）栓塞剂注射压力控制：根据不同栓塞剂和不同的栓塞导管使用适当的压力实现平稳注射，注射栓塞剂时也要注意注射器内的栓塞剂分布要均匀，避免栓塞剂在导管内或导管入口处过度堆积，造成堵管或突然喷射引起大量反流造成误栓。

6）方向性流向优选原理：根据血管走向，栓塞剂往往沿优势血流方向漂流，不容易进入方向不一致的血管。针对同一血流方向的两根血管，栓塞剂更容易进入直径粗的血管一侧。

7）血流再分配原理：当靶血管大部分栓塞后，血流会流向邻近分支血管或开放的侧支血管，如果过度栓塞，栓塞剂容易进入分支血管或开放的侧支血管引起误栓。

2. 栓塞剂分类及其临床应用

（1）自体凝血块：通常按照自体血液和亮氨酸 9∶1 比例配制，添加 50U 凝血酶可以增加血块稳定性与韧性，添加氧化纤维素可延迟闭塞时间，也可以考虑加入钽粉增加 X 线透视下的可视性。自体凝血块既往主要用于胃肠道出血的栓塞治疗，但由于其栓塞时间的不可控性，目前临床已经很少应用。

（2）颗粒/微球栓塞剂：临床常用的栓塞颗粒成分主要由明胶海绵和 PVA 构成。明胶海绵是一种多孔、柔韧的，由多种氨基酸组成的动物蛋白基质海绵，能够被组织吸收，因此明胶海绵颗粒闭塞血管的时间通常为 4～6 周，其材料优点是无抗原性、廉价、能消毒，具有可吸收性和可塑性，可以按需制成栓塞剂形态和大小，以往临床常需要术者人工将薄片明胶海绵制备成条状或颗粒，现在已经有现成的不同直径的颗粒产品可供选择使用。明胶海绵颗粒进入血液溶胀后可以很快促进凝血块形成，但是体外停留时间过长后体积改变，也有堵管风险。PVA 是一种白色粉末状、片状或絮状固体，具有多孔性结构，弹性好，吸水性强，干燥时呈不规则碎块状，血液浸泡后可以膨胀，常被制备成不同直径的颗粒栓塞剂供临床应用。PVA 颗粒不同于明胶海绵颗粒之处在于其在体内不可降解，因此是一种永久性的栓塞剂，栓塞后血管很少能够再通。颗粒状栓塞剂的缺陷在于其形态不规则，且颗粒之间容易互相聚集，因此可能导致栓塞剂不能顺利达到与其直径相匹配的远端血管，导致末梢栓塞的不充分。微球栓塞剂是目前临床应用的新一代栓塞剂，可由明胶海绵、淀粉酶、海藻酸钠、PVA、水凝胶核心、Polyzene-F 涂层材料和三丙烯醛明胶等材料制备。和颗粒栓塞剂相比，微球栓塞剂最大的优点是形态规整，不会相互堆积，可以到达额定的远端血管，并且具有一定的形变能力，可以通过相对较小的导管腔而不会堵管。根据制备材料的不同，微球栓塞剂可以分为：①可降解微球，如明胶海绵微球、淀粉酶微球（Spherex）、海藻酸钠微球；②不可降解微球，如三丙烯醛明胶微球（Embosphere）、水凝胶核心微球、Polyzene-F 涂层材料微球（Embozene）、醋酸乙烯酯和丙烯酸甲酯与丙烯酸钠醇共聚物微球（HepaSphere）。目前部分微球已经具备载药功能，载药微球由惰性材料聚乙烯醇和 2-丙烯酰胺基-2-甲基丙磺酸聚合而成，2-丙烯酰胺基-2-甲基丙磺酸具有吸附抗肿瘤药物的作用，可用于吸附阿霉素和表柔比星等药物，栓塞后能在局部持续释放抗肿瘤药物，提高疗效。目前临床主要有 DC 微球和 HepaSphere 微球，以及国产 CalliSphere 微球等产品。

目前临床使用的颗粒栓塞剂规格通常为 100～2000μm 不等，末梢血管栓塞剂最常选择的规格在 150～700μm 范围内。明胶海绵主要用于控制外伤性出血，如胃肠道和肝、肾、肺部出血，也可用于部分肿瘤栓塞术后的血流控制，以及降低外科术中出血的临时性栓塞。PVA 颗粒主要用于实体肿瘤组织的血管内栓塞治疗，同样可以应用于部分外伤性出血，其栓塞疗效优于明胶海绵颗粒且出血复发风险低，但是要注意其造成器官缺血坏死的风险更高。对于栓塞颗粒的选择，一般肝脏肿瘤栓塞选择 200～500μm，肾脏肿瘤栓塞可用 250～350μm，子宫肌瘤栓塞可用 350～500μm 或 500～700μm，骨转移瘤栓塞选用 250～500μm，胃肠道出血栓塞选用 250～350μm 的栓塞颗粒。

（3）机械栓塞物：机械栓塞物主要包括弹簧圈和可脱球囊两类。弹簧圈根据其尺寸可分为微弹簧圈和普通弹簧圈，根据其解脱特点可分为游离弹簧圈和可解脱弹簧圈。微弹簧圈主要材质为铂金弹簧圈，通常有 10 和 18 两种型号，每种型号又分 2D 和 3D 圈。微弹簧圈通常为可解脱设计，解脱前可以完全回收调整。根据解脱方式的不同，又可以分为电解脱弹簧圈、水解脱弹簧圈、机械解脱弹簧圈，根据是否添加生物促凝材料，又可以分为裸弹簧圈或生物活性弹簧圈。微弹簧圈主要用于颅内血管疾病，如动脉瘤、血管畸形等疾病的栓塞治疗。外周弹簧圈通常为游离弹簧圈或半可控弹簧圈，圈表面通常带有促凝的纤毛结构，主要用于外周血管疾病，如血管畸形、动静脉瘘或血管破裂出血的栓塞治疗。

可脱球囊有乳胶球囊和硅胶球囊两种。用永久性填充剂填充球囊后，与微导管配合使用，待球囊到位并充胀后，轻轻后拉导管，即可解脱球囊。由于球囊的使用技术较为复杂，目前临床上只适合于颅底闭塞试验、主干血管闭塞及颈内动脉海绵窦瘘的栓塞治疗。

（4）液体栓塞剂：与颗粒栓塞剂栓塞毛细血管前血管不同，液体栓塞剂可以进入毛细血管并进入静脉循环，这一特点使其成为适合进行完全性靶器官栓塞的材料，如肿瘤及血管畸形的治疗。应用液体栓塞剂的风险较应用颗粒栓塞剂大。液体栓塞剂以碘油、无水乙醇、生物胶（如 Onyx 胶和NBCA）、放射性液体和聚桂醇为代表。

碘油为目前临床栓塞肝癌最为常用的栓塞剂，通常和化疗药物混合成乳剂后经导管注射。碘油经血管内注射后可以特异性地沉积于肝脏肿瘤组织内，时间可达数月甚至 1 年以上，而正常由肝组织摄取后数天后即可消失，可能的机制包括：①肿瘤新生血管丰富，血流量大，碘油通过虹吸作用选择性流向肿瘤区；②肿瘤血管扭曲，不规则，缺乏肌层和弹力层，血流缓慢，不足以冲刷附着的碘油；③肿瘤细胞分泌的渗透增强因子有助于包括碘油在内的各种物质渗出毛细血管，使碘油易滞留于肿瘤内；④肿瘤组织内缺乏能够清除碘油的单核巨噬细胞系统和淋巴系统；⑤坏死所致的死腔形成，单核巨噬细胞系统难以将其清除。碘油的治疗作用主要在于其能与抗癌药物构成乳剂或混悬液，作为抗癌药物的载体，使得药物能以高浓度长时间驻留于肿瘤内缓慢释放，增强药物的抗癌作用。

无水乙醇是一种良好的血管内组织坏死剂，本身就是用来灭菌的，不必另行制备，注射容易，且可通过最细的导管释放，具有强烈的局部作用而没有严重的全身性反应，安全可靠，栓塞后侧支血管不易建立，具有强烈的蛋白凝固作用，能造成局部血管的内皮和血管周围组织坏死，破坏与其接触的血液有形成分与蛋白质，使之成为泥浆样，阻塞毛细血管床，并且可以直接破坏此动脉供养的组织器官。主要用于肿瘤组织的消融治疗，但是由于不能被 X 线跟踪，并且和对比剂混合后容易降低其疗效，因此将其在体内应用于消融时具有一定的风险。

液体生物组织胶目前临床应用的主要有 NBCA 和 Onyx 胶主要用于颅内血管畸形或动静脉瘘的栓塞。NBCA 在血液中可瞬间聚合，在 NaCl 溶液中聚合需 15～40 秒，而在 5%的葡萄糖溶液中却不发生聚合。这类胶和碘油混合后可延长其聚合时间，并且随两者的混合比例不同，聚合时间也相应发生变化，可相对延缓聚合，常用浓度为 20%～66%。在栓塞前后用 5%的葡萄糖溶液冲洗导管，可避免其在导管内发生聚合。优点：有快速粘结作用；低浓度 NBCA 栓塞的畸形团和供血动脉比较柔软，容易切除，并不增加手术并发症和手术致残率。缺点：以 NBCA 为代表的氰基丙烯酸酯类液体栓塞材料的最大缺点是"粘管"问题，由于其黏附性，注射后，必须立即撤管，否则将有微导管黏附于畸形团的危险。Onyx 胶也是一种非黏合液体栓塞剂，在栓塞过程中，Onyx 胶接触血液时开始发生凝结，溶媒散开后，从内到外形成海绵样聚合铸型，其特点不同于 NBCA，主要体现在：①此种栓塞剂在栓塞（缓慢注射）过程中为可控制注射栓塞材料，可轻松停止或再注射；②可以完全充填而没有黏合性，有非常好的瘤巢血管深度浸透；③可以同时进行血管造影；④栓塞剂缓慢注射有较充分的时间进行判定；⑤没有粘管的风险，不同黏度的产品设计可以适用于不同的血管病变，有三种浓度（Onyx 18，Onyx 34，Onyx HD 500）可供选择。少数情况下，硬化剂如聚桂醇也可归为一种液态栓塞剂，可用于胃冠状静脉或下肢静脉曲张的栓塞治疗。

（二）血管内灌注技术

1. 灌注药物及其选择 对于肿瘤、炎症和出血的药物治疗，其疗效除与病变对药物的敏感性直接相关外，药物在病变区域的浓度和作用时间也起着重要的作用。传统的口服或静脉给药，药物需要经静脉回流至右心，再经肺循环，由左心泵出循环至全身，到达病变区的药物浓度往往大大降低。同时，由于相当的药物与血浆蛋白结合，具有生物学活性的游离药物减少，进一步降低了疗效。因此，经导管动脉内灌注药物，可以提高病变区域或靶器官的药物浓度和作用时间，同时避免了药物外周血浆浓度过高造成全身副作用，是提高药物效能的有效手段。可用于灌注的器械可以是一般的造影导管与微导管，也可以是专用的带多个侧孔的灌注导管，或是专用的灌注导丝、球囊导管，甚至于输液港或留置的药盒系统。影响动脉灌注疗效的主要因素包括：①灌注区血流量变化，根据药代动力学原理，减少灌注区的血流量，则靶组织的药量增加，疗效提高；②灌注速度，灌注速度必须保证靶组织的血药浓度达到该药物的有效浓度。在此基础上因为药物有与受体结合酶处理的饱和现象，所以一般认为，在有效药物浓度范围内药物灌注速度慢一些好，抗代谢药物给药时间应大于肿瘤细胞的倍增时间；③药物与血浆蛋白结合，某些药物与血浆蛋白结合失去生物学活性或活性下降，从而影响疗效。动脉灌注时超选择性插管或减少灌注区血流量均可减轻药物与血浆蛋白的结合，从而提高疗效；④药物层流，导管位置、灌注速率和压力、注射方式及药物比重等因素均可影响药物层流，使灌注区药物分布不均或使靶组织药物减少，降低疗效。增加灌注速度可减少药物层流，同时脉冲式注射也可干扰层流形成，使药物均匀分布。

2. 临床应用

（1）经导管动脉灌注化疗：肿瘤生长所需营养供应主要来自动脉（肝癌及某些转移癌，可为双重血供）。经导管动脉灌注（transcatheter arterial infusion，TAI）化疗可将数种有效化疗药物搭配在一起，通过导管技术找到肿瘤供血动脉并将药物直接注入肿瘤组织或肿瘤床，起到药物治疗的"首过效应"，从而显著提高肿瘤局部药物浓度，提高疗效。经研究证实 TAI 较静脉输注化疗局部药物浓度高 6 倍。通过留置在动脉内的导管持续泵入化疗药物，使局部血药浓度维持在较高水平，可致肿瘤灭活，明显减轻全身不良反应。TAI 技术适用于各期肿瘤，尤其适用于那些失去手术机会或不宜手术的肝、肺、胃、胰腺、肾、盆腔、骨与软组织的恶性肿瘤或转移瘤的治疗。利用介入技术在肿瘤供血动脉内直接灌注药物，能克服部分静脉化疗无法通过的生理屏障。TAI 化疗虽为局部化疗，但动脉灌注后化疗药物同样会沿血液循环至全身，因此同时也起到一定程度的全身系统化疗作用。TAI 化疗与全身化疗类似，也可能产生心、肺、肝、肾等功能损伤，以及骨髓抑制、发热、出血、感染、过敏性休克、消化道反应等不良反应，但程度相对轻微，对人体免疫功能损害亦较轻。

TAI 化疗适应证主要包括：①明确诊断的恶性肿瘤。②外科切除术前新辅助化疗及术后辅助化疗，如贲门癌、胃癌的术前动脉灌注，可明显达到降期作用，为外科手术切除创造条件。③晚期和转移性肿瘤的姑息治疗，如中晚期胰腺癌经正规全身化疗无效的，或年老体弱不适于全身化疗的，可行局部动脉灌注术，也可作为结直肠癌肝转移的一线区域性化疗。④参与联合放疗、静脉及口服化疗、靶向治疗、射频消融、微波消融等综合治疗。

TAI 化疗时应谨慎选择用药，争取在获得最大有效作用的同时减少不良反应。因此，在选择介入化疗药物时，应根据以下原则：①选择肿瘤敏感药物，根据患者原发病变（如肺癌、胃癌、肠癌、乳腺癌、肝癌、卵巢癌等）和细胞组织学类型（如鳞癌、腺癌、淋巴来源、神经内分泌等）选择敏感药物，制订化疗方案。推荐做药物敏感试验，可能时进行肿瘤细胞相关分子靶标检测，实现患者个体化用药治疗。②选择原型起作用的药物，TAI 化疗是让化疗药与肿瘤细胞直接接触，发挥首过效应。③首选浓度依赖型药物，细胞周期划分为 5 个时相（G_0、G_1、S、G_2、M），根据药物作用于不同细胞增殖周期，分为周期非特异性药物（对增殖或非增殖细胞均有作用）、周期特异性药物（作用于细胞增殖整个或大部分周期时相）、周期时相特异性药物（选择性作用于某 1 个时相）。TAI 化疗是发挥药物首过效应，所以要首选周期非特异性药物，周期非特异性药物均为浓度依赖型，即提高肿瘤区药物浓度比提高药物与肿瘤接触时间更重要，适宜于一次冲击性 TAI 化疗；动脉泵持续滴注药物中，往往考虑采用浓度依赖型药物加时间依赖型药物。④联合应用不同作用机制药物，旨在发挥协同作用、提高疗效并降低肿瘤耐受性。原则之一，联合用药中应选择不同的类别药物及作用机制药物，如植物类与其他类搭配，烷化剂与抗生素及铂类联用，抗代谢类与抗生素合用等。原则之二，根据细胞增殖动力学选择不同药物组合，即主要作用于细胞增殖周期特定时相的特异性药与作用多个环节的周期非特异药相互联合，前者主要为抗代谢药物及植物类药物，后者主要为铂类、抗生素及烷化剂类药物。⑤尽量避免药物毒性作用相同，或对同一脏器毒性累加的药物，多柔比星、表柔比星与紫杉醇联合应用时增加心脏事件发生，两药间隔时间最好在 4～24 小时，因此在介入时快速灌注需谨慎。博来霉素和顺铂会增加肺毒性，顺铂和氨甲蝶呤会增加肾毒性。⑥不得应用相互拮抗或相互发生不良化学反应（失活、沉淀等）的药物、溶剂配伍，如美斯钠（巯乙磺酸钠）加入顺铂可形成美斯钠-铂共价化合物，导致顺铂失活。常用化疗药物大部分只宜用 0.9%NaCl 溶液稀释，然而，奥沙利铂、紫杉醇、脂质体、卡铂、吡柔比星等药物宜用 5%葡萄糖溶液稀释。⑦TAI 药物剂量，TAI 药物剂量以多少为宜，至今无一明确结论，在药物总剂量上建议较静脉化疗患者体表面积所需总剂量减少 20%～25%；再次治疗剂量，根据上次治疗毒性反应及疗效作调整。剂量调整原则一般为对出现Ⅰ、Ⅱ度毒性反应而再次治疗前恢复正常者，可不予调整原剂量，若未恢复且治疗必须继续，原则上以原剂量 75%给予；对出现Ⅲ～Ⅳ度毒性反应者，再次化疗时减量 25%～50%，若毒性反应未恢复，则推迟治疗或停止化疗。注意多次化疗患者药物累计超量，如多柔比星累积剂量一般应＜550 mg/m^2，表柔比星累积剂量＜800mg/m^2。⑧化疗药输注顺序可影响药物代谢，导致效价或毒性改变；部分情况下，非抗肿瘤药物与化疗药之间相互作用也需要进行考虑。

（2）溶栓药物：主要溶栓药物有链激酶、尿激酶和 rtPA。链激酶和尿激酶临床应用于多种血栓栓塞疾病，以急性广泛深静脉血栓形成、急性大块肺栓塞、动静脉插管造成阻塞和周围动脉急性血栓栓塞最为有效。链激酶具有溶解血栓的作用，先与血浆纤溶酶原结合构成激活剂，再去激活剩余的纤溶酶原为纤溶酶，用于溶解纤维蛋白原和纤维蛋白。介入治疗术中可直接动脉灌注 100 万 U/h。静脉滴注初次剂量为 50 万 U 溶于 100ml NaCl 溶液或 5%葡萄糖溶液中，于 30 分钟滴完。维持量为 60 万 U 溶于 250～500ml 葡萄糖注射液中，6 小时滴完，4 次/天，24 小时不间断。疗程一般为 12 小时至 5 天。尿激酶为较链激酶更为高效和常用的血栓溶解剂，可促使无活性的纤溶酶原变为有活性的纤溶酶，比链激酶不良反应小，介入治疗术中一般动脉灌注 50 万 U/h，静脉滴注 25 万～50 万 U/次，1～2 次/天，连用 5～7 天。rtPA 一般外周血管较少应用，主要应用于脑动脉血栓的溶栓治疗，在时间窗允许范围内，可以通过动脉内灌注 rtPA 溶栓治疗，一般总量为 6～9mg，剩余剂量可静脉内应用，总量不能超过 0.9mg/kg 或 90mg。

（3）血管收缩药与血管扩张药：血管收缩药与血管扩张药主要用于需要改变血流速度的造影或治疗，使用得当将会带来很好的造影及治疗效果，这些药物的使用均应在选择性插管的前提下进行，血管扩张药在较粗的血管分支内注入，为了达到分布广泛、均匀的目的，注入速度可以相对较快；而血管收缩药应在准确的分支血管内注入，注入速度应较慢，以没有反流为标准。

血管扩张药主要用于血管造影时增加被造影血管的血流量，使图像更加清晰，少数情况下用于解除血管痉挛。临床常用药物有罂粟碱、PG-2 和尼莫地平等。罂粟碱（帕非林）对血管、支气管、胃肠道、胆管等的平滑肌都有松弛作用。利用其松弛冠状动脉及脑动脉的扩张作用，主要用于防止脑血栓形成、冠心病和肺梗死，亦可用于下肢远端动脉痉挛及动脉血栓性疼痛的治疗。介入手术中，常用其扩张血管，增加血流量，改善血管造影效果。常用剂量：肌内注射、静脉滴注或导管内灌注，每次 30～60mg，24 小时不超过 300mg。PG 为目前最理想的血管扩张剂。药物血管造影中多用 PGE1 和 PGF2α 这两类。现已用于四肢动脉造影、动脉性门静脉造影、盆部动脉造影及胃肠道出血的诊断。用于解除插管所致的血管痉挛也极为有效。常用剂量：注射剂，2mg/支，另附每支 1mg 碳酸钠溶液及 10ml NaCl 溶液，用以稀释。尼莫地平对于为蛛网膜下腔出血所致脑血管痉挛具有较好的效果，通常可采用静脉滴注（2.1～6.3ml/h）维持或 10ml（2mg）稀释后动脉灌注，对于部分外周血管插管所致的血管痉挛，也可以采用稀释的利多卡因注射法，将稀释后的利多卡因在导管内缓慢注射。

血管收缩药主要用于降低动脉血流速度或减少正常组织血流，常用于小量消化道出血的造影、治疗或肿瘤栓塞，也可使用该类药物，使内分泌腺体增加分泌，用于胰腺内分泌肿瘤经静脉采血样。主要药物有肾上腺素、升压素、葡萄糖酸钙等。肾上腺素为最常使用的血管收缩药，常用于肾动脉造影、肾上腺动脉造影和肾静脉造影。肾上腺素肾动脉造影主要用于肿瘤诊断，因为肿瘤新生血管壁仅为单层内皮细胞，缺乏 α 受体，注入肾上腺素（3～6μg）后，对比剂流向无收缩反应的肿瘤血管，增强了肿瘤染色的显示。选择性肾静脉造影前，在肾动脉内注入 10～12μg 肾上腺素造成肾动脉收缩，会显著提高肾静脉造影效果。胰动脉缺乏 α 受体，在腹腔动脉或肠系膜上动脉内注入 5～8μg 肾上腺素后，进入胰血管内的对比剂增加，胰腺或胰腺内病变显示得更好。血管升压素也可作为造影诊断用药，如用于腹腔动脉造影和肝动脉造影，可显著改善胰内血管的显影质量；同时也可用于治疗胃肠道出血，可经肠系膜上动脉或腹腔动脉灌注。常用剂量为每次 5mg。

（三）血管内成形技术

1. 血管内成形器械　经皮经腔血管成形术是采用导管技术扩张或再通的方法治疗由动脉粥样硬化或其他原因所致的血管狭窄或闭塞性病变的方法。目前血管内成形技术主要使用的器械包括球囊导管和支架，少数情况下，特殊的斑块旋切技术也可以归为一种特殊成形技术。

早期的血管内成形技术多采用球囊单纯扩张，随着支架技术的不断发展，目前临床常用的成形技术多采用球囊导管对病变进行预扩张，对斑块进行充分撕裂后，置入金属支架进行成形，如成形效果不满意，还可考虑采用球囊导管进行后扩张，对病变血管进一步成形。然而，不论何种成形技术，术后再狭窄所致管腔丢失是目前各种成形技术面临的最大问题。药物洗脱支架的出现很好地解决了管腔再狭窄的问题，通过支架表面紫杉醇或西罗莫司的长期缓释，可以减少平滑肌增殖所致的内膜增生。目前最新的药物洗脱球囊技术理论上较药物洗脱支架技术更为先进，其以球囊作为药物释放平台，扩张后血管腔内不留下任何的移植物，在降低再狭窄率的同时，不会妨碍后续治疗。目前的可降解支架也是研究方向之一，主要材料包括镁合金、铁合金、锌合金、高分子聚乳酸等，但是目前尽管已经有临床产品上市应用，但是由于其降解速度过快（镁合金）、降解过程炎性反应大（聚乳酸）和力学性能不佳（聚乳酸）等缺陷，在短期内还难以替代传统的金属支架。

2. 临床应用　临床上对于球囊导管的应用，主要需要考虑的因素包括：①球囊结构，血管成形球囊导管按照其结构设计，可以分为同轴球囊导管和快速交换球囊导管。同轴球囊导管即双腔球囊导管，由导管和球囊两部分构成，并分成完全独立的两个腔道。一个腔道为导丝腔，用于引导球囊导管，另一腔道位于导管外周并与远端的球囊相通，用于扩张球囊。同轴球囊导管的优势在于可以提供更好的推送性能和病变通过性能，同时导丝腔可以用于病变部位的造影或药物注射治疗，主要用于下肢血管和颅内血管等距离较远部位病变的扩张治疗。快速交换球囊导管与同轴球囊导管不同，为一种远端双腔、近端单腔球囊导管结构。双腔部分导丝导管同轴，导丝在单腔与双腔连接部分穿出，与导管并行，该类球囊导管不需要长交换导丝即可快速交换导管，既往主要应用于冠状动脉、颈动脉、肾动脉等部位的球囊成形术，近年在外周血管应用越来越多，此类球囊导管代表着发展方向，尤其在中小血管的应用，因其快速交换和更加微创（剖面更小）深受欢迎。②球囊扩张功能，病变预扩张一般选用剖面较小，通过性能和穿透性能好，重裹良好的半顺应性球囊导管；支架内后扩张一般选用非顺应性球囊导管，其具有破裂压高、精确扩张和耐穿刺等优点。对于一般球囊扩张难以解决的硬化或纤维化斑块，可以选择特殊功能的球囊导管。切割球囊外层表面上纵向装有三片或四片粥样硬化切开刀，球囊未扩张时刀片包裹于球囊的折缝中，球囊扩张时，刀片则突出于球囊表面，在球囊未完全打开之前刀片外露，继续加压则球囊扩张，刀片切割斑块，做到先切后扩，使切口之间的内壁在扩张时保持完整，管腔内膜撕开或损伤局限于切口处。切割球囊能够减轻扩张血管时的周向应力，所以可以减少内膜的严重及不规则撕裂，从而可以最大限度地减轻对血管壁的损伤，尤其适合于病变纤维化及钙化程度较高的狭窄病变，对于支架内膜增生所致的再狭窄也可以更大程度地挤压内膜而不扩张支架，改善管腔容量的净增加，从而降低再狭窄率。高压球囊可以提供较普通球囊更高的扩张压力，其额定压力可以达到 24atm，适用于严重纤维化的斑块及吻合口狭窄等病变，在血透通路狭窄病变中取得了较好的临床疗效。③药物洗脱，药物洗脱球囊在冠脉和外周血管病变中的应用也越来越广泛，其在脑血管领域应用的安全性还没得到确认，其主要在支架内再狭窄，小血管病变，不能耐受支架术后抗凝和抗血小板聚集治疗，复杂的分叉部血管病变及长段病变支架再狭窄率高的情况下应用，目前随着药物洗脱球囊的疗效越来越确定，部分球囊预扩张后没有明显夹层的病变，也可以尝试采用药物洗脱球囊。

临床上对于支架的应用，主要需要考虑的因素包括：①支架结构设计，支架结构设计主要包括开环设计、闭环设计和混合设计。开环设计支架的优势是整体柔顺性能好，释放时定位准确，在弯曲段血管置放时会带来更好的贴壁性能，可减少支架内血栓事件；闭环设计支架的优势在于提供较高的金属覆盖率，较强的和更为均匀的径向支撑力，且支架内腔光滑，便于再次通过导管及导丝，适合支架套叠技术。一般相对直段的血管闭环设计支架和开环设计支架均可以选用，弯曲段血管置放首选开环设计支架如下肢动脉由于活动度较大，一般首选闭环设计支架，颅内弯曲段血管首选开环设计支架，但是对于部分颅内动脉瘤治疗过程中需要提供更高的瘤颈金属覆盖率时，闭环设计支架优势更加明显。②支架释放方式，支架主要有自膨胀释放和球扩式释放两种方式，自膨胀释放支架主要材料为镍钛合金材料，球扩式释放支架材料主要是钴铬合金或不锈钢，两种支架临床应用选用主要体现在球扩式释放支架释放定位准确性高，可以精确到毫米级，自膨胀释放支架则相对较差，血管起始部、分叉部位的支架释放往往选用球扩式释放支架，如冠状动脉、肾动脉、椎动脉开口、髂动脉等处支架释放。球扩式释放支架抗压性较高，自膨胀释放支架的抗压性较差，因此支架释放后球扩式释放支架的回缩率要明显低于自膨胀释放支架，因此对于硬化斑块、弹性回缩明显斑块或明显外压所致的管腔狭窄，主要考虑选用球扩式释放支架。与球扩式释放支架相比，自膨胀释放支架系统的剖面可以做得更小，柔顺性能更好，因此病变的通过性能和到位性能更佳，同时自膨胀释放支架的释放方式对血管壁的损伤更小，因此自膨胀释放支架多用于颅内迂曲段血管，同时部分血管位于浅表或肌肉中，容易受到外部压力影响，自膨胀释放支架有很好的回复性，而球扩式释放支架没有，因此颈动脉和下肢动脉病变也需要选择自膨胀释放支架。③金属药物洗脱支架，以紫杉醇涂层支架（CYPHER，Cordis）和西罗莫司涂层支架（TAXUS，Boston Scientific）为代表。鉴于普通裸支架 20%～30%的支架内再狭窄率（in-stent restenosis，ISR），在糖尿病、小血管病变、长病变、慢性完全闭塞病变及分叉病变患者中，ISR 发生率可高达 30%～70%。药物洗脱支架的再狭窄发生率<10%，但是药物洗脱支架有内皮化延迟和引起支架内血栓的风险。目前药物洗脱支架主要应用于冠脉血管，在其他系统血管内应用的安全性还没有报道。④生物可降解支架，作为最前沿的支架研究领域，目前已有可降解聚乳酸支架产品和镁合金支架产品应用于冠脉病变治疗的报道，但是如前所述，聚乳酸可降解支架（Absorb，Abbott）临床研究的结果表明，其临床疗效并不优于金属药物洗脱支架（ABSORBⅢ研究），相反会带来更高的靶病变失败率和支架内血栓事件。

（四）血管内取栓技术

1. 取栓技术概述　介入治疗学领域的取栓技术是指采取经皮的方法将血管内的血栓碎裂和（或）取出体外的治疗方法。取栓器械按照取栓技术的不同，可以分为取栓球囊导管、取栓支架、吸栓导管和其他的取栓装置等。外周血管由于管径粗大，通常血栓负荷量大，传统的 Fogarty 球囊往往并发症较多，目前临床已经较少应用。导管抽吸具有经济性好，取栓效率高的优点，目前临床应用较多。近年来，经皮机械血栓切除疗法的设备得到了迅速发展，此类设备具有微创、清除血栓迅速、可减少溶栓剂用量的优点，但是费用昂贵。近年来，脑血管的取栓治疗获得了突飞猛进的发展，不同的取栓技术，包括 Merci 装置、取栓支架、吸栓导管等的器械进步，机械取栓技术已经成为临床救治急性大血管闭塞所致急性缺血性卒中的先进救治方法。

2. 临床应用

（1）外周血管取栓：外周血管常见的血栓形成部位包括下肢动静脉、肺动脉、腔静脉、门静脉等。经皮血栓抽吸术是目前主要的临床治疗方法，其优点是费用低、效率高和远端栓塞风险小，这一技术的缺陷是每次抽吸具有一定的失血量，负压过大则容易造成血管内膜损伤，常和其他方法（如溶栓和碎栓）联用，以恢复前向血流。抽吸导管常选用壁薄腔大的导引导管，充分接触血栓后采用注射器进行负压抽吸。Hydrolyser 血栓清除导管为 7F 双腔导管，包括一个注射腔和顶端带侧孔的引流腔，可以用来清除透析通道、动脉旁路移植物或下肢深静脉的血栓，其原理为经注射腔高压注入肝素等渗 NaCl 溶液，喷出的 NaCl 溶液经导管的引流腔进入引流袋中，根据文丘里效应，由此产生的负压将血栓吸入侧孔，血栓被高速 NaCl 溶液流粉碎并与其混合进入引流腔。Amplatzer 血栓消融器是一种增强的聚亚氨酯导管，头端 1cm 长的中空金属管内装有与气压驱动轴相连的叶轮，其转速可达 150 000r/min。高速旋转的叶轮在血管内形成强大的负压将血栓经金属管的端孔吸入，被叶轮粉碎后从金属管的三个侧孔排出，并再次被负压吸引进入导管，最终被粉碎成直径为 13～1000μm 的微粒后排出。Roterax 血栓清除系统的工作原理和 Amplatzer 系统类似。Angiojet 血栓清除装置，是应用伯努利原理，即高速的液体产生负压，将血栓吸入导管并击碎，吸出至体外，该装置对于治疗相对新鲜的血栓效果好，治疗比较陈旧的血栓效果不佳。

（2）脑血管取栓：颅内大血管闭塞是引起严重致残和致死性卒中的主要原因，静脉溶栓再通率仅有 30% 左右。机械取栓联合静脉溶栓则可以将血管再通率提高至 72%～100%。早期脑血管机械再通的装置主要是 Merci 装置，近年来的循证医学证据推荐支架取栓辅助导管抽吸作为一线的取栓方法。取栓支架目前临床主要应用 Solitaire 支架、Trevo 支架和 Revive 支架等，尽管支架结构设计上有所差异，但是材质以镍钛合金为主，机制上均是借助支架释放后的支撑力与血栓进行嵌合，然后对嵌入的血栓进行取出，因此不同类型的取栓支架在取栓效率和血管再通率上都基本相似。单纯支架取栓技术的缺陷是在部分血栓负荷量大的情况下，取栓效率偏低，常需要联合中间导管的抽栓治疗。随着目前中间导管研发的进展，柔顺性好、管腔大和远端颅内血管到位率高的导管不断应用，配合支架取栓的 Solumbra 技术可以显著提高支架取栓效率，降低血栓脱落和远端栓塞风险。目前临床使用的中间导管包括 Neuro、Navien、DAC、ARC、Phenom、Sofia、ACE 等，上述中间导管可以很容易地到达颈内动脉远端，部分中间导管甚至可以到达大脑中动脉 M2 段以远。

（五）其他技术

1. TIPS　该技术是经颈静脉穿刺、肝静脉内插管，然后进行肝内门静脉穿刺和建立血管-非血管-血管分流通路的一种综合介入手术。主要适用于：①食管、胃底静脉曲张破裂大出血，经保守治疗效果不佳者；②中度食管、胃底静脉曲张，随时有破裂出血危险者；③门静脉高压所致的顽固性腹水；④肝硬化并发肾功能不良者；⑤等待肝移植期间；⑥Budd-Chiarri 综合征；⑦门静脉高压合并脾功能亢进；⑧小儿门静脉高压（优于内窥镜治疗）。术中穿刺门静脉分支为 TIPS 的技术难点，肝静脉与门静脉之间的空间关系复杂，而解剖变异和肝硬化的病理改变又可使其空间关系改变，使门静脉穿刺定位困难。因此，首先应了解正常的解剖关系，可能存在的变异。术前超声定位及术中超声引导穿刺是实用、无创且经济方便的方法。穿刺最佳部位为门静脉右干距分叉 1.5～2.0cm处，过于靠近周边分支则难以达到理想的分流效果，过于靠近门静脉干则极易发生穿透致严重腹腔内出血。支架安放的位置至关重要。理想的位置应使支架端在血管腔内 1～2cm 靠近肝静脉侧，应使之略成喇叭状。肝组织内通道长短不一，取决于肝脏的大小和穿刺部位，这一分流通道必须全部由支架支撑，才会有利于完整的内膜形成。分流口径大小要根据患者的肝功能分级、术前肝血流动力学及门静脉压等情况而定。

2. 下腔静脉滤器置放　下腔静脉滤器置放是一种预防肺动脉栓塞的血管内介入技术。肺动脉栓塞大多数是由下肢及盆腔的深部静脉血栓脱落造成的，是常见的致死原因之一，因其缺乏典型的临床症状和特异性的检查、检验指标，临床不易做诊断。因此，预防治疗尤为重要。通过经皮静脉穿刺，引入导丝、导管等一系列技术，将一种能够滤过血栓的特殊装置放置于下腔静脉内，可以预防血栓不随静脉回流至右心造成肺动脉的栓塞。

良好的滤器应具备以下特点：①滤器的综合投影面积小（对血流阻力低）；②容易释放；③生物相容性好；④弹性好，抗腐蚀性好；⑤无促凝血作用；⑥非铁磁性；⑦可回收（放置后一段时间经微创方法取出体外）；⑧维持腔静脉完全开放；放置后不再发生小肺动脉栓塞；⑨不损伤下腔静脉，不会移位。不同类型的滤器没有很大的疗效差别，一般而言，腔静脉维持通畅率为 90% 左右，肺动脉栓塞复发率低于 10%。术中下腔静脉直径和滤器选择有较大关系，到目前为止，除了鸟巢滤器以外，普通滤器只适合直径 28mm 以下的腔静脉。

3. 肾动脉去交感神经消融术 肾动脉去交感神经消融术是近年来治疗难治性高血压的一项介入新技术。随着近期导管技术方法的改进，经血管途径可安全快速地阻断交感神经纤维，以降低血压。射频被认为是能量源的首选，但其他能量来源，如冷冻消融、微波、高强度聚焦超声、局部神经毒药物注射等方法也在研究当中。RNA 的准入标准为顽固性高血压患者的收缩压大于 160mmHg，伴有糖尿病和既往心血管疾病史的标准为收缩压大于 160mmHg，以上标准大部分基于两项 Symplicity 试验和 EnligHTN-1 研究，但已有多项初步研究探讨 RNA 对轻度顽固性高血压（140mmHg＜收缩压＜160mmHg）同样具有可行性。然而，随着 Symplicity HTN-3 双盲实验结果公布，治疗 6 个月后，肾脏去神经支配治疗组与假手术组患者的血压降低变化不存在显著性差异。鉴于 Symplicity HTN-3 研究的阴性结果，目前肾动脉去交感神经消融术有效性（充分的消融）和长期安全性（肾动脉狭窄）均是在后续临床研究中需要考虑的问题。

【案例 5-1-1 分析讨论】

　　全身麻醉下行颅内动脉瘤造影和介入栓塞术，术中导引导管放于左侧颈内动脉 C_1 远端，在微导丝配合下置微导管头端于瘤腔，在支架辅助下依次进行弹簧圈栓塞动脉瘤，术后造影显示动脉瘤闭塞，载瘤动脉通畅（图 5-1-1）。

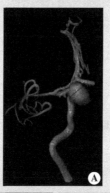

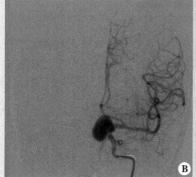
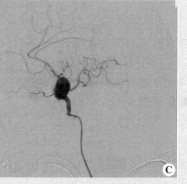

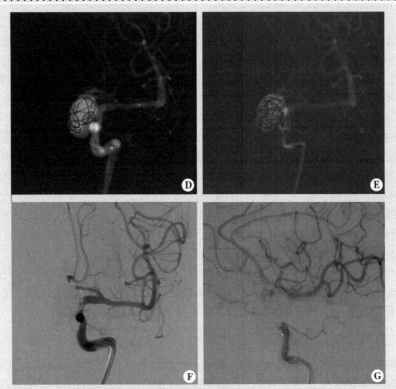

图 5-1-1　左侧颈内动脉 C₇ 段动脉瘤介入治疗

A. 3D 重建 CTA 图像；B. DSA 正位图像；C. DSA 侧位图像；D. 微导管进入动脉瘤腔行弹簧圈栓塞；E. 引入支架进一步行支架辅助下弹簧圈栓塞；F. 术后复查 DSA 正位图像；G. 术后 DSA 侧位图像

第二节　非血管系统介入诊疗技术

【案例 5-2-1】

　　患者，男性，67 岁，因"停止排便排气 8 天"入院。查体腹胀，未及压痛与反跳痛。入院诊断为"肠梗阻"。

【问题】该患者优选的治疗策略是什么？

一、概　　述

　　非血管性介入技术是研究在医学影像导引下对非心血管部位作介入性诊治的技术，与血管介入性技术相比，其历史更早，有些项目原先不在影像导引下进行，而是盲目进行或在手术直视下进行，自从转入影像导引下进行诊治以来，成功率更高，安全性增强，而且开展的项目逐步增加，成为介入治疗学的重要组成部分。

二、诊疗技术分类

（一）经皮穿刺活检术

　　1. 概述　经皮穿刺活检术是利用穿刺针经皮穿刺组织脏器取得细胞学和组织学材料，以明确病变性质的一种诊断方法。与临床常规性的穿刺活检相比，介入穿刺的特点是准确的病变定位、精准的导向系统及合适的活检器材。根据所获取组织量的多少和采取方法，可分为针吸细胞学活检和切割组织学活检两类。早在1883年Leyden就报道了对肺炎患者经皮肺穿刺抽吸作细菌学检查,1886年Menetrier报道了对肺部肿块作穿刺用于诊断肺癌。但是早期穿刺活检技术由于穿刺针太粗、没有影像导向,而且细胞学检查的技术也未发展,技术成功率低、组织学阳性率低,并且并发症率高。随着影像学导引技术(X线检查、CT、超声、MRI)的发展和活检器械的改进,活检范围从肺到纵隔、肝、胰、肾、骨骼、肌肉、乳房、淋巴结、腹膜后、甲状腺、脑、脊髓与盆腔等多处部位。影像导引下的穿刺活检技术已经成为临床对疾病作病理学诊断、病期分类与药物和手术治疗方案选择的重要依据。不同影像学导引下的穿刺活检技术具有不同特点:①超声引导,超声引导的最大优势在于其实时性,可以动态地观察进针位置,避免损伤血管等重要结构和穿刺通路上的重要脏器。尤其适用于受呼吸运动或心脏搏动影响较大的脏器的穿刺,如肝脏、肾脏和心包等。目前大部分超声设备配备专用的超声穿刺探头装有进针孔,通过探头观察到靶结构后,沿穿刺孔进针即能到达相应部位,获取活检组织,可以进一步提高穿刺的精准度。②CT引导,CT引导下穿刺的优势在于可以为术者提供精细的解剖学定位,尤其适合于位置深、体积小、周围有重要结构包绕,且不易受呼吸运动影响的病灶的穿刺。③MRI引导,最大优势在于没有X线辐射,可以多平面成像,具有良好的组织对比度,对于部分CT显示不清的病灶,MRI扫描下可以更好地显示病灶与正常组织的信号区别,包括其体积与范围,但是MRI穿刺活检需要专用的器械,避免干扰磁场。

穿刺活检技术主要包括:①负压穿刺抽吸法,负压抽吸法作为细胞学活检法代表,注射器与穿刺针相连,刺达病灶后,穿刺针与注射器一起一边抽吸一边向里插进,再来回提插并抽吸2～3次降低负压,后拔出穿刺针。降低负压是为防止把抽吸内容在针退出后吸到注射器内,造成取材困难。注意来回抽吸的距离,不能超出应抽吸部位。②Tru-cut切割法,系组织学检查的常用法,切割时,先将套管与穿刺针套合,不让针的凹槽外露,穿入体表直达病灶表面,稳住套管,将穿刺针插入病灶,这时病灶组织突入凹槽内然后稳住穿刺针,推入套管,套管在推入时沿凹槽将组织切下并套在套管内,迅速一起退出穿刺针与套管。目前已经有专用的组织学活检器械,提高了操作的简便性。

穿刺活检一般采用较直的进针途径,最小的成角方向,最短的距离到达靶组织。但是对于位于脏器表面的病灶,通常要求间隔一部分正常组织进行穿刺,避免穿刺过程中病灶发生破裂或出血周围没有正常组织压迫。

2. 临床应用

(1)所有未经病理学诊断的脏器占位性病变和远离体表处于深部的肿瘤性病变。

(2)恶性肿瘤需要了解其组织分型,以便为临床治疗提供依据者。

(3)转移性肿瘤需要了解病理组织判断其来源者。

(4)难以通过体内管道系统到达部位的病变。

技术无绝对禁忌证,但严重凝血功能障碍者需慎用;对重要脏器活检时尽量采用细针及选择安全的路径。

(二)经皮穿刺引流术

1. 概述 经皮穿刺引流术,即在影像设备的引导下,利用穿刺针和引流导管等器材,对人体管道、体腔或脏器组织内的病理性积液、血肿、脓肿、胆汁、胰液、尿液等体液淤积进行穿刺抽吸、引流,达到减压和治疗的目的。经皮穿刺引流术常用于全身各部位的脓肿、囊肿、浆膜腔积液、胆管或泌尿道梗阻、颅内血肿的穿刺引流,在对抽出液进行细胞学、细菌学和生化检测,作出鉴别诊断和指导用药的同时,还可以经引流导管进行局部抗感染、引流等治疗。穿刺引流术的最终治疗目的是置入引流管,可以通过一步法,即引流管直接置于穿刺针表面置入,也可以通过两步法,即套管针引入导丝交换后再引入引流管。

引流导管粗细的选择应根据引流液黏稠度不同来决定。稀薄的引流液(如囊液、尿液等)可用较细的引流管,稠厚的脓液或血肿血凝块宜用较粗的引流管。常用7～14F引流管,其进入引流区的一段应有多个侧孔。为防止游走滑脱,常将头端制成猪尾状卷曲、蘑菇状膨大或单弯状。有的脓腔因其脓液稠厚、腔大，为了便于冲洗引流，引流管内有两个腔，一个腔用于注入冲洗液，一个腔用于引流脓液。

2. 临床应用

（1）正常人体管道阻塞，引起阻塞段以上液体过量积聚，不能完成生理过程，或引起病理改变，如各种原因引起的胆道梗阻、泌尿道梗阻。

（2）体腔内由炎症、外伤或其他原因引起腔内脏器受压、功能受损，或毒性物质不能排出而大量吸收有害于机体时，如气胸、脓胸、心包积液、积脓、积血、腹腔或盆腔等脓肿。

（3）实质脏器内的积液或积脓，如肝、脾、胰、肾等处的脓肿或巨大囊肿引起症状者。

（三）非血管腔内再通、成形与支架技术

1. 概述　人体管腔总体上分为血管与非血管管道，其功能大体相似，即容纳人体必需的物质从其腔内通过。非血管人体腔道泛指一类除血管动静脉以外的，具有正常生理功能的人体腔道，主要包括消化道、胆道、泌尿道、泪腺、生殖腔道和淋巴管道等。管腔壁的病变在形态学上分为局部管腔扩张受限性病变（如狭窄或阻塞）和管腔过度扩张或管壁成分缺损性病变（如瘘），在临床上具有发病率高、外科手术创伤大、疗效不佳和并发症发生率高等特点，成为临床处理的棘手问题。介入腔内再通、成形和支架技术是利用介入治疗学微创的方法，借助某些腔内器械（如球囊和支架），在影像监视下将人体病变的管腔进行重新构建使其完全或部分恢复原有功能的一种新技术。对于与外界不相通的人体腔道，可以采用经皮穿刺，获得介入操作相关的通路。对于腔道阻塞性病变，可以借助导管及导丝开通技术，通过病变段管腔后，采用导丝建立通道，后续采用球囊扩张或支架置入的方法，获得管腔的重建。对于管腔破裂或缺损所致的腔道瘘病变，则可以通过覆膜支架技术封堵瘘口，将病变腔道进行重建。对于良性非血管腔道的狭窄，如食管良性狭窄，通常采用球囊扩张或暂时性可回收支架置入进行治疗。对于肿瘤引起的恶性腔道梗阻，单纯球囊扩张往往容易引起管壁回缩，因此需要支架置入进行治疗。目前腔内支架置入是腔道恶性梗阻的最常用技术，根据支架置入的时间长短可以分为永久性支架和临时性支架；根据支架材料，可以分为金属支架和非金属支架（塑料支架、高分子材料支架等）；根据支架是否可降解又分为不可降解支架（金属支架）和可降解支架（二恶烷酮支架和聚乳酸支架）；根据支架功能不同又可以分为普通支架、药物洗脱支架和粒子放射性支架；根据支架是否覆膜分为裸支架和覆膜支架等。非血管腔内支架置入与血管腔内支架置入相比，需要考虑更多影响支架功能的相关因素，主要包括：①血管腔内支架置入治疗的几乎均为良性狭窄，而非血管腔内支架置入几乎均用于治疗恶性病变，因此梗阻再发的风险要远远高于血管腔道；②非血管腔道往往具有自身特异的生理功能，如消化道的蠕动收缩功能，因此支架选择时直径需要较正常生理管腔明显增大，同时管壁与金属支架之间的反复力学作用更易造成消化腔道的出血和穿孔风险；③非血管腔道内流动的体液理化条件具有较大的差异，如消化道内体液成分 pH 明显呈酸性对支架的腐蚀增加，胆汁成分中固态成分胆盐、胆色素、胆固醇容易引起支架内胆汁淤积；④对于部分非血管腔道的良性病变，考虑到支架置入后再狭窄率高和再处理困难，往往要求支架置入后能够短期内取出，或支架能自行降解，避免发生永久支架置入相关并发症，如良性食管狭窄、尿道狭窄等。

2. 临床应用

（1）消化道梗阻：先天性食管狭窄、贲门失弛症、胃十二指肠良性狭窄、结肠代食管的吻合如手术后吻合口狭窄（包括食管-胃吻合口狭窄、食管-空肠吻合口狭窄、胃-十二指肠或胃-空肠吻合窄），以及手术后、放疗后、化学药物灼伤及外压性狭窄，均属于良性食管狭窄，一般选用球囊或临时性可回收金属支架置入治疗，可降解支架随着逐渐在临床得到应用，将来可能成为治疗消化道良性狭窄的有效手段，而对于恶性肿瘤所致胃十二指肠管腔狭窄阻塞，术后肿瘤复发浸润所致狭窄，直肠、结肠恶性狭窄，术后吻合口复发及食管、直结肠瘘，则可以考虑金属支架或金属覆膜支架置入进行治疗。

（2）胆道恶性梗阻：一般采用支架治疗，局限性的肿瘤侵犯、外压所致的胆道梗阻，引流 1～2 周后，导丝能够通过梗阻段，并且病变胆道无明显成角，可以考虑内支架置入增加内引流的胆汁量，内支架置入后即刻或择期造影评估，是否能够有机会拔出引流管。最新临床研究表明，对于肿

瘤侵犯胆管所致的恶性梗阻，^{125}I 粒子胆道支架可以在提供机械支撑的同时提供局部肿瘤治疗作用，提高支架置入后的通畅率。

（3）气管狭窄：对于气管狭窄，球囊扩张和支架置入可用于治疗①先天性气管支气管狭窄；②肿瘤、纵隔纤维化、结节病等造成的外压性气管支气管狭窄；③气管软化和气道塌陷；④气管支气管腔内肿瘤、肉芽组织增生造成的严重窒息；⑤气管支气管术后吻合部狭窄；⑥放疗后气管支气管狭窄。

（4）尿道梗阻：输尿管支架主要为塑料支架，置入后需要择期取出，而尿道支架主要以镍钛合金为主，主要用于①肾盂输尿管连接部狭窄，伴肾功能正常；②手术创伤和结石所致、放疗后、感染性、先天性及腹膜后纤维化所致输尿管良性狭窄；③前列腺增生所致尿道梗阻。

（5）输卵管再通：输卵管再通术适用于输卵管阻塞者，但壶腹部远端、伞段阻塞不宜行再通术。此外，子宫角部严重闭塞、结核性输卵管炎性闭塞也不适宜再通术。主要采用导管扩张术，插入导管及导丝，利用导管及导丝的推进扩张分离作用和对比剂的冲击力等，使输卵管疏通至伞端。

（6）泪腺梗阻：球囊扩张术可用于鼻泪系统各部位的狭窄梗阻，金属支架只适用于连接处阻塞，因该处球囊扩张效果较差，但是金属支架再堵塞后无法取出，如有必要只能手术取出，再者鼻泪管与鼻底部有 60°～82°的角度，所以放入时比较困难。尼龙支架与聚氨酯支架适用于连接处或鼻泪管狭窄或阻塞，如上述非金属支架置入后再闭塞，可以采用直视或透视下将支架取出，必要时再次行支架置入术治疗。

（四）经皮非腔道成形技术

1. 概述 经皮经腔成形术已经广泛用于血管和非血管腔道，非腔道的实体组织成形术主要用于骨关节系统如用于椎体，也可用于其他长骨与扁骨。经皮穿刺椎体成形术（percutaneous vertebroplasty，PVP）通过在患者背部做一约 2mm 的切口，用特殊的穿刺针在 X 线导引下经皮肤穿刺进入椎体，建立工作通道，将骨水泥或人工骨注入椎体内。球囊扩张椎体后凸成形术（percutaneous kyphoplasty，PKP）是指经过球囊扩张后再分次注入骨水泥，一方面球囊扩张后留下的空腔周围的松质骨得到压实，人为制造了一个阻止骨水泥渗漏的屏障；另一方面使用推杆分次注入骨水泥较传统的压力泵持续注入大大降低了骨水泥注入时的压力，因此骨水泥的渗漏大大减少。无论是传统的 PVP 还是球囊扩张 PKP，在防止骨折椎体的进一步压缩、塌陷的同时，都具有确实可靠及高效的止痛作用，文献报道疼痛缓解率为 70%～95%。对于骨折复位和纠正脊柱后凸畸形，球囊扩张 PKP 优于传统的 PVP。

2. 临床应用

（1）椎体溶骨性转移瘤：对于已经有骨质塌陷或高度骨质塌陷危险的患者，即使没有明显症状也可以考虑采用 PVP。PVP 一般在放疗前进行，因放疗有可能增加骨质塌陷危险，而相反骨水泥并不会影响放疗效果。

（2）椎体骨髓瘤：多发性骨髓瘤累及椎体，造成骨质破坏或椎体压缩，椎板后缘相对完整的情况下，可以考虑 PVP。

（3）椎体血管瘤：进展性或症状性的椎体血管瘤是 PVP 一个很好的适应证。根据影像学表现，将椎体血管瘤分为 4 组，①有疼痛而无影像学进展；②无症状有影像学进展；③有症状并有影像学进展；累及硬膜外，并无神经体征；④有影像学进展，累及硬膜外，并出现急性脊髓或神经根压迫症状。其中①与②为 PVP 选择性治疗，③可以联合 PVP 与其他消融技术治疗，④则需要联合 PVP 与外科手术治疗。

（4）骨质疏松性压缩骨折：PVP 可以有效降低骨折后的疼痛感，但是 PVP 后由于骨水泥注入后椎体硬度增加，在活动过程中可能会增加相邻椎体骨折的风险。

（5）其他长骨和扁骨溶骨性转移：对于其他骨的肿瘤性溶骨破坏，也可以通过骨水泥予以治疗，但是需要充分评估手术的入路及其骨水泥外渗后可能带来的影响。

（五）经皮穿刺消融技术

1. 概述 经皮穿刺消融技术是指采用射频、微波、冷冻、化学（无水乙醇）、不可逆性电穿孔技术等，特异性地损伤肿瘤细胞，达到杀灭肿瘤组织的局部治疗目的。无水乙醇等化学消融早期即在临床广泛应用，一般在小于 2cm 病灶中心单点注射即可，对于较大病灶可以边退针边注射，或多点穿刺注射，但是无水乙醇消融缺陷在于注射后弥散不可控及不能在 X 线下动态监测等，临床应用受到一定限制。随着射频消融和微波消融等更为精准的消融技术出现，肿瘤的局部消融成为化疗、放疗和局部介入栓塞治疗以外，治疗实体肿瘤的主要临床手段。

射频是一种频率达到每秒 15 万次的高频振动。人体体液中含有大量的电解质，如离子、水、胶体微粒等，人体主要依靠离子移动传导电流。在高频交流电的作用下，离子的浓度变化方向随电流方向为正负半周往返变化。在高频振荡下，两电极之间的离子沿电力线方向快速运动，由移动状态逐渐变为振动状态。由于各种离子的大小、质量、电荷及移动速度不同，离子相互摩擦并与其他微粒相碰撞而产生生物热作用。肿瘤散热差，使肿瘤组织温度高于其邻近正常组织，加上癌细胞对高热敏感，高热能杀灭癌细胞。一般 3cm 左右的病灶可以一次性消融，对于体积较大病灶，可以采用多点消融或多针穿刺消融的办法进行治疗。

微波消融就是将一根特制微波针，经皮穿刺到肿瘤中心区域，针头部释放的微波磁场可以使周围的分子高速旋转运动并摩擦升温，从而使肿瘤组织凝固、脱水坏死，达到治疗的目的。和射频消融相比，微波消融优势主要体现在：①多个微波能量源可同时应用，组织加热后不受电阻和传导性的影响与制约，可在更短的时间内使组织温度达到更高；②微波产生的电磁波能量密度范围可达电极周围 2cm，并且微波具有消融靶组织周围血管的潜力，产生更广泛的消融范围，单发病灶≤5cm 的肿瘤可一次灭活；③单次消融时间一般为 5～20 分钟，治疗时间短，疗效高。

冷冻消融技术，主要是氩氦冷冻消融，是一种微创超低温冷冻消融肿瘤的先进医疗技术。在数十秒内氩气可使针尖温度迅速降至零下 175℃，氦气使温度升至 45℃，细胞内、外的组织液形成冰晶，细胞结构被破坏，可控地破坏或切除活组织。冷冻治疗原理主要是降温后细胞内和细胞外迅速形成冰晶，导致肿瘤细胞脱水、破裂，同时冷冻使微血管收缩、血流减缓、微血栓形成、阻断血流，导致肿瘤组织缺血坏死。肿瘤细胞反复冻融后，细胞破裂、细胞膜溶解，促使细胞内和处于遮蔽状态的抗原释放，刺激机体产生抗体，提高免疫能力。

不可逆性电穿孔是透过极其短但强力的电场使得细胞膜上产生永久纳米孔的一种组织消融技术，透过扰动细胞稳态以让细胞死亡，这种手段导致细胞凋亡而不是其他基于热融、辐射的消融技术造成的细胞坏死。该技术的主要优势体现在：①组织专一性。在治疗范围中维护重要结构的功能，如肝脏组织结构包括肝动脉、肝静脉、肝门静脉、肝内胆管，主要成分是蛋白质的结构包括血管弹性、胶原结构，以及细胞周围的基质蛋白，维持生存的重要骨架结构（如大血管、尿道），均不会受电流影响。神经纤维周围的绝缘髓磷脂层可以保护神经束，使其在某种程度上不会受到不可逆性电穿孔的影响。②清晰的消融范围边界。可逆性电穿孔的范围与不可逆性电穿孔的范围之间的过渡范围仅有几层细胞的宽度。相比较起来，传统的辐射、热能消融技术并没有这种过渡范围。③没有过热导致的细胞坏死，瞬间的脉冲可避免对组织加热。细胞坏死在不可逆性电穿孔疗法的设计上是不存在的，没有细胞坏死导致的短期、长期后作用。④疗程短。典型疗程在 5 分钟内可以完成。

2. 临床应用　消融治疗对于部分体积较小的孤立性肿瘤，可作为手术的替代治疗，对于晚期较大的肿瘤可作为姑息性治疗，增强综合治疗的效果，减少肿瘤负荷，减轻症状，提高生活质量，延长生存时间，主要应用于全身各种实体肿瘤治疗，包括肝癌、肺癌、前列腺癌、肾癌、胰腺癌、骨骼的良恶性肿瘤、肾上腺癌、脑膜瘤、胶质瘤、子宫肌瘤、子宫癌、卵巢癌、乳腺癌、乳腺纤维瘤，以及用于癌症止痛等，目前最常应用的是肝癌和肺癌。消融治疗对于部分高龄、脏器功能差、全身状况差难以耐受手术与麻醉的患者；多中心发生，难以完全切除的肿瘤；放疗和化疗效果欠佳的中晚期肿瘤；手术、放疗和化疗等治疗后复发的肿瘤；负荷大，累及大血管、重要脏器的肿瘤；有较重局部症状的中晚期肿瘤等均可以考虑作为首选治疗方案。

需要注意的是，如果肿瘤周围有较大血管或气管结构时，射频治疗时血流或空气带走大量热能，肿瘤内热量不易蓄积，难以形成凝固性坏死，因此疗效较差。微波治疗的缺陷在于单次消融的有效体积和消融范围的可控性不如射频消融。冷冻消融技术治疗则在冷冻区边缘可能残存瘤细胞，成为复发来源；冷冻范围过大可引起脏器裂开及"冷休克"等严重并发症。不可逆性电穿孔疗法产生的强电场由于对神经肌肉接点直接刺激，可造成强劲的肌肉收缩，患者需要特殊的全身麻醉；少数情况下消融范围内仍有可见的肿瘤细胞块，表明肿瘤组织比起健康的功能细胞组织可能对不可逆性电穿孔有不同的反应：不可逆性电穿孔疗法造成细胞膜穿孔与细胞凋亡，而肿瘤细胞对凋亡通路具有抵抗性。同时，可逆性电穿孔疗法需要的电场会被局部环境的导电性剧烈影响，例如金属（如胆道）的存在会造成能量释放的扰动，有些脏器如肾脏周围尿液小量的导电性，也会被这种不规律的能量波动影响。

【**案例 5-2-1 分析讨论**】

　　肠镜导引下导丝通过病变段肠腔，交换造影导管造影后证实肠腔梗阻及其位置和长度，引入肠道支架到位后透视下释放，正侧位造影显示支架位置良好，病变段肠腔梗阻明显改善（图 5-2-1）。

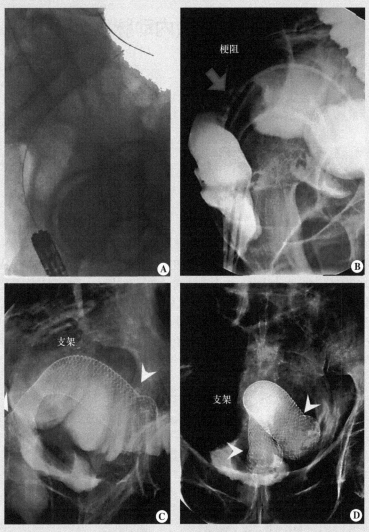

图 5-2-1　肠梗阻介入治疗

A. 肠镜导引下导丝通过梗阻段病变；B. 引入导管造影证实梗阻段病变位置和长度；C、D. 支架置入后正侧位造影显示梗阻段肠腔支架置入位置良好

（王忠敏　朱悦琦）

第六章　中枢神经系统及头颈部疾病

学习要求

　　记忆：中枢神经系统及头颈部疾病相关介入治疗的适应证与禁忌证、基本操作技术、疗效评价及并发症防治。

　　理解：中枢神经系统及头颈部疾病的概述、临床表现与诊断。

　　运用：载瘤动脉闭塞术、动脉瘤栓塞术、血流导向装置应用、脑动静脉畸形介入治疗、经动脉途径海绵窦栓塞技术、经静脉途径海绵窦栓塞技术、颈动脉支架成形术、急性缺血性脑卒中血管内治疗、鼻衄介入治疗、脊髓血管畸形血管内治疗。

第一节　颅内动脉瘤

【案例 6-1-1】

　　患者，男性，53 岁，左上肢麻木 20 天，间断头痛 1 周，既往高血压、糖尿病史；入院查体：神清，语明，四肢肌力正常。MRA：右海绵窦区脑动脉瘤，大小约为 16mm×14mm，囊状。

【问题】

　　1. 该患者动脉瘤的分型及分级是什么？

　　2. 该患者优选的治疗策略是什么？

　　3. 围手术期注意事项有哪些？

一、概　　述

　　颅内动脉瘤（intracranial aneurysm）是颅内动脉由于先天发育异常或血管腔内压力增高等因素导致局部血管壁损害（图 6-1-1），在血流动力学负荷和其他因素作用下，逐渐扩张形成的瘤状或异常膨出，根据其病理学特点分为囊性动脉瘤、梭形动脉瘤、夹层动脉瘤。动脉瘤是血管壁上局部持久存在的膨出，仅有外膜和中膜组成的薄壁。据估计，成人中发病率为 0.2%～7%。颅内动脉瘤多发于 Willis 环或大脑中动脉分叉处，90% 位于前循环，动脉瘤内常有血栓，是造成动脉瘤性蛛网膜下腔出血（aneurysmal subarachnoid hemorrhage，aSAH）的首位病因。无症状未破裂颅内动脉瘤的破裂风险每年增加 1%～2%，确诊后 10 年累计出血率为 20%，15 年累计出血率为 35%，多发性动脉瘤出血率更高。

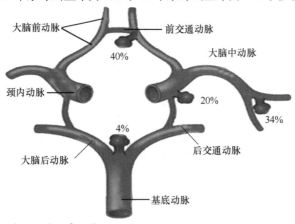

图 6-1-1　颅内动脉瘤常见发生部位及部分部位发病率

二、临床表现、辅助检查与诊断

（一）临床表现

1. 警兆症状　包括头痛、头晕，后交通动脉瘤可引起动眼神经麻痹。

2. 蛛网膜下腔出血（subarachnoid hemorrhage，SAH）　动脉瘤破裂可导致 SAH，表现为突然出现的剧烈头痛、呕吐、烦躁不安、意识障碍、癫痫。颅内动脉瘤破裂后出血所致的 SAH，临床体征轻重不一，根据 Hunt-Hess 分级标准（表 6-1-1）进行评分，选择治疗方法、评价疗效和预后。

表 6-1-1　Hunt-Hess 分级标准

分级	症状表现
0 级	动脉瘤未破裂
Ⅰ级	无症状或轻微头痛及轻度颈强直
Ⅱ级	中重度头痛，颈强直，除有颅神经麻痹外，无其他神经功能缺失
Ⅲ级	意识模糊，嗜睡，或轻微的灶性神经功能缺失
Ⅳ级	昏迷，半身瘫痪
Ⅴ级	深度昏迷，去大脑强直，濒死状态

3. SAH 的全身症状及并发症　包括中枢性高热、尿崩症、应激性溃疡、水电解质平衡失调等。

4. 脑血管痉挛　是导致 SAH 致死及致残的主要原因之一。多在出血后第 3 天出现血管痉挛，7～8 天达到高峰，10～12 天逐渐缓解。

（二）辅助检查

1. 腰椎穿刺　是发现 SAH 诊断动脉瘤破裂最重要的方法之一。当动脉瘤破裂出血很少、破入脑室或蛛网膜下腔粘连时，腰椎穿刺的脑积液中可能不会发现红细胞。如果患者有头痛、颈强直、动眼神经麻痹等警兆症状，而头 CT 示发现颅内出血，可进行腰椎穿刺（图 6-1-2）来确定是否有 SAH。动脉瘤破裂后行腰椎穿刺检查具有一定风险，如可能引起脑疝、诱发动脉瘤破裂等。

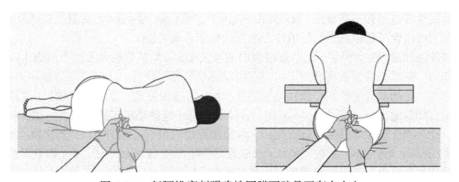

图 6-1-2　行腰椎穿刺明确蛛网膜下腔是否存在出血

2. CT 和 CTA　CT 检查是 SAH 的首选检查，具有安全、快速、无创、可反复使用的优点；能确定出血范围、血肿大小、脑梗死、脑积水等情况，对指导治疗、预测预后有重要价值。在 CT 平扫图像上，典型的动脉瘤表现为边界清楚的等密度或稍高密度实质性病变，常位于外侧裂池、鞍上池内。CT 检查表现为密度不同的同心环图像"靶环征"，是巨大动脉瘤的特征性表现。CTA 采用快速注射对比剂和薄层动态扫描，然后利用多项技术三维重建，补足常规轴位扫描的图像，最终获得脑血管的图像。CTA 的图像包括从枕骨大孔下至 Willis 环上及大脑中动脉的分叉处等。扫描后的三维重建能为设计治疗方案提供更多的信息。

3. 头 MRA 检查　颅内动脉瘤的 MRI 表现受动脉瘤腔内血液流速、有无血栓、有无钙化和含铁血黄素等的影响。血液流速快的动脉瘤，典型的 MRI 表现为在各种脉冲序列成像均呈流空信号。血液流速慢的动脉瘤，MRI 上可出现等高不均质信号，并有强化，需与动脉瘤腔内血栓鉴别。MRA 已成为颅内动脉瘤术前诊断和术后随访的重要手段，也可以作为无 SAH 患者的筛查手段。MRA 常用的技术为相位对比法和时间飞越法，相位对比法 MRA 可彻底抑制背景噪声，可以消除 SAH 所致的高信号对动脉瘤检出的干扰（图 6-1-3）。

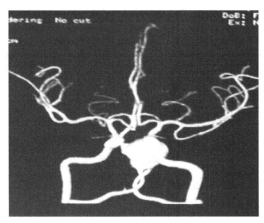

图 6-1-3　颅内动脉瘤的 MRA 表现

4. 脑动脉造影检查　MRA 及 CTA 是诊断颅内动脉瘤的无创方法，较容易被患者接受，但术前动脉瘤的精确评估仍依赖脑血管造影，脑血管造影是诊断颅内动脉瘤的金标准。在经验丰富的中心，脑血管造影并发症的发生率低于 0.5%。

对非外伤性 SAH 患者行脑血管造影的目的是发现破裂出血的动脉瘤、明确动脉瘤与载瘤动脉和邻近穿支之间的关系、评价侧支循环、明确是否存在血管痉挛。脑血管造影应包括左右颈内动脉、左右椎动脉，有时还应包括颈外动脉。摄影位置选择包括常规后前位、侧位，以及根据需要加摄斜位、反汤氏位或压迫对侧颈内动脉进行造影。

高质量的旋转造影和三维重建（3D-DSA）技术不仅可以降低漏诊率，并且在描述动脉瘤形态、显示瘤颈和邻近血管关系以利于制订治疗方案方面优于普通 DSA。

对于多发动脉瘤，明确哪一个动脉瘤破裂出血至关重要。大多数患者无法依据临床症状推测其破裂的动脉瘤。某些影像学表现有助于明确破裂动脉瘤的所在位置：①脑血管造影示对比剂外溢，此为最可靠的直接的动脉瘤破裂征象并提示快速出血，但极少见到；②CT 或 MRI 示局限于动脉瘤周围的脑实质和脑池出血；③较大、不规则、分叶状或有小泡的动脉瘤提示为出血动脉瘤；④局部血管痉挛，提示邻近动脉瘤破裂出血所致；⑤静脉期肿瘤内仍有对比剂滞留；⑥多数（80%）破裂动脉瘤深度/瘤颈比大于 1.6，多数（90%）未破裂动脉瘤深度/瘤颈比小于 1.6。如果不能判断明确哪一个动脉瘤破裂出血，所有动脉瘤都应当进行治疗。

大约有 15% 的 SAH 患者，颈部四支动脉造影不能发现动脉瘤，其原因包括：①非动脉瘤性中脑周围蛛网膜下腔出血，CT 和 MRI 示出血局限于脑干前和邻近区如脚间池和环池，首次和随访血管造影阴性，这类患者的预后较好，其出血原因可能为前脑和中脑小静脉自发性破裂。②出血后动脉痉挛致使动脉瘤不显影或显影不满意。CT（图 6-1-4）和 MRI 表现为典型的 aSAH，包括鞍上池完全由血液充填并延伸入侧裂池和纵裂。该类患者的再出血、脑缺血、神经学缺陷的发生率较高，10%～20% 的患者在重复血管造影时显示动脉瘤。③动脉瘤腔内血栓形成，9%～13% 的动脉瘤可合并血栓形成，瘤腔内充填血栓，导致对比剂无法充盈显影，因而出现假阴性。④因动脉瘤太小而漏诊，DSA 设备、医生的经验及造影技术等原因都可以导致假阴性的发生。对于小的动脉瘤，可以采用 3D-DSA 成像。由于前交通动脉瘤最容易出现假阴性，有时候交叉压迫影和旋转的三维影像有助于发现小的动脉瘤。⑤小的脑动静脉畸形，在出血时，畸形团受血肿压迫，血流阻力增加，致使静脉引流延迟，导致造影时不显示 AVM 的存在。⑥脊髓血管畸形，可能颈髓 AVM 破裂时 CT 扫描会显示基底池和（或）脑室充满血液，使 SAH 的诊断成立；而仅行头部 DSA 又不能发现病灶，这时就需要检查患者有无脊髓受累情况，如合并脊髓受累，应行选择性脊髓血管造影和（或）脑和脊髓的 MRI、MRA。

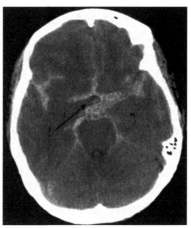

图 6-1-4　蛛网膜下腔出血 CT 表现
箭头指示鞍上池高密度出血征象

对于首次 DSA 阴性的 SAH 患者，因为可能发生再出血，需要密切观察病情变化，及时复查 CT，对于有手术指征者，要立即行急诊手术探查。考虑到颅内动脉瘤再次破裂出血的危险性，对于 DSA 检查阴性的 SAH 患者应在 2～4 周后再次行 DSA 检查（14%的患者存在动脉瘤）。

（三）诊断

根据患者的临床表现及影像学检查结果可以很好地评估病情及判断预后（图 6-1-5）。

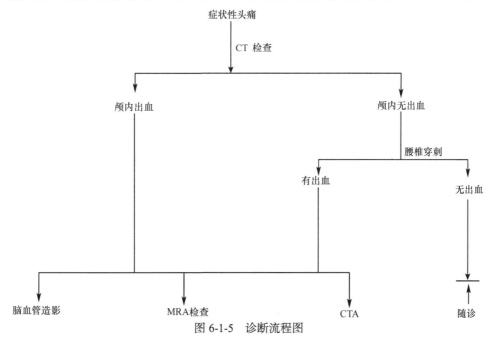

图 6-1-5　诊断流程图

三、治　疗

没有经过治疗的破裂动脉瘤的再出血风险高，多数发生于首次出血后的 2~12 小时，此后第 1 个月，再出血风险为每天 1%~2%，3 个月后为每年 3%。超早期再出血（首次出血后 24 小时内再发出血）的风险为 15%，具有很高的病死率，因此对于破裂颅内动脉瘤应当尽早治疗。治疗方法主要包括外科手术夹闭瘤颈及血管内治疗，颅内动脉瘤手术夹闭是有效的治疗方法。随着手术夹闭的改进和显微外科技术的完善，颅内动脉瘤手术夹闭的疗效有很大的提高，术后致残率和死亡率大大降低。

1. 显微外科手术治疗　是在动脉瘤颈处放置动脉瘤夹，将动脉瘤排除在血液循环外而不闭塞载瘤动脉，手术包括瘤颈夹闭（图 6-1-6）、包裹或动脉瘤孤立和血管重建。

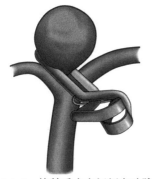

图 6-1-6　外科手术夹闭颅内动脉瘤

2. 介入治疗

（1）概述：Guglielmi 等在 1991 年研制并使用 GDC 栓塞治疗颅内动脉瘤，此项技术不断发展，取得良好疗效。随着器材的发展和介入技术的提高，血管内介入治疗颅内动脉瘤逐步得到了广泛的应用。血管内介入治疗具有创伤小、并发症率低、适应证广泛的特点。2002 年发表的国际蛛网膜下腔出血动脉瘤试验（international subarachnoid aneurysm trial，ISAT）发现，血管内介入治疗与开颅夹闭相比能够降低残死率，改善临床预后，由此确立了介入治疗在颅内动脉瘤治疗中的地位。自 ISAT 研究结果公布后，近十余年颅内动脉瘤血管内介入治疗发展迅猛，随着修饰弹簧圈、辅助球囊、颅内动脉瘤治疗专用支架及血流导向装置等的出现，血管内介入治疗颅内动脉瘤的疗效更为确切，血管内介入治疗已成为部分颅内动脉瘤首选的治疗方法。

（2）载瘤动脉闭塞术

1）原理。少数位于颈内动脉岩部或海绵窦段及椎动脉的巨大、梭形动脉瘤因动脉瘤复杂，可考虑行载瘤动脉闭塞术，但闭塞载瘤动脉前需做颈内动脉球囊闭塞试验，只有在患者不出现任何神经功能障碍或不适的情况下，才能闭塞载瘤动脉。

2）适应证与禁忌证。适应证：①颅内巨大型动脉瘤（直径大于 25mm），此类动脉瘤由于瘤颈较宽且瘤体较大，手术夹闭及瘤内栓塞均较困难；②宽颈或梭形动脉瘤，该类动脉瘤缺乏明确的瘤颈，而不易手术夹闭或无法单纯使用弹簧圈行瘤内栓塞；③创伤后假性动脉瘤及感染性动脉瘤，该类动脉瘤瘤壁较薄弱，在栓塞及夹闭过程中容易导致动脉瘤破裂出血。禁忌证：①近期（2~4 周内）有活动性出血，严重消化道、泌尿道及其他脏器出血；②近期接受过大手术、活检、心肺复苏、不能实施压迫的穿刺；③近期有严重外伤；④伴有严重难以控制的高血压（血压＞160/110mmHg）；⑤伴有较严重感染如细菌性心内膜炎；⑥主动脉瘤、主动脉夹层、动静脉畸形患者；⑦伴有严重肝肾功能不全；⑧年龄＞75 岁和妊娠者慎用；⑨凝血功能障碍或肝素过敏；⑩血管极度迂曲或血管痉挛，且经药物治疗后痉挛无改善者。

3）术前准备

A. 患者准备：体格检查、实验室检查（血常规、肝肾功能、D-二聚体、凝血功能等）、影像学检查等。

B. 器材准备：穿刺鞘、微导管、微导丝、直径较大的弹簧圈、闭塞球囊（图 6-1-7）等。

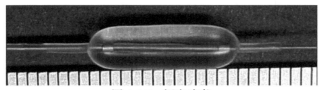

图 6-1-7　闭塞球囊

C. **球囊闭塞试验**：首先行全脑动脉造影，在颈内动脉造影时，压迫对侧颈内动脉以观察大脑动脉环的交叉循环情况及有无解剖变异。球囊闭塞试验应在使用降压药（平均动脉压为 70mmHg）的情况下进行。将不可脱球囊导管放置在需要闭塞的血管内，闭塞时间最少为 30 分钟，闭塞时患者意识清醒，无失语、无肢体肌力减弱等一系列神经功能障碍。侧支循环代偿充分的影像学标志为：患侧颈内动脉供血区毛细血管充盈良好；双侧静脉期同时出现。

4）操作技术：全身麻醉下，对于前循环动脉瘤，导引导管到达颈内动脉。对于后循环动脉瘤，导引导管到达椎动脉的第二颈椎水平。根据动脉瘤与载瘤动脉的血流代偿情况，选择闭塞部位。对于眼动脉开口以下的动脉瘤，可将球囊置于瘤颈近心端。对于颈内动脉眼动脉瘤，可能存在眼动脉血液再灌注，当颈外动脉向眼动脉供血时，需将球囊置于动脉瘤与眼动脉之间，并横跨瘤颈部位；若不存在侧支循环，则在眼动脉开口以下放置球囊即可。对于眼动脉以上动脉瘤取决于后交通动脉的血流动力学，球囊通常置于后交通动脉以下。术中注意操作要轻柔，防止导管、导丝、弹簧圈戳破动脉瘤导致术中出血。

5）并发症。①近期疗效：根据文献报道，7.5%～12.5%患者会有短暂的病情加重，0～4%的患者遗留永久性的神经功能障碍，死亡率为 0，较手术颈内动脉结扎安全。②中、远期疗效：载瘤动脉闭塞的目的是诱导动脉瘤内血栓形成并永久性地防治动脉瘤复发。血栓的机化、纤维化及动脉瘤形成的血流动力学消失可导致动脉瘤皱缩，解除动脉瘤压迫症状，防止动脉瘤破裂出血。

（3）动脉瘤栓塞术

1）原理：通过单纯对动脉瘤进行栓塞或借助辅助球囊、支架进行栓塞，从而减少动脉瘤内的血流灌注，减轻血流对动脉瘤壁的压力，降低动脉瘤破裂的风险。

2）适应证与禁忌证：适应证，大多数颅内动脉瘤都适合行动脉瘤栓塞术。对于宽颈动脉瘤可以行球囊辅助弹簧圈栓塞或支架辅助弹簧圈栓塞。①破裂动脉瘤，如全身状况可耐受麻醉，技术可以达到治疗目的，可以行介入治疗，Hunt-Hess 分级为Ⅰ～Ⅲ级应积极治疗，分级为Ⅳ～Ⅴ级应酌情处理。②未破裂动脉瘤，患者全身状况可耐受麻醉，技术可以达到治疗目的，可以行介入治疗。禁忌证为①不可纠正的出血性疾病或出血倾向为绝对禁忌证。②血管迂曲严重，或入路动脉管腔过于狭窄，或动脉瘤过小，导管无法进入。③全身状况不能耐受麻醉。

3）术前准备

A. 完善患者的临床查体、血生化检查及相关影像学检查。

B. 器材准备：微导管、微导丝、球囊、支架导管、弹簧圈、颅内动脉支架等。

4）操作技术

A. 脑血管造影：股动脉穿刺插管，导管分别进入 4 支脑供血动脉（双侧颈内动脉及椎动脉），行脑血管造影，最好进行三维造影，需要注意动脉瘤的大小和形状、瘤颈情况、是否有动脉分支从瘤颈发出，对于破裂动脉瘤要注意是否存在血管痉挛，是否合并其他脑血管疾病（入路动脉狭窄、血管畸形等），注意载瘤动脉有无狭窄；注意动脉入路是否迂曲，初步判断介入治疗时导管及导丝能否到达动脉瘤内；选择最佳工作角度（可以清楚地显示载瘤动脉、瘤颈、动脉瘤）。对于破裂动脉瘤，如果造影发现多个动脉瘤，要根据动脉瘤的位置、形态、大小，结合 CT 出血部位判断哪一个为破裂动脉瘤。

B. 动脉瘤栓塞治疗（图 6-1-8）：一般采用全身麻醉，术中行肝素化。对于前循环动脉瘤，导引导管到达颈内动脉。对于后循环动脉瘤，导引导管到达椎动脉的第二颈椎水平。根据动脉瘤的形态、大小及其与载瘤动脉的关系，把导管及导丝塑成一定形状，在工作角度进行栓塞治疗。根据路径图，在导丝导引下把导管送入动脉瘤内，当微导管到达动脉瘤内时，应当稍微后撤导管，消除导管的张力，在透视下撤出导丝，防止导管头端把动脉瘤戳破。选择合适直径及长度的弹簧圈栓塞动脉瘤。一般第一个弹簧圈选择 3 维（3D）弹簧圈进行栓塞，进行良好的成篮，防止后续的弹簧圈突入载瘤动脉，弹簧圈位置满意后解脱弹簧圈；第一枚弹簧圈的大小、长度必须根据动脉瘤的大小来选择，弹簧圈的大小与动脉瘤的最大直径相适应，不应小于瘤颈的宽度，然后再选择合适的弹簧圈进行栓塞。完全栓塞动脉瘤后拔出导管，手术结束。术中要注意防止弹簧圈突入载瘤动脉，导致脑梗死；操作要轻柔，防止导管、导丝、弹簧圈戳破动脉瘤导致术中出血。

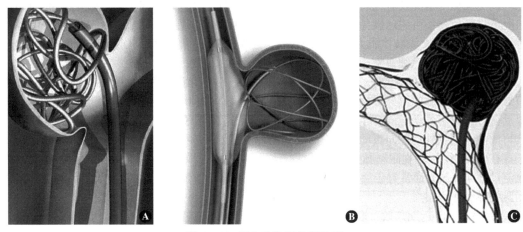

图 6-1-8　颅内动脉瘤栓塞治疗
A. 单纯弹簧圈栓塞；B. 球囊辅助弹簧圈栓塞；C. 支架辅助弹簧圈栓塞

C. 球囊辅助弹簧圈栓塞（remodeling 技术）：对于宽颈动脉瘤，为避免弹簧圈突入载瘤动脉，可采用球囊辅助弹簧圈栓塞。此项技术由 Moret 在 1994 年首先提出。导管进入动脉瘤后，再送入柔软的球囊，充盈球囊，覆盖瘤颈，再通过导管送入弹簧圈，解脱弹簧圈后，松开球囊，球囊闭塞时间不应当超过 2～4 分钟，防止动脉长时间闭塞导致脑梗死；重复以上步骤，直到动脉瘤完全栓塞。球囊辅助弹簧圈栓塞的优点为它能够使弹簧圈致密填塞，可以保证载瘤动脉通畅。球囊辅助弹簧圈栓塞需要在载瘤动脉内反复扩张球囊，容易造成血栓形成，因此术中要特别注意充分抗凝。

D. 支架辅助弹簧圈栓塞：如果瘤颈很宽，即使应用球囊辅助，弹簧圈可能也会突入载瘤动脉的病例需要采用支架辅助弹簧圈栓塞。1997 年 Higashita 首先报道内支架辅助 GDC 治疗动脉瘤，使宽颈动脉瘤或梭形动脉瘤的血管内治疗成为可能，随着技术的发展，这项技术的应用越来越广泛。首先经导丝释放一枚柔软的支架，要求支架覆盖动脉瘤的瘤颈，然后在导丝导引下，微导管通过支架的网眼进入动脉瘤内，送入弹簧圈栓塞，这样可以保证弹簧圈不会突入载瘤动脉，保证动脉瘤完全栓塞。血管内支架可以导致急性血栓形成、支架再狭窄，因此支架置入前及置入后需要口服抗血小板药物。

E. 其他治疗方法。双微导管技术：如果动脉瘤瘤颈较宽，行球囊辅助弹簧圈栓塞或支架辅助弹簧圈栓塞（如前交通动脉瘤或大脑中动脉分叉处动脉瘤）又比较困难，可以采用双微导管技术进行动脉瘤栓塞。两根微导管同时进入动脉瘤内，同时送入弹簧圈，这样弹簧圈互相交织，可以避免弹簧圈突入载瘤动脉。

覆膜支架置入：覆膜支架又名人工血管，是普通金属支架与人工膜或天然膜相结合的产物。制作支架的材料主要有医用不锈钢、镍钛形状记忆合金、铂合金等。2002 年 Islak 等首次应用裸支架联合覆膜支架成功治疗两例颅内巨大动脉瘤。此后，覆膜支架越来越多地被应用于颅底血管性病变并取得理想效果。置入覆膜支架后，人工膜将动脉瘤瘤颈覆盖，可将动脉瘤与载瘤动脉隔绝。现有的覆膜支架柔顺性较差，难以到达目标血管，另外覆膜支架置入只能用于无重要侧支或穿支发出的动脉节段。

栓塞：微导管进入动脉瘤内，应用专用的球囊闭塞瘤颈，经导管缓慢注入 Onyx 胶，使其充满动脉瘤，并防止 Onyx 胶流入载瘤动脉内，然后回抽球囊，撤出微导管。Onyx 胶栓塞动脉瘤操作比较复杂，应用的病例较少，远期疗效还有待于研究。

5）术后处理及并发症：与外科手术夹闭相比，动脉瘤栓塞治疗的风险较小，但仍可能出现并发症，有时可致残或致死，因此尽量降低并发症发生率，正确处理并发症就十分重要。

A. 动脉瘤术中破裂：术中导管或导丝可刺破动脉瘤，引起出血。如果出现动脉瘤破裂出血，应迅速中和肝素，降低血压，继续填塞弹簧圈，完全栓塞动脉瘤；如果无法完全栓塞动脉瘤，出血未停止，应急诊行外科手术夹闭。为避免动脉瘤破裂出血，操作时应当注意以下问题：导丝及导管进入动脉瘤应当在路径图下进行，操作时动作轻柔，防止导管或导丝戳破动脉瘤；导管要准确塑形，导管头不要接触动脉瘤壁。

B. 血栓栓塞：是弹簧圈栓塞动脉瘤的常见并发症，发生率为 4.6%～10.1%。全身肝素化可降低血栓栓塞发生的风险。如果发生栓塞，可以把微导管插入血栓内进行溶栓治疗，但溶栓时要注意防止出血。

C. 弹簧圈移位：指弹簧圈从动脉瘤内移位，到达载瘤动脉或到达远端动脉导致脑缺血。栓塞时应当选择合适弹簧圈，对于宽颈动脉瘤应当采用球囊辅助弹簧圈栓塞或支架辅助弹簧圈栓塞，以防止弹簧圈移位。如果发生弹簧圈移位，可应用特殊装置取回移位的弹簧圈。如果无法取出移位的弹簧圈，应当避免弹簧圈堵塞主要血管，术后应行抗凝治疗。

D. 血管痉挛：SAH 可以导致血管痉挛，导管及导丝也可以导致血管痉挛。静脉给予尼莫地平可以治疗血管痉挛。

E. 支架置入相关并发症：包括支架移位，再狭窄，急性血栓形成，支架受压变形、塌陷。如果支架直径较小，微导管通过支架网眼进行动脉瘤栓塞时可导致支架移位。术前注意抗血小板治疗，术后注意抗凝抗血小板治疗可以防止急性血栓形成及支架再狭窄。

F. 疗效评价：在一项多中心合作（ISAT）包括大宗病例的前瞻性研究中，对手术夹闭（1070例）和血管内介入治疗（1073例）进行了比较，随诊 7 年，结果表明对于破裂颅内动脉瘤，两者均可有效地防止动脉瘤再出血，但血管内介入治疗的死亡率和致残率小于手术夹闭，再出血的风险低。

（4）血流导向装置应用

1）原理：血流导向装置（图 6-1-9）是一种自膨胀释放、编织的高度可变形网状支架，具有低孔率和高金属覆盖率的特点。它通过密致的网状结构对血流构成导向作用。特点是可以对动脉瘤颈达到较高的金属覆盖率，从而因血流的导向作用使血流远离动脉瘤，减少血流对动脉瘤的冲击，并促进动脉瘤内血栓形成、血管内膜形成，达到动脉瘤的治愈。目前临床应用的血流导向装置主要有 Pipeline embolization device （PED）、Silk flow-diverting stent（SFD）、Tubridge。

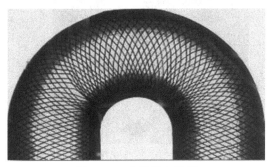

图 6-1-9　血流导向装置

2）适应证与禁忌证：适应证为①颈脑血管造影证实的颈内动脉大动脉瘤或巨大动脉瘤；②症状性动脉瘤或无症状性动脉瘤，但存在破裂风险；③能够耐受手术并同意使用血流导向装置治疗；④无心肺功能障碍及肝肾功能障碍。

禁忌证为①存在严重的阿司匹林、氯吡格雷、肝素、造影对比剂抵抗；②存在抗凝、抗血小板禁忌；③大剂量抗血小板药物治疗后，仍存在抗血小板抵抗的。

3）术前准备

A. 患者准备：完善入院常规检测，血生化、心电图、颅脑 CT、评估心肺功能等。

B. 药物准备：手术前 3～5 天开始服用双抗治疗（拜阿司匹林 100mg＋氯吡格雷 75mg，每天 1 次），服药 3 天后进行血栓弹力图（thromboelastography，TEG）检测；根据检测结果调整用药方案，使花生四烯酸抑制率＞50%、二磷酸腺苷抑制率＞30%；ADP 曲线最大振幅值控制在 31～47mm。术中肝素化剂量为 50～70U/kg，每 1 小时追加 1000U 肝素。术后继续采用双抗血小板治疗。

C. 器材准备：微导管、支架导管、微导管、中间导管（Navien）等。

4）操作技术：全身麻醉后，双侧股动脉穿刺置鞘，全身肝素化，术中再次行脑血管造影，测量动脉瘤、载瘤动脉的支架及分析血流代偿情况，制订手术策略。同轴引入 6F Navien 中间导管达颈内动脉高位颈段，再同轴引入支架导管达颅内动脉瘤远端动脉，再通过同轴技术引入栓塞微导管达颅内动脉瘤内，先通过栓塞导管对动脉瘤进行部分栓塞，再缓慢完全释放血流导向装置。术中多次造影确认动脉瘤栓塞情况，依据造影结果判定栓塞程度。最后行 3D-CT 评估颅内情况正常后，缝合穿刺点。

5）术后处理与并发症：术后继续常规双抗血小板治疗，术前 TEG 未达标的，术后复查 TEG，依据检测结果调整服用剂量。围手术期并发症主要分为出血性并发症（动脉瘤破裂和脑实质出血），缺血性并发症（支架内血栓形成、支架狭窄、分支动脉栓塞），血管壁损伤致动脉夹层，海绵窦漏，血管破裂。

6）疗效评价：近期通畅率尚可，远期疗效尚无大规模临床研究。

【案例 6-1-1 分析讨论】

1. 巨大动脉瘤，Hunt-Hess 分级：0 级。
2. 全身麻醉下行血流导向装置配合弹簧圈栓塞动脉瘤。治疗流程（图 6-1-10）：
（1）完善相关术前准备，术前 5 天开始启动双抗治疗（阿司匹林 100mg＋氯吡格雷 75mg）。
（2）全身麻醉后，建立通路，采用 Pipeline 结合弹簧圈栓塞动脉瘤。
（3）术后继续给予双抗血小板、稳定动脉瘤壁等对症治疗。
3. 术后 3 个月复查脑血管造影明确动脉瘤愈合情况。

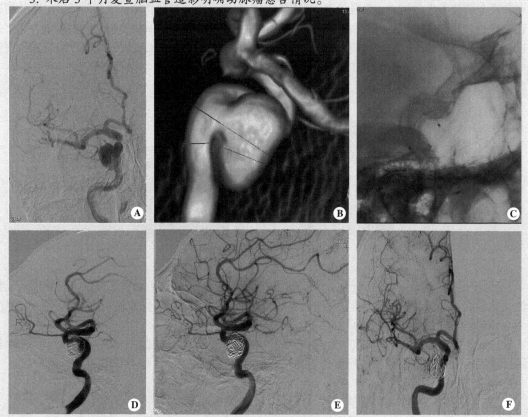

图 6-1-10 脑血管造影

A、B. 脑血管造影提示右侧颈内动脉海绵窦段巨大动脉瘤；C、D. 血流导向装置 Pipeline 结合弹簧圈栓塞动脉瘤；E、F. 术后 3 个月复查脑血管造影，动脉瘤完全栓塞，瘤体内无对比剂充盈

（王　峰）

第二节　脑动静脉畸形

【案例 6-2-1】
　　患者，男性，56 岁，无明显诱因出现"间断头痛 1 年余，加重伴癫痫发作 1 个月"入院。查体无明显阳性体征，头 MRI+MRA 示：右侧顶叶大脑镰旁脑动静脉畸形；脑血管造影示：右顶叶脑动静脉畸形，畸形团最大直径为 2.8cm，主要供血动脉为右侧胼周动脉，右侧大脑后动脉分支参与部分供血，大脑深静脉引流，引流静脉明显扩张，汇入直窦。入院诊断为"脑动静脉畸形"。
【问题】
　　1. 该患者脑动静脉畸形的 Spetzler-Martin 分级是什么？
　　2. 该患者优选的治疗策略是什么？
　　3. 如果对该患者行血管内栓塞治疗术，术中需预防哪些并发症？

一、概　　述

　　脑动静脉畸形（brain arteriovenous malformation，bAVM）是一种先天性局部脑血管发育异常，在病变部位脑动脉与脑静脉之间缺乏毛细血管，动脉直接与静脉相接，形成了脑动、静脉之间的短路，血流阻力骤然减少，导致局部脑动脉压下降，脑静脉压增高，由此产生一系列血流动力学的紊乱和病理生理过程。本病可发生于脑的任何部位，90% 位于小脑幕上。bAVM 的构成包括供血动脉、畸形团和引流静脉。

二、临床表现、辅助检查与诊断

（一）临床表现

　　bAVM 的主要临床表现为颅内出血（38%～68%）、癫痫（12%～35%）和头痛（5%～14%），多见于儿童、青少年。

　　1. 颅内出血　是 bAVM 最常见的临床表现，可分为脑内出血、脑室出血和 SAH。未破裂 bAVM 每年的出血风险为 2%～4%；而曾经破裂出血的 bAVM 第一年再破裂出血的风险大约为 6%。

　　2. 癫痫　原因主要是 bAVM 盗血，导致正常脑组织供血不足，或是由于 AVM 病灶位于功能区，直接影响正常脑组织的功能。有些患者表现为癫痫大发作，也有患者表现为局灶发作，长期癫痫发作，会导致患者智力减退。

　　3. 头痛　半数以上患者有长期头痛病史，类似偏头痛。凡累及到硬脑膜者均可产生头痛。

（二）辅助检查

　　1. CT　平扫未出血的 bAVM 表现为不规则的低、等或高密度混杂的病灶，边界不清，一般无占位效应，周围无明显脑水肿征象。增强后显示为团状强化，其内可见迂曲的血管影，周围可见增粗的供血动脉和引流静脉。

　　2. MRI　bAVM 的典型 MRI 平扫表现为以低信号为主、具有流空信号特征的不均质信号，无占位效应，周围脑组织不同程度萎缩，增强后显示为团状强化。MRA 可显示颅内 bAVM 的畸形团、供血动脉、引流静脉。

　　3. DSA　是最重要的检查方法，敏感性高。可见一支或多支增粗的供血动脉进入团状畸形血管内，可见紊乱的畸形团，同时可显示扩张扭曲的引流静脉，DSA 是显示畸形团内动脉瘤的最佳影像学方法。Spetzler 和 Martin 根据血管造影上 bAVM 畸形团的大小、是否位于功能区和引流静脉方式把 bAVM 分为 5 级，主要用于评估手术治疗 bAVM 的并发症及预后。

（三）诊断

bAVM 的临床表现无特异性，明确诊断需要借助于影像学手段，如 CT、MRI 和 DSA

三、治　疗

（一）治疗方法概述

bAVM 的治疗方法包括：外科手术、放射治疗（简称放疗）、介入治疗、联合治疗和随访保守治疗。外科手术能完全切除 bAVM 团块，但手术时间较长，术中创伤较大，可能加重神经功能障碍。立体定向放射治疗为无创治疗，可以减小或消除畸形，但畸形血管闭塞时间长，在未完全闭塞前仍有出血可能。介入治疗即血管内栓塞治疗，采用血管内途径，直接抵达病灶进行治疗，从理论上说，应该是最为理想的治疗方法，但是治疗效果受栓塞材料的制约。对于大型 bAVM（大于 6cm）各种治疗方法的风险都很大，除部分有明显症状或高危出血倾向的患者，宜随访保守治疗。有学者提出以介入治疗为先，手术治疗为主，放疗为辅，对复杂 bAVM 选择联合治疗的原则，已经取得了一定的成绩，还需要多学科通力合作，进一步完善。

（二）介入治疗

1. 概述　介入治疗（血管内栓塞治疗）作为单独治疗方式或联合治疗的重要组成部分，在多数情况下可作为 bAVM 的首选治疗方法，尤其是对于外科手术风险较大的位于颅内深部、功能区及破裂并伴有动脉瘤的畸形团，在 bAVM 的治疗中占有重要地位。

2. 适应证与禁忌证

（1）适应证：①有高度可能发生正常灌注压突破的高血流量 bAVM；②主要供血动脉位置深，为减少外科手术中出血，应先行栓塞；③位于功能区的大型 bAVM 或位于手术难以到达部位的 bAVM，部分栓塞可使病灶缩小，以利进一步行放射外科治疗；④bAVM 合并有动静脉瘘和畸形内动脉瘤；⑤大型 bAVM 压迫邻近脑组织，引起进行性加重的神经功能损害者；⑥深部的大型 bAVM 表现为 SAH 并有明显神经功能障碍者；⑦严重头痛，有脑膜中动脉或其他硬脑膜动脉供血者。

（2）禁忌证：①供血动脉过于扭曲、纤细、血流量太低，微导管无法进入畸形血管团；②穿支供血型动静脉畸形，微导管无法避开正常分支者。

3. 术前准备

（1）患者准备：体格检查，实验室检查（血常规、肝肾功能、D-二聚体、凝血功能等），影像学检查。

（2）器材准备

1）微导管及导丝：根据血管构筑学，可选择漂浮导管或导丝导引导管。

2）栓塞材料：目前，常用于bAVM介入治疗的栓塞材料最常用的是液体栓塞剂Onyx胶，其次为NBCA。

A. Onyx 胶：是一种生物相容性液体栓塞剂，它由一种乙烯-乙烯醇聚合物，溶解在二甲基亚砜中，当这一混合物接触含水介质（如血液）时，二甲基亚砜迅速扩散，聚合物在原地沉淀和凝固，形成一种柔软的弹性栓子，不会黏附血管壁或导管。

B. NBCA：是一种快速有效的栓塞剂，为丙烯酸酯的聚合物。NBCA 在接触到离子性的液体后会立即发生聚合，所以推注用的导管必须在注射完 NBCA 后迅速回撤，以防被粘住。

4. 操作技术

（1）动脉入路（图 6-2-1）：①经股动脉穿刺入路将造影导管置于 bAVM 供血动脉主干，在选择的工作角度下进行 bAVM 造影，显示供血动脉、畸形团、引流静脉；②送入导引导管作为支撑，路径图引导下微导管超选到达 bAVM 供血动脉内；③经微导管造影，如果微导管头端稳定，畸形团结构显影清晰，引流静脉可见，即可进行栓塞治疗。如果以 Onyx 胶为栓塞剂，需先以二甲基亚砜溶剂冲洗微导管，缓慢注射 Onyx 胶，使其在畸形团内弥散，造影证实静脉引流通畅，如果 Onyx 胶反流或进入主要引流静脉应停止注射，等待 30 秒~2 分钟后再进行注射；④拔管，畸形团栓塞完毕或反流超过 1.5cm 时可以拔出微导管。首先缓慢将微导管拉直，使微导管缓慢脱离 Onyx 胶，切忌用力快速拔管，造成血管或畸形团破裂出血；⑤术后多角度造影明确畸形团栓塞情况，注意有无误栓征象，静脉引流是否通畅。

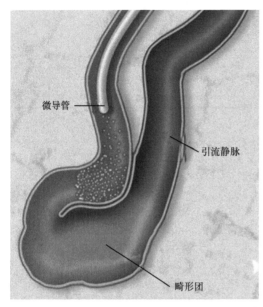
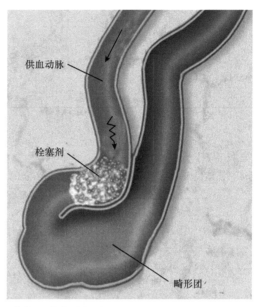

图 6-2-1 bAVM 动脉入路介入治疗示意图

（2）静脉入路：动脉入路是介入治疗 bAVM 的传统方法，随着栓塞材料和栓塞技术的不断进步，静脉入路栓塞 bAVM 成为一种新的尝试，通过静脉途径使栓塞剂逆流，在畸形团内弥散，主要适用于破裂的、需要干预性治疗的、供血动脉超选性差或无法超选、深部或功能区外科手术无法切除的、小型和单一静脉引流的 bAVM。

5. 并发症的预防及处理

（1）误栓：栓塞正常颅内动脉可以导致脑梗死。超选择性插管可以避免误栓正常颅内动脉。

（2）正常灌注压突破：栓塞畸形团后，原处于低灌注的正常脑组织供血迅速增加，脑血管长期处于低灌注状态，其自动调节功能失调，导致严重的脑水肿甚至出血。对于较大的 bAVM 每次应栓塞病灶的 1/3 或 1/4，术中及术后应控制性降低血压，如行第二次栓塞，则间隔时间为 4 周。

（3）静脉输出道阻塞和血栓形成：如果畸形团没有被完全栓塞而主要引流静脉被堵塞会引起脑出血，因此术中应当注意保护引流静脉不被堵塞，如果引流静脉不显影则应当完全栓塞畸形团。

（4）血管穿破：多为微导丝穿破血管壁，术中微导丝尽可能不要伸出微导管头，特别在 bAVM 畸形团处；在通过微导管小角度转弯处时，动作要轻柔。一旦发现出血应立即封堵出血部位。

（5）粘管和断管：撤管不及时、供血动脉痉挛和动脉过度扭曲是造成此并发症的三大原因，发生粘管和断管后应视具体情况给予抗凝治疗或外科手术处理。

（6）迟发性血栓形成：供应 bAVM 的供血动脉远端被栓塞后，其近端供应正常脑组织的小分支血流变慢，继而血栓形成，造成局部脑缺血。预防措施为术后维持肝素化几个小时。如果血栓形成，可行溶栓治疗。

（7）癫痫：bAVM 本身就可以引起癫痫。使用 Onyx 胶栓塞后发生癫痫的可能性增加，其原因尚不明确。栓塞治疗皮质 bAVM 的病例应常规使用抗癫痫药物。

6. 疗效评价 介入治疗是治疗 bAVM 的重要方法，但不能完全取代外科手术。与外科手术一样，血管内治疗效果与 Spetzler-Martin 分级（表 6-2-1）密切相关，分级越低，治疗效果越好，反之亦然。

表 6-2-1　Spetzler-Martin 分级

	分级依据	评分
AVM 大小（畸形团最大直径）	<3cm	1
	3～6cm	2
	>6cm	3
AVM 发生部位	功能区	1
	非功能区	0
引流静脉方式	浅静脉	0
	深静脉	1

注：评分累加数为实际分级，I 级最轻，V 级最重

【案例 6-2-1 分析讨论】

1. 该患者 bAVM 的 Spetzler-Martin 分级为 III 级。
2. 该患者优选的治疗策略是介入治疗。
3. 需预防①误栓：栓塞正常颅内动脉可以导致脑梗死。超选择性插管可以避免误栓正常颅内动脉。②正常灌注压突破：栓塞畸形团后，原处于低灌注的正常脑组织供血迅速增加，由于脑血管长期处于低灌注状态，其自动调节功能失调，导致严重的脑水肿甚至出血。对于较大的 bAVM 每次应栓塞病灶的 1/3 或 1/4，术中及术后应控制性降低血压，如行第二次栓塞，则间隔时间为 4 周。③静脉输出道阻塞和血栓形成：如果畸形团没有被完全栓塞而主要引流静脉被堵塞会引起脑出血，因此术中应当注意保护引流静脉不被堵塞，如果引流静脉不显影则应当完全栓塞畸形团。④血管穿破：多为微导丝穿破血管壁，术中微导丝尽可能不要伸出微导管头，特别在 bAVM 畸形团处；在通过微导管小角度转弯处时，动作要轻柔。一旦发现出血应立即封堵出血部位。⑤粘管和断管：撤管不及时、供血动脉痉挛和动脉过度扭曲是造成此并发症的三大原因，发生粘管和断管后应视具体情况给予抗凝治疗或外科手术处理。⑥迟发性血栓形成：供应 bAVM 的供血动脉远端被栓塞后，其近端供应正常脑组织的小分支血流变慢，继而血栓形成，造成局部脑缺血。预防措施为术后维持肝素化几个小时。如果血栓形成，可行溶栓治疗。⑦癫痫：bAVM 本身就可以引起癫痫。使用 Onyx 胶栓塞后发生癫痫的可能性增加，其原因尚不明确。栓塞治疗皮质 bAVM 的病例应常规使用抗癫痫药物。

（王　峰）

第三节　颈内动脉海绵窦瘘

【案例 6-3-1】

患者，女性，22 岁。车祸伤后出现左侧眼球突出，结膜水肿并外翻，左侧搏动性耳鸣。头颅增强 CT 可见海绵窦区扩大。双侧颈内动脉造影（图 6-3-1）可见左侧颈内动脉引流异常。初步诊断：左侧颈内动脉海绵窦瘘。

【问题】

1. 该病变的主要引流静脉是什么？
2. 有何种血管内治疗方式可供选择？

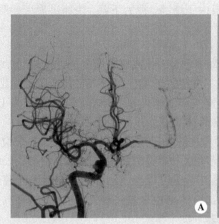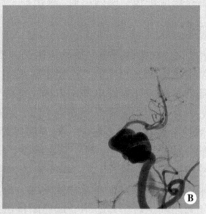

图 6-3-1 双侧颈内动脉造影

A. 右侧颈内动脉造影未见异常；B. 左侧颈内动脉造影显示颈内动脉海绵窦瘘

一、概　述

颈内动脉海绵窦瘘（carotid-cavernous fistula，CCF）分为直接型 CCF 和间接型 CCF。直接型 CCF（又名高流量 CCF）是海绵窦段颈内动脉血管壁破口，引起的颈内动脉和海绵窦之间的直接分流。间接型 CCF（又名低流量 CCF）指的是颈内动脉或颈外动脉供应海绵窦硬脑膜的分支血管与海绵窦形成的沟通，又称为海绵窦区硬脑膜动静脉瘘（cavernous sinus dural arteriovenous fistula，CS-DAVF）。本节将对直接型 CCF 重点阐述，仅对间接型 CCF 做简单介绍。

二、直接型 CCF

（一）临床表现

直接型 CCF 多是由合并颅底骨折的颅脑外伤导致颈内动脉血管壁损伤，或是由颈内动脉海绵窦段动脉瘤自发破裂引起。当颈内动脉与海绵窦间发生直接沟通后，海绵窦及与其沟通的静脉引流通道内压力增高，引起一系列症状：①眼静脉逆行引流导致的眼部症状最为常见，包括眼眶周围搏动性杂音、突眼、球结膜水肿和充血；②海绵窦内血液经岩下窦向颈内静脉引流的血流量增加可导致的搏动性耳鸣；③经蝶顶窦向大脑皮层静脉逆行引流导致的颅内压增高、头痛和脑出血。另外，颈内动脉血液向海绵窦"盗流"可引起脑缺血，海绵窦内血液经海绵间窦向对侧引流可导致对侧眼部症状，海绵窦内颅神经受到牵拉、压迫可导致相应颅神经症状。

（二）影像学表现

薄层 CT 扫描可评价创伤性病例颅底骨折的情况。CTA 或增强 MRI 检查可显示海绵窦区的扩大及眼上静脉的增粗。

脑血管造影具有较高的时间分辨率及空间分辨率，是评价直接型 CCF 的金标准。血管造影的目的是评估瘘口的位置、大小和静脉引流的模式。完整的 CCF 评估应该包括双侧颈内动脉及颈外动脉选择性造影。患侧颈内动脉球囊阻断试验，可用于评价患者对颈内动脉闭塞的耐受性。

高流量瘘的解剖较难详细辨认，常规的造影技术往往不能良好显示瘘口。以下几种技术有助于瘘口显示，一是手工压迫同侧颈总动脉，同时行同侧慢速注射对比剂颈内动脉造影（2～3ml/s），这样流经瘘口的血流下降，便于看清瘘口；二是压迫同侧颈总动脉，同时行对侧颈内动脉或优势侧椎动脉造影，可见经大脑动脉环的血流会逆向进入瘘口，对瘘口的上缘显示尤为准确。

（三）适应证

血管内治疗适应证包括颅内出血、鼻出血、眼内压增高、视力下降、快速进展型突眼和脑缺血。

（四）治疗

CCF 的治疗有 40 年的历史。最早应用颈内动脉近端结扎或血管闭塞的办法进行治疗，但是由于其较高的卒中风险和失明风险，已经不再采用。可解脱球囊栓塞海绵窦技术曾经是治疗 CCF 的首选方式，随着可解脱球囊退出美国市场，微弹簧圈和液体栓塞剂栓塞治疗逐渐成为 CCF 治疗的主流方式。近些年，应用覆膜支架隔绝 CCF 也逐渐被报道，并受到认可。

1. 经动脉途径海绵窦栓塞技术　对于海绵窦段动脉瘤破裂引起的直接型 CCF 来说，经动脉弹簧圈栓塞是最合适的治疗方法。对于某些病例，经动脉用弹簧圈和液体栓塞剂（NBCA 或 Onyx 胶）可以有效地栓塞海绵窦（图 6-3-2）。在栓塞的过程中，也可以应用动脉内支架辅助栓塞或球囊辅助栓塞的方法来提高栓塞的安全性及栓塞效率。母血管闭塞也是直接型 CCF 治疗的有效方法之一，但是在血管闭塞之前患者必须能耐受球囊闭塞试验。

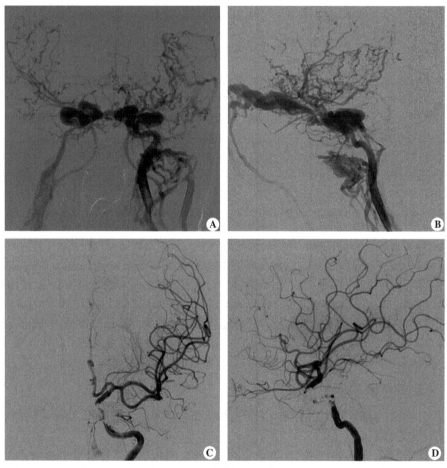

图 6-3-2　经动脉途径栓塞 CCF

A～B. 左侧颈内动脉正侧位造影显示左侧海绵窦区 CCF，血流向同侧岩下窦、对侧海绵窦、眼静脉及皮层静脉引流；
C～D. 颈内动脉球囊保护下，经颈内动脉途径，经过瘘口弹簧圈部分栓塞 CCF，后在动脉内球囊保护下 Onyx 胶完全闭塞 CCF

2. 经静脉途径海绵窦栓塞技术　经同侧颈内静脉和岩下窦进入海绵窦是经静脉途径栓塞 CCF 最常用的静脉通路（图 6-3-3）。当同侧的岩下窦闭塞或无法完成向海绵窦的插管时，其他可选用的静脉通路还包括对侧岩下窦、翼状静脉丛和眼上静脉等。当微导管经静脉途径进入海绵窦后，可以应用可解脱弹簧圈或液体栓塞剂对海绵窦进行栓塞治疗。在静脉治疗的同时，同侧颈内动脉内应置入一根造影导管，用于确认瘘口位置和瘘口闭塞程度。

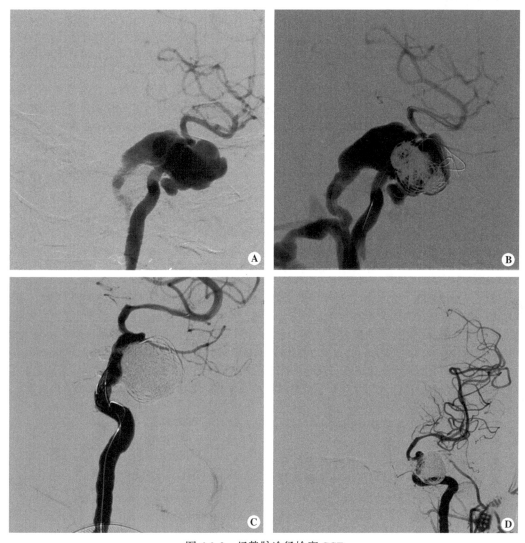

图 6-3-3　经静脉途径栓塞 CCF

A. 左侧颈内动脉工作位造影显示 CCF，血流主要向同侧岩下窦引流；B. 颈内动脉球囊保护下，经静脉弹簧圈部分栓塞 CCF；C. 弹簧圈+Onyx 胶完全闭塞 CCF；D. 左侧颈内动脉正位造影证实 CCF 完全闭塞

三、间接型 CCF

与直接型 CCF 不同，间接型 CCF 不是颈内动脉与海绵窦的直接沟通，而是供应海绵窦硬脑膜的分支血管和海绵窦腔之间形成的直接沟通。临床表现可与直接型 CCF 类似，包括结膜水肿、眼球突出、颅神经麻痹、眼压升高、视力下降和搏动性耳鸣等。影像学检查可发现眼球突出、眼上静脉扩张及海绵窦区扩大等征象。但是，增强 CT 或增强 MRI 仅能对此类病变的存在作出提示，并不能对病变的血管构筑做出精确的判断，血管造影仍是全面评价间接型 CCF 的金标准，对病变的治疗有重要的指导作用。

间接型 CCF 常由多支纤细的供血动脉供血，并且部分供血动脉同时发出颅神经滋养血管，因此，经动脉栓塞间接型 CCF 治愈率较低，并且存在较高的颅神经损伤风险。目前，经静脉途径闭塞瘘口仍是大多数间接型 CCF 治疗的首选方法，常能达到治愈性栓塞，且并发症发生率较低。

【案例 6-3-1 分析讨论】

1. 海绵窦与周围多支静脉结构相沟通，正常情况下引流眼上静脉、大脑外侧裂静脉血液，并经岩上窦、岩下窦及翼状静脉丛引流至颈静脉系统。本例病变的血流主要经岩下窦向颈内静脉引流。该患者眼部症状可能与海绵窦压力升高和眼静脉压力相应升高有关；向岩下窦的血液引流，则与患者耳鸣症状相关。

2. 图 6-3-1A 健侧颈内动脉造影提示右侧颈内动脉对左侧大脑半球供血代偿不充分，如果闭塞左侧颈内动脉，有可能会出现脑缺血症状；该患者可选择经动脉途径栓塞瘘口，经岩下窦途径栓塞瘘口，但是治疗过程中需应用球囊保护颈内动脉。另外，经动脉途径覆膜支架置入隔绝瘘口也是一种不错的选择。该患者接受了经静脉途径栓塞瘘口的治疗方式。

（施海彬　赵林波）

第四节　颈动脉狭窄

【案例 6-4-1】

患者，男性，68 岁，无明显诱因间断出现"短暂性左侧肢体无力伴麻木 5 天"入院，共发作 4 次，每次持续时间约为 2 分钟左右，自行缓解，发作时左手持物不能，左下肢行走时不稳，伴有左侧肢体麻木，不伴有意识障碍、头痛、言语不利。入院查体未见明显阳性体征，头颅 MRI 平扫未见明显异常，头颈联合 CTA 示右侧颈内动脉起始处重度狭窄，彩超示右侧颈总动脉与颈内动脉移行处斑块形成。既往高血压病史十余年，自服降压药物，血压控制不佳，糖尿病史 5 年，血糖控制可，余无特殊。入院诊断为①短暂性脑缺血发作；②右侧颈内动脉起始处重度狭窄。

【问题】

1. 该患者临床症状是否与右侧颈内动脉狭窄相关？为什么？
2. 该患者最佳治疗策略什么？
3. 介入治疗的基本方法、风险及疗效如何？
4. 颈动脉支架成形术基本操作步骤是什么？

一、概　　述

颅外段颈动脉狭窄与缺血性脑卒中有着十分密切的关系，研究表明，约 30% 的脑卒中归因于颅外段颈动脉狭窄和闭塞引起的缺血性事件。主要病因为动脉粥样硬化（约占 90%），其次还包括夹层、肌纤维发育不良、动脉炎、放射性损伤等原因。目前针对颈动脉狭窄的治疗主要有药物保守治疗、外科颈动脉内膜剥脱术（carotid endarterectomy，CEA）和颈动脉支架成形术（carotid artery stenting，CAS）。CEA 和 CAS 均能降低中重度症状性和无症状性颈动脉狭窄患者的脑卒中发生风险，近年来，随着血管内介入技术及相关材料学的发展，CAS 正在成为替代 CEA 的治疗方法。

二、临床表现、辅助与检查诊断

（一）临床表现

狭窄程度为轻中度的患者有时可无任何临床症状，仅在体检时发现。出现临床症状的颈动脉狭窄称为症状性颈动脉狭窄。根据发病特点可分为短暂性脑缺血发作和缺血性脑卒中。临床症状主要表现为病变对侧肢体麻木无力、头晕、记忆力减退、失语等。

（二）辅助检查与诊断

影像学检查是诊断颈动脉狭窄的重要手段，包括以下检查。

颈动脉超声/经颅多普勒（transcranial Doppler，TCD）：可分析颈动脉斑块性质、狭窄程度、血流速度等，尤其对斑块性质及纤维帽的分析可指导干预方式的选择；通过 TCD 可在术中、术后行微栓子监测，预测并发症发生风险。

头颈 CTA/MRI：头颈联合 CTA 可显示颈动脉病变部位、狭窄程度、范围、有无钙化（软斑/硬斑），也可同时了解颅内血管有无异常；MRI 可显示颅内有无梗死灶、梗死面积，可推测梗死是否与颈动脉狭窄相关及分析梗死机制（低灌注/动脉-动脉栓塞），3D-SPACE MRI 可全程显示病变范围，具体分析狭窄性质（炎性/粥样硬化性）、斑块稳定性等。

计算机体层灌注/灌注加权成像（computed tomography perfusion/perfusion weighted imaging，CTP/PWI）：可了解狭窄是否导致了脑实质灌注异常及低灌注程度，术前、术后对比脑灌注有无改善。

全脑 DSA：作为脑血管病变诊断金标准，不仅可准确显示颈动脉狭窄部位、程度、范围，还可评估颅内血管有无异常及侧支代偿情况，对手术策略（测量与器械选型）的制订至关重要，另一个重要作用是术中导向作用。

血生化指标：如红细胞沉降、C 反应蛋白（C reactive protein，CRP）、血管炎性因子、血脂、血糖等可有助于判断颈动脉狭窄病因，此外高血压病史、糖尿病史及家族史对诊断有重要意义。

三、治　疗

（一）内科治疗概述

适用于无症状性狭窄程度<70%、症状性狭窄程度<50%的患者，包括抗血小板聚集、降脂及针对发病危险因素的治疗。

抗血小板聚集治疗：阿司匹林、氯吡格雷。

降脂稳定斑块治疗：他汀类药物如阿托伐他汀、瑞舒伐他汀等。

高血压、糖尿病等伴随病变的对症治疗。

生活方式改变：戒烟戒酒、避免熬夜、规律作息、适量运动、保持正常体重指数等。对于保守治疗患者应定期（每 3 个月）复查颈动脉超声/头颈联合 CTA 检查，动态观察狭窄程度变化，及时调整治疗策略。

（二）CAS

1. 原理　CAS 即颈动脉支架成形术，是指利用球囊扩张和支架置入等血管内治疗技术以改善狭窄程度，提高脑血流灌注，降低脑卒中发生风险。

2. 适应证与禁忌证

（1）适应证：①症状性动脉粥样硬化性狭窄程度≥50%，在强化药物保守治疗情况下仍发生短暂性脑缺血发作（transient ischemic attack，TIA）或缺血性脑卒中；②无症状性动脉粥样硬化性狭窄程度≥70%；③颅内 Willis 环不完整、缺乏一级侧支代偿；④年龄>18 岁；⑤知情同意。

（2）相对禁忌证：①既往 3 个月内有颅内出血史；②血管极度迂曲或变异，导管或支架系统无法到位；③血管病变范围过大；④狭窄性质为动脉炎性；⑤昏迷或神经功能受损严重；⑥若合并有心脏冠脉狭窄或心率过慢者需先行心脏介入干预。

（3）禁忌证：①伴有颅内动脉瘤，且不能提前或同期处理者；②2 周内曾发生较大范围脑梗死或心肌梗死；③消化道等疾病伴有出血；④不能控制的高血压；⑤对肝素、阿司匹林或其他抗血小板聚集药物有禁忌者；⑥对所用的对比剂、器材严重过敏者；⑦有严重心肝肾及肺部疾病者；⑧穿刺部位或全身存在未能控制的感染。

3. 术前准备

（1）患者准备：详细的神经系统查体；实验室检查（血常规、电解质、肝肾功能、凝血功能等）；影像学检查；术前4小时禁食水，适量补液预防低灌注；术前宣教，缓解患者紧张心理。

（2）药物准备：抗血小板聚集是规范药物治疗的核心内容，对没有禁忌证的患者，无论手术与否都应给予抗血小板聚集药物治疗。对于拟行CAS患者，术前应给予抗血小板聚集药物（阿司匹林肠溶片100mg/d、氯吡格雷75mg/d，顿服），连用5～7天，或术前给予负荷量（阿司匹林肠溶片300mg、氯吡格雷300mg）；术中肝素化：股动脉穿刺置管成功后，静脉给予肝素（2ml，12 500U）70U/kg，每个小时追加半量；为预防球囊扩张及支架置入过程中血压、心率的变化，应常规准备阿托品、多巴胺以备用。此外为预防术中出血，还应准备鱼精蛋白用于及时中和肝素。

（3）器材准备：8F动脉鞘管或6F桡动脉鞘管，8F或6F导引导管，神经微导丝（Transend、Synchro、Traxcess等），远端保护装置（SpiderRX、AngioguardRX、AccunetRX等）/近端保护装置（Moma），球囊（Gateway、Sprinter、Aviator），支架（Precise、Protégé、Acculink、Wallstent等）。

4. 操作步骤

（1）穿刺置鞘：常规选择股动脉入路，留置8F动脉鞘管。若双侧股动脉闭塞或穿刺困难，可选择桡动脉或肱动脉入路。穿刺后静脉给予肝素化。

（2）导引导管到位：根据主动脉弓及颈总动脉迂曲程度选择合适导引导管，一般选择8F导引导管，在水膜导丝及多功能导管配合下将导引导管引至病变侧颈总动脉分叉处下方合适位置，以不影响后续球囊扩张、支架置入为宜。

（3）造影评估：选择合适工作角度（一般为斜位或侧位）造影，测量分析狭窄程度、长度、狭窄远近端血管直径等数据，并确定球囊、保护伞、支架型号规格，造影应包括颅内段血管及动脉期到静脉期全程显像和大致循环时间，以便术前、术后对比。

（4）保护伞置入：根据狭窄血管远端（C_1段较平直处）直径选择保护伞型号，肝素NaCl溶液冲洗保护伞。根据病变特点将微导丝头端塑形，路径图下在微导丝配合下将保护伞小心穿越狭窄处，引至颈内动脉C_1段远端较平直处释放，固定保护伞微导丝，透视下撤回保护伞微导管（注意避免保护伞发生明显位移）。

（5）球囊扩张：根据病变处血管直径选择球囊型号及规格；肝素NaCl溶液冲洗球囊导管，注射器负压抽吸排尽球囊残留气体。在路径图下，沿保护伞微导丝将球囊引至狭窄段，准确定位；透视下打起球囊；工作压下，球囊充分扩张后快速回抽球囊，将球囊撤至颈总动脉，造影观察扩张效果。若残余狭窄满意，固定保护伞微导丝，撤出球囊；若扩张效果不满意可增加压力或更换较大直径的球囊再次扩张；在球囊扩张时应密切观察患者心率、血压变化，若迅速下降可嘱患者做咳嗽动作或给予阿托品、多巴胺，对于基础心率较慢者可提前给予阿托品或放置临时起搏器。

（6）支架置入：根据病变特征选择支架型号规格，肝素NaCl溶液冲洗；沿保护伞微导丝引入支架系统（助手固定微导丝尾端，避免移位）；路径图下将支架引至狭窄段，再次造影准确定位后释放支架（不同支架释放方式略有不同，但原理基本相同：固定推送杆，回撤支架导管，保持相对运动）；撤出支架输送系统，再次造影观察狭窄改善程度、残余狭窄度及支架贴壁情况；若残余狭窄度较高，可引入球囊进行后扩张［方法参考步骤（5）］。

（7）回收保护伞：肝素NaCl溶液冲洗回收导管，沿保护伞微导丝尾端引入回收导管，待保护伞完全进入导管后，回撤整个保护装置。注意不要牵拉支架，以免造成支架移位。

（8）造影及Xper-CT：行工作位及正侧位造影，观察残余狭窄、支架贴壁情况、支架内有无血栓，观察颅内段血流并与术前对比有无异常；行Xper-CT检查有无颅内出血；再次详细检查患者神经功能有无异常；血管缝合器缝合股动脉穿刺点或留置鞘管，纱布及弹力绷带加压包扎，结束手术。

5. 术后管理　术后患者应进入神经监护病房，监测血压、心率、脉搏、血氧饱和度等生命体征，密切检查患者神经系统症状、体征变化及穿刺点情况。严格控制血压，若不合并其他血管狭窄，收缩压应控制在120mmHg左右；若合并其他重要血管狭窄，过度降压可能会导致相应动脉供血范围低灌注时，收缩压控制在 120～140mmHg 左右或比原始基础血压降低 10%。如果患者出现剧烈头痛、呕吐、烦躁、兴奋、谵妄等症状或出现神经功能缺失，怀疑脑出血或急性脑梗死时，应急诊行头颅 CT 或 MRI 平扫，根据检查结果给予相应对症处理。术后患者应联合口服阿司匹林肠溶片和氯吡格雷至少 3 个月，之后改为长期口服阿司匹林肠溶片。对经颈动脉支架治疗的患者应进行随访，随访内容应包括患者临床症状改善情况，在术后 3～6 个月内应行头颈联合 CTA 检查，评估狭窄程度、了解支架内有无再狭窄，以后可每间隔 6～12 个月随访一次。

6. 并发症

（1）高灌注综合征：为颈动脉支架置入后，原来低灌注区脑血流显著增加，超过脑组织自我调节能力而引起的一种严重并发症，发生率约为 0.4%～11.7%。其发生主要危险因素包括：术前梗死面积较大、术后高血压未予以合理降压、抗血小板聚集及抗凝药物应用。临床表现为：头痛、意识改变、神经功能受损等。若围手术期出现上述症状，应高度重视，急诊行头颅 CT/MRI 检查，明确有无脑出血、脑水肿，根据检查结果对症处理：如镇静、止痛、脱水、严格控制血压等，一旦发生脑出血，应根据出血量及患者临床症状评估是否需外科手术清除血肿。

（2）缺血性脑卒中：临床表现为突发远端血管供血区域等缺血症状如黑矇、偏瘫、偏身感觉障碍、意识障碍、失语等。主要发生在术中，从股动脉穿刺到手术结束，都有可能发生缺血事件。发生机制为：栓子脱落栓塞远端血管导致动脉-动脉栓塞；保护装置、导丝导管、球囊对血管的刺激引起痉挛或夹层；支架内血栓形成；血液高凝状态导致导管内血栓形成；排气不良致气体栓塞。危险因素为：不稳定斑块、极重度狭窄、腔内血栓、保护装置位置过高、血管内反复器械操作等。为预防缺血事件的发生应做到：术前双抗血小板聚集药物应用、术中肝素化、持续加压滴注和轻柔规范细致的腔内操作、术中仔细观察，一旦发生应及时造影评估，必要时给予动脉内解痉药物应用、溶栓或机械取栓。

（3）迷走神经反射：由颈动脉窦的压力感受器受刺激所致，最常发生于球囊扩张时，也可发生于支架释放后，临床表现主要为心率进行性减慢、血压迅速下降、面色苍白、皮肤湿冷、恶心呕吐、胸闷等，严重可出现神志模糊、意识丧失等。为预防迷走神经反射发生，术前应适量补液，防止血容量不足，同时术前宣教，消除患者紧张焦虑情绪。对于基础心率较慢者（<50 次/分钟），术前应行动态心电图检查，必要时请心内科会诊，如有适应证可在术前行临时或永久起搏器治疗。术中应密切监视心率、血压变化，球囊扩张后嘱患者咳嗽，如发生心率减慢、血压下降，及时给予阿托品、多巴胺。若出现心搏骤停，立即给予胸外按压、电除颤等抢救措施。

（4）其他并发症：穿刺部位假性动脉瘤、动静脉瘘、血肿（局部或腹膜后）等，若发生上述并发症，应及时按压，必要时切开缝合等对症处理。

7. 疗效评价 目前治疗颈动脉狭窄的方法有药物治疗、外科治疗和血管内介入治疗。血管内介入治疗与外科治疗的比较是既往 20 年内的主要争议点。手术高风险患者有保护装置支架血管成形术试验（stenting and angioplasty with protection in patients at high risk for endarterectomy, SAPPHIRE）证实了在症状性颈内动脉狭窄程度>50%，无症状性颈内动脉狭窄程度>80%，且至少存在 1 个 CEA 治疗的高危因素患者中，CAS 并不劣于 CEA。而其后的支架血管成形术与颈内动脉内膜剥脱术对比研究（the stent-protected angioplasty versus carotid endarterectomy trial, SPACE）、国际颈动脉支架研究（the international carotid stenting, ICSS）、颈内动脉内膜剥脱术对比血管成形术在症状性严重颈动脉狭窄中的研究（endarterectomy versus stenting trial, EVA-3S）这三项大型多中心随机对照研究均未能证明 CAS 的治疗效果不劣于 CEA。在荟萃分析中，CAS 组的脑卒中和死亡发生率在随机化后的 120 天内为 8.9%，显著高于 CEA 组的 5.8%。但在长期预防效果方面，新近发表的 ICSS 的 5 年随访结果表明，CAS（6.5%）与 CEA（6.4%）组长期累积死亡及致残性脑卒中风险差异并无统计学意义。颈动脉血管手术成形与支架治疗的对比研究（the carotid revascularization endarterectomy, CREST）采用了更为严格的操作者资格认证标准，自 2005～2008 年在北美 117 个中心，入组了 2502 例标准手术风险（standard surgical risk）的患者，在 CAS 组中，脑卒中的发生率（4.1%±0.6%）高于 CEA（2.3%±0.4%），但围手术期心肌梗死的发生率 CAS 组相对较低（分别为 1.1%±0.3%、2.3%±0.4%）。综合而言，无论是症状性或是非症状性颈动脉狭窄，其主要终点事件（围手术期脑卒中，心肌梗死及4年内责任血管同侧脑卒中）差异无统计学意义（CAS组发生率为7.2%±0.8%，CEA组发生率为6.8%±0.8%，P=0.51）。值得注意的是，CEA在美国和欧洲已经50多年的发展历史，而在一些发展中国家尤其是我国，虽然近年来重视程度有所提高，但其临床应用仍较为局限，能开展CEA手术的医疗机构和医生数量不多。相比之下，能够熟练开展CAS的医疗机构和医生相对较多，而且有更多的临床医生在接受这方面的培训。因此CAS作为CEA的有效的替代方法，对于我国患者尤其具有重要意义。

【案例6-4-1 分析讨论】

1. 该患者临床症状与右侧颈内动脉起始处狭窄相关。临床症状：短暂性左侧肢体无力伴麻木，可自行缓解，且头颅MRI检查未见梗死灶，头颈联合CTA示右侧颈内动脉重度狭窄，诊断为TIA，责任血管为右侧颈内动脉。再结合年龄、高血压糖尿病史考虑为动脉粥样硬化性狭窄。

2. 该患者颈动脉狭窄程度超过80%，且存在TIA症状，药物保守治疗难以纠正狭窄，因此对该患者采取的治疗策略包括外科CEA和CAS（图6-4-1），对于既适合CAS又适合CEA患者，究竟选用哪种治疗方式，应综合考虑多方面因素：患者自身状态能否耐受全身麻醉；术者本身对哪种术式更有经验；患者及家属意愿等。

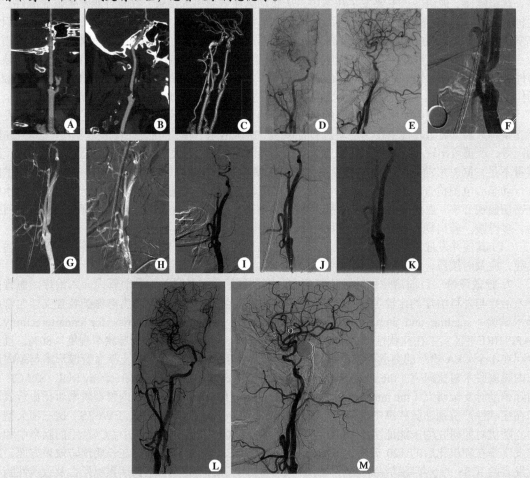

图6-4-1 颈动脉狭窄治疗

A～C. 头颈联合CTA示右侧颈内动脉起始处重度狭窄；D、E. DSA示右侧颈内动脉起始处重度狭窄；F. 选择合适工作角度造影并测量狭窄程度、长度（参考钢珠直径）；G. 路径图下将6mm Spider保护伞引至颈内动脉C₂段平直段；H. 5mm×30mm Gateway球囊工作压下扩张；I. 球囊扩张后再次造影狭窄程度明显改善；J. 选用9mm×40mm Precise支架到位、造影精确定位；K. 支架释放后工作位造影示狭窄程度明显改善；L、M. 正侧位造影示狭窄程度改善，颅内动脉显影正常

（管　生）

第五节 急性缺血性脑卒中

【案例 6-5-1】

患者，男性，58 岁，突发左侧肢体无力 2 小时。患者当天下午 3 点半左右无明显诱因出现上肢握持无力，继而出现站立不稳，伴口角向左侧歪斜，言语稍显不利。发病时无意识散失，无一过性黑矇，无头痛，无呕吐。入院查体，患者平车推入急诊室，神志清，可配合查体，口角向左侧歪斜，伸舌左偏。左侧上下肢肌力 1 级，右侧肢体肌力正常，左侧巴宾斯基征阳性。既往高血压病史十余年，自服降压药物，血压控制可，无糖尿病、心脏病病史，无其他自服药。

【问题】

1. 该患者临床症状首先考虑什么诊断？应进行哪些必要的临床评估？
2. 接下来进一步必须检查包括哪些？
3. 患者行头颅 CT 平扫未见脑出血及明显梗死灶，接下来进一步影像学检查是什么？
4. 是否需静脉溶栓？具体方案如何？
5. 血管内治疗的基本方法、风险及疗效如何？
6. 急性缺血性脑卒中血管内治疗的基本操作步骤是什么？

一、概　述

脑卒中是导致人类残疾和死亡的主要疾病之一，急性缺血性脑卒中（acute ischemic stroke，AIS）约占全部脑卒中的 80%。AIS 治疗的关键在于尽早开通阻塞血管，挽救缺血半暗带。静脉注射重组组织型纤溶酶原激活剂（recombinant tissue-type plasminogen activator，rtPA）在 AIS 早期血管再通治疗方面已经确立其有效性，但静脉溶栓的时间窗仍然有限，能够在时间窗内通过静脉溶栓获益的 AIS 患者不到 3%，同时其治疗效果依然有巨大的优化空间，尤其是对颅内大血管急性闭塞引起的急性脑卒中效果较差，因此国内外学者一直在探索对大血管闭塞 AIS 患者的血管内治疗方法。随着技术材料及筛选策略的更新，特别是对院前、院内时间延误的认识及管理的加强，自 2014 年底开始，一系列相关研究相继公布了较为一致的研究结果：在经过筛选的前循环大血管 AIS 患者中，以机械取栓为主的血管内治疗可带来明确获益。目前，国内外指南针对时间窗内经过筛选的颅内大血管闭塞引起的 AIS 患者，均推荐行血管内治疗。

二、临床表现、辅助检查与诊断

（一）临床表现

脑梗死的临床表现和受累的血管部位、范围、次数、原发病因与侧支循环，以及患者的年龄和伴发疾病等诸多因素有关。不同病因引起的急性脑卒中，其发病特点也有所不同。动脉粥样硬化性血栓性脑卒中常于安静状态下发病，大多数发病时无明显头痛和呕吐；发病较缓慢，多逐渐进展或呈阶段性进行；多与动脉粥样硬化有关，也可见于动脉炎、血液病等；意识清楚或轻度障碍；有颈内动脉系统和（或）椎-基底动脉系统症状和体征。而脑栓塞一般急性发病，在数秒、数分钟内到达高峰，多数无前驱症状；意识清楚或有短暂性意识障碍，大块血栓栓塞时可伴有病侧头痛、恶心和呕吐或意识障碍，偶有局部癫痫样表现；有颈动脉系统或椎-基底动脉系统症状和体征。腔隙性脑梗死发病多由高血压动脉硬化引起，呈急性或亚急性起病，多无意识障碍，临床神经症状较轻。

（二）病史采集和体格检查

①病史采集：询问症状出现的时间最为重要。特别注意睡眠中起病的患者，应以最后表现正常的时间作为起病时间。其他病史包括神经症状发生及进展特征、血管及心脏病危险因素、用药史、药物滥用史、痫性发作史、感染史、创伤史及妊娠史等。②一般体格检查与神经系统体检：评估气

道、呼吸和循环功能后，立即进行一般体格检查和神经系统体检。③用脑卒中量表评估病情严重程度。常用量表有：中国脑卒中患者临床神经功能缺损程度评分量表（1995 年）；美国国立卫生院卒中量表（national institutes of health stroke scale，NIHSS）。

（三）辅助检查与诊断

1. 所有患者都应做的检查　①平扫头颅 CT（尽可能在到达急诊室后 30～60 分钟内完成）或 MRI；②血糖、血脂、肝肾功能和电解质；③心电图和心肌缺血标志物；④全血计数；⑤凝血酶原时间（prothrombin time，PT）、国际标准化比率（international normalized ratio，INR）和活化部分凝血活酶时间（activatecl partial thromboplastin time，APTT）；⑥动脉血气分析。

2. 影像学检查　是诊断 AIS 的重要手段，包括以下检查。

（1）平扫 CT（non-contrast CT，NCCT）：可鉴别出血性和缺血性脑卒中，同时能够通过血管改变（大脑中动脉高密度征）、脑组织形态学改变（脑肿胀：脑回增粗、脑沟变浅）或密度改变（局部脑实质低密度区：岛带征阳性、壳核低密度、灰-白质交界区变模糊）提示超急性期脑梗死。评估前循环大血管闭塞后核心梗死区范围最常用的标准是基于 CT 的 ASPECTS（alberta stroke program early CT score，ASPECTS）评分法：将正常大脑中动脉供血区的脑组织为 10 分，每增加一个异常区域则减 1 分。ASPECTS 评分<7 提示预后较差。对于 ASPECTS 评分≥6 分的前循环大血管闭塞的急性脑卒中患者，血管内治疗获益明显。

（2）头颈 CTA/MRI：头颈联合 CTA 可显示颈动脉、颅内血管有无异常；MRI 可显示颅内有无梗死灶、梗死面积，MRA 可显示头颈部大血管有无异常。

（3）CTP/PWI：可了解狭窄是否导致了脑实质灌注异常及低灌注程度，是否存在脑组织灌注/梗死不匹配。

不同时间窗下筛选患者的影像方案推荐：①发病 0～6 小时，CT 排除出血、计算 ASPECTS 评分；CTA/MRA/DSA 确定大血管闭塞情况，评价侧支循环；CTP/DWI 评估梗死核心、半暗带（可选）；②发病 6～24 小时或醒后卒中，CT 排除出血、计算 ASPECTS 评分；CTA/MRA 确定大血管闭塞情况；CTP/PWI/DWI 评估梗死核心、缺血半暗带体积及比值。

三、治　疗

（一）静脉溶栓治疗

1. 适应证　①有缺血性卒中导致的神经功能缺损症状；②症状出现<4.5 小时；③年龄≥18 岁；④患者或家属签署知情同意书。

2. 禁忌证　①近 3 个月有重大头颅外伤史或脑卒中史；②可疑 SAH；③近 1 周内有在不易压迫止血部位的动脉穿刺；④既往有颅内出血；⑤颅内肿瘤、动静脉畸形、动脉瘤；⑥近期有颅内或椎管内手术；⑦血压升高：收缩压≥180mmHg，或舒张压≥100mmHg；⑧活动性内出血；⑨急性出血倾向，包括血小板计数低于 $100×10^9$/L 或其他情况；⑩48 小时内接受过肝素治疗（APTT 超出正常范围上限）；⑪已口服抗凝剂者 INR>1.7 或 PT>15 秒；⑫目前正在使用凝血酶抑制剂或 Xa 因子抑制剂，各种敏感的实验室检查异常（如 APTT、INR、血小板计数、ECT；凝血酶时间或恰当的 Xa 因子活性测定等）；⑬血糖<2.7mmol/L；⑭CT 提示多脑叶梗死（低密度影>1/3 大脑半球）。

静脉溶栓使用方法：rtPA 0.9mg/kg（最大剂量为 90mg）静脉滴注，其中 10%在最初 1 分钟内静脉推注，其余 90%药物溶于 100ml 的 NaCl 溶液，持续静脉滴注 1 小时，用药期间及用药 24 小时内应严密监护患者。

（二）血管内治疗

1. 适应证与禁忌证

（1）适应证：①临床诊断 AIS，存在与疑似闭塞血管支配区域相应的临床症状和局灶神经功能缺损；②影像学评估，CT 排除颅内出血；脑实质低密度改变或脑沟消失范围<1/3 大脑中动脉供血区域，或后循环低密度范围未超过整个脑干及单侧小脑半球 1/3；CT 或 DWI 影像的 ASPECTS 评分≥6 分，梗死体积<70ml；③发病 3 小时内 NIHSS 评分≥9 分或发病 6 小时内 NIHSS 评分≥7 分时，提示存在大血管闭塞；有条件的医院，实施血管内治疗前，行头颈 CTA 或 MRA 检查证实存在责任大血管闭塞；④前循环，从发病到血管内治疗开始（动脉穿刺）时间应<6 小时；后循环，动脉治疗时间窗可延长至发病 24 小时内；对于进展性脑卒中机械取栓可在头颅 CT 或 MRA 灌注成像等影像学指导下，酌情延长治疗时间。

（2）禁忌证：①最近 3 周内有颅内出血病史，既往发现 bAVM 或动脉瘤未行介入或手术治疗；②药物无法控制的顽固性高血压（收缩压持续≥185mmHg，或舒张压持续≥110mmHg）；③已知对对比剂过敏；④血糖<2.8mmol/L 或>22.0mmol/L；⑤急性出血体质，包括患有凝血因子缺陷病、INR>1.7 或血小板计数<100×10^9/L；⑥最近 7 天内有不可压迫部位的动脉穿刺史；最近 14 天内有大手术或严重创伤病史；最近 21 天内胃肠道或尿道出血，最近 3 个月内存在增加出血风险的疾病，如严重颅脑外伤、严重肝脏疾病、溃疡性胃肠道疾病等；既往 1 个月内有手术、实质性器官活检、活动性出血；⑦怀疑脓毒性栓子或细菌性心内膜炎；⑧生存预期寿命<90 天；⑨伴严重肾功能异常。

2. 患者准备及造影评估 患者仰卧位，予以心电监护及吸氧。对于躁动不安不能配合手术的患者，建议麻醉师予以镇静，部分患者可以选择全身麻醉。未全身麻醉的患者局部麻醉下股动脉穿刺置鞘，行全脑血管造影，明确脑动脉闭塞部位，了解侧支代偿情况。对于术前已行 CTA 或 MRA 明确血管病变部位的患者，可直接置入 6F 或 8F 导管鞘，或 90cm 长鞘，上行至患侧颈内动脉或椎动脉造影。对于导引导管造影明确大血管闭塞者，经导引导管送入微导管，使用 0.014 英寸微导丝配合微导管穿过栓子行微导管造影，以明确闭塞血管远端的血流状况及血栓的长度。

3. 经动脉溶栓治疗 考虑动脉溶栓的患者，单纯动脉溶栓建议选择 rtPA 或尿激酶，目前最佳剂量和灌注速率尚不确定，推荐动脉溶栓 rtPA 1mg/min，总剂量不超过 40mg，或尿激酶 1 万～3 万 U/min，总剂量不超过 100 万 U。对于静脉溶栓后的患者，动脉溶栓时 rtPA 不超过 30mg 或尿激酶不超过 40 万单位。溶栓时微导管头端尽量接近血栓，缓慢注入溶栓药物。根据造影结果及患者症状决定是否停止溶栓，造影显示血管再通或对比剂外渗时，应立即停止溶栓。溶栓后如果存在动脉狭窄可以急诊行支架成形术。

4. 经动脉取栓治疗 经动脉取栓治疗操作可分为以下几个步骤。

（1）明确闭塞部位：血栓近端定位通过目标血管近端造影，血栓远端由微导管通过血栓后造影，由此确认血栓长度，选择合适长度支架。

（2）微导管定位：微导管头端超过血栓远端，以确保当取栓支架完全释放后，支架有效长度可以覆盖血栓两端。

（3）支架的选择：目标血管管径>3mm，选择 6mm 支架；管径<3mm 选择，4mm 支架，也可先用 4mm，无效时再用 6mm。

（4）支架输送：将保护鞘置于微导管前段，直至确认鞘前端就位，顶在内壁。固定 Y 阀后将取栓装置推送进入微导管，待推送导丝柔软部分完全进入微导管，再前进 10cm 后移除导入鞘。

（5）支架定位：持续推进取栓支架直至其远端放射显影标记超过血栓（不要推出导管），与微导管 marker 重合，尽量确保血栓位于支架有效长度的中后段。

（6）支架释放：释放取栓支架时，需固定（控制）推送导丝保持支架在原位不动，同时将微导管向近端方向收回，尽量缓慢，微导管头端必须撤至取栓支架近端放射显影标志完全暴露。支架释放后，应在原位保持 5～10 分钟。

（7）支架回拉：将取栓支架和微导管作为整体回撤，导引导管尾端注射器持续负压抽吸，直到支架撤出，并有通畅的倒流血流。也可在拉栓前去掉微导管，使用裸导丝技术提高近端抽吸效果。如果联合使用抽吸导管或中间导管建议进行双重抽吸，通过近端导引导管抽吸控制血流，远端抽吸导管或中间导管抽吸提高支架取栓效果。

（8）取栓后操作：如果需要二次取栓，推荐回收并使用原装置。

5. 急诊血管成形术　如果一开始微导丝通过后，支架微导管通过困难，可能在血栓形成部位存在动脉狭窄，可以更换 0.014 微导管尝试通过后超选择性造影，明确系统位于血管真腔内后长导丝交换，撤出 0.014 微导管，用 2 mm 球囊进行血管成形术。造影观察成形术效果，如果仍有血栓存在，使用 0.021 微导管通过进一步取栓。

如果在支架取栓后，发现闭塞部位有高度狭窄（＞70%），有引起闭塞的风险，可采取以下治疗计划：重复不同角度血管造影，确认该狭窄不是血管痉挛或动脉夹层造成。使用 Dyna-CT 排除出血，准备进行颅内粥样硬化病变的颅内血管成形术或支架成形术，以改善远端血流，降低近期再次闭塞风险。40%～50%的残余狭窄是可接受的。

急诊血管成形术包括球囊扩张和支架置入术，以下情况时可以考虑行急诊血管成形术：①脑卒中由血管重度狭窄导致，且血管造影已证实；②不适宜应用溶栓药物者；③药物溶栓或机械取栓后仍存在重度狭窄或造影发现动脉夹层者；④血管近端的严重狭窄阻碍了导管到达责任病变的颅内血栓，为治疗更远端的颅内血管闭塞需要行血管成形术。但是对于无法长期应用抗血小板药物者及血管造影显示为串联性血管病变且远端病变无法再通者则不适合行血管成形术。

明确串联病变或原位狭窄病变，需要进行血管成形术时，可术前给予口服或鼻饲负荷量双抗血小板治疗（阿司匹林 300mg＋氯吡格雷 300mg），术后持续给予阿司匹林 100～300 mg/d 及氯吡格雷 75mg/d 1～3 个月。也可术中使用糖蛋白Ⅱb/Ⅲa 受体拮抗剂（替罗非班或依替巴肽），如果使用替罗非班时，可首先通过静脉给药或联合导管内给药给予负荷剂量［0.4μg/（kg·min）］持续 30 分钟（总剂量不超过 1mg），后静脉泵入［0.1μg/（kg·min）］维持 24 小时。如果使用依替巴肽，可首先通过静脉或联合导管内推注 135～180μg/kg，继之持续静脉输注 0.5～2.0μg/（kg·min），维持 18～24 小时。术后根据 CT 复查结果，在停止糖蛋白Ⅱb/Ⅲa 受体拮抗剂治疗前 4 小时给予重叠双抗血小板治疗。术后 24 小时应进行 MRA 或 CTA 检查评估靶血管的开通程度。

6. 并发症

（1）颅内出血：无论采取何种再通治疗模式，均有 1.5%～15%的缺血性脑卒中的急诊介入治疗患者出现颅内出血，其中约 40%为症状性出血。具体治疗方式目前尚未取得共识，临床多以外科治疗和对症处理为主，以控制颅内压、维持生命体征为主要目的。其中，肝素抗凝引起的出血，可给予鱼精蛋白中和；rtPA 引起的出血，可应用新鲜冰冻血浆等，但临床效果仍待进一步验证。

（2）远端脑血管栓塞：在再通手术中，常发生责任血管的邻近分支或次级分支血管栓塞，此时可根据原定再通模式、栓塞位置、患者整体情况等综合选择进一步的处理策略。一般而言，对可能导致严重功能缺损的主干血管应积极干预，首选机械取栓方式。对于大脑中动脉 M3 段以远、大脑后动脉 P2 段以远等功能意义不大且取栓装置不易到达的次级分支血管栓塞，或支架置入操作后远端血管分支闭塞等有较大操作难度的栓塞事件，要视具体情况而有所取舍，无须追求血管影像上的完美；根据部分中心及参考心脏科经验，血小板膜糖蛋白Ⅱb/Ⅲa 受体抑制剂（如替罗非班）具备一定的应用前景，但具体获益情况仍需要进一步明确。不建议在未经审慎考虑的前提下应用尿激酶、rtPA 等溶栓药物。

（3）血管再通后闭塞：血管再通后闭塞多见于动脉粥样硬化性中重度血管狭窄伴发原位闭塞的患者，在机械取栓术后由于内膜损伤导致血小板聚集增多、原狭窄并未解除导致血流速度减慢，栓子清除能力下降，均易于发生再闭塞。另外，在血管成形及支架置入的手术模式中，抗血小板作用的不充分，也可导致支架内血栓形成而致闭塞。目前对于血管再通后闭塞并无共识的处理范式，可考虑急诊支架置入或动脉/静脉使用血小板膜糖蛋白Ⅱb/Ⅲa 受体抑制剂。

7. 疗效评价　血管内机械取栓是近年 AIS 治疗最重要的进展，可显著改善急性大动脉闭塞导致的缺血性脑卒中患者预后。2015 年，《新英格兰医学杂志》上接连发布了 5 项关于 AIS 机械取栓的多中心临床随机对照研究的结果：血管内治疗 AIS 的荷兰多中心随机临床试验（MR CLEAN）、对小梗死核心区和前循环近端闭塞的 AIS 强调缩短 CT 至血管再通时间的血管内治疗实验（ESCAPE）、Solitaire 支架或血栓取栓术为首选的血管内治疗实验（SWIFT-PRIME）、延长急性神经功能缺损患者的动脉溶栓时间实验（EXTEND-IA）、前循环 8 小时内脑卒中 Solitaire 支架取栓与内科治疗比较实验（REVASCAT），均显示出血管内治疗的优势性，改变了人们对血管内治疗的认识。其中，SWIFT-PRIME 研究将患者分为静脉溶栓联合 Solitaire 支架取栓组和单纯静脉溶栓组，结果显示动脉取栓组患者 90 天恢复生活自理能力概率为 60%，而对照组为 35%，而两组在致死率和症状性颅内出血的发生率上并无明显差异。2015 年至今，机械取栓研究在多方面取得了进展，应用弥散加权成像或计算机断层扫描灌注成像联合临床不匹配治疗醒后卒中和晚就诊卒中患者，用 Trevo 装置行神经介入治疗，DAWN 研究和影像评估筛选缺血性卒中患者血管内治疗研究 3（DEFUSE 3）的发表将机械取栓时间窗由原来 6 小时扩展到 24 小时，而这些大型多中心随机对照研究的阳性结果也直接改写了国内外急性脑卒中救治的指南。

【案例 6-5-1 分析讨论】

1. 该患者临床表现为急性脑卒中。典型临床症状包括口角歪斜、言语不利、一侧肢体乏力。急诊医生接诊后，应进行简要的病史采集，询问症状出现的时间最为重要，其他包括神经症状发生及进展特征；血管及心脏病危险因素；用药史、药物滥用史、偏头痛史、病性发作史、感染史、创伤史及妊娠史等；进行一般体格检查与神经系统检查，用 NIHSS 评分评估病情。急查血糖，以及肝肾功能、电解质、心肌标志物、凝血功能。静脉采血后，立即安排头颅 CT 平扫。CT 平扫排除脑出血后，直接行头颈部 CTA 检查，同时启动静脉溶栓通道。

2. 该患者头颅 CTA 检查提示右侧大脑中动脉闭塞，病变血管与临床症状相符，在与静脉溶栓互不影响情况下，立即开启血管内治疗通道。术前告知患者家属血管内治疗可能的获益及相关风险，取得知情同意。术中 DSA 造影证实右侧大脑中动脉闭塞，大脑前动脉起始处可见充盈缺损，首选支架取栓。术中根据病变段血管情况判断是否需要球囊扩张、支架置入等血管成形治疗（图 6-5-1）。

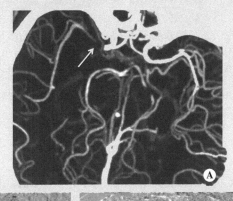

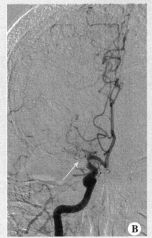
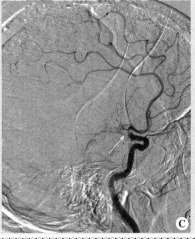

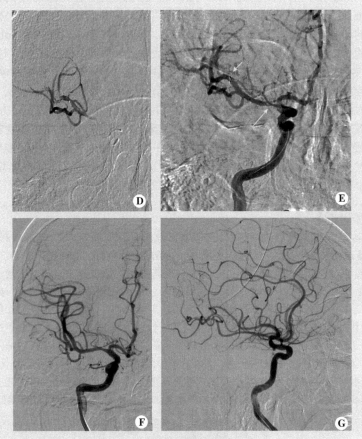

图 6-5-1　头颈部 CTA、DSA 检查

A. 头颅 CTA 显示右侧大脑中动脉起始处闭塞,闭塞段以远血管通过侧支代偿显影;B、C. 右侧颈动脉正侧位造影证实右侧大脑中动脉闭塞,右侧大脑前动脉起始处充盈缺损,考虑为血栓累及;D. 微导管在导丝引导下通过闭塞段血管,造影显示大脑中动脉主干远端及主要分支通畅;E. 4mm×20mm Solitaire 取栓置于闭塞段血管,再行造影提示右侧大脑中动脉区域血流恢复灌注;F、G. 支架置入 5～10 分钟后取出,再行造影显示大脑中动脉主干及远端分支血流通畅,远端分支未见闭塞或充盈缺损,血管开通达到 mTICI 3 级

（施海彬　赵林波）

第六节　鼻　　衄

【案例 6-6-1】

　　患者,男性,56 岁,口鼻腔大出血,内科治疗及鼻腔纱布填塞效果差,有鼻咽癌放疗史。体格检查示 BP 95/62mmHg,心率 113 次/分,神志清楚,呼吸急促,鼻腔见填塞物（当地医院检查）,口鼻出血;皮温湿冷,四肢肌力正常。

【问题】

　　1. 考虑该患者出血原因是什么?

　　2. 接下来最佳止血措施是什么?

　　3. 介入术前考虑哪些可能的介入治疗方案?

一、概　　述

　　鼻衄,又称鼻出血（epistaxis）,多由鼻部（鼻腔、鼻窦）疾病引起,也可因邻近部位病变如鼻咽部、海绵窦、颈内动脉或动脉瘤破裂出血等所致，亦可见于全身性疾病。引起鼻出血的原因有：①外伤，外伤、操作、手术等可致鼻部组织损伤出血，如筛动脉、颈内动脉或假性动脉瘤破裂可发生鼻出血，严重时可危及生命。②局部炎症，多因黏膜受累所致。③鼻部疾病，鼻中隔偏曲、溃疡、穿孔，鼻腔有异物等均可有鼻出血症状。④肿瘤，鼻部及邻近组织的良、恶性肿瘤均可导致鼻出血，其中血管瘤破裂或大血管受累可引发大出血，应当警惕。⑤血管畸形，口腔、颌面部各类血管畸形发生破裂出血时亦可导致鼻出血。⑥全身性疾病，出血性疾病、血液病、血压升高、动脉硬化、感染性疾病、中毒、遗传性疾病等亦可引起鼻出血。

二、临床表现与诊断

（一）临床表现

鼻出血因病因不同临床表现各异，多为单侧出血，少数情况下可出现双侧出血；出血量亦多少不一，轻者仅为涕中带血，重者可引起失血性休克，反复出血者可导致贫血表现。青少年鼻出血多发生于鼻中隔前下部的 Little 区，中老年人鼻出血多见于鼻腔后部，位于下鼻甲后端附近的吴氏鼻-鼻咽静脉丛及鼻中隔后部的动脉，此部位出血一般较为凶猛，不易止血，出血常迅速流入咽部，从口中吐出，因此表现为咯血、呕血症状的患者应警惕有无鼻出血可能。局部疾患引起的鼻出血多发生于一侧鼻腔，而全身疾病引起者，可能两侧鼻腔交替或同时出血。

（二）诊断

①根据病史、体征等判断出血源头及出血情况，排除咯血和呕血。②明确出血部位：前鼻镜、鼻内镜、CT 或 MRI 检查可协助判断出血部位。③辅助检查：血常规、凝血功能等可协助判断失血情况、凝血状态及有无血液系统疾病可能。④评估出血量：判断患者当前循环系统情况，有无休克征象，必要时须与相关科室协作会诊。⑤排除全身性疾病。

三、治 疗

（一）一般治疗

鼻出血属于急症，治疗时应首先维持生命体征，尽可能迅速止血，并对因治疗。

1. 一般处理 严重的鼻出血应尽早行气管插管以保障呼吸通道开放，避免误吸窒息导致丧失救治时机，同时密切监测生命体征，如患者已休克，则应尽快给予补液、输血、抗休克等急救处理，维持生命体征平稳。

查找出血点：根据患者出血情况选择相应的检查方法，可应优先考虑行前鼻镜或鼻内镜检查以明确出血部位，避免盲目鼻腔填塞。

2. 止血 根据出血部位或出血状况选择合适的止血方法：①指压法，头部略前倾，用手指捏紧双侧鼻翼或按压出血侧鼻翼 10～15 分钟，可同时冷敷前额和后颈。此法适用于出血量少且鼻腔前部出血患者。②局部止血药物，适用于较轻的鼻腔前段出血，此方法简单易行，患者痛苦较小。对于出血区域，可应用棉片浸以 1%麻黄素、1%肾上腺素、3%过氧化氢溶液或凝血酶，紧塞鼻腔数分钟至数小时，以达到止血的目的。③电凝止血，适用于出血点明确患者。收缩并表面麻醉鼻腔黏膜后在镜下通过物理治疗封闭出血的血管。④鼻腔填塞法，是一般鼻出血最常用的鼻腔止血方法，适用于出血较剧烈、渗血面较大或出血部位不明患者。即利用填塞物直接压迫鼻腔出血部位，使破裂的血管闭塞而达到止血目的。包括前鼻孔鼻腔填塞法和后鼻孔鼻腔填塞法。填塞材料包括纱条（凡士林油纱、碘仿纱等），止血棉，明胶海绵，止血气囊或水囊等。注意填塞物一般在48～72 小时内取出，碘仿纱填塞于 7 天取出，填塞期间应用抗生素以预防鼻腔、鼻窦及中耳感染等并发症。

3. 介入治疗 行 DSA 颈动脉造影确定出血相关血管，选择性栓塞靶血管或在病变血管放置覆膜支架。适用于顽固性鼻出血、大血管损伤出血及假性动脉瘤破裂出血的诊断及治疗。

4. 血管结扎法 对于反复鼻腔填塞及内科治疗无效、出血凶猛者在无条件开展血管介入治疗的医院可考虑血管结扎，但因头颈部动脉侧支循环十分丰富，动脉结扎后，远端侧支很快会发生出血复发，复发后无法再进行血管介入治疗，因此尽量避免使用血管结扎法。

5. 其他治疗 ①镇静剂，有助于缓解患者紧张情绪，减少出血。②止血剂，适用于凝血功能障碍导致的黏膜弥漫性出血。③病因治疗。

（二）介入治疗

1. 适应证与禁忌证 适应证：顽固性鼻出血，经填塞、内镜下治疗及内科治疗无法止血者，大血管损伤出血及动脉瘤破裂出血等。禁忌证：对比剂过敏者；凝血功能障碍所致鼻出血；严重肝肾功能不全者；其他不宜行介入治疗者。

2. 术前准备和器械要求

（1）术前准备：①常规术前检查，血常规、凝血功能、肝肾功能、心电图及胸部 X 线。尽量完善头颈部平扫和或增强 CT、MRI、CTA、MRA。②术前备血，双侧腹股沟及会阴部备皮。③对于出血量大者或生命体征不稳定者尽早气管插管，联系麻醉科全身麻醉下治疗。④药品准备，肝素、对比剂、止血药及抢救药品。

（2）器械要求：动脉鞘、普通导丝、加硬交换导丝、单弯导管、Simmon 导管、猎人头导管、微导管、导引导管、PVA、明胶海绵、可脱球囊、可解脱弹簧圈、普通弹簧圈、覆膜支架、输液加压袋、Y 阀、三通接头等。

3. 操作流程及注意事项

（1）操作流程

1）血管造影流程：介入治疗前应行全面的出血区供血动脉造影，以评估出血部位的血供、交通和代偿情况。首先进行双侧颈总动脉造影，发现异常再超选择性插管进行颈外或颈内动脉造影，必要时行对侧股动脉穿刺插入球囊导管至患侧颈总动脉扩张球囊15分钟时再行健侧颈总动脉与椎动脉造影。

2）观察内容：观察各分支血管走形情况、显影范围、有无对比剂外溢等出血直接征象或血管异常、假性动脉瘤、肿瘤染色等间接征象，进而判断出血部位及责任血管所属分支，有无危险吻合支，然后进一步超选，造影明确，并准备治疗。

（2）动脉栓塞是目前最主要的介入治疗方法，鼻出血患者最主要的出血来源是颈外动脉，动脉栓塞即可达到止血目的。根据颈外外动脉造影表现首先超选择性插管到上颌动脉或面动脉远端分支，尽量避开非鼻腔供血分支进行动脉栓塞，血管栓塞一般要求达到小动脉水平即可，避免造成严重的局部组织缺血坏死。栓塞材料主要有：明胶海绵颗粒、PVA 颗粒、弹簧圈、Glubran 生物胶等。

（3）对于颈内动脉主干动脉瘤、损伤或假性动脉瘤破裂出血者，首选覆膜支架置入进行治疗。在路径图下将支架沿导丝送到病变血管处，造影证实覆膜支架能够充分覆盖病变血管，根据支架的特点释放支架，然后造影检查有无内漏，若有内漏，可再行后扩张，如内漏仍存在，可在渗漏端再行覆膜支架置入，最后行造影检查血管的通畅性及有无并发症。

（4）对于颈内动脉病变因血管过于迂曲或病变范围较大等原因导致无法成功放置覆膜支架者，应充分评估后行颈内动脉主干栓塞，多适用于鼻咽癌放疗后的患者。拟行颈内动脉栓塞的非活动性出血患者，需要球囊闭塞试验详细评估对侧脑血管代偿情况。

4. 并发症

（1）发热、疼痛：为栓塞后一般反应，给予对症处理可好转。

（2）局部软组织坏死：栓塞范围较大、栓塞较为充分可导致末梢血供完全阻断，软组织缺血坏死。处理为术中尽量超选至分支血管远端栓塞，保留供血动脉主干，避免过度栓塞，切忌使用血管破坏型栓塞剂；术后出现缺血坏死表现应及时处理创面，避免感染，坏死范围较大时应由外科协同处理。

（3）异位栓塞：栓塞过程中血栓形成、栓塞剂反流或经由危险吻合支逃逸至颅内动脉或眼动脉等导致脑梗死、偏盲或全盲等并发症，严重者危及生命。处理为栓塞前充分评估靶血管侧支循环情况，尽量避开危险吻合支，无法避开时可选用较大栓塞颗粒或弹簧圈栓塞分支主干；一旦发现有异位栓塞，可尽早尝试选择性插管至靶血管溶栓治疗，经改善循环、营养神经等治疗后部分患者症状可逐渐改善。

（4）可脱球囊脱落、移位：可引起异位栓塞，导致永久性神经功能丧失甚至死亡。预防为选择合适大小的可脱球囊，放置位置尽量准确。

（5）弹簧圈脱落：栓塞到颈内动脉内的弹簧圈因局部组织坏死脱落到鼻咽腔而到体外。处理为请耳鼻喉科医生将已部分脱落的弹簧圈近鼻咽腔处剪断取出即可，避免强行拔出，复查颈动脉造影了解原来栓塞的颈内动脉是否栓塞完好。

5. 疗效评价 鼻出血是急诊科或耳鼻喉科较为常见的急诊疾患，临床处理一般是经鼻腔纱条填塞加止血药物治疗，且往往止血效果明确。部分患者具有出血量大、病情进展迅速等特点，采用传统的填塞和烧灼疗法止血效果有限；而外科手术结扎颈外动脉或上颌动脉，创伤大。血管造影可在短时间内明确出血部位，通过栓塞供血动脉，从而确切止血。随着介入治疗技术的进步，其技术成功率可达100%，临床有效率达71%～100%。介入术后反应主要表现为低热、栓塞部位胀痛等轻微异位栓塞并发症，选择合适的栓塞位置及栓塞材料能有效地降低术后并发症的发生率。介入治疗鼻出血，因其安全性高、创伤小、见效快、预后好等优点，近年来已成为治疗鼻出血，特别是凶险性鼻出血的一项重要治疗手段，往往可以起到挽救生命的作用。

因而，对于病因明确并有介入治疗指征的患者可首选介入治疗方法。介入治疗过程中，应充分进行血管造影发现出血位置，针对颈外动脉来源的鼻出血，需使用微导管依照抵近、跨越栓塞的原则彻底闭塞损伤血管，而针对颈内动脉来源的鼻出血，则要根据损伤的原因、部位及造影情况选择颈内动脉闭塞或覆膜支架置入。

【案例 6-6-1 分析讨论】

1. 该患者表现为口鼻腔大出血，有鼻咽癌放疗史，首选考虑为放疗或肿瘤复发导致颈动脉主干血管损伤引起的出血。

2. 该患者经内科治疗及鼻腔填塞后出血症状改善不明显，首选介入治疗。该患者有放疗史，出血可能为颈动脉主干，也可能为分支。若是颈动脉主干，应做好覆膜支架置入及患侧颈动脉闭塞的准备；若为颈外动脉分支，治疗则以栓塞为主。

3. 术中行左侧颈总动脉正侧位造影，显示左侧颈外动脉主干近端假性动脉瘤；引入弹簧圈栓塞假性动脉瘤载瘤动脉远端及近端后，造影仍可见对比剂进入载瘤动脉，因弹簧圈已接近颈外动脉起始处，继续栓塞有脱入颈内动脉的风险；若在该部位注入生物胶，则有反流入颈内动脉的风险，因此选择行颈内动脉覆膜支架隔绝术，再行造影见颈外动脉不显影，颈内动脉血流通畅（图6-6-1）。若该患者首选覆膜支架置于颈内动脉，颈外动脉破口处不用弹簧圈栓塞的话，则可能因颈外动脉分支间的吻合导致止血失败。

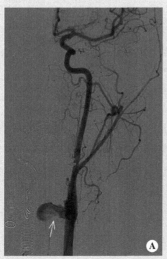
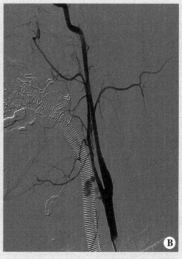

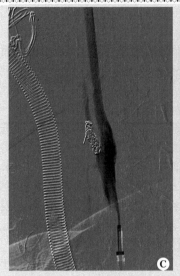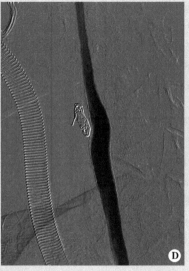

图 6-6-1　案例 6-6-1 分析讨论

A、B. 左侧颈总动脉正侧位造影，显示左侧颈外动脉主干近端假性动脉瘤；C. 引入弹簧圈栓塞假性动脉瘤载瘤动脉远端及近端后，造影仍可见对比剂进入载瘤动脉，因弹簧圈已接近颈外动脉起始处，继续栓塞有脱入颈内动脉风险；D. 颈内动脉引入覆膜支架，再行造影见颈外动脉不显影，颈内动脉血流通畅

（施海彬　赵林波）

第七节　脊髓血管畸形

【案例 6-7-1】

　　患者，男性，49 岁，于饮酒后出现"双下肢无力伴麻木 5 天"入院。查体示双侧下肢肌力为 4 级，感觉减退，肌张力正常，大小便正常。既往病史无特殊。入院后脊髓 CTA 示胸 3～11 椎体水平椎管脊髓内迂曲、增粗血管，考虑血管畸形；全脊髓 MRI 平扫加增强示胸 1～11 椎体水平椎管内脊髓表面多发迂曲、细小血管影，胸 9～12 椎体水平脊髓内异常信号，考虑水肿。入院诊断为脊髓血管畸形。

【问题】

　　1. 该患者脊髓血管畸形临床诊断的诊断依据是什么？

　　2. 该患者的临床确诊、治疗策略是什么？

　　3. 该患者脊髓血管畸形分型及最佳治疗策略是什么？

　　4. 介入栓塞基本步骤、风险是什么，疗效如何？

一、概　　述

　　脊髓血管畸形（spinal cord vascular malformation，SCVM）是一种由先天性脊髓血管发育异常导致脊髓损害而出现肢体运动、感觉、二便障碍等症状的疾病，本病发病率较低，仅占脊髓疾病的 2%～4%。其分型、发病机制、影响因素、起病形式、临床症状多样，故临床上极易误诊。SCVM 的自然转归不良，一经诊断，应及时有效治疗。

二、分型、发病机制与影响因素

　　分型：SCVM 临床分型众多，但目前尚无统一的分类标准，Krings T 将其分为三大类，即动静脉畸形（arteriovenous malformation，AVM）、硬脊膜动静脉瘘（spinal dural arteriovenous fistula，SDVF）、海绵状血管瘤（cavernous hemangioma，CM），其中以 SDVF 最常见。

发病机制：目前 SCVM 的发病机制主要有以下 3 个方面，即①盗血，脊髓血流通过血管畸形后大量分流，使正常脊髓缺血，引起相应的脊髓功能障碍，其临床症状缓慢进展；②出血或血栓形成，由外伤、运动等导致畸形血管破裂出血或血栓形成而导致临床症状急性发作；③静脉高压或压迫作用，静脉高压使静脉回流受阻导致脊髓水肿、缺血或扩张、迂曲的畸形血管压迫脊髓，导致相应临床症状。

影响因素：据相关文献报道，女性患者在妊娠或月经期间易出现脊髓损害症状加剧，可能与体内雌激素水平增高、水钠潴留、全身血容量增加致畸形血管扩张，从而加重脊髓压迫症状；部分患者剧烈运动、体位改变、咳嗽打喷嚏后诱发或加重症状。此外，SCVM 患者在确诊前常被误诊患者急性脊髓炎而用激素治疗，有学者观察到部分患者在激素治疗后症状加重，但目前其机制不明。

三、临床表现

SCVM 发病率低，起病形式多样，可急性起病，也可缓慢起病、慢性加重、反复发作，其临床表现多样：疼痛、肢体瘫痪、感觉障碍、二便障碍等，可先后或同时出现，但均为非特异性。

疼痛：SCVM 常见症状，表现为颈胸腰背部及肢体的放射性疼痛、刺痛或烧灼样感或胀痛，伴或不伴肢体无力、麻木等。颅颈交界区或高颈段 SCVM 可因畸形血管破裂出血，以头颈部剧烈疼痛为首发症状，易误诊为 SAH。少数患者早期可表现为相应脊柱部位的胀痛，易误诊为腰椎间盘突出症。

肢体瘫痪：SCVM 患者可有不同程度的肢体瘫痪，以双下肢瘫痪多见，少数患者可表现为间歇性跛行。根据脊髓病变节段不同，瘫痪可为上运动神经元瘫痪，也可为下运动神经瘫痪，或两者同时存在。

感觉障碍：SCVM 患者可有不同程度的感觉障碍，其中 45%～50% 患者以感觉障碍为首发症状，表现为肢体麻木感、针刺感、烧灼感、感觉减退或消失，可累及双侧或单侧肢体，以双下肢感觉障碍多见。

二便障碍：SCVM 亦可引起括约肌功能障碍，导致二便潴留，伴或不伴性功能障碍，在男性可误诊为前列腺增生。

四、诊 断

由于脊髓 SCVM 临床表现多样，缺乏特异性，其诊断主要依靠影像学检查。最常用影像学检查手段为 MRI、全脊髓 CTA 和全脊髓血管造影。

MRI：SCVM 在 MRI 上多表现为脊髓水肿或流空信号影。不同 SCVNM 类型在 MRI 上的表现也有所不同。SDVF 的 MRI 特征为脊髓充血、水肿及髓周扩张血管影，T_1WI 呈稍低或等信号，T_2WI 呈高信号，增强后为不规则片状增强影，矢状位上可见脊髓背侧或腹侧蚯蚓状或串珠状迂曲血管影。脊髓 AVM 的 MRI 特点为病灶部位脊髓增粗，T_1WI 呈等或低信号，T_2WI 呈高信号，增强可见髓内及脊髓表面异常强化，矢状位上可见扩张血管影。脊髓 CM 在 MRI 上可见脊髓内出血或水肿，T_1WI 可呈低、等或高信号，多为等信号，T_2WI 上多为混杂信号，特征性改变为高信号伴周围边缘低信号区，典型者呈桑葚样或爆米花样改变，增强扫描无明显强化，无血管流空影。

全脊髓 CTA：仍为无创检查手段，在有创的 DSA 确诊之前仍是除 MRI 之外的另一项选择。CTA 或多期增强的脊柱矢状和冠状重建可有效显示病变全貌，甚至显示瘘口所在位置，为进一步 DSA 造影确诊，以及介入栓塞和外科术中电凝等治疗提供很好的解剖信息，也可帮助排除其他脊椎内外病变。

全脊髓血管造影（DSA）：脊髓血管造影为诊断 SCVM 的金标准，当临床怀疑脊髓血管病变或 MRI 检查发现脊髓血管病变后必须行脊髓血管造影检查，DSA 不仅可以明确诊断，还可以明确显示畸形血管病变范围、供血动脉、瘘口位置、引流静脉，是血管内治疗的先决条件。常规全脊髓造影应包括双侧椎动脉、甲状颈干、肋颈干、肋间动脉、腰动脉、髂内动脉及骶正中动脉。病变部位应行多角度造影，以明确供血动脉起源、有无动脉瘤、畸形血管团构筑、引流静脉类型、血流动力学特征等。

五、治　　疗

目前 SCVM 的治疗包括外科手术切除、血管内栓塞或复合手术治疗。究竟采取哪种治疗方法，一度存在争议，随着显微外科技术、神经介入技术及介入器材的更新，对 SCVM 的治疗方式的选择应取决于畸形血管的解剖构筑及血管造影表现，有的 SCVM 适合血管内栓塞、有的适合外科切除，还有的需要外科切除和血管内栓塞联合治疗。无论采取何种治疗方式，治疗原则均为在不损伤正常脊髓动脉的前提下尽量去除或闭塞瘘口、畸形团和动（静）脉瘤等危险因素。

1. 血管内栓塞治疗的适应证和禁忌证　适应证：供血动脉直径足以使微导管进入（微导管能够超选入供血动脉）；微导管头端可进入或接近瘘口、畸形团；必要时可借助球囊辅助上引微导管和防止胶的反流。禁忌证：微导管难以超选入畸形或瘘的供血动脉，或即使成功超选供血动脉但仍难以避开重要分支血管的患者，以及临床有凝血功能障碍经药物治疗无法纠正的患者。

2. 血管内栓塞治疗的一般原则　全面地、高质量地多角度血管剪影造影，必要时 3D 采集及微导管造影；分析清楚畸形血管团构筑后，路径图下微导管超选畸形或瘘的供血动脉，避开重要分支血管如根髓大动脉和脊髓前动脉；将微导管头尽量接近、进入畸形血管团或瘘口再注胶，有效栓塞瘘口及引流静脉的近段是成功治疗该类病变的关键；对动脉瘤或静脉瘤者优先栓塞；多支供血血管优先选择与临床体征相关节段的血管栓塞，可分次栓塞；可以对动静脉畸形者进行完全或部分栓塞，因为目的是改善临床症状而非解剖治愈。

3. 血管内栓塞治疗方法　①在治疗床上预先留置带铅字刻度的标尺，以便术中定位。②采用神经安定镇静麻醉或全身麻醉，仰卧位，采用 Seldinger 法进行股动脉穿刺留置鞘管，采用猪尾导管置于降主动脉胸段、腹段造影大致判断脊髓血管畸形病变节段，之后采用 5F 造影导管分别超选双侧椎动脉、甲状颈干、肋颈干、肋间动脉、腰动脉、髂内动脉及骶正中动脉。③对病变部位应行多角度造影，以明确供血动脉起源、有无动脉瘤、畸形血管团构筑、引流静脉类型及是否存在根髓大动脉和脊髓前动脉参与供血。④明确诊断并准确分析畸形血管团构筑后，根据病变情况和临床症状行血管内栓塞治疗。栓塞微导管可选用 Marathon、Echelon-10、Apollo 等，栓塞材料包括 Onyx 胶、Glubran、弹簧圈等。栓塞时应动态观察栓塞结果，以防栓塞正常脊髓功能血管，最终结果以畸形血管大部分消失为宜。⑤术后给予抗凝和扩容治疗，以防止脊髓血管急性血栓形成等并发症，必要时给予激素和脱水剂治疗缓解脊髓水肿等。

六、并发症及处理

血管内栓塞脊髓血管畸形并发症较少，如果被栓塞畸形血管团的供血动脉同时还供应正常脊髓组织的分支，则会引起相应的脊髓功能受损症状，如误栓脊髓前动脉而引起脊髓前动脉综合征，故术前应仔细分析脊髓血管畸形，准确辨别责任供血血管和正常功能血管，术中应仔细操作、缓慢推入栓塞剂、动态观察栓塞效果、及时拔管。其他并发症包括穿刺部位血肿或假行动脉瘤形成，操作关键在于准确定位股动脉穿刺点和术后严格压迫止血。

【案例 6-7-1 分析讨论（图 6-7-1）】
1. 该患者因明显周围神经相关症状+影像显示椎管内异常血管影而考虑脊髓血管畸形。
2. 经 DSA 造影确诊并归型为 SDVF。
3. 尽管该患者病变范围较长，但瘘口位置明确，且为单支动脉供血，微导管容易到达瘘口，因此最佳治疗方式为介入血管内栓塞

4. 该病例最终由介入确诊且成功治愈。

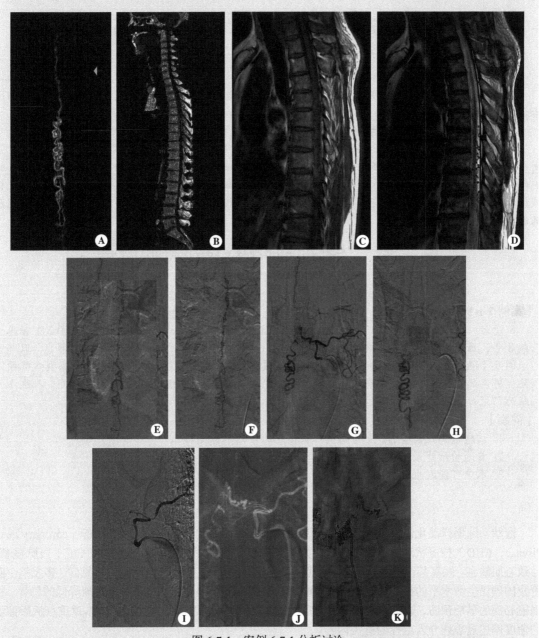

图 6-7-1 案例 6-7-1 分析讨论

A、B. 全脊髓 CTA 示胸 3~11 椎体水平椎管脊髓内迂曲、增粗血管；C、D. T₁WI、T₂WI 示胸 1~11 椎体水平椎管内脊髓表面多发迂曲、细小血管影；E、F、G、H. DSA 示硬脊膜动静脉瘘口位于胸 6 水平，可清晰显示供血动脉、迂曲血管畸形、引流静脉；I. 栓塞微导管尽量接近瘘口；J. 注入栓塞剂 Onyx 胶；K. 造影显示动静脉瘘完全消失

（管 生）

第七章　心血管系统疾病

学习要求

记忆：心血管系统疾病相关介入治疗的适应证与禁忌证、基本操作技术、疗效评价及并发症防治。

理解：心血管系统疾病的概述、临床表现与诊断。

运用：冠状动脉造影、经皮冠状动脉腔内成形术、冠状动脉支架置入术、经导管动脉导管未闭封堵术、经导管房间隔缺损封堵术、经导管室间隔缺损封堵术、胸主动脉瘤腔内修复术、腹主动脉瘤腔内修复术、肾动脉支架置入术、经皮腔内血管成形术、导管接触性溶栓术、经皮机械性血栓清除术、血管成形/支架置入术、下腔静脉滤器置入术等介入诊疗技术在心血管系统疾病的应用。

第一节　冠状动脉粥样硬化性心脏病

【案例 7-1-1】

患者，男性，46 岁，因"胸痛 6 小时"入院。吸烟 20 年，平均每天一包；确诊 2 型糖尿病 3 年，血糖控制不佳。体格检查：BP 145/70 mmHg，HR 78 次/分，心律齐，无杂音，双肺未闻及干湿啰音，双下肢无水肿。入院心电图提示：窦性心律，急性前壁 ST 段抬高型心肌梗死；超声心动图显示左室前壁运动减弱。实验室检查显示 CK-MB 和 hsTNI 显著增高。入院诊断为"冠心病急性前壁 ST 段抬高型心肌梗死"。

【问题】

1. 该患者急性前壁 ST 段抬高型心肌梗死的诊断依据是什么？
2. 首选的治疗策略是什么？
3. 术中可能发生的严重冠状动脉并发症有哪些？

一、概　　述

冠状动脉粥样硬化性心脏病（coronary atherosclerotic heart disease），简称冠心病（coronary heart disease，CHD）指冠状动脉（简称冠脉）发生粥样硬化引起管腔狭窄甚至闭塞和（或）冠脉痉挛，导致心肌缺血、缺氧甚至坏死而引起的心脏病。它是一种严重危害人类健康的常见病、多发病。随着我国国民生活水平的提高，近些年来冠心病的发病率逐渐增高，发病年龄有逐渐降低的趋势。加强冠心病的早期预防、早期诊断和早期治疗已成为目前科研与临床的重点课题。本章重点从影像学的角度阐述冠心病介入治疗的有关内容。

二、临　床　表　现

（一）心绞痛

心绞痛是一组症状，由一过性心肌缺血所致。根据发病机制的不同分为以下几型。

1. 稳定型劳力性心绞痛　出现症状的时间在 1 个月以上，且发作的诱因、疼痛程度、发作次数和药物用量稳定不变者。

2. 初发型劳力性心绞痛　指既往无症状，而新近（1 个月以内）出现的劳力性心绞痛。

3. 恶化型劳力性心绞痛　稳定型心绞痛近期加重，包括次数、程度、持续时间和药物用量均较前增加。

4. 静息型心绞痛 发作于休息时，持续时间通常大于 20 分钟。

5. 变异型心绞痛 指自发型心绞痛的患者发作时出现暂时性 ST 段抬高。除稳定型劳力性心绞痛外，其他各型心绞痛常统称为不稳定型心绞痛。

（二）心肌梗死

冠状动脉粥样硬化（偶由冠状动脉栓塞、炎症、先天性畸形、痉挛、冠脉口压迫所致）造成一支或多支管腔狭窄或心肌血供不足，而侧支循环未充分建立，在此基础上，一旦血供急剧减少或中断，使心肌严重而持续地急性缺血达 20～30 分钟以上，即可发生心肌梗死（myocardial infarction，MI）。伴随着心肌梗死的发生，可发生一系列严重的并发症，如心律失常、心力衰竭、心源性休克、心室室壁瘤、心脏破裂，甚至猝死。因此，心肌梗死是冠心病的严重事件，死亡率高。

三、冠心病的介入治疗

（一）冠心病介入治疗简介

1977 年 9 月，Andreas Gruntzig 医生开展了首例经皮冠状动脉腔内成形术（percutaneous transluminal coronary angioplasty，PTCA），他的成功标志着冠心病介入治疗时代的开始。近 40 年，在 PTCA 的基础上，又有许多新的介入技术问世。在这些技术中，有些已经取得了相当成熟的临床经验，并已开始在临床工作中得到普及，冠状动脉支架置入术的广泛开展即是一个典型例子。

（二）冠状动脉造影

对冠状动脉病变进行介入治疗的方法，包括 PTCA、冠状动脉支架置入术及其他介入治疗方法，治疗前都必须进行冠状动脉造影（coronary angiography）。同样，对冠状动脉病变进行外科治疗也必须先进行冠状动脉造影。因此，冠状动脉造影检查是明确冠状动脉病变严重程度，以及冠心病非药物治疗的基础，在冠心病的诊治过程中起着十分关键的作用。

1. 适应证 凡是需要明确冠状动脉是否有病变的患者都有冠状动脉造影的指征，但应用最多的适应证是对已高度怀疑为冠心病的患者做进一步的检查，如药物治疗效果不好，估计要做血运重建的心绞痛患者；患者的心绞痛症状不严重，但其他检查提示多支血管病变、左主干病变；不稳定型心绞痛，如新发生的心绞痛，梗死后心绞痛，变异型心绞痛等。另一类为冠心病的诊断不明确，需要做冠状动脉造影予以确认；难以解释的心力衰竭或室性心律失常；拟进行其他较大手术而疑诊冠心病的患者；拟行心脏手术的患者，如患者年龄大于 45 岁应常规行冠状动脉造影检查，此适应证可能会有一些争议。

2. 禁忌证 冠状动脉造影术无绝对禁忌证，主要的相对禁忌证有不明原因的发热、未控制的感染、严重的贫血（血红蛋白低于 80g／L）、严重的电解质紊乱、严重的活动性出血、未控制的高血压、洋地黄中毒、对比剂过敏且未用糖皮质激素预处理，以及进展性脑卒中等。其他相对禁忌证还包括急性肾衰竭、慢性心力衰竭失代偿期、凝血功能异常（INR＞2.0）和活动性心内膜炎等。

3. 冠状动脉造影检查应包含以下内容

（1）能清晰地显示每一主支、分支和每个血管节段，特别要注意对血管分叉处的显示，以免出现重叠造成的假象。

（2）对于病变的血管节段，至少能在两个或两个以上的体位上对其进行分析。

（3）能够了解缺血心肌的侧支循环情况。左、右冠状动脉造影见图 7-1-1 和图 7-1-2。

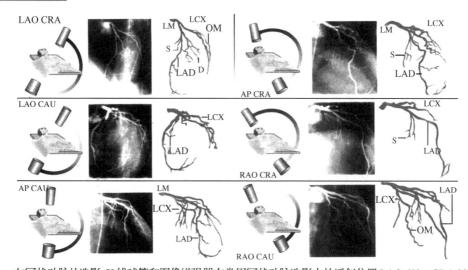

图 7-1-1　左冠状动脉的造影：X 线球管和图像增强器在常用冠状动脉造影中的近似位置 LAO 60°+CRA 20°显示 LM 的口部及远端、LAD 中远段、间隔支、对角支和 LCX 的段及上部的钝缘支；LAO 60°+CAU 25°显示 LM 近段、LAD 和 LCX 的近段；AP+CRA 20°显示 LAD 中段和间隔支；RAO 30°+CAU 25°显示 LCX 和钝缘支

AP. 后前位；LAO. 左前斜位；RAO. 右前斜位；CRA. 头位；CAU. 足位；LM. 左主干；LAD. 左前降支；D. 对角支；S. 间隔支；LCX. 左回旋支；OM. 钝缘支

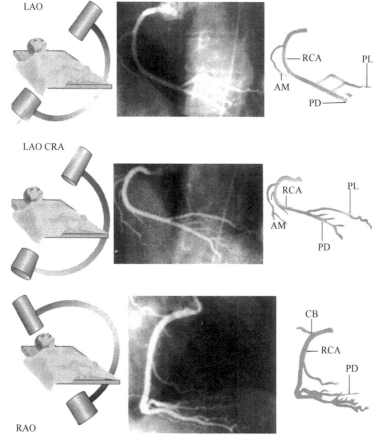

图 7-1-2　右冠状动脉的造影：X 线球管和图像增强器在常用冠状动脉造影中的近似位置 LAO 60°显示 RCA 的近中段，锐缘支和 RCA 末段的左室后侧支；LAO 60°+CRA 25°显示 RCA 中段，后降支开口及全程；RAO 30°显示 RCA 中段，圆锥支和后降支的全程

RCA. 右冠状动脉；CB. 圆锥支；AM. 锐缘支；PD. 后降支；PL. 左室后侧支

（三）PTCA

PTCA 是将特制的球囊扩张导管送至发生病变的冠状动脉血管腔内，利用球囊的机械性挤压作用重新塑形管腔，使病变狭窄处血管扩张、管腔增大以改善病变远端血液供应的一种导管治疗技术，又称球囊血管成形术，它可以有效缓解胸痛症状并减少急性心肌梗死后的心肌丢失。尽管 PTCA 广泛应用于临床已有近 30 年了，但其作用机制仍有争议。一般认为，PTCA 增加管径的过程是多种因素共同作用的结果。目前认为可能的机制主要有两点：①内膜撕裂和斑块碎裂；②局部动脉瘤形成。其因治疗效果较药物治疗理想，又比心外科冠状动脉搭桥简便且创伤小，从而成为当今冠心病非药物治疗的基础。

1. PTCA 的主要设备和器械

导管、球囊和导丝等工艺技术在不断发展，PTCA 术者必须全面熟悉各种器械的构造、性能和操作技巧，并能够根据病变和病理解剖关系熟练地选择和搭配使用最佳的器械。PTCA 的常用器械有：

（1）导引导管（guiding catheters，GC）：PTCA 术中导引导管的选择是一个十分重要的环节。从某种意义上讲，导引导管选择是否适当，将决定着 PTCA 的成败。

（2）导引导丝（guide wire，GW）：根据病变的不同，导丝被设计成为不同直径和不同的硬度。直径最常用的是 0.014″ 和 0.016″。导丝的顶端可预先被塑形成"J"形或直导丝。

（3）球囊导管（balloon catheter，BC）：PTCA 的成功与否与球囊导管的选择密切相关，术者必须对所有的球囊导管有全面而详细地了解，特别是球囊的命名压（nominal pressure）和破裂压（burst pressure）。命名压指球囊达到预定直径时的压力，而破裂压是指球囊在此充盈压下才有可能破裂。各厂家产品的命名压与破裂压数值均不同，一般都标明于包装上或说明书中，要注意阅读，做到心中有数。

2. PTCA 的方法和技巧

（1）PTCA 的术前准备

1）一般准备：签署 PTCA 手术知情同意书，并应做碘过敏试验。

2）术前用药：长期服用阿司匹林和氯吡格雷的患者手术前一天晚上顿服阿司匹林 300mg 和氯吡格雷 300mg。无长期服用阿司匹林和氯吡格雷的患者需急诊手术时，术前顿服阿司匹林 300mg 和氯吡格雷 600mg，亦可考虑应用替格瑞洛 180mg 代替氯吡格雷。

3）手术前适度镇静。

4）器械准备：导引导管、球囊导管和导丝的连接见图 7-1-3。在导引导管的尾端装上 PTCA 专用的"Y"形接头，一端如图所示通过连接短管连接一个三联连接板，并按图示分别与压力监测仪、NaCl 溶液、对比剂吊瓶和三环注射器相连，另一端准备与普通导丝或球囊导管相连接，并用 NaCl 溶液充满已连接好的导引导管系统，使其管道内无空气泡。

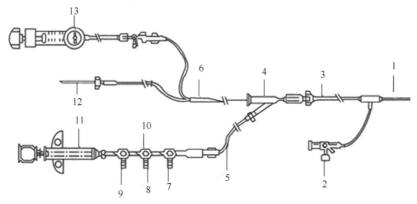

图 7-1-3　PTCA 器械连接方法示意图

1. 动脉鞘管；2. 压力监测接口；3. 导引导管；4. "Y"形接头；5. 压力连接管；6. 球囊导管；7. 压力接口；8. 输液系统接口；9. 对比剂接口；10. 三联连接板；11. 三环注射器；12. 导丝；13. 压力泵

（2）PTCA 的操作步骤

1）通常是采用改良 Seldinger 法穿刺右侧桡动脉。在右侧桡动脉血管条件不好时，也可选择右侧尺动脉、肱动脉或股动脉，甚至左侧肢体动脉进行穿刺。穿刺成功从置入的鞘管注入硝酸甘油用于减轻血管痉挛。在整个手术中给予肝素（100U/kg）；建议 PTCA 器械进入冠状动脉前活化凝血时间应大于 300 秒。如果同时给予糖蛋白 Ⅱ/Ⅲa 受体拮抗剂，建议调整肝素用量（70U/kg）使活化凝血时间达到 250 秒。

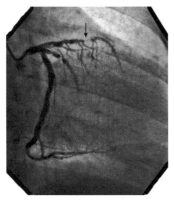

图 7-1-4　前降支近端重度狭窄

2）将合适型号的导引导管送至冠状动脉开口处，行靶血管造影，并选择显示狭窄部位最佳的投照位置，将充盈着对比剂并显示靶血管全程最佳的一幅图像留在参考荧光屏上，作为参考影像（图 7-1-4）。

打开三联连接板上与压力监测仪连接的开关，记录动脉压力，若压力下降则说明血流受阻。血流受阻的常见原因为：①导管顶端插入过深嵌入冠状动脉；②冠状动脉发生痉挛；③导管顶端与冠状动脉开口的轴向不同影响了压力的传导。

3）确认冠状动脉内压力正常后，将准备好的导丝从导引导管的"Y"形接头处小心向里推送，然后在荧光屏监视下，将导丝送入欲行 PTCA 的冠状动脉口，并旋转导丝将导丝的顶端导入靶血管内，使其通过狭窄处并尽量送至该靶血管的远端（图 7-1-5）。

4）导丝送达靶血管远端后，将球囊沿导丝送至狭窄处，结合注入对比剂和球囊上的标志，确认球囊位置是否正确（图 7-1-6），如球囊到位正确，应立即开始扩张（图 7-1-7）。球囊扩张的过程中要注意以下几点：

A. 球囊的加压和减压必须在荧光屏监视下进行。旋转带压力表的注射器旋钮使球囊内的压力逐渐上升，并注意球囊预置的位置是否正确，加压过程中是否有移动，以及压力增高的数值。

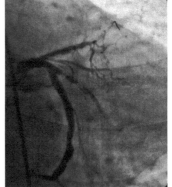

图 7-1-5　导丝通过病变段

B. 球囊充盈压力的大小主要是依情况而定，一般应以充盈至狭窄部或"腰部"消失为宜。如经一次扩张效果不满意，可再进行第二次扩张，压力可稍小或稍大。目前由于冠状动脉内支架的广泛使用，有人主张球囊扩张的压力不必太大，只用球囊完成"预扩张"的目的，之后局部置入支架即可。

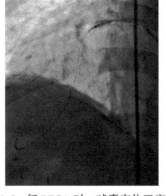

图 7-1-6　行 PTCA 时，球囊定位于病变段

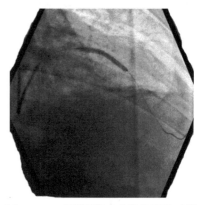

图 7-1-7　球囊扩张病变段的冠状动脉

C. 球囊充盈的时间主要取决于球囊扩张阻断血流造成心肌缺血症状的出现和严重程度。至少应持续 30～60 秒。若在球囊扩张过程中出现 ST 段明显升高、窦性心律失常或血压下降，应迅速

减压后退出球囊。

D. 球囊扩张的次数要依术中情况而定。一般需要两次或两次以上。如患者能够耐受，一般第一次扩张压力高一些、时间短一些（约30～60秒），而此后的扩张可用低一些的压力、较长时间（2～3分钟）进行"塑形"

E. 扩张后，常规向冠状动脉内推注硝酸甘油200～300μg，以减轻血管痉挛。

F. 球囊扩张以后，一般情况是将球囊导管向后退出至导引导管内，或至少退至病变的近段，然后推注对比剂观察病变处的形态（图 7-1-8），有时仍需要各角度造影观察。

G. 如果造影观察认为扩张结果满意，应完全退出球囊导管，并保持导丝在原位，确认结束手术或继续行冠状动脉支架置入术治疗。如结束手术，术后将患者送回监护室观察24小时。

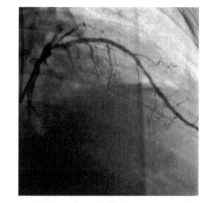

图 7-1-8　造影复查局部管腔明显增宽，血流恢复良好

（四）冠状动脉支架置入术

血管的弹性回缩增加了 PTCA 的残留狭窄，血管壁的弹性回缩可使 PTCA 获得的最大管腔径丧失近 50%，而 PTCA 造成的血管壁损伤又可引起内膜增生，进而更增加了 PTCA 术后冠状动脉再狭窄的发生率。此外，血管的急性闭塞和内膜撕裂都可能导致 PTCA 的失败，由此使得冠状动脉内支架置入术成为冠心病介入治疗的主要方法。

1. 冠状动脉支架的类型及技术性能介绍　根据支架表面是否经过特殊涂层处理，将支架分为金属裸支架及药物洗脱支架。金属裸支架指支架表面经抛光处理后不添加任何涂层。Benestent 和 Teress 试验证实支架可明显减少球囊扩张术再狭窄的试验公布后，金属裸支架在冠状动脉介入治疗中应用率在 1999 年达到了 84.2%，但是后续的临床观察表明，金属裸支架置入后病变部位再狭窄的发生率较高，主要的原因是支架置入导致内膜平滑肌细胞迁移及过度增殖。为了预防再狭窄，药物洗脱支架应运而生。支架表面药物能够有效抑制血管平滑肌细胞的增殖和迁移，显著降低了血管再狭窄的发生率，因而药物洗脱支架成为冠状动脉介入治疗的首选支架类型。

2. 冠状动脉支架置入术的适应证和禁忌证

（1）适应证

1）用于 PTCA 术中发生急性闭塞并发症时的处理。在进行 PTCA 后退出球囊导管保留导丝时，如造影发现病变动脉有内膜撕裂，并出现塌陷和管腔明显狭窄甚至闭塞时，为避免外科紧急搭桥手术，可在靶血管处置入内支架。

2）PTCA 术前预测术中可能发生内膜撕裂、急性闭塞发生率高和术后发生再狭窄概率高的病例，可考虑行内支架置入术。

3）主干的病变，冠状动脉搭桥血管的再狭窄，偏心、钙化、成角病变及闭塞性病变，为保证介入治疗的效果，可直接行内支架置入术，或先行 PTCA，再置入内支架。

（2）禁忌证

1）出血性疾病，如活动性消化性溃疡、新近发生的脑血管意外。

2）未被保护的冠状动脉左主干病变。

3）病变处血管正常直径＜2mm。

4）病变本身或其近段血管重度扭曲，使支架不能正常到位和定位者。

5）累及大分支的病变，一旦置入支架会造成另一只狭窄甚至闭塞者。

6）狭窄以远血管呈弥漫病变，且血流不好者。

3. 冠状动脉支架置入术的操作方法

（1）器械选择

1）导引导管：要选择内腔足够大的导引导管，使支架在导引导管内能被顺利地推送。此外要注意参考行冠状动脉造影所用的导管型号与大小，选择一种能提供良好支撑力的导引导管。

2）导引导丝：要求与行 PTCA 时基本相同。

3）支架的选择：关于支架直径的选择，选择比病变处毗邻的近段血管直径＞10%为宜。因为如果直径过大会加重血管内膜的损伤，太小则不能使球囊及支架贴附于血管壁而增加术后再狭窄的概率。关于支架的长度应根据病变的长度来选择，一般应略长于病变段，这样有利于将病变覆盖，对减小术后再狭窄有利。

（2）操作步骤：球囊扩张型的支架操作步骤与手法（图 7-1-9～图 7-1-13）和 PTCA 相似。需要注意的是球囊的充盈压力和球囊膨胀开后的持续时间。具体方法是：

1）带支架的球囊位置确定之后，用 10 个左右的大气压充盈球囊，支架被扩张开，球囊持续加压 5～10 秒后，迅速减压并轻柔地将球囊导管退出，保留导丝。

2）重复做冠状动脉造影，观察支架与血管的贴附情况并注意观察支架前后段的血管壁。如扩张不理想，可加大压力再扩张，或另选更大直径的球囊再扩张，比较理想的情况是支架扩张后，局部的管径与其邻近的血管相同或略大。

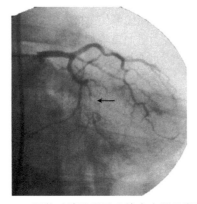

图 7-1-9　冠状动脉造影示左旋支中段重度狭窄

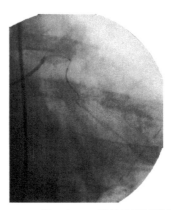

图 7-1-10　行 PTCA，导丝已通过狭窄段

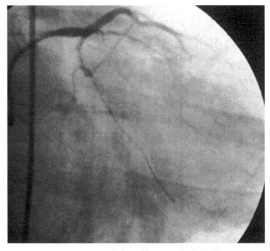

图 7-1-11　球囊导管到达病变部位

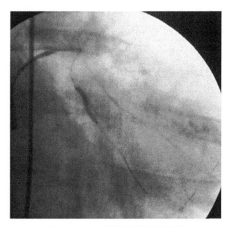

图 7-1-12 球囊扩张时形态

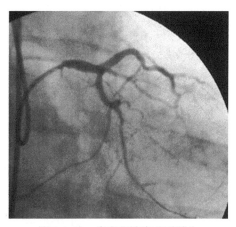

图 7-1-13 病变段狭窄几乎消失

4. 冠状动脉支架置入术的术前、术中、术后用药与 PTCA 相同 到目前为止，冠状动脉内支架置入术已能够与 PTCA 很好地结合，并明显地提高 PTCA 的效果，降低并发症的发生率。其他的介入技术从产生本身就是为了解决 PTCA 的不足，但因其自身都存在着缺陷，并在实际工作中存在着一些问题，使得这些新技术只能作为 PTCA 的补充手段而不能代替 PTCA，有的技术本身就必须依赖 PTCA。目前 PTCA 结合冠状动脉内支架置入术应是冠状动脉疾病介入治疗的基础，随着新的介入技术的开发和新技术的应用和临床经验的积累，冠心病的介入治疗技术会越来越成熟和完善。

（五）冠心病介入治疗的常见并发症及处理

1. PTCA 的严重并发症

（1）冠状动脉夹层（coronary artery dissection）：介入治疗中常见的并发症之一。PTCA 引起冠状动脉夹层确切的发生率尚不清楚。对 PTCA 术后死亡患者的尸检发现，98%的球囊扩张部位有内膜撕裂和剥脱。临床研究中，主要还是依据冠状动脉造影结果判断是否有冠状动脉夹层形成。美国心肺血液研究中心推荐的诊断标准为：在冠状动脉介入治疗后，行冠状动脉造影可见血管腔内有不规则的 X 线透亮线影或对比剂外渗入血管壁内（图 7-1-14）。

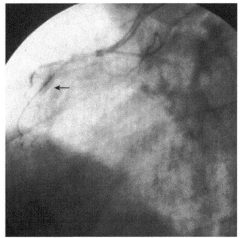

图 7-1-14 右冠状动脉次全闭塞性病变，行 PTCA 导丝通过病变后，
行造影见夹层形成（箭头所示为对比剂滞留）

对于较严重的冠状动脉夹层，常用的处理方法有下列几种：

1）先用球囊以较低压力（2～4atm）进行 5～10 分钟的再扩张，如效果不理想，则换用灌注球囊进行长时间的扩张，时间可长达 10～15 分钟，一般能使半数以上的夹层闭合。

2）对于长时间球囊扩张无效的冠状动脉夹层或患者出现明显胸疼和急性心梗临床表现而不能耐受长时间扩张的，应考虑放置冠状动脉支架，尤其适用于单支血管病变、夹层范围局限和位于较大血管近段或中段的病变（图 7-1-15～图 7-1-18）。

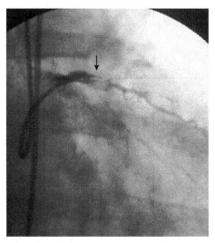

图 7-1-15　导引导管选择不理想，在主动脉窦内的形态不好。操作过程中造成左主干冠状动脉夹层形成（箭头所示）管腔内可见细线状内膜片负影，并造成左旋支不显影，前降支狭窄并血流缓慢

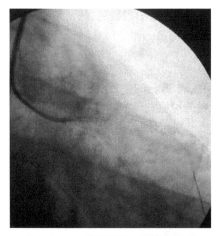

图 7-1-16　将导丝送至前降支远端

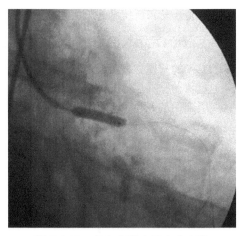

图 7-1-17　在左主干内置入内支架

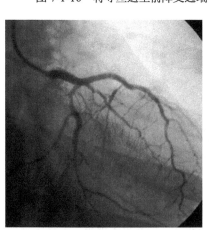

图 7-1-18　夹层病变被修复，左冠状动脉恢复血流通畅

3）对于上述介入治疗措施无效的、范围大的严重夹层，或夹层累及主要分支处的病变，应立即行急诊冠状动脉搭桥手术。

（2）冠状动脉急性闭塞或濒临闭塞：急性闭塞指冠状动脉介入治疗术中或术后 24 小时内发生的冠状动脉闭塞，行冠状动脉造影可见靶血管的血流为 TIMI（thrombolysis in myocardial infarction，TIMI，心肌梗死溶检治疗）0～2 级。濒临闭塞是指术中和术后的临床症状、心电图和造影结果不断恶化，并符合下列标准的两条：①残余狭窄≥50%；②TIMI 2 级血流；③出现严重的冠状动脉夹层；④心绞痛和心电图改变等心肌缺血的证据。通常认为急性冠状动脉闭塞是冠状动脉痉挛、血栓和冠状动脉夹层伴血栓形成的结果。一旦证实为急性血管闭塞，应立即采取措施，尽早使闭塞的血管开通。常用的治疗方法包括以下几项。

1）一般药物治疗：包括镇痛、镇静、抗心律失常、抗凝和血管活性药物。

2）溶栓治疗：常用药物是尿激酶和rtPA。

3）介入治疗

A. 再次球囊扩张和灌注球囊成形术：与处理严重夹层的方法相同。

B. 冠状动脉内支架置入术：是首选方法。

C. 定向冠状动脉内膜切除术（directional coronary atherectomy，DCA）：急性血管闭塞时，可以用DCA切除剥脱的内膜片，使血管再通，但必须非常谨慎地操作，以免造成冠脉穿孔。

4）急诊冠状动脉搭桥术。

（3）冠状动脉穿孔：冠状动脉穿孔是冠脉介入治疗术中少见的并发症。单纯 PTCA 造成冠状动脉穿孔的发生率为 0.1%，但近年来随着冠状动脉介入新技术的应用，其发生率明显升高。冠状动脉穿孔可导致急性心脏压塞、急性心肌梗死甚至死亡。冠状动脉穿孔的常见原因为：导引导丝损伤、球囊爆破或球囊选择过大、支架损伤、DCA 的并发症等（图 7-1-19）。

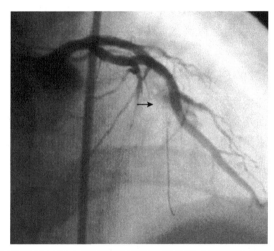

图 7-1-19　行 PTCA 时导引导丝误入冠状动脉腔外，并导致心脏压塞（箭头所示为对比剂外溢）

目前采用 Ellis 等方法对冠状动脉穿孔进行分型（表 7-1-1）。Ⅰ型穿孔，患者可无症状，术后应严密监护以防术后 24～48 小时内发生迟发破裂。较为严重的Ⅱ型和Ⅲ型穿孔患者可有胸痛、心率加快、血压下降和心肌缺血的心电图表现，甚至出现心脏压塞、心肌梗死或死亡。

一旦确定为Ⅱ型或Ⅲ型冠状动脉穿孔，应立即用灌注球囊低压充盈扩张置于穿孔部位，以防继续出血，同时停止抗凝治疗。对于不能控制的出血或经长时间球囊压迫仍不能闭合破口的，应立即行外科手术治疗。

表 7-1-1　Ellis 等的冠状动脉穿孔分型

分型	造影所见
Ⅰ	局限性血管壁膨出
Ⅱ	片状对比剂渗漏
Ⅲ	对比剂持续渗漏
亚型	
A	穿孔朝向心包面
B	穿孔朝向心肌面

2. 冠状动脉支架置入术的并发症　冠状动脉支架置入术后，急性（术后 24 小时内）或亚急性血栓形成是一个严重的并发症。临床表现为心肌梗死，而非复发性心绞痛。近年来采用氯吡格雷或替格瑞洛联合阿司匹林的抗血小板方案，已明显降低血栓形成的发生率，支架扩张不完全和抗栓不足是血栓形成的主要原因，并以前者为主要原因。此外，尚与支架类型和血管腔径及腔内是否已有血栓有关。一旦出现急性或亚急性血栓形成，心肌梗死范围较大的应考虑急诊冠状动脉搭桥术。

3. 非严重并发症

（1）边支闭塞：分叉处的狭窄是非常常见的，对其中一支进行介入治疗，可能会造成另一支狭窄加重或闭塞。闭塞发生后，约有 1/4 的患者会出现心绞痛、心肌酶升高，有的还会出现房颤、心动过速或 ST 段抬高。预防的方法是采用双导丝技术，即分别用两个导丝放入分叉的两支冠状动脉内，对其中一支进行介入治疗，一旦另一只出现狭窄或闭塞，可通过预置的导丝进行 PTCA，通过这一技术，可使边支闭塞的发生率降至 3%。

（2）室性心律失常：比较少见。一般可在 1～2 天内消失。如在除外电解质紊乱的基础之上多无须特殊处理。

（3）低血压：PTCA 术后低血压不少见。原因包括心肌缺血、心脏压塞、后腹膜腔出血及脱水。因低血压可降低冠状动脉血流量，并诱发血栓形成，应密切观察、排除诱因、积极治疗。

（六）冠心病介入治疗的研究热点及未来的发展趋势

冠状动脉介入治疗的研究方兴未艾，新材料、新理念层出不穷。目前的研究热点主要为新型抗增生药物的发现、定向药物释放系统的发展、生物可吸收支架和促进内皮愈合支架的研制等方面。随着技术、工艺水平的提高，临床研究和探索的进一步深入，这些新的介入技术在拓宽冠心病介入治疗领域方面会越来越有作为，冠心病的介入治疗技术会越来越成熟和完善。

【案例 7-1-1 分析讨论】

1. 中年男性，既往大量吸烟，确诊 2 型糖尿病 3 年，且血糖控制不佳；突发胸痛 6 小时；实验室检查显示心肌损失标志物 CK-MB 和 hsTNI 显著增高；入院心电图提示急性前壁 ST 段抬高型心肌梗死；超声心动图显示左室前壁运动减弱。

2. 冠状动脉造影检查，必要时行经皮冠状动脉支架置入。

3. 可能的并发症①冠状动脉夹层；②冠状动脉急性闭塞或濒临闭塞；③冠状动脉穿孔；④急性或亚急性支架内血栓；⑤其他：心律失常、低血压和细小边支闭塞。

（王　祥　张　敏）

第二节　先天性心脏病

【案例 7-2-1】

患者，女性，16 岁。因"发现杂音 3 个月"入院。体检：心界不大，HR 84 次/分，心律齐，心音有力，胸骨左缘第 2 肋间可闻及 3/6 级收缩期杂音，P2 亢进。超声心动图：LV 42mm，RV 30mm，LA 32mm，RA 45mm。大动脉短轴观：房间隔中段可见回声失落，19.7mm，缺损距主动脉根部 3.2mm，距心房后缘 6.0mm；心尖四腔观：房间隔中段可见回声失落，22.2mm，距二尖瓣瓣环 10.5mm，距心房顶部 8.8mm；剑突下两房心切面：房间隔中段可见回声失落，22.0mm，缺损距下腔静脉 9.1mm，距上腔静脉 13mm。诊断：先天性心脏病，继发孔型房间隔缺损。

【问题】
1. 本案例诊断依据是什么?
2. ASD 行封堵术时的最佳投照体位是什么?
3. 如何选择 Amplatzer 封堵器大小?
4. 如何判断封堵器置入位置是否合适?
5. 封堵术后处理有哪些?

先天性心脏病（简称先心病）是儿童及成人常见心脏病,近20年来先天性心脏病的介入治疗有了长足进步,对于许多先天性心脏病介入治疗已成为首选的临床治疗方法。下面对最常见的几种介入治疗作一简单介绍。

一、经导管动脉导管未闭封堵术

动脉导管未闭(patent ductus arteriosus,PDA)是最常见的先天性心脏病之一,占先心病的15%～20%,发病率占先心病第二位,且女性多于男性。动脉导管由左侧第六主动脉鳃弓的背侧部分演变而来,连于左、右肺动脉分叉处与主动脉弓远端之间,胎儿期右心室血液大部分经此流入主动脉从而构成胎血循环的主要通路,出生后动脉导管逐渐收缩,80%在出生后3个月、95%在出生后1年解剖结构生长关闭。出生后3个月持续不闭合并产生病理生理改变则称为PDA。

动脉导管按其大小、长短、形态可分为5型:
（1）管型导管的主动脉及肺动脉端粗细相仿,形如管状。
（2）漏斗型导管的主动脉端粗,肺动脉端较细,形如漏斗。
（3）窗型肺动脉与主动脉端紧贴,两者之间为一孔道,直径往往较大。
（4）动脉瘤型导管两端细,中间呈瘤样扩张。
（5）哑铃型导管两端短粗,中间细。

后三型均较少见。

在正常的左位主动脉弓情况下,导管肺动脉端常开口于左、右肺动脉分叉处略偏左侧,而主动脉端一般位于左锁骨下动脉起始以远的主动脉前侧壁。若为镜面型右位主动脉弓,则导管走行可偏左肺动脉或可偏右肺动脉。

本病常为单发,也可与其他先心病并存,如室间隔缺损、主动脉缩窄等或构成复杂畸形的组成部分。

PDA 的持续存在,可导致患者左室扩张肥厚、肺动脉高压、发绀、心力衰竭、细菌性心内膜炎,甚至出现死亡。

（一）PDA 封堵术简介

从1938年第一例开胸PDA结扎手术成功以来,外科开胸手术一直是PDA的常规根治手术,并取得了很好的治疗效果。1967年 Porstman 等经心导管用泡沫塑料的海绵塞封堵PDA成功,开创了PDA非开胸根治的新方法。从1979年开始多种经导管介入治疗的方法已成功地应用于临床。目前最常用及最成熟的为弹簧圈封堵术及 Amplatzer 封堵术。

（二）弹簧圈封堵术（Coil 法）

弹簧圈封堵术的器械很简单,有美国 COOK 公司的可释放弹簧圈和德国 PFM 公司生产的可释放不对称螺旋形弹簧圈。COOK 公司弹簧圈的规格有圈径5mm和圈径8mm,以及圈数5个和圈数3个,共4种。PFM 公司的螺旋形弹簧圈因螺旋圈两端圈径不同而分7种规格。

1. 适应证　适用于PDA直径≤2mm,无年龄和体重限制。

2. 禁忌证　PDA合并其他心内畸形者及PDA合并肺动脉高压且由右向左分流者。

3. 操作方法

（1）局麻下穿刺股动脉（通常为右股动脉），置入 5F 动脉鞘管后，送入 5F 猪尾导管。将猪尾导管送至主动脉弓降部，以左侧位和（或）右前斜 30°投照，完成胸主动脉造影。目的是显示动脉导管的位置、大小和具体形态，并测量 PDA 最窄处的大小，以决定其适应证和选择弹簧圈的具体类型。PDA 呈漏斗型或长管状时，宜选用 5 圈的弹簧圈和 PFM 公司弹簧圈。

（2）COOK 公司弹簧圈的操作方法：经股动脉或股静脉送入 5F 端孔多用途导管，并通过 PDA 进入肺动脉内（如经股静脉进入则通过 PDA 进入主动脉内）。所选择的弹簧圈直径应是 PDA 最窄处的 2 倍或 2 倍以上。将与输送导丝连接好的弹簧圈沿端孔导管推送至 PDA 处，小心将其送出导管顶端，在 PDA 主动脉端放出 2～3 个圈；再轻轻拉回到 PDA 肺动脉端的出口处放置 1～2 个圈，再行主动脉造影证实封堵效果并确认弹簧圈位置良好后，操纵输送导丝脱离弹簧圈完成 PDA 封堵术。如定位不理想或弹簧圈塑形不满意，可以将弹簧圈收回导管内，重新定位释放，直至理想为止。

（3）PFM 公司弹簧圈的操作方法：从股静脉送入 5F 端孔多用途导管至肺动脉，并通过 PDA 到达主动脉端；将与操控杆连接好的弹簧圈从导管内推送至 PDA 处，在导管顶端、PDA 主动脉端释放出 3～4 圈后，再将导管连同弹簧圈拉回使弹簧圈固定在主动脉端 PDA 的漏斗部，然后释放剩余的弹簧圈数。经主动脉弓降部造影证实定位良好后，松开安全环，完成封堵术。如造影观察效果不满意，可以收回重新释放。

值得一提的是，弹簧圈 PDA 封堵术经过股静脉途径操作比经过股动脉途径操作弹簧圈的定位要容易一些。因为 PDA 的主动脉侧压力高，如通过股动脉途径放置时，在肺动脉侧弹簧圈放置完成后，再在主动脉侧释放剩余弹簧圈时，由于压力的作用，可能会将弹簧圈冲入 PDA 内甚至会将弹簧圈冲入肺动脉内。故此，操作时要注意在拉紧输送导丝的同时，回拉导管使弹簧圈在一定的拉力下在主动脉端成形。

（三）Amplatzer 封堵术

此为目前最常用方法。Amplatzer 封堵器（图 7-2-1）是由高弹性的镍钛记忆合金丝编织成形而

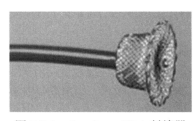

图 7-2-1　Amplatzer PDA 封堵器

成的，由具有自膨胀性的固定盘及相连的"腰部"组成，类似于蘑菇状，即主动脉侧的固定盘头部略大，位于 PDA 部位的部分，即"腰部"为圆柱形，圆柱部分的后部为带螺纹的接点，用以与推送杆相连。在圆柱部分的前、中、后部缝有聚酯膜片。封堵器长均为 7mm，而圆柱部分和固定盘部分的直径有不同大小。它独特的网织蘑菇状构造使得它可以被手工纳入合适的输送鞘管的内腔中，用推送器推出导管头端后会自动打开恢复原有形状；圆柱部分可制成不同直径大小以适合不同直径的病变；

与推送杆相连的接点被设计成螺丝扣，只要在术中不逆时针旋转推送杆，封堵器就不会被释放，也就可以反复收放直至满意为止；封堵器内的高分子聚酯膜片起着阻挡血流的作用，更有利于在封堵器内形成血栓，从而降低残余分流量。

1. 适应证　具有临床症状、心脏超负荷表现或有连续性杂音，不合并需外科手术的心脏畸形的 PDA，患者体重≥4kg。

2. 禁忌证　与弹簧圈封堵术的禁忌证相同。

3. 操作方法

（1）Seldinger 法穿刺股动脉和股静脉，经股动脉插入 6F 猪尾导管至主动脉弓降部，以左侧位和（或）右前斜 30° 投照，完成胸主动脉造影（图 7-2-2），根据造影确定导管的形态和直径。

（2）经股静脉将端孔导管送至肺动脉，并经未闭的 PDA 送入主动脉内，沿导管送入交换导丝至主动脉内，然后退出端孔导管，保留交换导丝的头端在主动脉内。如果 PDA 的直径小，有时从

肺动脉侧将导管送入主动脉侧比较困难,此时可以经股动脉途径送入端孔导管至 PDA 的主动脉侧,操控导管从 PDA 的主动脉侧经 PDA 进入肺动脉侧,然后需要沿导管送入交换导丝至肺动脉侧,再用圈套装置套住导丝从股静脉处拉出体外,这样就建立起一个从股静脉—右室—肺动脉—PDA—主动脉—股动脉的导丝轨道(图 7-2-3、图 7-2-4)。

(3)沿导引导丝从股静脉送入封堵器专用长鞘管到达降主动脉后,退出导引导丝,保留长鞘管在主动脉内(图 7-2-5)。

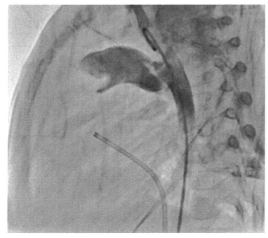

图 7-2-2 胸主动脉造影显示 PDA 的存在分型属于粗管漏斗型(不需抓捕器)

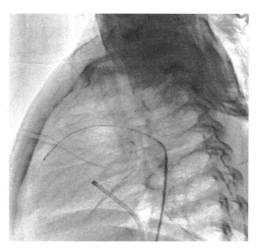

图 7-2-3 细导丝从主动脉侧经细小动脉导管进入肺动脉侧

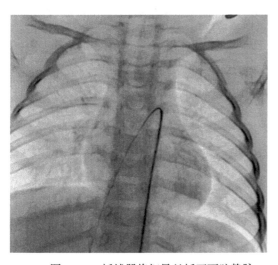

图 7-2-4 抓捕器将细导丝抓至下腔静脉

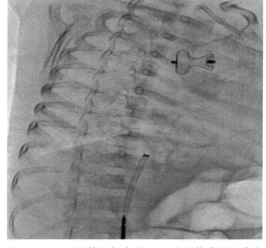

图 7-2-5 MP 导管经粗大的 PDA 从股静脉送至降主动脉

(4)按封堵器的管状结构直径大于 PDA 开口处(即最窄处)直径 4~6mm(针对 5mm 以上的粗大未闭动脉导管,封堵器的直径选择动脉导管内径的 2 倍)的要求,选择适当大小的封堵器,用 NaCl 溶液浸泡使其湿透,将推送杆通过负载导管与封堵器肺动脉端的螺丝口接点旋接,将封堵器完全浸没在肝素 NaCl 溶液中回拉推送杆将封堵器拉入负载导管内,再用肝素 NaCl 溶液冲洗长鞘,以保证整个装置内无血栓或空气泡。

(5)将负载导管插入长鞘管内,并沿长鞘管推送至主动脉内,再将封堵器推出负载导管并使其恢复其定形的形状,然后连同鞘管、负载导管和推送杆一起向肺动脉端回拉,使封堵器的头端覆盖在 PDA 的动脉端,"腰部"进入动脉导管内并能完全卡在 PDA 内。回拉的过程有阻力,轻轻地推送也能感到有阻力,说明封堵器大小合适,固定较好。透视下封堵器的头端固定盘侧盘片平整,无向主动脉内凸出的征象,也无盘片变形凹入 PDA 内的情况发生,同时"腰部"有轻压迹,尾部张开,则提示封堵术成功。如主动脉侧的盘片明显凸入主动脉内,则说明封堵器过大。如主动脉侧的盘片凹入 PDA 内,"腰部"也没有切迹,则说明封堵器过小。

(6)再次行胸主动脉造影,观察封堵效果和封堵器的位置,确定满意后,逆时针旋转推送杆,释放封堵器,完成手术(图 7-2-6)。

对于体重小的婴幼儿,可只经股静脉途径完成造影和封堵术,但术后无法进行造影复查,在释放封堵器前可用经胸超声心动图来观察效果。

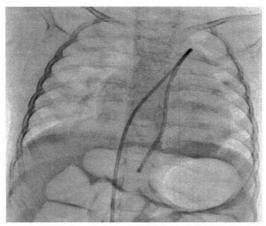

图 7-2-6　置入 Amplatzer 封堵器后,观察主动脉端和肺动脉端的位置和伞张开的形状均正常

(四)常见并发症及处理

1. 封堵器脱落及异位栓塞　Amplatzer 封堵术较以往的封堵方法发生封堵器脱落和异位栓塞的概率少得多。由于 PDA 两端存在压力差,封堵于 PDA 主动脉端的盘状设计不易发生脱落或移位,一旦发生脱落,可先用网篮导管或圈套器试行取出,必要时需外科手术取出。弹簧圈脱落后可随血流漂至肺动脉远端,造成肺动脉分支的栓塞,一般不会引起严重不良反应和后果。预防的方法是通过良好的造影观察清楚 PDA 的具体大小和形态,选择正确的封堵方法和适当的大小、型号,并在术中轻柔操作。

2. 急性溶血　是 PDA 封堵术中少见的严重并发症。主要原因是封堵器选择过小和封堵器内聚酯膜有破损,局部产生的残余分流所致的高速血流通过封堵器使红细胞破坏而产生溶血。溶血多发生在 PDA 封堵术后的 24 小时内,且一般可随着封堵器内聚酯膜网孔上血小板的黏附、血栓形成、网孔闭塞而停止。如溶血明显,则必须紧急处理,必要时应行外科手术,取出封堵器,同时结扎PDA。

3. 残余瘘及再通　采用 Amplatzer 封堵术早期会有一些小量分流,但随着局部的血栓形成,小量分流短期内就会停止。弹簧圈封堵术发生残余分流的概率略高,有些患者残余分流持续存在,处理的方法是再次进行弹簧圈封堵术。

4. 主动脉弓降部或左肺动脉近端狭窄　主要因 PDA 内径偏细,封堵器太大或放置位置不当造成的,多见于年龄较小的患儿。关键是要选择正确的封堵方法和合适大小的封堵器,并在术中进行造影评价或参考超声心动图。

二、经导管房间隔缺损封堵术

房间隔缺损(atrial septal defect,ASD)为最常见的先心病之一,占先心病发病总数的 5%～10%,

是房间隔在胚胎发育过程中发育缺陷所致。女性较多见。一般情况下 ASD 以左向右分流为主，在儿童时期可以无症状，很多至成年时出现症状后才被发现。如不能及时治疗，约有 2% 的患者发展成肺动脉高压。既往外科手术是唯一的治疗方法。1976 年 King 和 Miller 首次使用双面伞状封闭装置经导管关闭继发孔 ASD 取得成功后，开创了 ASD 经导管介入治疗的新途径，此后经历近 20 年的发展，又先后出现了一些新的封堵装置，先后研制出 Rashkind 单盘状带钩闭合器、无钩的双面伞闭合器、Lock 等以双面伞形闭合器改进的蚌状夹式闭合器（Clamshell），上述各种封堵器都因存在着要求大直径输送管、操作复杂且安全性差、易残留分流、适应证范围小等缺点而被基本淘汰。20 世纪 90 年代以来，Sideris 等研制的"纽扣"式补片装置解决了输送装置粗大和适应证受年龄和体重限制的问题，并且能关闭 30mm 以内的中央型 ASD，但 Sideris 封堵器的操作仍较复杂，术后残余漏的发生率仍相对较高，目前临床上并未广泛使用。Amplatzer 封堵器经临床使用显示其适用范围广、操作简单、安全、并发症少，成为目前临床上治疗 ASD 的通用装置。

（一）Amplatzer ASD 封堵法简介

1997 年 Amplatzer 发明了双盘状的镍钛合金封堵器（图 7-2-7），其由超弹性的镍钛合金丝编织而成，位于左右心房侧的部分均为圆盘状，两个圆盘中间的连接结构即位于房间隔的部分为圆柱形，圆柱形的直径依缺损的大小分为不同型号，统一的长度为 4mm。左心房侧的圆盘直径比连接部分的直径大 14mm，而右心房侧的圆盘则大 10mm。封堵器的盘片和"腰部"中缝有 3 层聚酯海绵片，封堵器两端受力牵拉时可伸展成细条状，便于安放在导管内，而放开牵拉力封堵器便自行恢复原有形状。

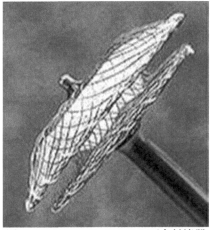

图 7-2-7 Amplatzer ASD 双面伞封堵器

该封堵器的优点是：①因连接的"腰部"直径与房间隔缺损直径相同，放置后无移位，因此术后几乎不存在残余分流，还不会影响邻近瓣膜的活动；②可以通过较小直径的导管，并且适用于各种部位和各种直径的房间隔缺损，适应证广；③在没有松开螺丝扣之前，可以反复放置和回收，操作方便，安全系数高。

（二）适应证

（1）年龄通常≥3 岁。

（2）直径≥5mm，伴右心容量负荷增加，≤36mm 的继发孔型左向右分流 ASD。

（3）缺损边缘至冠状静脉窦、上下腔静脉及肺静脉的距离≥5mm，至房室瓣的距离≥7mm。

（4）房间隔的直径（总长）＞所要选用封堵器左房侧盘的直径。

（5）不合并必须行外科手术治疗的其他心脏畸形。

（三）禁忌证

（1）原发孔型 ASD 及静脉窦型 ASD。

（2）心内膜炎及出血性疾病。

（3）封堵器安置处有血栓存在，导管插入途径有血栓形成。

（4）严重肺动脉高压导致右向左分流。

（5）伴有与 ASD 无关的严重心肌疾病或瓣膜疾病。

（6）外科手术后残余分流。

（四）术前准备

（1）常规做心电图、X 线胸片、超声心动检查以明确诊断，评估适应证，明确心功能及肺部情况。

（2）常规进行血常规、尿常规、大便常规检查，抽血进行肝肾功能、输血前检查、凝血机制等检查，查血型，备同型血。

（3）术前禁食、禁水 6~8 小时。

（4）备皮。

（5）通知超声心动图室、麻醉科做好准备。

（五）操作方法

（1）局麻或全麻下穿刺股静脉，置入鞘管并注入肝素 100U/kg 行全身肝素化。

（2）将端孔导管在导丝的帮助下从股静脉送入左肺静脉（通常为左上肺静脉）入口处（图 7-2-8），沿端孔导管将 0.035″×260cm 的加硬导丝置入左上肺静脉内（图 7-2-9）。

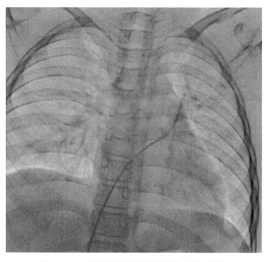

图 7-2-8　经股静脉送导管入左肺静脉

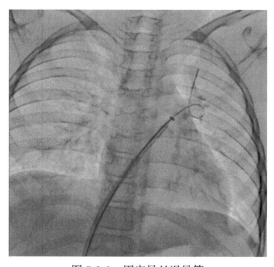

图 7-2-9　固定导丝退导管

（3）沿导丝送入测量球囊以测量 ASD 的直径（通常可直接通过超声心动图测量），再更换输送鞘于左房内。

（4）选用适宜的 Amplatzer 封堵器经输送鞘送至左心房内，在透视及超声心动图监测下先打开左心房侧伞并回撤至 ASD 的左心房侧，然后固定输送杆回撤鞘管打开右心房侧伞（图 7-2-10）。

（5）经透视及超声心动图下观察封堵器位置，形态满意，且无残余分流时，可稍用力反复推拉输送杆，若封堵器位置、形态固定不变，可操纵输送杆旋转柄释放封堵器（图 7-2-11）。

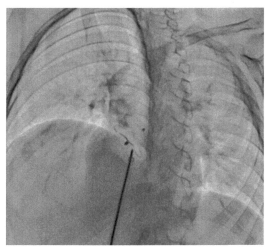

图 7-2-10 左前斜位观，房间隔封堵器两侧盘片完全打开后的形态

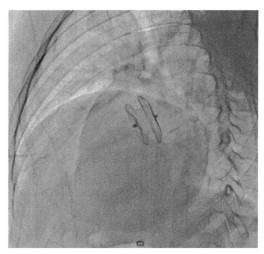

图 7-2-11 释放 Amplatzer 封堵器成形良好

（6）撤出鞘管，压迫止血。

（六）术后处理

（1）穿刺肢体制动 8 小时，卧床 20 小时，局部加压 6 小时。

（2）术后肝素抗凝 24 小时。

（3）口服肠溶阿司匹林 3～5mg/（kg·d）（共 6 个月），封堵器直径＞30mm 的患者可酌情加服波立维 75mg/d（成人）。

（4）应用抗生素预防感染 2～3 天。

（5）术后 24 小时、1 个月、3 个月、6 个月及 12 个月复查超声心动图、心电图及 X 线胸片，观察有无残余分流、封堵器移位、心功能异常或心律失常等。

三、经导管室间隔缺损封堵术

室间隔缺损（ventricular septal defect，VSD）为最常见的先心病之一，发病率占先心病的 25%～50%，居先心病发病的首位。除绝大多数为先天发育畸形所致之外，后天性的原因常见的有：创伤性和冠心病心肌缺血坏死所致的肌部室间隔穿孔。根据缺损部位的不同，VSD 大体可分为三类，即：膜周部型、干下型和肌部型。VSD 的血流动力学改变因缺损部位、大小和两心室压力的不同而不同。心室水平的分流，可引起左心室及右心室容量负荷增加，也使得右心室、肺循环及左心房的压力升高。当右心室和肺动脉压力逐渐接近左室时，则可出现双向分流，产生危及患者生命的继发性肺动脉高压、心力衰竭和呼吸道感染。

外科手术是治疗 VSD 的传统方法，近 10 年来使用 Amplatzer 导管装置封闭 VSD，优点是可避免体外循环下的开胸手术，创伤小、恢复快、且治疗效果肯定。

（一）Amplatzer VSD 封堵术简介

多年来大量使用 Amplatzer 封堵器，对 VSD 和创伤或心梗后室间隔肌部穿孔的患者进行封堵术成功显示出 Amplatzer 封堵器在安全性、易操作性和并发症等方面较既往封堵器有较强的优越性，并成为目前使用的主要方法。封堵器的形状与用于 ASD 封堵的 Amplatzer 封堵器相似，它的"腰部"根据 VSD 的缺损大小有不同的直径，以适应肌部较厚的间隔和膜部较薄的间隔，普通对称型

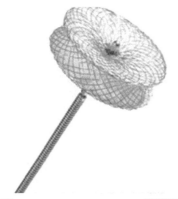

图 7-2-12　Amplatzer VSD 封堵器

VSD 腰长 3mm，盘面的直径比"腰部"大 4mm。膜部专用封堵器的盘片还有被设计成偏心状的，即靠近左心室流出道主动脉侧的盘片边缘短，其他部分边缘较长，并且在短边的对侧有标志，以便定位方便。同 ASD 和 PDA 封堵器一样，盘片和"腰部"都缝有聚酯片（图 7-2-12）。由于肌部室间隔的部位周围结构比较单一，封堵的安全性相对比较高，并发症少，疗效可靠。

（二）Amplatzer VSD 封堵术的适应证和禁忌证

1. 适应证

（1）膜周部 VSD

1）年龄通常≥2 岁。

2）体重＞10kg。

3）有血流动力学异常的单纯性 VSD，14mm＞直径＞3mm。

4）VSD 上缘距主动脉右冠瓣≥2mm，无主动脉右冠瓣脱入 VSD 及主动脉瓣反流。

5）超声显示缺损部位在大血管短轴五腔心切面 9～12 点钟位置。

（2）肌部 VSD＞3mm。

（3）外科手术后残余分流。

（4）心肌梗死或外伤后 VSD。

2. 禁忌证

（1）感染性心内膜炎、心内有赘生物或存在其他感染性疾病。

（2）封堵器安置处有血栓存在，导管插入径路中有血栓形成。

（3）巨大 VSD、缺损解剖位置不良，封堵器放置后可能影响主动脉瓣或房室瓣功能。

（4）重度肺动脉高压伴双向分流。

（5）合并出血性疾病和血小板计数减少。

（6）合并明显肝肾功能异常。

（7）心功能不全及其他不能耐受操作者。

（三）术前准备

与 ASD 封堵术相同。

（四）操作方法

麻醉与心电监护等同 ASD 封堵术。主要介绍膜周部 VSD 封堵术操作方法。

（1）常规右心导管检查，左心导管检查：以 5F 猪尾导管经股动脉—升主动脉—主动脉弓—左心室，行左心室造影，显示室缺大小，及有无主动脉瓣脱垂及反流（图 7-2-13）。

（2）建立动静脉轨道：选用 0.032″×260cm 泥鳅导丝帮助下穿过 VSD 入右心室，送至肺动脉或上腔静脉，再由静脉端经端孔导管送入圈套器套住肺动脉或上腔静脉的导丝头端从股静脉拉出体外，建立股动脉—主动脉—左心室—VSD—右心室—上腔静脉—股静脉轨道（图 7-2-14～图 7-2-16）。

（3）选用 6F 的输送长鞘冲洗排气后沿超滑导丝从

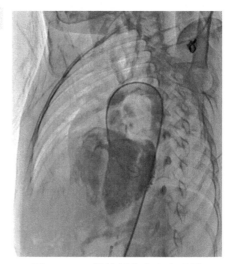

图 7-2-13　长轴斜位左心室造影
左心室流出道区域可见室间隔膜部缺损

静脉端在左心导管帮助下送至主动脉瓣上，后退内芯，在右冠导管及导丝的帮助下将外鞘送至左心室心尖部，退出内芯及导丝。

（4）将 VSD 封堵器与输送长鞘相连收入短鞘内，冲洗排气后沿输送长鞘送至左心室，释放前伞，回撤整个系统在左心室侧释放后伞，见封堵器位置及成形良好（图 7-2-17、图 7-2-18）。

（5）术中超声检测封堵器成形良好，无残余分流，无主动脉瓣反流，无二尖瓣、三尖瓣活动受限。

（6）以 5F 猪尾导管行左心室及主动脉瓣上造影，显示室间隔封堵器位置良好，无主动脉瓣反流，无二尖瓣、三尖瓣活动受限，旋转输送杆释放封堵器（图 7-2-19）。

（7）撤出长鞘及导管管，压迫止血。

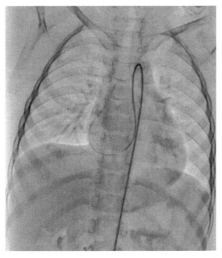

图 7-2-14 细导丝经导管经主动脉-左心室，并通过 VSD 进入右心室内进入上腔静脉

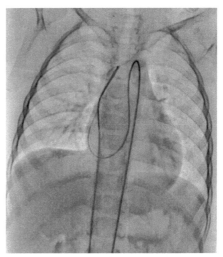

图 7-2-15 使用抓捕器抓捕位于上腔静脉的导丝

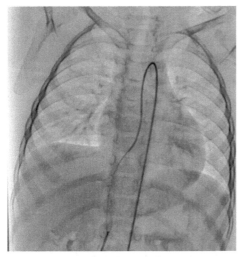

图 7-2-16 用抓捕器将导丝从股静脉处拉出，形成股动脉-主动脉—左心室—VSD—右心室—上腔静脉—股静脉的导丝轨道

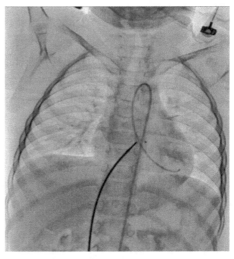

图 7-2-17 在输送长鞘的保护下，封堵器盘片打开

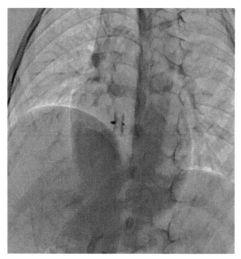
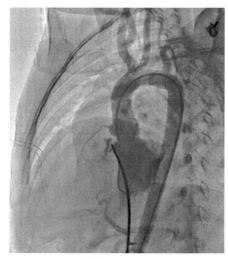

图 7-2-18　再次行左心室造影，可见缺损位置无分流　图 7-2-19　释放封堵器，于左心室长轴斜位可见封堵
　　　　　　及主动脉瓣反流　　　　　　　　　　　　　　　　　　器成形良好

（五）并发症

（1）心导管术相关并发症。

（2）心律失常：室性早搏、室性心动过速、束支传导阻滞及房室传导阻滞。

（3）封堵器移位或脱落。

（4）腱索断裂。

（5）三尖瓣关闭不全。

（6）主动脉瓣反流；残余分流。

（7）机械性溶血。

（8）急性心肌梗死。

（9）心脏及血管穿孔。

（10）神经系统并发症：头痛、中风等。

（11）其他：局部血栓形成及周围血管栓塞等。

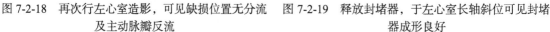

【案例 7-2-1 分析讨论】

1. 诊断依据：

（1）典型听诊特点：胸骨左缘第 2 肋间可闻及 3/6 级收缩期杂音，P2 亢进。

（2）超声心动图：房间隔中段可见回声失落，22.2mm。

2. ASD 行封堵术时的最佳投照体位：LAO 50°或 LAO 45°＋头 25°

3. 选择 Amplatzer 封堵器大小。一般原则：比超声所测得最大径大 4～6mm（ASD＜20mm），或大 6～8mm（ASD＞20mm），甚至大 10mm（ASD＞30mm 或存在短残边）。该患者 ASD 损口径虽中等大小（22.2mm）但存在短残边，最后选择了 30mm 的国产封堵器封堵，手术成功。

4. 判断封堵器置入位置是否合适：通常从 X 线及床旁超声检查判断。如 X 线透视双面伞形态良好，牵拉试验封堵器无移位，形态未变化；超声证实左、右心房伞面分别位于房间隔左、右心房侧，形态稳定，多普勒超声显示无明显分流信号，并未影响瓣膜启闭功能。

5. 封堵术后处理：症状及超声随访 1～2 年，阿司匹林口服 100mg/日，6 个月。因非巨大 ASD（＜30mm），故未应用氯吡格雷。

（王　祥　张　勇）

第三节 主 动 脉 瘤

【案例 7-3-1】
患者，男性，83 岁，因"突发腹痛 3 小时就诊"入院。体检腹部可触及搏动性包块、近右髂窝压痛。无发热、腹泻等不适。就诊时血压 180/120mmHg。既往高血压病史，血压控制不佳。冠心病、冠状动脉支架术后。入院超声显示腹主动脉扩张，最大径约为 5.5cm。

【问题】
1. 该患者最可能诊断是什么疾病？
2. 下一步首先考虑做哪种检查？
3. 该患者治疗原则是什么？

按照解剖部位，主动脉瘤主要包括：胸主动脉瘤及腹主动脉瘤。两类疾病均为主动脉局限性扩张，从发病原因等角度看，这两类疾病有一定相似之处，但治疗要点及方式又有一定的不同。

一、胸主动脉瘤

（一）概述

胸主动脉瘤（thoracic aortic aneurysm，TAA）是指胸主动脉管壁局限性"瘤"样扩张。病因主要是动脉粥样硬化。动脉粥样硬化可以使动脉管壁出现弹性下降、弹性不均等退行性改变，从而导致动脉管腔扩张。其他较少见的病因有创伤、感染、结缔组织病变、梅毒等。有研究统计，本病好发于男性，男女比例为 2∶1 到 4∶1。

（二）临床表现、辅助检查与诊断

1. 临床表现 绝大部分 TAA 患者无明显临床症状，约 40%是在无临床症状的情况下做胸片或其他影像学检查时发现的。随着动脉瘤体逐渐增大，瘤体对邻近组织的压力或侵蚀使得患者出现临床症状，如疼痛，特别是背部疼痛，是由动脉瘤接触脊柱或胸廓导致的；气管或支气管受压可出现咳嗽、哮喘，受侵蚀可导致咯血；食管受压可出现吞咽困难，左喉返神经受压可出现声音嘶哑、Horner 综合征。动脉瘤破裂、出血是 TAA 最严重的临床事件，可以表现为剧烈的胸痛、低血压、休克，甚至危及生命。

2. 辅助检查 如前所述，大多数 TAA 患者无明显临床症状，常因查体或其他疾病就诊时偶然发现。胸片常表现为纵隔增宽，甚至可见到动脉瘤边缘钙化影。超声常是发现动脉瘤的手段之一，特别是经食管超声，不但可以发现主动脉增宽和扫查管腔附壁血栓情况，还可以进行动脉管径的测量。更为重要的是，对于主动脉根部、瓣膜有无病变及受累，超声有着独特的作用。

主动脉 CTA 是主动脉瘤疾病最重要的辅助检查，可以为临床提供最直观、最客观的影像学资料（图 7-3-1）。CTA 不仅可以直接显示扩张管腔，对于血管管腔内的附壁血栓、透壁溃疡、壁间血肿等情况也可以提供较为充足的信息，在主动脉疾患的诊断手段中占据核心位置。CTA 扫描较其他检查更

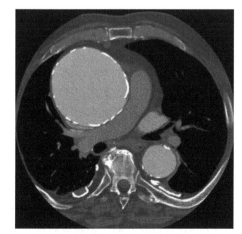

图 7-3-1 CTA 周围图像显示升主动脉明显扩张，动脉管壁可见钙化斑块

为快速、便捷，对于症状性主动脉瘤这类急诊患者，有着无可比拟的优势。需要指出的是，主动脉 CTA 存在电离辐射，检查过程中使用的含碘类对比剂，也可能造成患者过敏或肾功能受损。

3. 诊断　TAA 的诊断并不困难，超声和 CTA 可以直接显示增宽的主动脉。CTA 对动脉病变的细节包括动脉瘤直径、局部动脉走行、病变与主动脉弓部动脉分支的相互关系等，显示具有其他影像学检查无可比拟的优势，对于手术方案的制订十分重要，特别是目前腔内治疗已经成为治疗动脉病变的重要方式，CTA 更加不可或缺。CT 这种检查方式还有助于同其他占位性病变、冠状动脉病变等进行鉴别。

（三）治疗

1. 内科治疗　内科治疗的主要目的是通过降低血压和心脏收缩力来降低主动脉病变节段的剪切应力。许多主动脉瘤患者合并有冠心病、慢性肾脏病、糖尿病、血脂异常、高血压等，因此，治疗和预防策略必须与针对上述疾病的策略相符合。研究表明，戒烟能使主动脉瘤的进展延缓，而适度的体力活动可能阻止主动脉粥样硬化的进展。

控制血压是核心。在慢性病中，血压应控制在正常范围内，必要时使用降压药物。逆转动脉瘤的发展是最理想的结果。如在马方综合征患者中，预防性使用 β-阻滞剂、血管紧张素转换酶（angiotensin converting enzyme，ACE）抑制剂和血管紧张素 II 受体阻滞剂似乎能够减少主动脉扩张的进展或并发症的发生，然而，没有证据表明这些治疗方法对其他病因的主动脉疾病有效。也有一些观察研究表明他汀类药物可以抑制动脉瘤的进展，他汀类药物的使用与主动脉瘤腔内修复后存活率的提高有关，可降低心血管死亡的风险。

2. 介入治疗　既往 TAA 主要采用开放式手术。随着腔内器材的完善，以及术者手术技巧的不断提升和日趋精湛，腔内修复术已经成为 TAA 主要的治疗方式之一。

（1）适应证和禁忌证

1）适应证：①症状性动脉瘤，包括破裂者；②扫描显示进行性增大者；③动脉瘤直径超过 5cm 者。

2）禁忌证：伴败血症、凝血功能不全、感染性动脉瘤、换气储备极差、碘过敏者。

这里需要指出的是，对于症状性主动脉瘤，一旦破裂将危及生命。而部分患者由于基础疾病所限，无法耐受全麻手术或接受全麻手术风险较高，腔内治疗几乎成为这类患者的唯一手术方式，因此，前述部分禁忌证可视为相对禁忌证。

（2）胸主动脉瘤腔内修复术（endovascular aneurysm repair，EVAR）

1）概述：主动脉瘤腔内修复术是指通过推送系统，将预制折叠或捆绑的覆有人工复合材质膜的金属覆膜支架送入主动脉瘤腔内。依靠金属支架径向支撑力、头端的锚定结构使支架近远端固定于动脉瘤近远端的正常动脉壁的方法，这样的"套筒"样结构在扩张的主动脉内建立了一条通畅、规则而安全的血流通道，隔绝了主动脉高压血流对扩张、薄弱瘤壁的冲击。动脉血流转而作用于置入支架的人工复合膜之上，从而降低了动脉瘤破裂的风险。覆膜支架外与扩张的动脉壁之间不再有流动的动脉血流。随时间推移，两者之间形成血栓，防止了动脉瘤的增大与破裂。

2）术前准备：常规查体，实验室检查（血常规、尿常规、大便常规、血生化、凝血功能、感染性疾病筛查），胸部 X 线检查，心电图，超声心动图，主动脉 CTA，颈动脉彩超；必要时还需要完善头 MRA 及血气分析。

药物准备：诊疗条件允许，可口服阿司匹林 100mg，每天 1 次，不少于 3 天。

3）术式及操作：对于多数患者的解剖结构，主动脉弓部发出头臂动脉、左侧颈总动脉及左侧锁骨下动脉。进行 TAA 腔内修复术时，一方面要尽可能通过覆膜支架覆盖、贴合、隔绝扩张动脉瘤腔，另一方面也要保留前述重要的头颈部动脉主干。TAA 按照解剖位置可以分为升主动脉瘤、主动脉弓动脉瘤、降主动脉瘤。

升主动脉长度较短，该部位的动脉瘤大多累及心脏瓣膜或前述头颈部动脉，人工血管置换是此部位主动脉瘤的主要治疗方式。

主动脉弓动脉瘤，如不累及升主动脉，手术将不涉及瓣膜重建。主要术式包括主动脉弓置换和杂交手术，前者除置换主动脉弓部外，还进行头颈动脉与人工血管吻合，以保证头颈部动脉血供。杂交手术具体术式存在一定变化，原则是将动脉瘤病变累及或紧密相邻的头颈部动脉通过转接于近心端和（或）搭桥的方式保证头颈部动脉血供，再于动脉局部置入覆膜支架修复病变。杂交手术，有助于一定程度减低手术难度、缩短手术时间。

近年来，全腔内修复术治疗主动脉弓部或累及弓部的 TAA 也逐渐在临床开展。具体术式区别在于保留头颈部动脉开口部方式，主要包括"开窗"和"烟囱"，前者又分为体外"开窗"和原位"开窗"。体外"开窗"是指通过术前 CTA 精确测量，在覆膜支架置入体内前进行部分释放，在预估的头颈部动脉开口位置局部去除小面积的人工血管膜，之后再将支架回收于释放系统内，释放时，通过造影、导丝导管定位，将"窗口"与头颈部动脉开口准备定位，再通过对头颈部动脉置入支架的方式保留动脉血供。原位"开窗"是先按照动脉瘤位置定位支架，之后通过头颈部动脉逆行置入的动脉通路引入支撑导管及导丝，头端顶至人工血管膜进行"打洞"实现"开窗"，再置入动脉支架以实现留存头颈部动脉分支。"烟囱"技术是经头颈部动脉逆行置入覆膜支架与主动弓部主体覆膜支架部分并行于主动脉弓管腔内，以实现留存颈部动脉的术式。由于支架金属骨架的支撑力的原因，主体支架与分支"烟囱"支架在形变后并行于动脉管腔内，为保障支架贴合，所选取的支架直径应在一定程度大于所测动脉管腔直径，以实现血管与支架间的密切贴合。

降主动脉瘤指不累及弓部动脉分支的动脉瘤。由于不涉及保留头颈部分支问题，释放主体覆膜支架时只需定位准确，充分覆盖动脉瘤病变即可。

具体操作：手术可以在全麻或局麻+静脉强化麻醉下进行。既往外科手术暴露和处理股动脉最常用的方法是输送血管主体支架，近年逐渐被经皮预置缝合器技术取代，一定程度缩短了手术时间。经股动脉引入测量导管于主动脉弓部造影，以显示头颈部动脉开口位置及再次测量动脉瘤近远端安全锚定区距离及直径，之后根据手术必要性，行头颈部动脉逆行穿刺，以备造影、"开窗"、置入"烟囱"使用，之后交换超硬导丝，严格控制血压后引入主体覆膜支架推送系统。经造影定位后由近至远准确释放支架，之后根据术式完成"开窗"及"烟囱"支架置入，最后行主动脉造影，了解支架位置情况和有无渗漏（图 7-3-2）。

4）并发症：①内漏，锚定区支架与动脉管壁贴合不紧密，对比剂通过两者间缝隙流入动脉瘤腔形成的内漏是临床较为关注的，这类内漏可能造成瘤腔继续扩张，影响手术效果，对于此类内漏可以通过导管寻找及选入缝隙内，填塞弹簧或注入凝胶的方式处理。如近端锚定距离不足，可考虑近端再置入覆膜支架进一步贴合，当然此类情况，还需考虑对头部分支动脉影响，必要时进行重建。②脑梗死，TAA 与头颈部动脉关系密切，由于该位置的手术操作有可能出现斑块或血栓脱落，造成脑梗死，而涉及头颈部动脉重建的术式，也有可能出现头部缺血梗死的情况。"开窗"对位不准和"烟囱"支架血流不畅都可能影响头部血供，一旦出现此类并发症，在积极治疗脑梗死的同时，还需考虑恢复动脉血流的可能性。③支架成角，由于覆膜支架的骨架均为金属结构，置入支架后动脉管壁会形成形变。如支架释放定位不佳，有可能于主动脉弓-降主动脉出现支架上壁对主动脉大弯侧过度挤压，形成动脉成角，长时间的这种成角压迫可能造成动脉损伤，出现此类并发症，可考虑通过再次置入支架的方式，进行该区域动脉塑形。

5）疗效评价：动脉瘤的病因大多为不可逆，因此对于 TAA 的复查随访应为终身性。由于病变位置及相邻器官的影响，目前 TAA 的疗效评价方式以 CTA 为主。评价主要包括有无内漏、动脉瘤有无进展、支架近远端锚定区有无扩张、头颈部动脉是否通畅等。

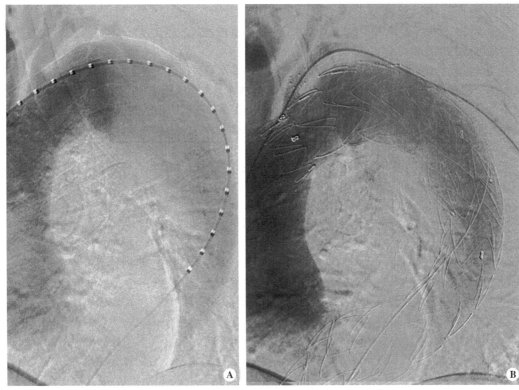

图 7-3-2 动脉造影显示胸主动脉明显扩张，病变与左侧锁骨下动脉开口距离较近
TAA 腔内修复术：于扩张的胸主动脉内置入覆膜支架，左侧锁骨下动脉置入"烟囱"支架，血流通畅，未见内漏

二、腹主动脉瘤

（一）概述

　　腹主动脉瘤（abdominal aortic aneurysm，AAA）主要是因动脉硬化和高血压引起腹主动脉壁的局部薄弱，继而扩张、膨出形成的（图 7-3-3）。1951 年，Dubost 首先报道了 AAA 的手术疗法。AAA 按病理可分为真性、假性和夹层三型，本文主要叙述真性 AAA。研究显示，AAA 的患病率约为 5.5%。

（二）临床表现、辅助检查与诊断

　　1. 临床表现　　在 AAA 破裂之前，患者通常无明显不适。通常在体检或其他疾病诊疗时偶然发现。部分患者可表现为不典型腹痛或背痛。查体腹部触诊可以检测搏动性腹部肿块。动脉瘤破裂或先兆破裂时可表现为剧烈腹痛、失血性休克，但部分患者也可表现为隐痛。动脉瘤一旦破裂，死亡率极高。从自然病程看，AAA 平均每年进展 1~6mm。吸烟是动脉瘤加快进展的重要危险因素。动脉瘤瘤体直径越大，动脉瘤进展也越快。动脉瘤的直径是影响动脉瘤破裂与否的主要危险因素，其他因素还包括血压、动脉瘤形态、患者体型等。需要指出的是，对于直径相仿的 AAA，女性患者的破裂风险高于男性。

　　2. 辅助检查　　超声是筛查、监测及随访的理想手段。直径测量应在垂直于动脉轴的平面进行，以避免对实际直径的任何高估。增强 MRI 也可以用于动脉瘤的诊断，但是 AAA 累及范围较广，特别是大多数 AAA 累及髂动脉。受到线圈影响，MRI 在扫描范围方面受到一定限制，对于展示动脉病变、近远端动脉情况存在一定困难。而扫描时间相对较长，也限制了这一诊断手段在急诊中的应用。

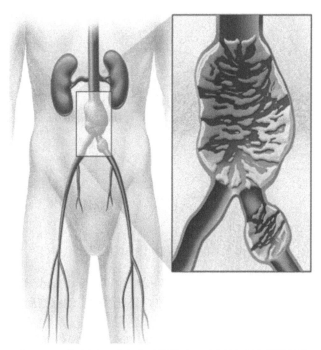

图 7-3-3　模式图显示腹主动脉扩张，病因是动脉粥样硬化

同 TAA 相仿，对于 AAA 来说 CTA 也是最为重要的检查。一方面 CTA 可以最为全面地显示动脉瘤体直径和近远端动脉内腔直径、管壁血栓、动脉管壁情况，另一方面，通过 CTA 临床医生能准确对动脉进行测量，直接影响到此后手术效果。另外 CTA 同时显示内脏动脉、远端髂总动脉、髂外动脉、髂内动脉及股动脉情况，对于手术方案的制订至关重要。

3. 诊断　无论是超声、CT 或是 MRI 均可以显示增宽的主动脉，从而有利于做出正确诊断。CT 由于实施的便捷性及扫描的快速性，对于急腹症的鉴别诊断及准确诊断动脉瘤先兆破裂等均有无可比拟的优势。

（三）治疗

1. 内科治疗　由于 AAA 具有明显高龄化特点，而动脉粥样硬化又是此类疾病的重要病因之一，因此 AAA 的患者均被视为高危患者，接受动脉粥样硬化类疾病二级治疗，以实现预防心血管事件、限制动脉瘤生长及为可能的手术治疗做准备，进行干预后降低围手术期风险。如前所述，吸烟是 AAA 进展的重要危险因素，一项总计纳入 15475 名 AAA 患者数据的荟萃分析中，吸烟者的动脉瘤进展速度是非吸烟者的两倍。

有研究评估了不同类别药物的疗效，希望通过减少壁剪切应力或炎症，以减少动脉瘤增长。针对这些研究的荟萃分析表明 β 受体阻滞剂的潜在益处，β 受体阻滞剂应该作为腹主动脉瘤患者的一线治疗药物，这也在另一荟萃分析中得到证实。另有研究显示接受他汀类药物降脂治疗，也可以改善患者预后。基于较大规模人群的病例对照研究表明 ACE Ⅰ 类药物对预防动脉瘤破裂有益，同时可以减少心血管事件。AAA 增大、破裂与腔内壁血栓的形成有关，抗血小板治疗有助于减少并发症和心脑血管事件的发生。

2. 介入治疗　AAA 治疗主要取决于动脉瘤直径（图 7-3-4）。腔内修复术的适应证需要平衡动脉瘤破裂风险与手术风险。

（1）适应证和禁忌证

1）适应证：AAA 瘤体直径＞5.5cm；症状性 AAA；动脉瘤进展较快（大于 10mm/年）。

2）禁忌证：基础疾病较重，无法耐受手术；无合适器械输送入路；主动脉严重扭曲。

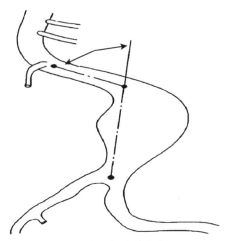

图 7-3-4 瘤径与瘤体角度的测量

需要指出,既往曾认为腔内修复术需要满足动脉瘤颈不小于 1.5cm、瘤径与瘤体角度不能超过 60%,但随着器械锚定结构、柔顺性逐渐进步,腔内修复术对于动脉瘤局部解剖要求也日益放宽。

（2）腹主动脉瘤腔内修复术

1）概述:腹主动脉瘤腔内修复术原理基本与胸主动脉瘤腔内修复术相同,也是通过置入人工覆膜支架使支架近远端贴合于相对正常动脉管壁,以保护和隔绝动脉瘤。

2）术前准备:常规查体,实验室检查（血常规、尿常规、大便常规、血生化、凝血功能、感染性疾病筛查）,胸部 X 线,心电图,超声心动图,主动脉 CTA（范围至少包括肾动脉-股动脉）,颈动脉彩超,下肢动静脉彩超,必要时还需要完善头 MRA 及血气分析。

药物准备:诊疗条件允许,可口服阿司匹林 100mg q.d.不少于 3 天。如涉及内脏动脉区动脉重建,可考虑口服阿司匹林 100mg q.d.＋氯吡格雷 75mg q.d.。

3）术式和具体操作:传统的开放式手术治疗 AAA 主要是采用人工血管置换的方式,手术创伤较大。腔内修复术具有局麻可完成、微创、手术时间短等优势,已成为此类疾病的主要治疗方式。

由于腹主动脉解剖位置特点,治疗过程中还可能涉及内脏动脉区动脉重建,以及对髂动脉及髂内外动脉的处理。

根据动脉瘤体解剖位置,AAA 可大致分为肾动脉上方型 AAA、肾动脉水平 AAA、肾动脉下方型 AAA。对于肾动脉上方型 AAA,治疗时需要尽可能保留双肾动脉、腹腔动脉及肠系膜上动脉主干。目前主要采取两种方式:一是"开窗"及"开槽",二是置入"烟囱"支架。两者均在本章前文的 TAA 部分有所讲解。根据术前 CTA 影像学资料,在支架主体置入体内前,对可能遮蔽的内脏动脉开口部位通过预留"开窗"或"开槽"的方式予以保留。择期手术时可考虑定制支架,由器械供应方协助配合设计支架"开窗"及"开槽"位置、大小等,此方式费用较高、等待时间较长。国内手术量较大的中心,富有经验的术者可以通过 CTA 进行规划、计算,在手术中体外部分释放支架,进行"开窗"及"开槽",并标记。在体内释放过程中,多角度精确定位预留开窗位置于内脏动脉开口以保留内脏动脉。"烟囱"技术是指在需要保留的靶血管置入支架与主体支架并行于腹主动脉内,旨在保留动脉分支和减少部分或全部"开窗""开槽",以降低对位难度、对位不准造成内脏缺血概率。

对于肾动脉水平 AAA,内脏动脉处理与肾动脉上方型 AAA 相仿,但"开窗"及"开槽"较后者略少,定位及对位难度也有所下降。

而肾动脉下方型 AAA,通过精确定位、充分利用瘤径,大多不需要进行内脏动脉重建。

由于大多数 AAA 患者合并髂动脉瘤,或病变累及腹主动脉末端,与髂动脉间无良好安全区。因此,腹主动脉瘤腔内修复术同期涉及髂动脉（瘤）支架置入或重建,特别是髂内外动脉处理。目前临床中主要的处理方式包括：髂内动脉栓塞、"三明治"技术及髂动脉分支支架。当髂总动脉末端也呈现瘤样扩张，覆膜支架需跨过髂内动脉开口，使远端位于髂外动脉相对正常动脉。如采用支架单纯覆盖，不对髂内动脉进行处理，远期可能出现对侧髂内动脉远端分支与该侧髂内动脉分枝相交通，动脉血流反向进入髂总动脉内，造成内漏的情况。髂内动脉栓塞是使用金属弹簧圈、海绵颗粒等栓塞材料及器材对患侧髂内动脉栓塞。"三明治"技术是指在患侧髂内动脉、髂外动脉分别置入支架，两者并行近端"套筒"于髂总动脉内（又称并列支架），实现同时保留髂内外动脉血流。髂动脉分支支架（iliac branch device，IBD）远端分别置于髂内外动脉远端，与髂总动脉呈反"Y"形，以保留两支动脉。具体采用哪种术式还需根据动脉形态、对侧髂内动脉情况、术者技术及经验综合考虑。

具体操作：手术可以全麻或局麻+静脉强化麻醉下进行。同 TAA 一致，经皮预置缝合器技术使全腔内修复术得以实现。经股动脉引入测量导管于肾动脉上方行腹主动脉造影，以显示内脏动脉、腹主动脉、髂动脉及髂内外动脉情况，并进行定位及再次测量。交换加硬超硬导丝于主动脉弓，之后引入主体支架，定位准确后释放。由于内脏动脉的解剖位置，无法实现穿刺远端逆行定位，因此临床上常使用肱动脉入路，引入导丝释放"烟囱"支架，或主体支架释放近端后导丝经"开窗"或"开槽"选入内脏动脉，协助定位，此后进行内脏动脉重建。主体支架释放后，对侧髂动脉侧腿支架需要经股动脉通过导管及超滑导丝配合选入主体支架内，以便之后释放髂腿支架。髂动脉必要重建方式，前面已经提及，在此不再赘述，然后行主动脉造影了解支架位置情况、内脏动脉，髂动脉情况及有无渗漏。

4）并发症：内漏也是 AAA 腔内修复术的主要并发症，根据发生内漏的原因及位置可以分为四型：Ⅰ型，因支架与自体血管无法紧密贴合而形成的内漏；Ⅱ型，内漏血来自与瘤腔相通的侧支血管血液的反流；Ⅲ型，因支架自身接口无法紧密结合或破裂而形成的内漏；Ⅳ型，经覆盖支架的人造血管编织缝隙形成的渗漏。对于Ⅰ型内漏，可以尝试选入支架与自身动脉壁间缝隙，使用弹簧圈或血管胶进行栓塞。如果近端的Ⅰ型内漏已经累及内脏动脉，应考虑近端再接支架，并进行内脏动脉重建。超选择性对反流动脉栓塞，是处理Ⅱ型内漏的主要方式。Ⅲ型内漏大多可以通过顺应性球囊扩张解决。Ⅳ型内漏随着器械的愈发完善，已经越发少见，并且大多可以自己改善。AAA 涉及内脏动脉及髂动脉（包括髂内外动脉）保留及重建，此类患者腹主动脉存在明显迂曲及钙化，因此术中定位、对位可能同计划有所不同，从而出现预计保留的动脉分支血流不佳、甚至闭塞。术中或随访过程中发现的分支动脉血流不佳，部分病例可以通过再成形解决，但相当比例的闭塞分支动脉，无法再次开通。在髂动脉重建方式中，采用髂内动脉栓塞的患者存在脏器缺血及臀肌跛行的风险。前者缺血程度较重，是绝对缺血，通常无较好的处理方式，因此手术时，需要尽可能避免同时栓塞双侧髂内动脉，如无法通过重建的方式保留双侧髂内动脉，也应尽可能保留一侧髂内动脉。分期栓塞也可以一定程度减少严重缺血事件的发生。臀肌跛行是指下腰部、臀部、大腿因髂内动脉栓塞后相对缺血出现的症状，静息状态下症状不明显，行走后出现乏力、酸痛等不适。使用外周扩血管药物及功能锻炼，可以一定程度增加跛行距离。髂内动脉栓塞还可能造成性功能障碍，治疗以口服抗血小板药物为主。

5）疗效评价：同 TAA 相仿，此类患者复查随访应为终身性。评价方式以 CTA 为主，评价有无内漏、动脉瘤有无进展、支架近远端锚定区有无扩张、内脏动脉是否通畅等。

【案例 7-3-1 分析讨论】

患者行主动脉 CTA 检查（图 7-3-5）：

患者诊断为 AAA，针对急性腹痛状态应首先考虑行腹主动脉 CTA 检查。治疗原则为稳定生命体征、控制血压。图 C 中髂动脉后壁边缘模糊，结合临床腹痛症状，应该考虑患者 AAA 破裂或先兆破裂。

治疗为患者急诊局麻+静脉强化麻醉下行腹主动脉瘤腔内修复术（图 7-3-6）。

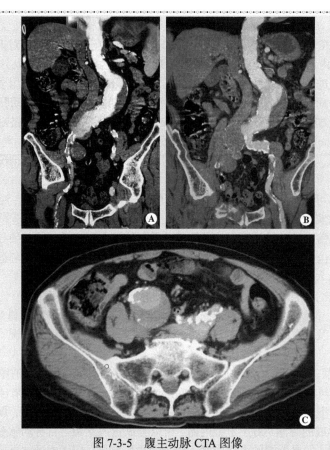

图 7-3-5　腹主动脉 CTA 图像

A、B. 显示腹主动脉、双侧髂动脉扩张，伴附壁血栓、斑块及溃疡；C. 右髂动脉扩张明显，髂动脉后壁边缘模糊

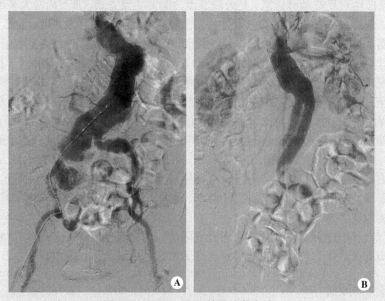

图 7-3-6　AAA 的血管腔内修复术

A. 腹主动脉下段动脉瘤；B. 置入支架后，瘤腔消失，支架内动脉血流通畅。术后给予患者输血及抗感染治疗，恢复顺利。术后嘱患者 3、6 个月复查，此后每 6～12 个月复查一次

（邹英华）

第四节　急性主动脉综合征

【案例 7-4-1】
　　患者，男性，45 岁，因"胸部撕裂样疼痛 6 小时，伴右下肢麻木 3 小时"入院，血压 186/105mmHg，心率 98 次/分，双肺呼吸音滑，腹软无压痛，右股动脉搏动未扪及，右下肢皮温下降。D-二聚体 0.8mg/L，CRP 240mg/L，肌钙蛋白定量＜0.010ng/ml。入院诊断为"胸主动脉夹层（Stanford B 型）"。
【问题】
　　1. 该患者首选的治疗方案是什么？
　　2. 术后有何注意事项？

一、概　　述

　　1998 年 Vilacosta 等首次提出急性主动脉综合征（acute aortic syndrome，AAS）的概念。2001 年他们将 AAS 正式定义为主动脉夹层（dissection of aorta，AD）、主动脉壁间血肿（intramural hematoma，IMH）和穿透性主动脉粥样硬化性溃疡（penetrating atherosclerotic ulcer，PAU），这是一类严重的、危及生命的主动脉疾病，其中最常见的是 AD，其次为 IMH、PAU，它们三者共同病理表现为均出现中膜损伤。AD 指主动脉腔内血液从主动脉内膜撕裂口进入主动脉中膜，并沿主动脉长轴方向扩展，造成主动脉真假两腔分离的一种病理改变。IMH 是由主动脉壁内滋养血管自发破裂出血或主动脉壁中膜出血所致，内膜往往保持完好。PAU 是由主动脉壁粥样硬化斑块溃疡破裂后，血液穿过弹力内膜到达中膜产生的，它往往与 IMH 并存。

　　AAS 根据主动脉受累范围和内膜破裂口位置，目前有 DeBakey 和 Stanford 两种分型（图 7-4-1）。DeBakey Ⅰ 型破口位于升主动脉、累及主动脉弓或更远；Ⅱ 型局限于升主动脉；Ⅲ 型起自降主动脉并常向远端扩展。Stanford A 型病变累及升主动脉，伴或不伴降主动脉病变（相当于 DeBakey Ⅰ 和 Ⅱ 型）；B 型累及降主动脉（相当于 DeBakey Ⅲ 型）。

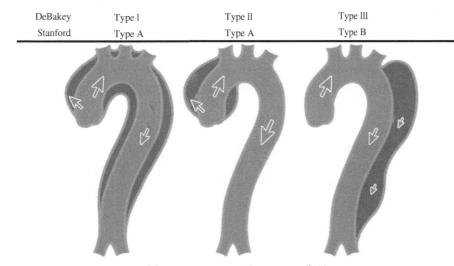

| DeBakey | Type l | Type ll | Type lll |
| Stanford | Type A | Type A | Type B |

图 7-4-1　DeBakey 和 Stanford 分型

二、临床表现、辅助检查与诊断

（一）临床表现

　　疼痛是 AAS 最典型的临床症状，常表现为突发剧烈胸痛或背痛，呈撕裂式刀割样，部分患者可出现腹痛或腰痛及四肢脉搏异常，10%～15%的患者伴有主动脉瓣反流、心脏压塞和继发性心肌缺血甚至心肌梗死；少见咯血、呼吸困难等肺部症状；神经系统症状表现为声音嘶哑、急性偏瘫，甚至截瘫；部分患者可发生胰腺炎或急性肾功能不全；肠系膜动脉缺血的发生率<5%，可表现为腹痛等；部分患者因下肢缺血而出现肢体发凉、疼痛。

IMH 和 PAU 的临床特点与 AD 相似，单纯靠临床表现难以区分这三种 AAS。

（二）辅助检查

1. 影像学检查　AAS 的影像学检查目的是要对全主动脉进行综合评价，包括 AAS 受累的范围、形态、不同部位主动脉直径、主动脉瓣及各分支受累情况，与周围组织的关系，以及其他相关表现如心包积液、胸腔积液及脏器缺血情况等。

（1）胸片：AAS 患者胸片大部分是正常的，部分有纵隔增宽。

（2）CT：CT 平扫和增强扫描是诊断主动脉疾病最重要的影像学方法，CT 成为诊断 AAS 的首选，是因为它能够迅速区分出 AD、IMH 和 PAU，它诊断 AAS 的特异性和灵敏性均为 100%，同时在主动脉术后随诊及监测患者预后扮演重要角色。螺旋 CT 技术在急诊放射学中的主要优点是图像获取速度快、图像重建速度快和三维重建技术。三维重建技术对于指示血管介入手术非常重要。

（3）MRI：MRI 诊断的敏感性和特异性均在 95%～100%，MRI 在检测是否存在心包积液、主动脉瓣反流，以及在检测颈动脉、近端冠状动脉是否受累方面非常准确有效，主要局限性是检查时间较长、不适合急诊患者检测。

（4）经食管超声心动图（trans-esophageal echocardiography，TEE）：TEE 既可查看降主动脉，也可查看升主动脉，是一项快速、可靠、准确的诊断技术，方便主动脉外科手术的术前、术中管理，但对升主动脉远端存在一些盲区。

（5）血管内超声（intravascular ultrasound，IVUS）：IVUS 可从主动脉壁内部对血管壁实现可视化，能动态检测真腔和假腔，并且在明确分支血管受累方面优于 TEE 和 CT，IVUS 可作为 AAS 血管内手术的辅助工具，但在 AAS 初步诊断方面价值有限。

2. 实验室检查　D-二聚体（阴性<0.5mg/L）对 AD 的敏感性达 100%，但特异性不高。

CRP 在 AD 发病后即升高，尤其是在低氧血症、胸腔积液患者中升高更明显，CRP 可作为 AAS 危险程度评估的参考指标。

（三）诊断

综合患者的危险因素、临床表现、影像学检查及实验室检查结果，即可诊断出 AAS。

三、治疗原则

AAS 的治疗目标是预防夹层进展和致死性并发症。若病变累及升主动脉（A 型病变），可考虑外科手术。若病变累及降主动脉（B 型病变），除外夹层迅速扩展、疼痛难以控制及主要器官或肢体灌注不良等，原则上先予以药物治疗。药物治疗以缓解疼痛、降低左心室心肌收缩力和血流对血管壁的剪切应力为主，首要目标是控制收缩压到正常低限值（100～120mmHg）和控制心率（<60 次/分钟）。

（一）AD

对 A 型 AD 患者一般行急诊开胸手术治疗，主要是升主动脉内膜撕裂处的血管置换和主动脉根部及主动脉瓣的修补。目前主动脉弓部病变处理仍存在一些争议，外科手术结合介入腔内隔绝术可能是今后的治疗方向。

对 B 型 AD 患者通常是 β 受体阻滞剂等药物治疗加介入腔内修复手术，自 20 世纪 90 年代，血管内覆膜支架术已逐渐替代了 B 型 AD 患者的外科手术。

（二）IMH 和 PAU

IMH 和 PAU 的治疗目的是防止主动脉破裂和进展为 AD，处理原则同 AD。

A 型 IMH 手术指征包括：24 小时内新发病变，伴有心包积液、腹主动脉血肿和大动脉瘤等，而对于主动脉直径＜50mm、IMH 厚度＜11mm 的高龄 A 型 IMH 患者，目前主张药物治疗和影像学（CT 或 MRI）密切随诊。若 PAU 病变直径＞20mm，深度＞10mm，应尽早行介入干预治疗。

四、介 入 治 疗

（一）原理

主动脉 AAS 介入治疗是经皮穿刺或切开股动脉，在影像设备引导下，将主动脉覆膜支架，沿股动脉推送至主动脉，并对病灶局部进行隔绝的治疗方法。介入治疗方法包括主动脉覆膜支架置入，主动脉分支血管支架置入等，因其具有微创、安全、操作简便等特点，临床应用广泛。

（二）禁忌证

1. 绝对禁忌证

（1）急性 Stanford B 型 AD，伴主动脉破裂可能、分支器官缺血、持续或反复的难治性疼痛。

（2）慢性 Stanford B 型 AD，伴假腔逐渐增大或伴真腔狭小的难治性高血压或肾动脉灌注不良。

（3）外科手术风险较大的部分 A 型 AD 患者。

2. 相对禁忌证

（1）严重凝血功能障碍或严重对比剂过敏、肾功能不全、不能耐受对比剂者。

（2）妊娠妇女或血液病患者。

（3）恶性肿瘤或其他预期寿命不超过 6 个月者。

（4）经路血管严重迂曲或闭塞者。

（三）术前准备

（1）详细了解患者病史及病灶形态、部位等影像学资料。

（2）术前完善血常规、尿常规、血型、出凝血时间、血糖、肝肾功能、心电图及增强 CT 等检查。

（3）向患者及家属介绍介入治疗的目的及必要性，并解释可能出现的并发症，消除患者顾虑，签署知情同意书。

（4）术前禁食 4～6 小时。

（5）建立静脉通道，以便抢救或麻醉用药。

（6）局部清洁和备皮。

（四）操作技术

局部或全身麻醉后，在患者腹股沟韧带下方切开显露股动脉或直接穿刺股动脉预留血管缝合器。引入导丝及造影导管，进行血管造影，确定血管内膜破口或溃疡位置，沿加强导丝送入血管覆膜支架，隔绝破口或溃疡，然后退出支架输送系统，缝合股动脉穿刺或切口。

（五）术后处理

术后取平卧位，去枕平卧 6 小时，术侧下肢制动 12 小时。给予持续低流量吸氧，防止局部出血。观察股动脉穿刺处有无出血，血肿及术侧足背动脉搏动情况。监测血压、心率、血氧饱和度。告诉患者术后常见并发症及预防要点，观察患者有无下肢疼痛、胸痛、体温升高等情况。

（六）并发症

（1）升主动脉夹层：是最严重的并发症，原因可能有术中操作中导丝导管损伤主动脉内膜；覆膜支架前端金属裸头损伤内膜；支架选择过大；患者自身血管壁较脆弱等。

（2）内漏：是较为常见的并发症，一般是内膜破口越大，锚定位置越短，越容易发生内漏，部分内漏可于手术后几天内自然消失，部分内漏则需要进一步介入封堵。

（3）急性肾衰竭。

（4）脑血管意外。

（5）外周血管损伤。

（6）血管覆膜支架移位。

（七）疗效评价

术后 1 个月、3 个月、6 个月、12 个月复查全主动脉 CTA，观察破口封闭情况，有无内漏以及真腔塑形、假腔减小、分支血管脏器灌注等变化情况，必要时行 DSA 检查评估。

【案例 7-4-1 分析讨论】

1. 有效药物镇痛、控制心率和血压、经皮血管覆膜支架置入术（图 7-4-2～图 7-4-7）。

2. 患者术后除了定期复查外，还要注意减少和消除 AD 的常见危险因素，如戒烟、戒酒等。

AD 的主要危险因素：

（1）增加主动脉壁张力的各种因素，如高血压、主动脉缩窄、外伤等。

（2）导致主动脉壁结构异常的因素，如动脉粥样硬化，吸烟，脂代谢异常，使用非法毒品（如可卡因），遗传性结缔组织疾病（如马方综合征、Ehlers-Danlos 综合征、Loeys-Dietz 综合征等），家族遗传性 AD 或主动脉瘤，大动脉炎等。

（3）其他因素如妊娠、医源性 AD 等。

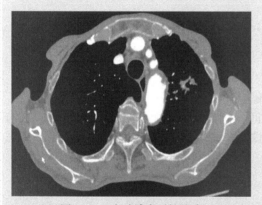

图 7-4-2　主动脉穿透性溃疡

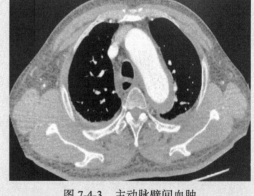

图 7-4-3　主动脉壁间血肿

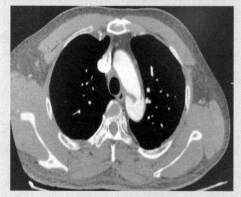

图 7-4-4　主动脉夹层（DeBakey Ⅲ型）（切面观）

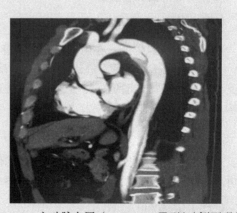

图 7-4-5　主动脉夹层（DeBakey Ⅲ型）（侧面观）

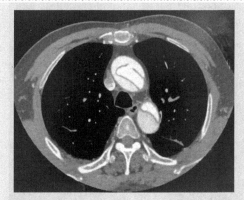

图 7-4-6 主动脉夹层（DeBakey I 型）（切面观）

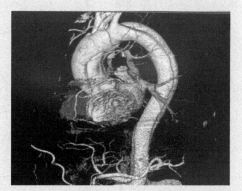

图 7-4-7 主动脉夹层（（DeBakey I 型）（侧面观）

（李　刚）

第五节　肾动脉狭窄

【案例 7-5-1】

患者，男性，51 岁，因"高血压病 5 年，头昏 3 个月"入院。患者 5 年前体检发现血压升高，145/92mmHg，未用药，未监测血压。3 个月前出现头昏，血压 200/115mmHg，不规则服用降压药，血压仍波动在 190～200/100～115mmHg。无胸闷、心悸，无恶心呕吐。有高血脂病史。查体：左肋脊区可闻及血管杂音。24 小时平均血压 158/97mmHg，HR：67 次/分；白天平均血压 160/98mmHg，HR：71 次/分；夜间平均血压 159/95mmHg。肾动脉彩超显示左肾动脉起始部狭窄，伴左肾动脉血流阻力增高。CTA 显示左肾动脉重度狭窄，腹主动脉多发动脉硬化。血胆固醇 6.57mmol/L，血三酰甘油 2.52mmol/L，血钾 2.81mmol/L，血肌酐 262.5μmol/L，血醛固酮：基础 486.0pg/ml，立位 621.00pg/ml。血肾素：基础 3.88ng/ml·h，立位 6.11ng/ml·h。入院诊断为"肾动脉狭窄，肾血管性高血压"。

【问题】

1. 该患者左肾动脉狭窄的病因是什么？
2. 该患者肾血管性高血压的诊断依据是什么？
3. 该患者优选的治疗策略是什么？

一、概　　述

肾动脉狭窄（renal artery stenosis，RAS）定义为肾动脉主干及（或）其分支直径减少≥50%，狭窄两端收缩压差≥20mmHg 或平均压差≥10mmHg，是引起肾血管性高血压和（或）缺血性肾病的重要原因之一。RAS 导致的肾血管性高血压是继发性高血压的最常见类型之一，占继发性高血压的 5.8%，RAS 导致的肾血管性高血压患者占高血压人群的 1%～5%，此类高血压用药物治疗常难以控制。缺血性肾损伤导致肾衰竭而需要透析者占透析患者的 12%～15%。肾血管性高血压和缺血性肾功能不全（非终末期）可随着 RAS 的纠正而得到明显改善，并且能减少心脑血管事件发生，因此 RAS 的治疗具有重要临床意义。

根据病因不同，RAS 可分为两类，动脉粥样硬化性 RAS（图 7-5-1）和非动脉粥样硬化性 RAS，非动脉粥样硬化性 RAS 以大动脉炎和纤维肌性发育不良最为常见。

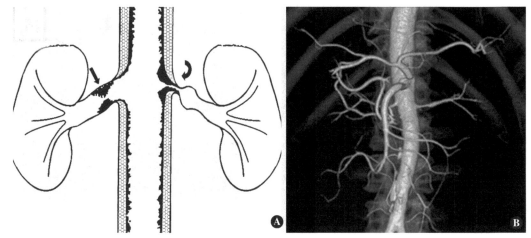

图 7-5-1　动脉粥样硬化性 RAS 示意图

A. 腹主动脉粥样硬化累及双肾动脉，左肾动脉开口部狭窄（弯曲箭头）和右肾动脉近端狭窄（直箭头）；B. CTA 示腹主动脉粥样硬化，左肾动脉近端狭窄

　　动脉粥样硬化是 RAS 的首要原因，约占 90%，多发生于老年人。肾动脉粥样硬化是全身性动脉病变的局部表现，其重要病理表现为在肾动脉内膜形成大小、长短不一的偏心性粥样斑块，斑块位置多位于肾动脉开口部位，包括侵及主动脉壁的动脉粥样硬化斑块堵塞肾动脉开口并延伸入肾动脉近端（图 7-5-1B）。

　　大动脉炎是导致 RAS 的第二大原因，多见于青年女性，近 90% 患者在 30 岁以下，其病变主要累及主动脉及其大分支，造成血管向心性狭窄或闭塞，RAS 多见于肾动脉开口部位。

　　纤维肌性发育不良，是一种非动脉粥样硬化性、非炎症性病变，主要累及血管壁的肌性结构，可累及全身动脉。常见于年轻人，以女性多见，纤维肌性发育不良性 RAS 病变主要发生于中 1/3 和远 1/3 段。血管呈多发性和串珠样改变。

　　移植 RAS 是由新生内膜的增生、快速的动脉粥样硬化、钳夹或其他医源性损伤引起的。通常发生在吻合口周围。常见于缺血时间比较长的尸体肾移植、排斥反应及移植肾在盆腔位置不良导致的肾动脉扭曲。

　　其他少见的病因有血栓、栓塞、主动脉夹层、先天性肾动脉发育不良、结节性多动脉炎、白塞式病、放疗后瘢痕、周围组织肿瘤压迫等。

　　RAS 的两大基本的病理生理机制为：①RAS 引起的肾脏血流减少，可激活肾素-血管紧张素-醛固酮系统，血管紧张素 II 可收缩血管导致血压升高，同时刺激肾上腺皮质分泌醛固酮，增加水钠潴留与血容量，两个因素叠加导致血压剧升。②RAS 是缺血性肾病的根源，进行性 RAS 可导致肾脏缺血，引起肾实质破坏和肾功能降低等肾脏结构和功能的改变，导致肾衰竭。另外，严重的 RAS 也与心脑血管事件发生密切相关，显著影响患者寿命。

二、临床表现、辅助检查与诊断

（一）临床表现

　　RAS 通常没有特殊的临床症状，很容易被误诊和漏诊，主要表现为 RAS 引起的肾血管性高血压和缺血性肾病相关的症状和体征。肾血管性高血压的临床表现与原发性高血压相似，但发病急、病程短、发展快，60% 患者收缩压 >200mmHg 和（或）舒张压 >120mmHg，以舒张压增高为主，并且常用降压药疗效不佳。下列情况应怀疑 RAS，需要进一步检查。

　　1. 年龄 <30 岁，>50 岁时出现严重高血压。

2. 激进性高血压，既往可控制的高血压突然出现持续恶化。

3. 恶性高血压伴器官损伤如左心室肥厚、出血性心力衰竭、视力或神经病变。

4. 顽固性高血压难以控制（≥3 种药物）。

5. 不明原因的低血钾（醛固酮增多症）。

6. 老年人不明原因的肾功能突然恶化，抗高血压治疗后，尤其应用 ACEI 后肾功能恶化。

7. 心脏紊乱综合征，复发性一过性肺水肿、不稳定性心绞痛。

8. 脐周闻及收缩期杂音。

9. 肾脏大小不一（提示非对称性 RAS）。

10. 同时存在其他血管病变。

（二）辅助检查

1. 实验室检查

（1）包括血常规，尿常规、大便常规、肾功能、尿酸、电解质、血脂、血糖、CRP、红细胞沉降、心电图、24 小时动态血压、胸部平片和眼底检查等，有利于 RAS 的诊断、分型，评估器官功能和分析疗效。贫血常是肾功能不全的表现，肾缺血坏死可以出现血尿，微量蛋白尿和尿肌酐比值对诊断肾损伤有帮助。血肌酐是最常见的判断肾功能的指标，肌酐清除率则更为准确。

（2）血浆肾素-血管紧张素系统检查和肾素激发试验：患 RAS 时肾素、血管紧张素和醛固酮明显增高，如果有呋塞米 40mg 并站立位 2 小时后，血浆肾素、血管紧张素和醛固酮则更加明显增高。

2. 影像学检查 是诊断 RAS 的最好方法，不仅能够确定狭窄的部位和程度，而且能评估血流动力学意义。

（1）彩色多普勒超声（Doppler ultrasound，DUS）：可测量肾动脉直径和肾动脉/主动脉血流速度及肾阻力指数，无创，可反复检查，除术前检查外，常用于术后随访。

（2）肾图：可判断双肾血流、肾小管功能和排尿情况，来评估有无肾脏缺血。

（3）肾动脉 CTA：为肾动脉病变最常用术前检查手段，可显示肾动脉三维影像及腹主动脉和肾动脉的钙化，多平面重建技术可较为精确显示肾动脉的细小病变。缺点为含碘对比剂有导致肾功能损害的可能。

（4）肾动脉 MRA：无创，可三维显示肾动脉病变，但对 RAS 的程度有过高评估的效果。严重钙化和金属支架置入后有伪影。

（5）肾动脉 DSA：目前仍为 RAS 诊断的金标准。一般先行腹主动脉造影显示腹主动脉和双肾动脉情况后，再选择性靶肾脏造影，以精确显示 RAS 的部位、程度、范围、有无钙化及狭窄后扩张，肾动脉主干的数目等。为更有效显示肾动脉开口部狭窄，减少多角度造影次数和降低对比剂的用量，必要时可根据 CTA 或 MRA 影像，选择最佳的倾斜角度进行造影检查。

3. 血流动力学评估

（1）肾动脉血流动力学测定：应用动脉插管和压力传感器直接可以测定腹主动脉、肾动脉压力，并且压力导丝同时测跨狭窄收缩压比值。反映狭窄程度，可预测血管重建疗效。

（2）肾血管血流储备分数：和冠状动脉类似，可以测量肾血管血流储备分数，它和跨病变压差有明显相关性。研究发现在肾血管血流储备分数受损时行介入治疗后获益更大。

（三）诊断

临床表现提示 RAS，影像学评估肾动脉直径狭窄程度≥50%即可作出初步诊断，需要鉴别病因（动脉粥样硬化、大动脉炎、纤维肌性发育不良等）和进一步分析 RAS 的功能评价。

三、治　疗

RAS 治疗的目标是中断病因的作用，降低高血压程度及其并发症，防止或延缓进入缺血性肾病，避免演变为终末期肾病。

（一）药物治疗

动脉粥样硬化性 RAS 主要措施为药物降压和降血脂，同时还要处理其他危险因素，包括戒烟、控制血糖、抗血小板治疗等。肾血管性高血压的药物降压治疗可选用的药物有 ACEI/血管紧张素受体阻滞剂（angiotensin receptor blocker，ARB）、钙拮抗剂、β 受体阻滞剂等。ACEI/ARB 可用于单侧 RAS，而单功能肾或双侧 RAS 慎用。利尿剂激活肾素释放，一般不主张用于肾血管性高血压，但如患者合并原发性高血压、肺水肿或心力衰竭，仍可选用。药物治疗阶段要定期测量肾体积和分肾功能，如患肾出现萎缩趋势或肾功能明显下降，应该考虑血管重建治疗。

对于大动脉炎性 RAS 如果临床上处于活动期，尤其是在急性期，一般主张积极抗炎治疗。多数指南推荐初始治疗为糖皮质激素治疗。长期泼尼松治疗可能稳定甚至逆转 RAS，阻止炎症对肾血管的进一步损伤，有助于改善肾功能，减轻肾血管性高血压。

（二）外科治疗

传统的外科手术包括肾动脉内膜剥离术，动脉和腹主动脉、肝、脾等动脉旁路术，自体移植术等，但手术创伤大，术后并发症多，死亡率较高，因此，目前开展外科血管重建的病例明显减少。

（三）介入治疗

肾动脉球囊扩张成形术（percutaneous transluminal angioplasty，PTA）和支架置入术具有良好的临床疗效，且微创，并发症少，已经成为治疗 RAS 的首选方法。近 10 年来随着球囊和支架的改进，RAS 介入治疗的显著改进之处是器械更为小巧，0.014 英寸导丝替代了 0.035 英寸的导丝，大的外周球囊被小的快速交换球囊所取代和采用快速交换支架输送系统，所有这些使得 RAS 介入操作成为一种简单、安全的类似于冠状动脉介入的手术。

（1）适应证与禁忌证

1）适应证：目前尚无一致意见 RAS 到何种程度必须进行血管重建，推荐血管重建最小阈值为直径狭窄 50%。但对于肾动脉直径狭窄 50%～70% 的患者，要有明确的血流动力学依据，一般以跨病变收缩压差＞20mmHg 或平均压差＞10mmHg 为准。直径狭窄＞70% 是比较有力的解剖学指征。

2）禁忌证：①患肾长径≤7cm；②尿液分析发现大量蛋白（≥2＋）；③血肌酐≥3.0mg/dl；④患肾小球滤过率（glomerular filtration rate，GFR）≤10ml/（min·1.73m^2）；⑤肾内动脉阻力指数≥0.8；⑥超声、CTA 或 MRA 显示肾实质有大片无灌注区病变类型不适合介入治疗。

（2）介入治疗方法的选择

1）动脉粥样硬化导致的 RAS：建议以支架置入治疗为主，特别是肾动脉开口处病变。

2）大动脉炎导致的 RAS：首选 PTA 治疗，尤其是青少年患者。支架置入仅用于术中肾动脉急性闭塞、扩张失败和 PTA 后近期再狭窄。

3）纤维肌发育不良导致的 RAS：首选 PTA 治疗。支架置入仅用于扩张术中发生急性闭塞者。

4）移植肾的 RAS：首选 PTA 治疗。支架置入仅用于扩张术中急性闭塞和 PTA 后近期再狭窄的病例。

（3）术前准备

1）患者准备：全面检查并评估重要脏器功能，完善血肌酐、尿素氮、尿常规、影像学检查等检查。

2）药物准备：①降压药物治疗，对于 RAS 引起的恶性高血压应该采用抢救性降压药物如硝普钠，以快速降压，这样有利于预防高血压引起的并发症。手术当天停用长效降压药物，因为介入治疗术中随着 RAS 改善，可引起患者血压下降，但可在术前或术中给予短效制剂；②抗血小板治疗，术前 1～3 天开始口服抗血小板药物，如肠溶性阿司匹林 50～100mg，每天 1 次，术前 1 天口服波立维 75mg。

3）选择介入治疗最佳入路：经股动脉穿刺入路是最常见的选择，经股动脉途径困难，如肾下腹主动脉重度迂曲者或髂动脉闭塞时，可采用经肱动脉及桡动脉途径。

4）器材准备：主要是 6F/7F 的导管鞘，5F 猪尾造影导管，6F/7F 肾双曲导引管（renal double curve，RDC），0.014 英寸导丝，快速交换球囊或球囊扩张式支架系统。

（4）操作技术（图 7-5-2）

1）肾动脉造影术：介入治疗前首先行腹主动脉和双肾造影，腹主动脉造影能显示腹主动脉和肾动脉病变是否存在，以及病变的位置和程度。术前参照 MRA 或 CTA 图像，有助于确定对肾动脉疾病进行诊断性腹主动脉造影的最佳倾斜角度。右肾动脉通常起源于腹主动脉腹侧 30°，而左肾动脉起源于腹主动脉背侧，因此行腹主动脉造影、选择性右肾动脉插管、PTA、右肾动脉支架置入术通常在左前斜位 20°～30°进行操作，而左侧肾动脉在前后位进行。腹主动脉造影比选择性肾动脉造影能更好地显示开口部或近端的 RAS，因为选择性的导管尖端可能位于狭窄的远端，或刚好位于狭窄的近端，这样可能切割或损伤血管，或在注射或操作时引起类固醇栓子栓塞。

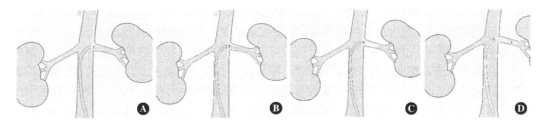

图 7-5-2 肾动脉支架置入术示意图

A. RDC 插入左肾动脉开口处；B. 0.014 英寸微导丝跨越狭窄病变并到达血管远端；C. 沿微导丝送入球囊导管（直径为 3mm）至狭窄段，行预扩张；D. 将肾动脉支架推送至狭窄处释放

2）肾动脉 PTA：置入 6F/7F 导管鞘后，行肝素化，引入 RDC 导引管，根据开口部情况将 0.014 英寸导丝头端塑形，送入开口部并通过病变部位，安全通过后将导丝头端置于一个分支动脉内且在整个操作过程中保持位置不变，以避免远端损伤。将球囊导管沿导丝引入 RAS 部位行球囊扩张。球囊直径的选择以狭窄段远端和近端动脉管径为参考，一般单纯 PTA 选择直径略大（>1mm）的球囊。扩张时间不超过 30 秒。扩张后保留导丝，退出球囊，经导引管造影，了解 PTA 效果及有无夹层和急性血栓形成。

3）肾动脉支架置入术：按照 PTA 操作方法，导丝通过狭窄段后，必须根据血管造影情况来决定是否预扩张，仅在严重的钙化、重度狭窄病变部位，特别是在同时存在导丝支撑固定不好的情况下，需要用 2.0～3.0mm 的球囊导管进行预扩张，在其他病变中都可以直接行支架置入。支架的精确位置非常重要，尤其是在开口处的病变。支架尺寸通常与靶血管直径相同，支架的长度应该完全覆盖病变部位并超过病变两端 1～2mm。在开口部病变处，支架近端边缘应与主动脉壁内表面平齐或超出 1mm。一旦支架到位，轻轻抬起支架输送系统，使支架与靶血管近端平齐后迅速扩张，支架置入后，进行 DSA 造影评价结果。如果造影发现支架局部有回缩或扩张不良，应选用稍小于支架直径的快速交换球囊进行后扩张。如果需要，可采用高压或较大的球囊，其直径通常和管腔相符或超过 1mm，应避免扩张支架远端。

（5）术后处理

1）重点监测 24 小时血压变化：如果发现血压降低迅速低于正常，适量输液扩容治疗；出现出血性休克表现时，必须进一步检查排除肾动脉破裂出血的可能；如果出现血压不降反升，要给予短效降压药。

2）抗高血压药物的调整：介入治疗后要停药或减少降压药物，达标血压<140/90mmHg。

3）术后继续口服抗凝药物 8 周和抗血小板药物 6 个月以上。

4）定期复查彩超、CTA，了解肾动脉支架通常情况；如果发现肾动脉再狭窄，应及时再次行介入治疗，行支架内球囊扩张或再次支架置入。

（6）并发症及处理

1）肾动脉夹层和破裂：常与导丝头端操作不当或后扩张超过支架边缘有关。在这种情况下，必须迅速行血管造影以明确损伤情况，并立即放置支架覆盖。如果肾动脉分支的远端破裂，常采用微导管技术行超选择性远端动脉栓塞。预防措施包括使用软头导丝、导丝头端不要放得太远及避免导丝头端前移位。

2）对比剂肾病：有 1%～6% 的患者会发生对比剂导致的肾病或急性肾衰竭。特别是术前存在肾功能不全、心力衰竭、血容量不足及使用大剂量对比剂的患者会增加患对比剂肾病的风险。对比剂应用后，往往可见血肌酐浓度的轻度升高。一些肾功能明显恶化的患者在注入对比剂后立即发病，但通常经过几天的治疗可以恢复，然而，对于高危患者，可能需要血液透析及延长治疗时间。在这些患者中，发展为不可逆肾衰竭者少见。预防措施包括应用小剂量低肾毒性对比剂、避免两次造影间隔时间太短、避免低血容量、预防性扩容（静脉滴注 NaCl 溶液）及应用乙酰半胱氨酸等。

3）胆固醇微栓塞：发生率大约为 3%。主要临床表现为外周血嗜酸性粒细胞增多，脚趾的甲下线形出血，网状青斑及急性肾衰竭。有报道采用皮质激素治疗后肾功能有恢复和改善。近期有学者提倡应用栓塞保护装置来改善或保护肾功能，但大部分有技术上及方法上的争议。栓塞保护装置是为颈动脉设计的，因而在肾动脉的放置没有颈动脉安全或确切。另外，肾的胆固醇微栓塞不但可以发生于肾动脉，而且（在试图插管于肾动脉时）可以发生于动脉粥样硬化非常严重的腹主动脉；即使置入肾动脉保护装置 100% 有效，但它们也不能阻止安置前的栓塞。典型过滤型设计的保护装置管孔是 100μm，不足以滤过大部分更小的可以引起临床症状的胆固醇微栓塞。

4）肾动脉再狭窄：主要与术后的血管内膜过度增生及腹主动脉斑块延伸到肾动脉开口有关。对于接受介入治疗的患者建议每年进行一次肾动脉超声检查。与其他血管一样，肾动脉再狭窄可通过球囊扩张、切割球囊、支架内支架置入和近距离放疗等方法进行治疗。

5）其他：通过动脉粥样硬化的主动脉和肾动脉的导管及导丝做血管球囊成形术及支架置入时，动脉可以形成痉挛或堵塞，斑块和血栓脱落可能导致肾梗死，以及穿刺点出血等都可发生，这些并发症非常少见，每一种发生概率都少于 1%。

（7）疗效评价：目前常用的指标包括解剖成功、血流动力学成功和临床成功。

1）解剖成功：PTA 后病变肾动脉直径残余狭窄<50%，或支架术后残余狭窄<30%。

2）血流动力学成功：狭窄前后跨病变压差收缩压<20mmHg，平均压<10mmHg。

3）临床成功（疗效至少维持 6 个月后才能作出临床评估）：①血压标准，治愈即不服用降压药，血压<140/90mmHg；改善即需保持手术前的降压药，或减少降压药种类和剂量后，血压较术前下降>10%；无效即血压无变化或下降但未达到上述目标；②肾功能标准，肾小球滤过率提高、稳定或下降速度明显减慢，其他参考指标包括血肌酐、胱抑素、24 小时尿蛋白改善；③心血管结局标准，心脑血管事件风险下降。

尽管在临床疗效方面国内外报道存在较大差异，但对于适应证明确的患者，介入治疗能让 RAS 患者明显受益。文献报道，对各型 RAS 介入治疗技术上的成功率达到 90%。介入治疗对动脉粥样硬化性 RAS 患者，肾血管性高血压的疗效率为 60%～70%；对肾功能不全的治疗结果为 28% 得到改善,44%稳定,28%恶化。对纤维肌性发育不良 RAS 的患者行 PTA 治疗,高血压的治愈率为 42%,有效率为 83%,术后 5 年控制血压的有效率为 89%。移植肾 RAS 介入治疗的技术成功率为 63%~100%。50%~100%患者血压得到控制和改善,38%~100%患者移植肾功能稳定或改善。

（8）RAS 介入治疗的进展

1）栓塞保护装置在 RAS 介入治疗的价值：在患者肾动脉解剖条件适合的情况下使用是安全有效的。目前的栓塞保护装置不够适合肾动脉解剖特点,进一步改进这类装置有助于达到更高的技术成功率,使肾动脉介入操作更安全,更有效保护肾功能。

2）药物洗脱支架应用：药物洗脱支架使再狭窄明显减少,肾动脉药物洗脱支架的研发和应用也成为今后研究的热点。

【案例 7-5-1 分析讨论】

1. 左 RAS 的病因为动脉粥样硬化。依据：患者有高血脂病史,实验检查发现血胆固醇、三酰甘油升高,CTA 显示腹主动脉多发硬化,左肾动脉起始部高度狭窄。

2. 肾血管性高血压的诊断依据：患者典型急进型高血压表现,血压 200/115mmHg,服用降压药后血压不易控制；实验室检查显示血醛固酮、肾素升高,低血钾；CTA 显示左肾动脉高度狭窄。

3. 给予降血脂、降血压治疗的基础上,给予左肾动脉支架置入术,是 RAS 血管重建,解除 RAS 首选治疗方法。

治疗流程见图 7-5-3,诊断流程见图 7-5-4。

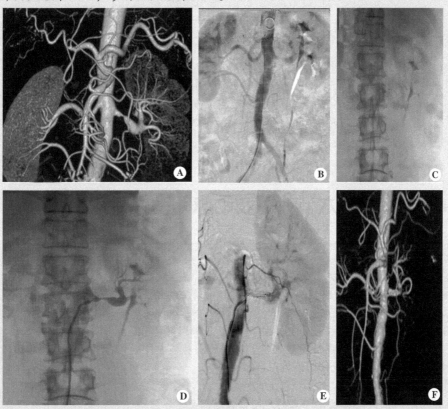

图 7-5-3 左肾动脉支架情况

A. 左肾动脉近端重度狭窄,狭窄后扩张,右肾副肾动脉；B. 左肾动脉近端重度狭窄,狭窄后扩张,右肾副肾动脉；C、D. 肾动脉支架定位于狭窄处（未释放）；E. 肾动脉支架释放后,狭窄消失；F. 术后 2 个月：左肾动脉支架通畅,腹主动脉硬化

（1）腹主动脉、双肾动脉造影。

（2）将 7F 肾动脉导引管引入左肾动脉开口处，操控 0.014 英寸微导丝跨越狭窄病变并到达血管远端。

（3）行 PTA：沿微导丝送入球囊导管（直径为 3mm）至狭窄段，行预扩张。

（4）肾动脉支架置入术：将肾动脉支架（直径为 6mm/长 20mm）推送至病变处，使支架近端突出腹主动脉 1mm，先用 8 个大气压充盈支架球囊，然后稍后撤球囊至腹主动脉内并作高压扩张，使支架与肾动脉开口更加紧密贴壁。

术后 3 天动态监测血压，并予降压、降脂和抗血小板治疗。

出院后，继续监测血压，根据血压变化适量应用降压药物，并复查血钾、血醛固酮、肾素等变化。彩超和 CTA 检查观察左肾动脉支架情况。

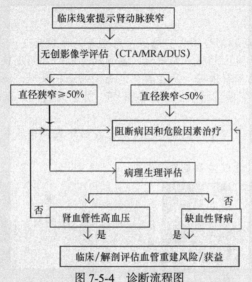

图 7-5-4　诊断流程图

CTA：计算机断层血管成像；MRA.磁共振血管成像；DUS. 多普勒超声

（张彦舫）

第六节　下肢动脉闭塞性疾病

【案例 7-6-1】

患者，男性，74 岁，以"双下肢间歇性跛行 1 年，加重 5 天"入院，行走约 200 米即出现双小腿及双足酸痛，爬坡时明显，休息约 2 分钟后可缓解，再次行走后下肢酸痛反复。既往有高血压病史十余年，有吸烟史，查体：双下肢冰冷，双侧足背动脉未触及，踝肱指数（ankle brachial index，ABI）0.58（右），0.53（左），血清总胆固醇 4.32mmol/L，三酰甘油 5.81mmol/L，双下肢 CTA 示双下肢动脉粥样硬化改变，双侧股浅动脉中段闭塞，双侧胫前动脉远段闭塞。入院诊断为"双下肢动脉硬化闭塞症"。

【问题】

1. 该患者双下肢动脉硬化闭塞的危险因素有哪些？

2. 该患者双下肢动脉硬化闭塞的分期和分型是什么？

3. 该患者应如何控制危险因素及给予何种内科治疗？

4. 该患者应选择何种介入治疗？

一、概　　念

1. 下肢动脉硬化闭塞症（arterial sclerosis occlusion，ASO）　指由动脉硬化造成的下肢供血动脉内膜增厚、管腔狭窄或闭塞，病变肢体血液供应不足，引起下肢间歇性跛行、皮温降低、疼痛，乃至发生溃疡或坏死等临床表现的慢性进展性疾病，常为全身性动脉硬化血管病变在下肢动脉的表现。

2. 糖尿病足（diabetic foot，DF）　是发生在糖尿病患者的，与下肢远端神经异常和不同程度的周围血管病变相关的足部感染、溃疡和（或）深层组织破坏。

3. 糖尿病下肢缺血　指糖尿病患者同时合并下肢动脉硬化闭塞，无论两者发生的先后，只要同时存在即可称为糖尿病性下肢缺血。临床表现与单纯动脉硬化性下肢缺血相似，但由于血管钙化严重及侧支血管形成较差，症状与体征可能更严重。糖尿病患者的动脉硬化主要包括动脉粥样硬化和动脉中层硬化，前者引起动脉狭窄和闭塞，后者使血管形成坚硬的管道。

二、病因及病理

目前病因尚不明确，发病机制主要有以下几种学说：①内膜损伤及平滑肌细胞增殖，细胞生长因子释放，导致内膜增厚及细胞外基质和脂质积聚。②动脉壁脂代谢紊乱，脂质浸润并在动脉壁积聚。③血流冲击在动脉分叉部分造成剪切应力，对动脉壁造成慢性机械性损伤。

病理表现为内膜出现粥样硬化斑块，中膜变性或钙化，腔内继发血栓形成，最终导致管腔狭窄，甚至完全闭塞。

三、发病相关危险因素

1. 年龄、性别　发病率随年龄增长而上升，70岁以上人群的发病率在15%～20%。男性发病率略高于女性。

2. 吸烟　和下肢ASO的发生明显相关。吸烟可以减少运动试验时的间歇性跛行距离，增加外周动脉缺血的危险，增加下肢重度缺血和截肢的危险。疾病的严重程度和吸烟量呈正相关。

3. 糖尿病　使本病发生率增加2～4倍，女性糖尿病患者发生本病的风险是男性患者的2～3倍。糖尿病患者的糖基化血红蛋白每增加1%，相应患下肢ASO的风险增加26%。糖尿病患者发生严重下肢动脉缺血的危险高于非糖尿病患者，截肢率较之高7～15倍。

4. 高血压　是下肢ASO的主要危险因子之一，收缩期血压相关性更高，危险性相对弱于吸烟和糖尿病。

5. 高脂血症　空腹胆固醇水平＞7 mmol/L人群中间歇性跛行的发病率成倍增加，总血脂浓度与高密度脂蛋白（high density lipoprotein，HDL）的比值是下肢动脉硬化发生的最佳预测指标之一。低密度脂蛋白（low density lipoprotein，LDL）增高是独立危险因素，与动脉粥样硬化发病率呈正相关，而HDL呈负相关。

6. 高同型半胱氨酸血症　同型半胱氨酸是动脉粥样硬化的独立危险因素，约30%的下肢ASO患者存在高同型半胱氨酸血症。

7. 慢性肾功能不全　有研究表明慢性肾功能不全与下肢ASO相关，对于绝经后女性，慢性肾功能不全是下肢ASO的独立危险预测因素。

8. 炎性指标　动脉粥样硬化是涉及多种炎性细胞和因子的慢性炎性反应。与同龄无症状人群相比，炎性指标（如CRP）增高的人群5年后发展为下肢ASO的概率明显增高。

四、诊　　断

下肢ASO的诊断必须通过病史询问、体格检查和相关特殊检查的结合确立。

（一）临床表现

下肢 ASO 的主要症状有间歇性跛行、静息痛等。大部分早期下肢 ASO 病例没有间歇性跛行等典型的肢体缺血症状，有时仅表现为下肢轻度麻木不适。下肢 ASO 的体征主要有肢端皮温下降、皮肤菲薄、毛发脱落等营养障碍性改变，下肢动脉搏动减弱或消失，动脉收缩压下降，肢体溃疡、坏疽等。

1. 间歇性跛行　是下肢 ASO 的主要临床表现之一，指下肢运动后产生的疲乏、疼痛或痉挛，常发生在小腿后方，导致行走受限，短时间（常少于 10 分钟）休息后疼痛和不适感可以缓解，再次运动后又出现。跛行距离可以提示缺血的程度。

2. 缺血性静息痛　是患肢在静息状态下出现的持续性疼痛，是下肢 ASO 引起肢体严重缺血的主要临床表现之一，预示肢体存在近期缺血坏死风险。已有组织坏疽者往往伴有严重的静息痛。

3. 慢性肢体重度缺血（chronic limb-threatening ischemia，CLTI）　指肢体出现无论是否合并溃疡、坏疽或感染的缺血性静息痛，踝关节动脉收缩压<50mmHg 或脚趾动脉收缩压<30mmHg。相较于既往的下肢重度缺血（critical limb ischemia，CLI），CLTI 更强调多种因素所致的肢体濒临坏死状况，并根据伤口（W）、缺血（I）和足部感染（FL）的程度进行分级（WIFL 分级）。WIFL 分级（表 7-6-1）可作为缺血性静息痛和缺血性伤口患者的初步评估方式，其目标人群包括：①缺血性静息痛，尤其 ABI<0.4，踝部收缩压<50mmHg，足趾收缩压<30mmHg，足部经皮氧分压<30mmHg；②糖尿病足溃疡；③持续 2 周以上经久未愈的肢体或足部溃疡；④肢体或足部任何位置出现坏疽。

表 7-6-1　WIFL 分级

分类	评分	描述	
伤口（W）	0	无溃疡（缺血性静息痛）	
	1	肢体或足部面积小的浅表溃疡，无坏疽	
	2	肢体或足部面积小的溃疡深到骨、关节或肌腱±仅足趾坏疽	
	3	深大溃疡，厚重的足跟溃疡±跟骨受累±广泛坏疽	
缺血（I）		ABI	踝部收缩压（mmHg）
	0	≥0.80	>100
	1	0.60～0.79	70～100
	2	0.40～0.59	50～70
	3	<0.40	<50
足部感染（FL）	0	无感染症状和体征	
	1	局部浅表的皮肤或皮下感染	
	2	局部深层的感染	
	3	全身性感染症状	

4. 急性下肢缺血　可发生在已有下肢 ASO 临床表现的患者，也可发生在既往无典型症状的患者。急性下肢缺血的典型表现为"6P"症状，即疼痛（pain）、苍白（pallor）、无脉（pulselessness）、麻痹（paralysis）、感觉异常（paresthesia）和明显肢体冰冷（"perishingly" cold）。症状的严重程度常取决于血管闭塞的位置和侧支代偿情况。疼痛是患者急诊就医的最常见症状。患者通常会主诉足部及小腿疼痛感。体检脉搏消失并可能出现患肢感觉减退。如出现持续静息痛、感觉丧失和内侧足趾活动障碍则提示患肢存在极为严重的缺血。在患肢缺血程度评估过程中，与对侧肢体进行比较非常重要（表 7-6-2）。

表 7-6-2　急性肢体缺血的症状和体征

特征	轻度	重度	不可逆
临床特征	不立即威胁肢体活力	如果及时治疗可挽救患肢	大量组织坏死，截肢不可避免
毛细血管反流	正常	存在，但较缓慢	缺如（大理石改变）
肌无力	无	局部、轻度	显著、瘫痪（强直）
感觉麻痹	无	轻度、部分感觉丧失	显著、麻痹
动静脉多普勒超声检查	有血流信号	有或无血流信号	无血流信号

（二）实验室检查

在首次诊断下肢 ASO 时，应常规进行适当的实验室检查，如血常规、尿常规、空腹血糖、糖基化血红蛋白、血脂等，以发现是否存在可以治疗的高危因素（糖尿病、高脂血症等）和相关动脉硬化所致的器官损害（肾功能）。除常规肾功能检查外，必要时可进一步查肌酐清除率、肾图等，以评估肾功能情况。肌酐清除率代表肾小球滤过率，当低于 50ml/min，血清肌酐开始上升。血清肌酐＞265 mmol/L、尿素氮＞8.9 mmol/L 说明存在肾功能障碍。肾图检查可以通过描记示踪剂的时间-放射性升降曲线对单/双肾功能进行评估。

如患者发病年龄轻、缺乏动脉硬化高危因素、多次发生血栓性事件、有明显家族史和阻塞部位异常、常规治疗效果不佳等情况出现时，则需要进一步的实验室检查，如 CRP、ANA 抗体谱、同型半胱氨酸，排除非动脉硬化的可能性，如炎症或高凝状态或代谢缺陷（心磷脂抗体综合征、胆固醇栓塞、高半胱氨酸血症等）。

（三）辅助检查

1. ABI　指踝部动脉收缩压与上臂（肱动脉）收缩压的比值，是最基本的无损伤血管检查方法，易操作、可重复，可以初步评估动脉阻塞和肢体缺血程度。ABI 是踝部动脉（胫后动脉或足背动脉）收缩压与上臂收缩压（取左右手臂数值高的一侧）的比值。正常值为 1.00～1.40，0.91～0.99 为临界值。ABI≤0.90 可诊断为下肢缺血。患 CLI 时 ABI 常＜0.40。ABI 测定可以用于初筛肢体缺血的患者、评估肢体缺血的程度、为介入治疗及开放手术治疗适应证的选择提供客观依据、作为术后或药物治疗后疗效的评价及术后随访的重要手段。

2. 趾肱指数（toe brachial index，TBI）　指足趾动脉收缩压与肱动脉收缩压的比值，与 ABI 一样，是评估下肢缺血程度的常用指标。长期糖尿病患者、老年患者和长期透析患者由于血管中膜钙化，利用 ABI 常不能有效评估血管病变程度，可通过测量 TBI 评估血管供血状态，作为诊断依据。TBI＜0.70 即可诊断下肢缺血。

3. 超声检查　通过二维超声图像可以测量内中膜厚度、斑块大小、明确斑块性质，结合彩色多普勒成像及多普勒频谱可以诊断动脉狭窄或闭塞的部位和程度，并提供收缩期峰值流速（peak systolic velocity，PSV）、病变部位与病变近心端的峰值流速比值、搏动指数等血流动力学参数。超声检查目前在临床上作为筛查首选的检查方法，可用于诊断病变部位及程度、评价流入及流出道、术中及术后评估介入治疗及开放手术的疗效、移植物通畅与否及作长期随访，但超声检查的准确性依赖仪器及操作者的水平，因此尚有一定的局限性。

4. CTA　CTA 是术前常用的无创性诊断方式，通过阅读横断面原始图像及后期重建图像，可了解病变血管的位置、数目、狭窄程度、病变长度，为治疗方案的制订提供依据。检查过程中需要使用一定量的对比剂，尤其对已有肾功能不全者慎用。

5. MRA　MRA 可显示下肢 ASO 的解剖部位和狭窄程度。在一些经验丰富的中心，MRA 诊断膝下动脉疾病的准确性要高于双功能超声和 CTA，但 MRA 图像有时会夸大动脉狭窄程度，体内有铁磁性金属置入物时不适合行 MRA，且扫描时间长，老年或幼儿患者耐受性差。

6. DSA　DSA 可以准确显示病变部位、性质、范围和程度，目前仍然是诊断下肢 ASO 的金标准，但作为一种有创检查，一般不作为常规诊断手段，通常可以通过无损伤检查提供初步诊断资料，必要时再行 DSA。如果患者行介入治疗的可能性大，血管造影明确病变部位及性质后，同期进行介入治疗。

（四）诊断标准

下肢 ASO 的主要诊断标准：①年龄＞40 岁；②有吸烟、糖尿病、高血压、高脂血症等高危因素；③有下肢 ASO 的临床表现；④缺血肢体远端动脉搏动减弱或消失；⑤ABI≤0.9；⑥彩色多普勒超声、CTA 和 DSA 等影像学检查显示相应动脉的狭窄或闭塞等病变。符合上述诊断标准 4 条可以作出下肢 ASO 的临床诊断。

（五）分期和分型标准

1. 分期　下肢 ASO 的严重程度可根据 Rutherford 分类法和 Fontaine 分期（表 7-6-3）。

表 7-6-3　Rutherford 分类法和 Fontaine 分期关于下肢 ASO 的分级和分类

分型	临床症状	Rutherford 分类法	Fontaine 分期
无症状	无症状	0	I
间歇性跛行	轻度间歇性跛行	1	IIa
	中度间歇性跛行	2	IIb
	重度间歇性跛行	3	IIb
严重肢体缺血	缺血性静息痛	4	III
	少量组织缺损	5	IV
	坏死或坏疽	6	IV

2. 分型　根据影像学检查所见动脉狭窄或闭塞程度，可按 2007 年第 2 版泛大西洋协作组（TASC）分型标准对主髂动脉病变和股腘动脉病变进行分型（表 7-6-4，表 7-6-5），对临床治疗及预后具有指导意义。

表 7-6-4　主髂动脉闭塞病变的 TASC II 分型

分型	图例
A 型 ·单侧或双侧髂总动脉狭窄 ·单侧或双侧髂外动脉的单个短段狭窄（总长度≤3cm）	
B 型 ·肾下腹主动脉的短段狭窄（总长度≤3cm） ·单侧髂总动脉闭塞 ·未累及股总动脉的单处或多处髂外动脉狭窄（总长度为 3～10cm） ·未累及髂内动脉起始处或股总动脉的单侧髂外动脉闭塞	
C 型 ·双侧髂总动脉闭塞 ·未累及股总动脉的双侧髂外动脉狭窄（总长度为 3～10cm） ·累及股总动脉的单侧髂外动脉狭窄 ·累及髂内动脉起始处和（或）股总动脉的单侧髂外动脉闭塞 ·单侧髂外动脉闭塞伴重度钙化，累及或未累及髂内动脉起始处和（或）股总动脉	

续表

分型	图例
D 型 ·肾下腹主动脉-髂动脉闭塞 ·需要治疗的腹主动脉及双侧髂动脉的广泛病变 ·累及单侧髂总、髂外及股动脉的多处广泛狭窄 ·累及单侧髂总及髂外动脉的闭塞 ·双侧髂外动脉闭塞 ·髂动脉狭窄合并需要治疗但不适合行腔内治疗的腹主动脉瘤，或合并其他需要腹主动脉或髂动脉开放手术治疗的病变	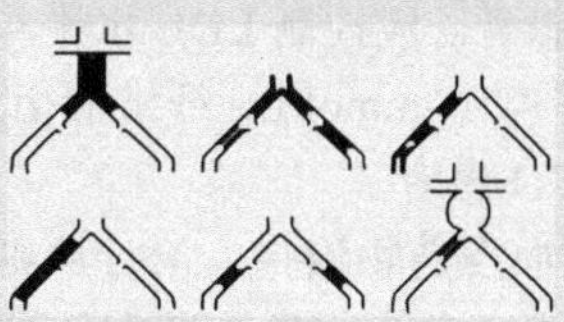

表 7-6-5 股腘动脉病变的 TASC Ⅱ 分型

分型	图例
A 型 ·单处狭窄，长度≤10cm ·单处闭塞，长度≤5cm	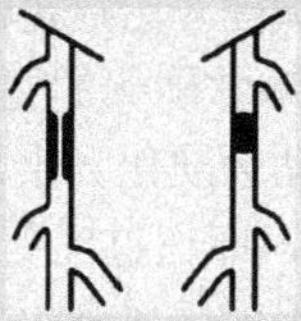
B 型 ·多处狭窄或闭塞病变，每处≤5cm ·单处狭窄或闭塞（长度≤15cm），未累及膝下腘动脉 ·单处或多处病变，胫动脉未累及并可用作旁路手术时的远端流出道 ·钙化严重的闭塞（≤5cm） ·单处腘动脉狭窄	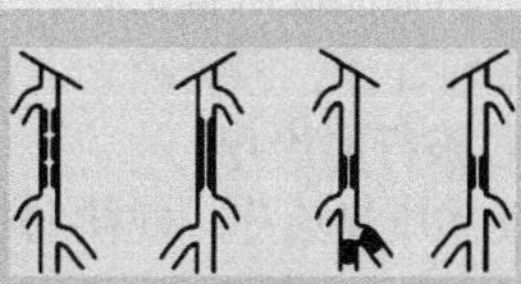
C 型 ·多处的狭窄或闭塞，总长度>15cm，伴或不伴有严重的钙化 ·两次腔内治疗后复发，仍需要治疗的狭窄和闭塞	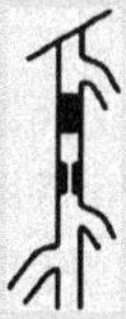
D 型 ·股总动脉和股浅动脉的慢性完全闭塞、>20cm且累及腘动脉 ·腘动脉和膝下三分支的慢性完全闭塞	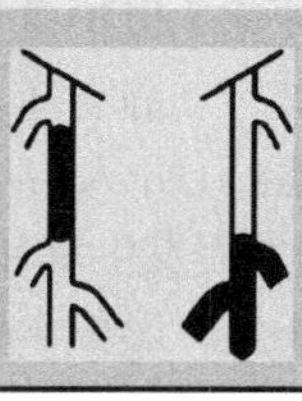

五、治 疗

（一）内科治疗

1. 抗血小板和抗凝治疗 抗血小板药物共同的作用是抑制血小板活化、黏附、聚集和释放功能，从而起到预防血栓形成、保护血管内皮细胞、扩张血管和改善血液循环的作用。抗血小板治疗可以降低下肢 ASO 患者心梗、脑卒中及血管源性死亡的风险。推荐使用的抗血小板药物包括阿司匹林、氯吡格雷、替格瑞洛等。阿司匹林或氯吡格雷可降低有症状的下肢 ASO 患者心血管事件的发生率，对于氯吡格雷抵抗的患者，可选择替格瑞洛进行抗血小板治疗，联合用药应警惕出血风险。有研究认为，小剂量利伐沙班（2.5mg 每天 2 次）联合阿司匹林可降低下肢 ASO 合并冠状动脉病变患者的心血管及下肢事件（急性下肢缺血及截肢）的发生率。

2. 降脂药物治疗 他汀类药物主要适用于以血中总胆固醇及低密度脂蛋白胆固醇（LDL-C）增高为主的患者。应控制 LDL 水平＜2.6 mmol/L，对于具有缺血高风险的下肢 ASO 患者，建议控制 LDL 水平＜1.8 mmol/L。纤维酸衍生物类降脂药可用于合并低 HDL、正常 LDL 及高三酰甘油血症的下肢 ASO 患者。

3. 抗高血压药物治疗 治疗原则：小剂量开始，优先选择长效制剂，联合应用及个体化。钙通道阻滞剂或 ACEI/ARB 有潜在的扩张周围动脉血管作用，被视为下肢 ASO 合并高血压患者的首选药物。β 受体阻滞剂被推荐用于下肢 ASO 合并有心力衰竭的患者。对于仅合并高血压的下肢 ASO 患者建议控制血压＜140/90 mmHg；对于有高血压同时合并糖尿病或慢性肾病的下肢 ASO 患者建议控制血压＜130/80mmHg。

4. 糖尿病治疗 对于合并糖尿病的下肢 ASO 患者，在加强饮食管理的同时，控制血糖目标值：空腹 80～120mg/dl（4.44～6.70mmol/L），餐后 120～160mg/dl（6.7～8.9mmol/L），糖化血红蛋白（HbA1c）＜7.0%。建议患者主动学习并掌握足部日常护理方法，养成足部自我检查习惯，选择合适的鞋袜，正确护理并治疗足部的擦伤、裂伤、溃疡等。

5. 戒烟 是动脉硬化的主要危险因素之一，可引起血管痉挛、血管内膜损害、脂类代谢异常等，加重或促进动脉硬化发生发展。戒烟是预防和治疗下肢 ASO 的重要措施之一。

6. 细胞治疗 即通过注射各种细胞刺激因子，如成纤维生长因子、血管内皮生长因子等，及骨髓源多能干细胞促进血管生成从而治疗下肢 ASO，有研究显示，该方法可提高 ABI、增加行走距离及降低疼痛评分，但仍缺乏大规模的临床研究，其有效性及安全性有待证实。

7. 间歇性跛行的治疗

（1）运动和康复治疗：规律的有氧运动可改善最大平板步行距离、生活质量和提高生活能力。特别是下肢 ASO 的老年患者，运动治疗可增加无痛步行距离和最大步行距离，同时降低血浆胆固醇浓度，降低收缩压。运动治疗必须在专业指导下进行，每次步行 30～45 分钟，每周至少 3 次，至少持续 12 周。推荐的运动方式有行走、伸踝或屈膝运动。Fontaine Ⅳ级患者不推荐进行常规运动治疗。

（2）药物治疗：①西洛他唑（cilostazol），西洛他唑是一种强效磷酸二酯酶Ⅲ抑制剂，具有抗血小板活性和舒张血管特性，可改善内皮细胞功能，通过减少循环中活化或预调节的血小板数目而有效预防血栓性疾病。目前是治疗间歇性跛行的一线药物。②前列腺素类药物，药理作用是扩张血管和抗动脉粥样硬化（保护血管内皮、抗内膜增生、抗血小板），可提高患肢 ABI，改善由下肢缺血引发的间歇性跛行、静息痛及溃疡等症状。

（3）血运重建：①介入治疗，是目前首选的血运重建方法，因为相对手术而言，介入治疗创伤小、恢复快，且并发症发生率和死亡率均较低。②手术治疗，适用于严重间歇性跛行影响生活质量，经保守治疗效果不佳；影像学评估流入道和流出道解剖条件适合手术；全身情况能够耐受的患者。＜50 岁患者的动脉粥样硬化病变的进展性更强，导致疗效不持久，这类患者间歇性跛行的手术治疗效果不明确，手术干预要相当慎重。

▋（二）介入治疗

下肢 ASO 的介入治疗包括：①经皮腔内血管成形术（percutaneous transluminal angioplasty，PTA），即球囊扩张成形术，器材包括普通球囊、药物洗脱球囊及特异球囊等。②支架置入，包括自膨式裸支架、药物洗脱支架及覆膜支架。③经皮腔内斑块切除术。④经皮血栓清除术，包括血栓抽吸、机械取栓、置管溶栓等。应根据血管病灶的位置、长度及狭窄程度，选用一种或多种方法，以达治疗目的。

1. PTA

（1）原理：通过物理性扩张，解除狭窄或闭塞恢复血管管腔通畅，是治疗动脉狭窄或闭塞的重要介入技术，亦是支架置入的基础治疗。

（2）适应证与注意事项：有缺血症状的下肢动脉狭窄或闭塞，尤其是腘动脉以下病变，球囊扩张是首选治疗方法。下肢动脉慢性狭窄闭塞伴血栓者，谨慎使用。

（3）术前准备

1）患者准备：充分评估狭窄部位、程度，钙化情况等。

2）药物准备：肝素 NaCl 溶液。

3）器材准备：4～6mm（股-腘动脉病变）、6～8mm（髂总动脉、髂外动脉病变）大小的球囊导管（图 7-6-1），压力泵，锥形头导管，导丝（150cm 及 260～300cm），微导丝，抗折长鞘。

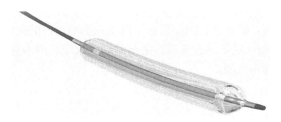

图 7-6-1　球囊导管扩张示意图

（4）操作技术

1）入路选择：①股动脉顺行穿刺，适用于同侧股-腘-膝下病变（同侧股浅动脉开口正常）；②股动脉逆行穿刺，适用于同侧及对侧髂动脉、对侧股-腘动脉病变（股浅动脉开口闭塞）。③左肱动脉/桡动脉穿刺，适用于双侧股动脉闭塞病变。④当自上向下开通闭塞段，导丝或导管无法进入远端血管真腔时，还需要逆穿腘动脉或膝下动脉向上汇合。

2）技术过程：通过导管与导丝配合，逐段通过狭窄闭塞段。根据导丝、导管在血管内的相对位置，可分为腔内成形术和内膜下血管成形术（subintimal angioplasty，SIA）。对于完全闭塞病变、严重血管钙化等重度血管病变，腔内成形存在困难。术者有意或无意通过内膜下成形，将粥样硬化血管内膜推向一侧，形成光滑血管腔隙。内膜下成形技术难度在于重返真腔，导丝塑形、反复试探，重返真腔器械、逆行穿刺技术及双球囊技术等的应用，使内膜下成形技术的成功率超过 95%。通过血管狭窄或闭塞段后，交换送入长导丝，沿长导丝送入球囊导管至病变部位，逐步扩张狭窄或闭塞段。球囊直径的选择原则以与目标血管直径相同或稍大 1mm 为宜，避免过度扩张引起动脉破裂。为减少血管内膜损伤，可先选用直径较小的球囊逐步扩张，球囊扩张过程中，应缓慢加压膨胀球囊至工作压。

技术成功：狭窄段球囊的压迹消失，复查造影显示残余狭窄小于 30%。

3）术后并发症及处理：包括动脉痉挛、急性闭塞、斑块脱落至远端栓塞、动脉破裂出血、假性动脉瘤形成等。前两者可予以溶栓、扩张血管等处理；后两者可根据部位及程度予以局部压迫、覆膜支架置入等处理。

4）疗效评价：对短段病变（长度<5cm），1～3 年血管通畅率为 70%～90%。对慢性长段闭塞病变，术后血管通畅率分别为 70%～80%（6 个月）、40%～50%（36 个月）。术后再狭窄率接近 50%。

2. 药物洗脱球囊

（1）原理：通过球囊表面抑制细胞生长的药物来抑制新生内膜的生长，从而减少术后血管再狭窄的发生。目前常将紫杉醇作为药物洗脱球囊的加载药物，其具脂溶性可被迅速吸收，并持续性抑制血管内膜细胞生长。

（2）技术要点：操作过程同 PTA，注意事项①选择病变血管两端有正常血管的病灶，以提高长期通畅率等疗效；②在药物洗脱球囊扩张前应用普通球囊进行预扩张；③为减少球囊上药物的丢失，在球囊进入血管前，始终有外鞘管保护，进入血管后，应迅速将球囊送至病变血管进行扩张；④球囊膨胀至工作压后，应维持一段时间（约 3 分钟），确保药物与血管内膜充分接触与吸收。

（3）疗效评价：与传统 PTA 相比，药物洗脱球囊成形术明显降低了术后 6 个月的再狭窄率、晚期管径丢失和术后 1 年靶病变血运重建率（target lesion revascularization，TLR），提高了术后 1 年的通畅率，在股-腘病变患者中，药物洗脱球囊短期内能维持支架通畅率及降低靶病变血运重建率，而死亡率及截肢率却无明显影响。针对膝下病变，药物洗脱球囊则无明显优势，有待大样本的随机临床对照试验加以证实。

3. 支架置入术（bare metal stent，BMS）

（1）原理：通过支架的径向支撑，解除狭窄或闭塞，恢复血管管腔通畅，是 PTA 治疗后续重要的介入技术。

（2）适应证与注意事项：适应证，PTA 后血管内出现影响血流的夹层，管腔狭窄仍大于 50%，跨病变压力差大于 10mmHg。对年轻患者及髋关节的动脉狭窄，因术后支架内再狭窄及远期支架断裂风险，慎重考虑是否使用支架。

（3）术前准备同 PTA。

（4）操作技术

1）技术过程：在 PTA 的基础上，将长度和直径适当的自膨式支架送至狭窄闭塞段，定位准确后即可释放。支架前端 1～2cm 应缓慢释放，随时调整支架位置，支架展开 2cm 后应匀速释放支架剩余部分，避免过度牵拉。

2）术后并发症及处理：支架内血栓形成（因未及时给予抗血小板及抗凝治疗）、再狭窄（术后病变血管内膜增生）或支架断裂（支架髋关节，因关节反复活动，支架受活动剪切应力影响而断裂）。可给予溶栓或再次血管成形治疗。

3）疗效评价：支架通畅率（49%～81.3%）、支架内再狭窄率（Binary restenosis，BRS）（40%）、靶病变血运重建率（81.3%）、支架断裂（3.1%）。相较于单纯 PTA，BMS 能提高靶血管通畅率，但支架内再狭窄仍无法避免。

4. 药物洗脱支架（drug eluting stent，DES）

（1）原理：通过支架表面抑制细胞生长的药物来抑制新生内膜的生长，从而减少术后血管再狭窄的发生。目前常用紫杉醇、西罗莫司、依维莫司作为药物洗脱支架的加载药物。

（2）操作过程、术后并发症及处理同 BMS。

（3）疗效评价：DES 术后通畅率为 74.8%～85%，靶病变血运重建率为 11.8%～57.1%，支架内再狭窄率为 6%～67.9%，支架断裂（1.9%）。相较于 BMS 及单纯 PTA，DES 能延长靶血管通畅率，降低截肢率及血管再介入率，提高总体生存时间。

5. 经皮腔内斑块切除术

（1）原理：通过斑块切除设备在血管腔内对斑块进行切、削、钻、磨等方式，从而达到消除血管腔内斑块，扩大血管腔的目的。根据不同工作原理，可分为 4 类：①定向斑块切除（图 7-6-2）（directional atherectomy）：通过移动斑块切除设备头端的切割刀片，片状削除斑块，脱落斑块可被回收至头端的鼻锥中，需人为改变角度变换切割方向；②轨道斑块切除（orbital atherectomy），在设备头端的导丝上，有一偏心的金刚磨石，在设备驱动下，可 360°旋转，从而对血管内斑块进行打磨削平；③准分子激光斑块切除术（excimer laser atherectomy），通过短脉冲的紫外激光束，照射斑块，使斑块"溶解"成亚细胞碎片，达到"光切除"血管腔内斑块；④旋转斑块切除术（图 7-6-3）（rotational atherectomy），通过高速旋转锥形头端上的刀片，对斑块进行旋切，从而扩大血管内腔。

（2）适应证：①根据斑块切割导管的大小，主要用于股-腘病变，尤其是支架内再狭窄闭塞者，亦有较小导管用于膝下病变；②作为支架置入或 PTA 的辅助治疗，特别是作为药物洗脱球囊的前期治疗，可降低斑块厚度，促进血管内膜对药物的吸收。

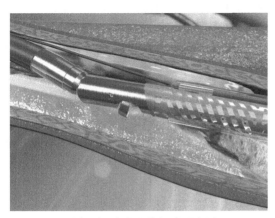

图 7-6-2 定向斑块切除示意图

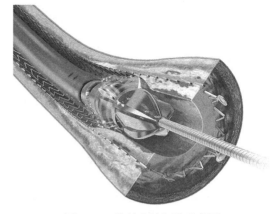

图 7-6-3 旋转斑块切除示意图

（3）术后并发症及处理：远端动脉栓塞、病变血管破裂、病变血管闭塞，前者可在斑块切除前，在病变动脉远心端预先留置栓塞保护器，预防斑块脱落堵塞远端动脉分支，后两者则常用支架置入处理。

（4）疗效评价：可提高血管通畅率（54%～84%）、降低靶病变血运重建率。针对支架置入术后再狭窄闭塞及髋关节病变，经皮腔内斑块切除术较单纯的 PTA 或 BMS 体现出了优势。

6. 导管接触性溶栓术（catheter-directed thrombolysis，CDT）**及经皮机械性血栓清除术**（percutaneous mechanical thrombectomy，PMT）

（1）原理：CDT 指将溶栓导管置入动脉血栓内，以高浓度溶栓药物直接作用于血栓。PMT 是通过大腔导管抽吸或利用血栓清除器清除血栓。

（2）适应证与禁忌证

1）适应证：①在下肢动脉硬化狭窄基础上血栓形成，导致下肢动脉缺血；②心源性血栓脱落，堵塞下肢硬化狭窄的动脉。

2）CDT 禁忌证：①近期（2～4 周内）内有活动性出血，严重颅内、消化道、泌尿道及其他脏器出血；②近期接受过大手术、活检、心肺复苏、不能实施压迫的穿刺；③近期有严重外伤；④严重难以控制的高血压（血压＞160/110mmHg）；⑤伴有较严重感染：如细菌性心内膜炎；⑥动脉瘤、主动脉夹层、动静脉畸形患者；⑦严重肝肾功能不全；⑧有缺血性或出血性脑卒中病史者（3 个月内）；⑨溶栓药物过敏；⑩年龄＞75 岁和妊娠者慎用。

3）PMT 禁忌证：①非急性期血栓；②膝下病变者。

（3）术前准备

1）患者准备：体格检查（5P），实验室检查（血常规、肝肾功能、D-二聚体、凝血功能等），影像学检查（CTA 或彩超）、抗凝治疗。

2）药物准备：溶栓药物，包括尿激酶，新型溶栓药物，如 rtPA、替奈普酶等。

3）CDT 器材准备：主要是溶栓导管，目前国内常用多侧孔溶栓导管、Unifuse 溶栓导管、Fountain 溶栓导管等。PMT 器材准备：血栓清除器，如 Angiojet 系统或 Straub Aspirex 系统；血管适配导管。

（4）操作技术

1）顺行入路：顺动脉血流的方向置管。

2）CDT 操作步骤：将导管置于血栓近心端或血栓内，经导管注入溶栓药物。常用药物尿激酶，一般给予首剂 4000U/kg，30 分钟内持续动脉注射，之后以 60 万～120 万 U/d（1 小时内分 2～4 次快速泵入或持续泵入），维持 72～96 小时，必要时延长至 5～7 天，置管时间不超过 7 天。在尿激酶溶栓效果不佳且排除肝素诱导 HIT 和抗凝不足时，可考虑使用 rtPA，以 20mg/（24～36）h 给药，2～3 天停药。溶栓时间以血栓溶解为准，尽量缩短溶栓时间，降低出血风险。

3）PMT 操作步骤：①顺行入路，行肝素化，导丝通过血栓，置入抽吸导管；②喷洒药物，使用溶栓药物（20 万～50 万 U 尿激酶/500ml NaCl 溶液），自远心端向近心端喷洒，覆盖血栓全程，至少等待 30 分钟；③血栓抽吸，顺血流方向缓慢抽吸，控制抽吸时间；④残留血栓处理，可继续行 CDT 治疗。

（5）术后处理

1）监测凝血功能，特别是 FIB、APTT 和 INR，及时调整抗凝与溶栓方案。

2）CDT 并发症：①出血，轻微出血时无须特殊处理，严重出血时应停用溶栓药物，必要时给予输血和外科干预；②残留血栓，发现血栓残留可继续行 CDT 治疗数日、增加尿激酶剂量或更换为 rtPA；若血栓负荷异常增大，即越溶越大，则警惕 HIT，监测血小板改变，更换肝素为阿加曲班等其他抗凝药物；③血管壁损伤；④过敏反应。

3）PMT 并发症：血红蛋白尿，绝大多数患者在术后 1～2 天出现血红蛋白尿后可以自愈，一般不会导致肾功能改变。术中应控制抽吸时间减少红细胞的破坏，术后经积极水化和碱化尿液，可以加快缓解速度。余并发症同 CDT。

（6）疗效评价：血管造影评估血栓溶解情况，若动脉内未见充盈缺损，血栓消失，可进一步行 PTA 或支架置入术。

【案例 7-6-1 分析讨论（图 7-6-4～图 7-6-8）】

1. 男性，年龄＞70 岁，高血压，吸烟，高脂血症。

2. 分期：Rutherford 1；分型：TASC Ⅱ D 型。

3. 控制危险因素及内科治疗：①戒烟；②选用钙通道阻滞剂或 ACEI/ARB 类药物控制血压，血压控制＜140/90mmHg；③选用阿司匹林/氯吡格雷抗血小板；④使用他汀类药物降脂治疗，控制 LDL 水平＜2.6mmol/L。

4. 介入治疗：针对股浅动脉中段闭塞，行球囊扩张+支架置入术开通股浅动脉；因胫后动脉及腓动脉血流通畅，小腿及足部血运良好，无需处理胫前动脉。术后继续给予抗血小板、控制血压及降低血脂治疗。

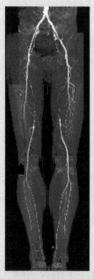

图 7-6-4　术前双下肢 CTA 示双下肢动脉粥样硬化改变，双侧股浅动脉中段闭塞，双侧胫前动脉远段闭塞

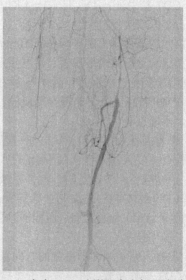

图 7-6-5　术中 DSA 造影证实右侧股浅动脉中段闭塞

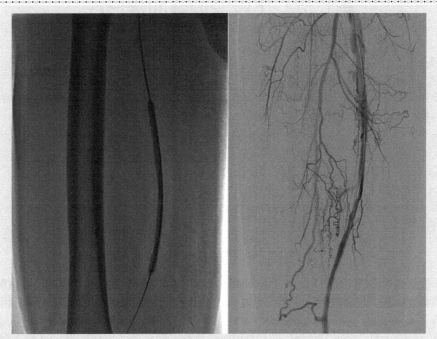

图 7-6-6 术中行 PTA，再次行造影显示血管内夹层形成

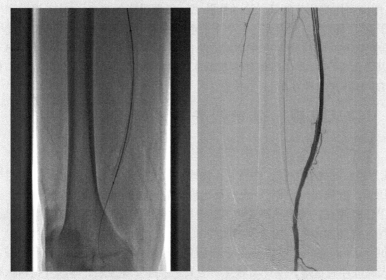

图 7-6-7 随后行支架置入术，最后造影显示血管通畅

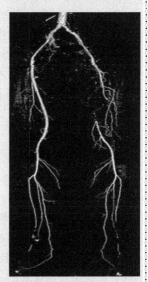

图 7-6-8 术后 1 个月复查双下肢 CTA，拟针对左下肢动脉行介入治疗

（杨维竹 柯 坤）

第七节　下肢深静脉血栓形成

【案例 7-7-1】

　　患者，男性，52 岁，无明显诱因出现"左侧全下肢肿胀 4 天，加重伴疼痛 1 天"入院。体检显示左侧全下肢肿胀，皮温增高，左侧髂窝压痛，浅静脉扩张，小腿较对侧周径增粗 4cm。病史无特殊，Wells 评分为 4 分。入院超声显示左侧髂总静脉、髂外静脉内强回声，压迫未见变扁。实验室检查显示 D-二聚体为 830μg/L，入院诊断为"左下肢深静脉血栓形成"。

【问题】

　　1. 该患者左下肢深静脉血栓形成的分型与分期是什么？

　　2. 该患者优选的治疗策略是什么？

　　3. 该患者是否需要置入下腔静脉滤器？

　　4. 术后使用何种抗凝药物继续治疗？

一、概　　述

　　下肢深静脉血栓形成（deep venous thrombosis，DVT）是指血液在下肢深静脉内异常凝结引起的静脉回流障碍性疾病。因血液回流受阻，患者出现下肢肿胀、疼痛、功能障碍。血栓脱落可引起肺血栓栓塞症（pulmonary thromboembolism，PTE）。DVT 与 PTE 统称为静脉血栓栓塞症（venous thromboembolism，VTE），两者经常伴发，是同种疾病在不同阶段的表现形式。DVT 发病率高、易复发、病死率高。若急性 DVT 未得到有效治疗，血栓机化，常遗留静脉功能不全，称为血栓后综合征（post-thrombotic syndrome，PTS）。PTE 和 PTS 可以严重影响患者的生活质量，甚至导致死亡。

　　DVT 多发生于手术或急性疾病住院治疗期间、活动性肿瘤、长期卧床的患者。DVT 根据病变解剖可被分为中央型（发生于髂-股静脉）、周围型（发生于股静脉或小腿深静脉）和混合型（发生于全下肢深静脉）三种；根据发病时间可被分为急性期（发病 14 天以内）、亚急性期（发病在 15～30 天）、慢性期（发病 30 天以后）、后遗症期（出现 PTS 症状）、慢性期或后遗症期急性发作期（在慢性期或后遗症期的基础上 DVT 再次急性发作）。

二、临床表现、辅助检查与诊断

（一）临床表现

　　急性下肢 DVT 临床表现为患肢的突然肿胀、疼痛等，体检可发现患肢呈凹陷性水肿、软组织张力增高、皮肤温度增高、压痛。发病 1～2 周后，患肢可出现浅静脉显露或扩张。血栓位于小腿肌肉静脉丛时，Homans 征（患肢伸直、足被动背屈时引起小腿后侧肌群疼痛为阳性）和 Neuhof 征（压迫小腿后侧肌群引起局部疼痛为阳性）可表现为阳性。

　　重症 DVT 患者因下肢动脉受压和痉挛、肢体缺血可出现股青肿，临床表现为下肢极度肿胀、剧痛、皮肤发亮呈青紫色、皮温低伴有水疱，足背动脉搏动消失。全身反应强烈，体温升高和脉率加速（股白肿）。重症型若不及时处理可发生休克和静脉性坏疽。

　　静脉血栓一旦脱落，可栓塞肺动脉引起相应 PTE 的临床表现。

　　DVT 即便经过规范抗凝治疗，因静脉回流障碍与瓣膜功能受损，相当比例慢性期患者可发展为 PTS，临床表现包括患肢的沉重、胀痛、静脉曲张、皮肤色素沉着、经久不愈的溃疡等。PTS 可根据临床表现使用 Villalta 评分分级以指导治疗。

（二）辅助检查

　　1. Wells 评分量表　对于 DVT 可疑患者是一种普遍使用的评估工具，将 DVT 患者分为"可能"（评分≥2）和"不太可能"（评分≤1）两种。

2. 血浆 D-二聚体酶联免疫标记定量检测 D-二聚体是纤维蛋白复合物溶解时产生的降解产物,患下肢 DVT 时其水平升高(>500μg/L),敏感性较高但特异性差。

3. 超声检查 是首选的影像学检查,常用彩色多普勒超声联合加压法扫描,主要表现为静脉腔内强回声、静脉不能压缩或无血流等征象,适用于 Wells 评分为"不太可能"而 D-二聚体水平异常患者,或 Wells 评分为"可能"的患者。对于疑似患者,初始检查正常,尚需 1 周后复查超声排除远端血栓进展至近端静脉。

4. 其他影像学检查 CT 静脉成像及核磁静脉成像适用于排除超声检查不敏感区域血栓形成,静脉造影仍然为诊断 DVT 金标准,表现为闭塞或中断、充盈缺损、侧支循环形成等。

(三)诊断

对于 Wells 评分为"不太可能"患者,结合 D-二聚体水平正常可安全排除 DVT,且无须进一步进行超声检查。对于 Wells 评分为"不太可能",D-二聚体水平异常患者,需进一步进行影像学检查确诊。Wells 评分为"可能"者,均需进一步进行影像学检查(表 7-7-1,图 7-7-1)。

表 7-7-1 Wells 评分量表

病史及临床表现	评分
肿瘤	1
瘫痪或近期下肢石膏固定	1
近期卧床>3d 或近 12 周内大手术	1
沿深静脉走行的局部压痛	1
全下肢水肿	1
与健侧相比,小腿肿胀周径长>3cm	1
既往有下肢深静脉血栓形成病史	1
凹陷性水肿(症状侧下肢)	1
有浅静脉的侧支循环(非静脉曲张)	1
类似或与下肢深静脉血栓形成相近的诊断	−2

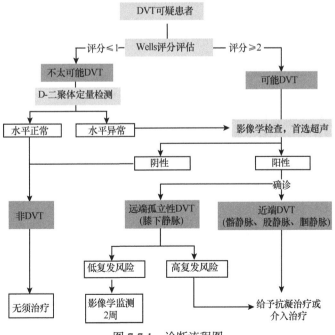

图 7-7-1 诊断流程图

三、治　　疗

（一）内科治疗

1. 概述　内科治疗包括一般处理、抗凝治疗及系统溶栓。一般处理包括卧床休息、抬高患肢、适当利尿等。慢性期患者，建议服用静脉活性药物，有条件者可使用肢体循环驱动治疗。有 PTS 症状（后遗症期）患者，使用压力治疗（穿及膝弹力袜）可减轻症状，运动训练、使用静脉活性药物治疗也有帮助，必要时可考虑行介入治疗改善症状。

2. 抗凝治疗　抗凝是 DVT 治疗的基石，可抑制血栓蔓延，利于血栓自溶和管腔再通，降低 PTE 发生率和病死率。抗凝治疗常用药物包括普通肝素、LMWH、VKA 和新型口服抗凝剂（non-vitamin K oral anticoagulant，NOAC），后者包括直接凝血酶（II a 因子）抑制剂、Xa 因子抑制剂，它们较传统抗凝药物具有诸多优点。对于急性 DVT 非肿瘤患者，建议直接使用 NOAC；对于 DVT 肿瘤患者，建议首选 LMWH；同时溶栓治疗时，使用肝素抗凝。总之，应根据患者特点及意愿选择相应药物及抗凝时间（表 7-7-2，表 7-7-3）。

表 7-7-2　溶栓药物选择

影响因素	推荐抗凝药物	适用人群
肿瘤	LMWH	刚刚确诊；进展性深静脉血栓；转移性肿瘤；VTE 症状明显者；呕吐；肿瘤化疗期
肝脏疾病伴凝血功能障碍	LMWH	肝脏疾病有 NOAC 禁忌；INR 值异常造成 VKA 剂量调整困难
严重肾功能不全（肌酐清除率 < 30ml/min），哺乳期	VKA	NOAC 和 LMWH 对严重肾功能不全者禁用；在肾功能损害不同阶段需调整 NOAC 的剂量
冠心病	VKA、利伐沙班、阿哌沙班、依度沙班	达比加群较 VKA 更易出现心功能不全；抗凝同时尽量避免使用抗血小板药物，因可能增加出血风险
消化不良或有消化道出血史	VKA、阿哌沙班	达比加群可能引起消化不良；达比加群、利伐沙班、依度沙班可能增加胃肠道出血风险
同时溶栓	肝素	有大量证据证明使用安全性
妊娠期或备孕	LMWH	其余抗凝药均可通过胎盘

表 7-7-3　常用抗凝药物

抗凝药物	用法	肾脏清除率	$t_{1/2}$（h）	特点
普通肝素	初始剂量为 80～100U/kg 体重静脉注射，之后以 10～20U/(kg·h) 静脉泵入，根据活化部分凝血酶原时间（APTT）调整剂量	30%	1.5	①半衰期短，易监测，易逆转（鱼精蛋白），肌酐清除率 < 30ml/min 时可用，妊娠妇女可用；②需根据 APTT 调整剂量（正常上限 1.5～2.5 倍）；③有导致 HIT 风险，需监测血小板
LMWH	皮下注射，每次 100U/kg 体重，每 12 小时 1 次	80%	3～4	①出血不良反应少，HIT 发生率低于普通肝素，使用时大多无须监测，有效性与安全性优于普通肝素；②可用于肿瘤及妊娠期患者（妊娠前 3 个月与产后禁用），肝、肾功能不全者慎用

续表

抗凝药物	用法	肾脏清除率	$t_{1/2}$（h）	特点
维生素K拮抗剂（华法林）	口服，2.5～6.0 mg/d，与LMWH联用2～3天后，监测INR，使其稳定于2.0～3.0并持续24小时后停LMWH，继续华法林治疗	极微量	36	①妊娠期妇女禁用，哺乳期妇女可用，肝肾功能不全、严重高血压伴有出血倾向患者慎用；②监测PT和INR
直接Ⅱa因子抑制剂（达比加群酯）	口服，150mg b.i.d.；至少先联用5天LMWH后单独使用	80%	14～17	①疗效不劣于华法林，且可显著减少出血风险；②肌酐清除率<30ml/min时禁用；③对于80岁以上老年患者或存在出血风险时，剂量改为每次110mg，每日两次
直接Xa因子抑制剂（利伐沙班）	口服，15mg b.i.d.，持续3周；之后改为20mg q.d.（高出血风险者可改为15mg q.d.）	33%	7～11	①禁用于妊娠期妇女及肌酐清除率<30ml/min的重度肾功能不全患者；②HIT患者可使用

注：b.i.d. 每天2次；q.d. 每天1次

3. 系统溶栓治疗 系统溶栓指经外周静脉全身应用溶栓药物。有系统评价显示，系统溶栓溶栓效果劣于或等于CDT，且出血风险高、难完全溶解血栓，因此，临床上较少单独使用系统溶栓。

（二）介入治疗

1. 概述 DVT介入治疗包括CDT、PMT、PTA、支架置入术和下腔静脉滤器（inferior vena cava filter，IVCF）置入术。治疗方法选择应该从安全性、时效性、综合性、长期性四方面考虑。

急性期DVT，若满足治疗条件，首选CDT治疗，如条件允许可联合PMT清除血栓；出现股青肿时，应立即行PMT、CDT治疗或外科Fogarty导管取栓；成功行CDT或切开取栓后，造影发现髂静脉狭窄，建议首选球囊扩张、支架置入术，必要时采用外科手术解除髂静脉阻塞。亚急性期、慢性期或后遗症期急性发作可考虑行介入治疗以改善症状和生活质量。对介入治疗可能引起PTE的，可术前置入IVCF。

2. CDT

（1）原理：CDT指将溶栓导管置入静脉血栓内，以高浓度溶栓药物直接作用于血栓。CDT相比系统溶栓能够降低出血风险、增加血栓溶解率，降低PTS发生率，治疗时间短，并发症少，为临床首选的溶栓方法。

（2）适应证与禁忌证

1）适应证：急性近端DVT（髂静脉、股静脉、腘静脉），身体状况好，预期寿命>1年，低出血风险的患者。

2）禁忌证：①近期（2～4周内）内有活动性出血，严重颅内、消化道、泌尿道及其他脏器出血；②近期接受过大手术、活检、心肺复苏、不能实施压迫的穿刺；③近期有严重外伤；④严重难以控制的高血压（血压>160/110mmHg）；⑤伴有较严重感染如细菌性心内膜炎；⑥动脉瘤、主动脉夹层、动静脉畸形患者；⑦严重肝肾功能不全；⑧有缺血性或出血性脑卒中病史者（3个月内）；⑨溶栓药物过敏；⑩年龄>75岁和妊娠者慎用。

（3）术前准备

1）患者准备：体格检查，实验室检查（血常规、肝肾功能、D-二聚体、凝血功能等），影像学检查，抗凝治疗，IVCF置入术（必要时）。

2）药物准备：溶栓药物，包括尿激酶，新型溶栓药物，如rtPA、替奈普酶等，降纤药物（如巴曲酶）。重组链激酶易致过敏反应，目前已经少有使用。

3）器材准备：主要是溶栓导管，目前国内常用多侧孔溶栓导管、Unifuse溶栓导管（图7-7-2）、

Fountain 溶栓导管等。

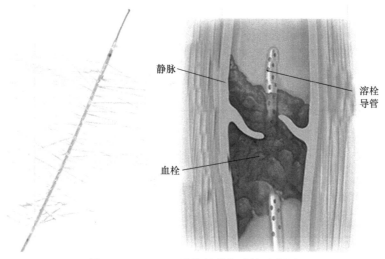

静脉

溶栓
导管

血栓

图 7-7-2　Unifuse 溶栓导管与溶栓示意图

（4）操作技术

1）溶栓入路：①顺行入路，顺静脉血流的方向置管，对深静脉瓣膜的损伤小；②逆行入路，逆静脉血流的方向置管，易造成深静脉瓣膜的损伤；③经健侧股动脉插管至患侧髂股动脉内，保留导管行溶栓。入路选择应首选顺行入路置管的方式，具体根据血栓部位、操作者的经验及患者的条件进行选择。

2）操作步骤：根据选择入路穿刺患肢静脉（必要时超声引导），置入导管鞘，插入溶栓导管至中上段血栓内，先注入肝素 3000U 抗凝。根据血栓情况及体重注入相应溶栓药物及肝素 1000～2000U，30 分钟后造影复查，若充盈缺损消失，则拔出导管；若充盈缺损仍在，则留置导管继续溶栓。成功溶栓后继续给予全身抗凝治疗。

3）溶栓药物及时间：尿激酶是国内最常使用的溶栓药物，但使用剂量尚无统一标准，一般给予首剂 4000U/kg，30 分钟内持续静脉注射，之后以 60 万～120 万 U/d（1 小时内分 2～4 次快速泵入或持续泵入），维持 72～96 小时，必要时延长至 5～7 天，置管时间不超过 7 天。在尿激酶溶栓效果不佳且排除 HIT 和抗凝不足时，可考虑使用 rtPA，以 20mg/（24～36）h 给药，2～3 天停药。

（5）术后处理

1）监测凝血功能，特别是 FIB、APTT 和 INR，及时调整抗凝与溶栓方案。

2）术后护理：①术后轻度发热，无须特殊处理，必要时更换导管；②经膝下静脉顺行性溶栓时可采用表式血压计袖带间断压迫浅静脉，可能利于溶栓。

（6）并发症：①出血，轻微出血时无需特殊处理，严重出血时应停用溶栓药物，必要时给予输血和外科干预；②残留血栓或血栓复发，发现残留可继续给予 CDT 治疗数日、增加尿激酶剂量或更换为 rtPA；若血栓负荷异常增大，即越溶越大，则警惕 HIT，监测血小板改变，更换肝素为阿加曲班等其他抗凝药物；③血管壁损伤；④PTE；⑤过敏反应。

（7）疗效评价：

可在出院前评价疗效，出院后 1、3、6、12 个月进行门诊复查，6、12 个月时进行超声复查，以后第 3、5 年复诊各 1 次，如有复发则及时处理。评价方法包括：①计算周径差和肢体消肿率；②比较造影结果，计算溶栓率和静脉通畅率；③PTS 的评价，计算后遗症发生率。疗效可分为 4 级。

疗效与分型、分期、操作有关，一般急性期、亚急性期 DVT 治疗效果较好。有研究显示，抗凝治疗联合 CDT 比单独抗凝治疗（VKA＋LMWH）能降低 PTS 发生率、增加静脉通畅性，但增加出血风险，且未能改善生活质量。此外，超声辅助导管溶栓较单纯 CDT 溶栓效率更高。

3. PMT

（1）原理：包括大腔导管抽吸和利用血栓清除器清除血栓，后者采用旋转涡轮或流体动力的原理打碎或抽吸血栓，联合喷洒溶栓药物与机械作用从而达到迅速清除或减少血栓负荷、解除静脉阻塞的作用（图 7-7-3）。

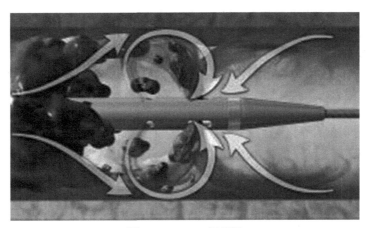

图 7-7-3　PMT 原理图

（2）适应证与禁忌证

1）适应证：①急性中央型或混合型 DVT；②亚急性髂股静脉 DVT；③合并溶栓禁忌证的急性 DVT，如外科手术、产后 1 个月内及高龄患者；④重症 DVT 患者。

2）禁忌证：①慢性期 DVT；②后遗症期 DVT；③膝下 DVT 者。

（3）术前准备

1）患者准备：同 CDT，特别注意肾功能与凝血功能的检查。

2）药物准备：溶栓药物，肝素 NaCl 溶液（2500U 肝素/500ml NaCl 溶液）。

3）器材准备：血栓清除器，如 Angiojet 系统或 Straub Aspirex 系统；静脉适配导管。

（4）操作技术：①建立通路，优先顺行入路，穿刺，置鞘，行肝素化，导丝通过血栓，置入抽吸导管；②喷洒药物，使用溶栓药物（20 万～50 万 U 尿激酶/500ml NaCl 溶液），自远心端向近心端喷洒，覆盖血栓全程，至少等待 30 分钟；③血栓抽吸，顺血流方向缓慢抽吸，控制抽吸时间；④残留血栓处理，可继续行 CDT 治疗。

（5）并发症：血红蛋白尿，绝大多数患者在术后 1～2 天出现血红蛋白尿后可以自愈，一般不会导致肾功能改变。术中应控制抽吸时间减少红细胞的破坏，术后经积极水化和碱化尿液，可以加快缓解速度。余并发症同 CDT。

（6）疗效评价：评价方法同 CDT。研究显示，PMT 安全、有效，与 CDT 联合使用能够减少继发手术次数、住院时间、溶栓药物使用。另有研究表明，PMT 治疗不能预防 PTS 的发生，并增加出血，但是 PMT 降低了早期 DVT 症状和 PTS 严重程度，髂股静脉 DVT 患者（PTS 高危）可能获益。

4. PTA 和支架置入术

（1）原理：针对髂静脉狭窄和闭塞引起的 DVT，使用 PTA 和支架置入术解除狭窄或闭塞恢复血管管腔通畅，可增强溶栓和抗凝效果、减少血栓复发率、提高中远期通畅率、减少 PTS 发生。

（2）适应证与禁忌证

1）适应证：①不伴有血栓的髂股静脉重度狭窄或闭塞；②PMT 和 CDT 后遗留髂静脉重度狭窄或闭塞；③髂股静脉急性血栓，且血栓负荷量大，出口严重阻塞；④髂静脉 PTS；⑤股静脉 PTS（推荐单纯 PTA）。

2）禁忌证：①髂静脉轻度受压；②存在抗凝、抗血小板禁忌；③髂股静脉长段血栓而又未置入 IVCF 者。

（3）术前准备

1）患者准备：充分评估狭窄部位、程度，钙化情况等。

2）药物准备：肝素 NaCl 溶液。

3）器材准备：8～10mm（用于股静脉、股总静脉病变）或 10～20mm（用于髂静脉病变）大小的球囊导管，压力泵；10～12mm（用于髂总静脉及髂外静脉上段病变）或 12～14mm（用于髂外静脉下段或股总静脉病变）大小的自膨式支架，推荐静脉专用支架。

（4）操作技术

1）入路选择：同侧股静脉（适用于髂总静脉及髂外静脉上段病变）或腘静脉（适用于髂外静脉下段、股总静脉、股静脉病变）入路。

2）球囊成形术：加压至球囊命名压后维持 1～3 分钟；短段（长度＜2cm）中重度狭窄扩张后若未见明显狭窄，可不置入支架。

3）支架成形术：适用于长段病变，行 PTA 后进行支架置入；对于非髂-下腔静脉交界处的狭窄或闭塞，支架的置入建议以病变部位为中心，近端不进入下腔静脉；对于髂-下腔静脉交界处的病变，应控制支架进入下腔的长度（1cm 以内）。

（5）术后处理与并发症：主要为血管阻塞或再狭窄。

（6）疗效评价：近期通畅率尚可，远期疗效尚无大规模临床研究。

5. IVCF

（1）原理：IVCF 是为预防下腔静脉系统栓子脱落引起致命性肺动脉栓塞而设计的一种装置。目前滤器可分为临时性滤器、永久性滤器、可取出滤器（临时永久两用滤器）（图 7-7-4）。

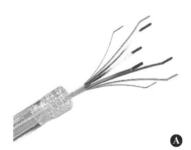 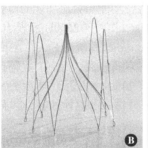 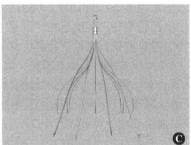

图 7-7-4　IVCF 示例
A. 临时性滤器；B. 永久性滤器；C. 可取出滤器

（2）置入术适应证与禁忌证

1）置入术适应证：已发生急性下腔静脉、髂静脉、股静脉、腘静脉 DVT 或 PTE，①对于抗凝治疗有绝对禁忌或在充分抗凝治疗的情况下仍复发 PTE 者；②抗凝时出现出血并发症和各种原因不能达到充分抗凝；③髂股静脉或下腔静脉内有漂浮血栓；④急性 DVT 拟行 CDT、PMT 或手术取栓等血栓清除术者；⑤有急性 DVT、PTE 高危因素如行腹部、盆腔或下肢手术的患者。

2）置入术禁忌证：①慢性下腔静脉血栓；②下腔静脉重度狭窄者；③下腔静脉直径超过或等于所备用滤器最大直径。

（3）取出术适应证与禁忌证

1）取出术适应证：①临时性滤器或可取出滤器；②滤器置入后时间未超过说明书所规定期限；③造影证实下腔静脉、髂静脉、股静脉、腘静脉内无游离漂浮血栓和新鲜血栓，或治疗后上述血栓消失；④预防性置入滤器后，经其他治疗已不需要滤器保护的患者。

2）取出术禁忌证：①永久性滤器置入后；②可取出滤器置入时间已超过说明书所规定期限；③造影证实下腔静脉、髂静脉、股静脉、腘静脉内有游离漂浮血栓和新鲜血栓。

（4）术前准备

1）患者准备：完善检查，评估有无抗凝禁忌。

2）药物准备：肝素 NaCl 溶液。

3）器材准备：IVCF。

（5）操作技术

1）置入要点包括：①路径选择，经健侧股静脉、颈内静脉或肘前静脉置入；②置入位置，一般放置于肾静脉开口下缘以下的下腔静脉内，若肾静脉水平或其下 4cm 的腔静脉内存在血栓时，应置于肾静脉水平之上；③滤器选择，年轻患者和新鲜或较短的血栓推荐选用临时性或可取出滤器；长度超过 20cm 或全下肢 DVT 推荐选用可取出滤器或永久性滤器；④造影复查，分析取出钩与腔静脉壁的距离，以距离＞5cm 较为理想。

2）取出要点包括：①术前超声检查评估有无新鲜血栓或漂浮血栓并充分造影确定其有取出指征；②根据取出钩位置决定经股静脉还是经颈内静脉途径；③取出后观察滤器，造影复查有无血管损伤；④有抗凝禁忌的患者，待转化为无抗凝禁忌时，应该尽快取出滤器，FDA 推荐应该在置入后 25～54 天内取出。

（6）术后处理：滤器置入术后宜进行抗凝、CDT、PMT 等综合治疗以缩短病程；对于永久性滤器，术后长期口服抗凝剂如华法林，定期随访。

（7）并发症：①下腔静脉阻塞；②PTE 复发；③滤器移位；④滤器支脚穿透血管壁。

（8）疗效评价：对于 IVCF 使用的安全性与有效性，目前缺乏高质量循证医学证据。有荟萃分析显示 IVCF 可能会降低 PTE 的风险，然而增加了 DVT 的风险，对患者总体死亡率未见明显改变，而且相当比例出现无法取出情况。对于具体人群，对于 VTE 非肿瘤患者，因活动性出血而有抗凝治疗禁忌时，IVCF 的使用可降低短期死亡率；对于无抗凝禁忌或因大手术而有暂时抗凝禁忌的患者，未能降低短期死亡率；IVCF 不能降低 1 年内 PE 风险，反而增加继发的 DVT 风险。

【案例 7-7-1 分析讨论】

1. 中央型，急性期。

2. 抗凝治疗基础上，IVCF 置入+CDT+髂静脉血管成形术。

治疗过程（图 7-7-5）：

（1）入院第 2 天，①全身肝素化，IVCF 置入；②经左腘静脉穿刺入路，于左髂总静脉汇入下腔静脉段处置入多侧孔溶栓导管，使用尿激酶溶栓。

（2）入院第 5 天，溶栓 3 天后行静脉造影复查示左髂总静脉汇入下腔静脉处狭窄，行球囊扩张，复查狭窄改善，血流通畅；继续置管溶栓。

（3）入院第 9 天，造影复查示血管成形良好，血流通畅，拔除溶栓导管；出院后，继续口服利伐沙班抗凝，半个月后复查显示血管通畅，取出滤器。

（4）后续行抗凝 3 个月，复查无出血风险，继续行抗凝治疗。

3. 该患者属于急性 DVT 拟行 CDT 的情况，故满足 IVCF 置入的适应证。

4. 该患者属于不明原因 DVT，非肿瘤患者，故首选新型口服抗凝药（本例使用了利伐沙班），推荐至少行 3 个月抗凝治疗，3 个月时评估出血风险，后可继续行抗凝治疗。

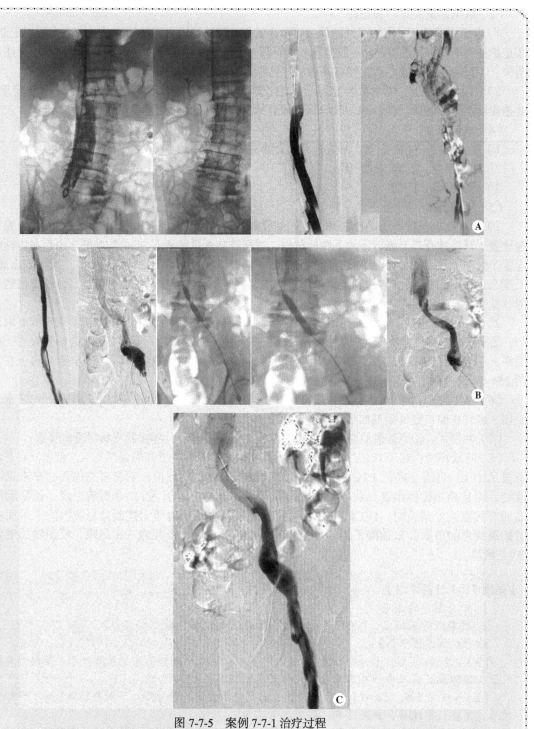

图 7-7-5　案例 7-7-1 治疗过程

A. 入院第 2 天，行造影，下腔静脉滤器置入＋左髂总静脉血栓汇入下腔静脉段处置管溶栓；B. 入院第 5 天，造影复查示左髂总静脉血栓汇入下腔静脉段狭窄＋球囊扩张狭窄段，扩张术后复查；C. 入院第 9 天，造影复查，血流通畅

（周国锋　王继华）

第八章 呼吸系统疾病

学习要求

记忆：呼吸系统疾病相关介入治疗的适应证与禁忌证、基本操作技术、疗效评价及并发症防治。

理解：呼吸系统疾病的概述、临床表现与诊断。

运用：支气管动脉化疗栓塞术、微波消融术、放射性粒子置入术、支气管动脉栓塞术、动静脉瘘栓塞术、导管溶栓、碎栓、机械消散术、球囊扩张成形、气道支架置入术及置管引流术等介入诊疗技术在呼吸系统疾病的应用。

第一节 肺　癌

【案例 8-1-1】

患者，女性，58 岁，因"眼瘘手术术前检查发现左下肺占位 2 个月"入院。CT 引导下左下肺包块穿刺活检诊断为非小细胞肺癌，患者拒绝外科手术、放化疗，要求行支气管动脉化疗栓塞术。

【问题】

1. 该患者左下肺非小细胞肺癌的治疗方法是什么？

2. 该患者行支气管动脉化疗栓塞术的治疗技术及术后如何判断疗效？

【案例 8-1-2】

患者，女性，65 岁，15 年前有左肺下叶肺腺癌切除术史，术后行规律化疗并定期复查。1 年前胸部 CT 检查发现双肺上叶磨玻璃密度结节，右肺上叶结节行电视胸腔镜外科手术（video-assisted thoracic surgery，VATS）切除术后病理诊断为浸润性腺癌。术后 1 年复查，左肺上叶结节未见形态变化，为进一步治疗，入院。

【问题】

1. 患者既往有明确的肺腺癌病史，1 年前胸部 CT 复查发现双肺结节，此阶段的治疗策略是什么？

2. 针对左肺上叶磨玻璃密度结节，若进行微波消融治疗，制订消融治疗计划时需考虑的主要注意事项有哪些？可能出现的并发症及预防处理措施有哪些？

【案例 8-1-3】

患者，男性，62 岁，因"右胸痛 1 个月"入院。患者 1 个月前无明显诱因出现右下胸壁隐痛。伴畏寒、发热、胸闷、气紧、声嘶不适，与昼夜时间及气候变化无规律相关，初未重视。外院行胸部 CT 提示右肺上、下叶占位。入院后 CT 引导下对右上、下肺包块分别行穿刺活检诊断为非小细胞肺癌。患者肺功能差，胸外科会诊不具备手术条件。患者拒绝放化疗，要求介入微创治疗。

【问题】

1. 该患者右上、下肺非小细胞肺癌的治疗方法是什么？

2. 该患者放射性粒子置入术的治疗技术如何判断疗效？

肺癌是最常见的恶性肿瘤之一，严重危害人民健康。肺癌的治疗方法较多，首选外科手术切除，但绝大多数肺癌诊断时已经是晚期,已失去外科手术机会。随着中国步入老龄化社会,老年肺癌患者体力状况差,常合并高血压、冠心病、糖尿病、肺气肿等慢性疾病,常不能耐受外科手术或不愿接受外科手术治疗,甚至对于传统的静脉放化疗也不能耐受。20世纪中后叶以来,随着介入治疗技术的应用和发展,支气管动脉化疗栓塞术、消融治疗、放射性粒子置入等介入技术为肺癌的治疗开辟了新途径,逐渐成为肺癌最主要的微创治疗手段。

一、肺癌的支气管动脉化疗栓塞术

■ (一)概述

支气管动脉化疗栓塞术是随着介入技术的逐步发展而出现的一项微创治疗技术。在20世纪60年代初,Soderberg等用特殊的三腔双囊管做了非选择性支气管动脉灌注化疗药物治疗肺癌的尝试,1964年Viamonte报道了选择性支气管动脉造影。同年,Boijsen等报道了选择性支气管动脉插管灌注抗癌药物治疗不能手术的肺癌的方法。1974年法国学者首先应用支气管动脉栓塞术治疗大咯血成功。国内刘子江、李麟荪等于20世纪80年代采用支气管动脉插管治疗不能手术的肺癌,以后逐步在国内广泛使用。

现代医学已经证明,肺癌的供血主要来自支气管动脉,部分源于肋间动脉、胸廓内动脉、膈下动脉等体循环动脉,肺动脉不参与肺癌的营养血供。与全身静脉化疗相比,经肺癌的供血动脉直接灌注化疗药物,药物不经过全身血液稀释和肝脏代谢,直接作用于肿瘤,肿瘤内的化疗药物浓度可以达到静脉化疗的数十倍,因此显著提高了对肿瘤细胞的杀伤作用,在提高疗效的同时化疗药物的总剂量明显减少,减轻了对正常组织器官的损伤。同时,经导管超选择性插管栓塞供血动脉可以阻断肿瘤的营养来源,导致肿瘤缺血、坏死,肿瘤体积缩小,降低患者的瘤负荷。因此,常通过支气管动脉等(而不需经肺动脉)体循环动脉途径治疗肺癌,这是经支气管动脉灌注化疗栓塞治疗肺癌的理论基础。

■ (二)支气管动脉化疗栓塞术的适应证与禁忌证

1. 适应证

(1)肺癌患者失去手术机会后,通过控制局部病灶的生长,达到提高生存质量,延长生存期的目的。

(2)对于暂无手术指征的患者,通过支气管动脉介入治疗,缩小肿瘤体积,控制或消灭局部淋巴结内的转移灶,可使肿瘤降期而获得手术切除的机会。

(3)肺癌病灶能做手术切除,但有手术禁忌证或拒绝手术者。

(4)外科术前或术后通过支气管动脉介入治疗降低肺癌的转移率和复发率。

(5)肺癌发生大咯血的患者,通过栓塞病变血管,达到止血的目的。

2. 禁忌证

(1)对碘过敏的患者。

(2)营养状态极差,有恶病质者或严重心、肺、肝、肾功能障碍者。

(3)有严重凝血功能障碍的患者。

(4)有严重感染,且不能控制的患者。

(5)靶动脉与脊髓动脉交通,栓塞可能导致脊髓损伤或导管不能深入支气管动脉,栓塞时可能发生栓子反流入主动脉,造成异位栓塞的患者。

(6)白细胞计数少于(3~4)$\times 10^9$/L的患者。

■ (三)器械要求与术前准备

1. 器械要求　一般选用4~5F造影导管(支气管动脉插管常用Cobra、RLG、Simmon等),超选择性插管需准备微导管及微导丝,其他包括超滑导丝、鞘组等。

2. 术前准备

（1）明确诊断：介入术前常规对肺内病灶进行痰液细胞学检查、经支气管镜或影像引导下经皮穿刺活检，以获得细胞学或组织学证据，有条件者行免疫组化、基因检测。对疑有脑、肝、肾上腺、脊柱等部位转移的病例还应做相应部位的影像学检查或 PET-CT 检查。

（2）术前评估与沟通：完善血常规、肝肾功能、心电图、凝血功能、感染性疾病筛查。介入主刀医生完成手术风险评估，与患方沟通，签署介入手术知情同意书。患者应术前禁食 4 小时，必要时给予镇静剂。

（3）药物准备：对比剂、化疗药物、栓塞剂，其他辅助药物如止吐药，镇痛药等。

（四）操作技术和注意事项

1. 操作技术

（1）采用 Seldinger 技术从股动脉穿刺，置入导管鞘，在导丝的引导下，将造影导管送至 4～6 胸椎椎体水平，寻找支气管动脉开口。当导管头有嵌顿感时，表明可能已插入支气管动脉，可试注 2～3ml 对比剂证实后行 DSA 检查。

（2）支气管动脉变异较大，当上述方法未能显示支气管动脉时，应扩大寻找范围，以防遗漏变异起源的支气管动脉。

（3）确认导管插入为肺癌供血的支气管动脉血管后，进行药物灌注及栓塞治疗，完成 1 支动脉造影和介入治疗后，即可开始寻找其他血管，直到所有可能参与病变供血的血管都被造影证实并对病变血管进行治疗为止。

（4）支气管动脉化疗栓塞术后重复行血管造影，了解栓塞情况，满意后拔管，穿刺部位压迫止血，加压包扎。

2. 注意事项

（1）从患者术野皮肤消毒到拔管的介入治疗全过程严格执行无菌操作规范。

（2）术中严密监测患者生命体征，特别是保持气道通畅，防止呕吐物阻塞气道，观察有无胸闷、气促等对比剂副作用。

（3）栓塞前应认真观察动脉造影片，了解动脉走行的沿途分支，确定化疗栓塞治疗的靶血管，避开脊髓供血动脉。

（4）为了避免栓塞损伤脊髓动脉，引起严重并发症，建议使用微导管超选择性插管。

（5）栓塞脊髓损害多在术后 2～3 小时出现；骨髓抑制一般于化疗 1 周后明显，其引起的继发感染、发热与栓塞反应引起的发热有时间差，须密切观察。

（五）术后处理和疗效判断

1. 术后处理　术后注意穿刺点的护理，防止出血和血肿的形成；观察穿刺点远端末梢循环情况。术后常规给予水化、保肝、护胃治疗。部分患者可出现低热、胸痛、吞咽困难、恶心、呕吐，但一般不需特殊处理，或对症治疗 1 周左右可消失，而化疗药物引起骨髓移植及术后出现的脊髓损伤须及时处理。

2. 疗效判断　肺癌支气管动脉化疗栓塞术后疗效判断标准为根据实体瘤的疗效评价标准（response evaluation criteria in solid tumors，RECIST）进行评价。

（1）完全缓解（complete response，CR）：目标病灶消失。

（2）部分缓解（partial response，PR）：病灶长径总和缩小≥30%。

（3）疾病进展（progressive disease，PD）：病灶长径总和增加≥20%或出现新病灶。

（4）疾病稳定（stable disease，SD）：病灶长径总和有缩小但未达 PR 或有增加但未达 PD。

（六）并发症处理原则和防治

1. 支气管动脉插管所致的并发症及防治

（1）穿刺点并发症：局部血肿、假性动脉瘤或动-静脉瘘、邻近脏器损伤。熟悉穿刺点局部解剖，减少穿刺次数可有效减少并发症的发生。

（2）选择性插管相关并发症：血管痉挛、血管内膜损伤、血管破裂；血栓形成、附壁血栓或斑块脱落，造成相应供血组织、器官缺血、坏死。插管过程中动作轻柔，采用导丝引导下推进导管在血管内前行可减少插管并发症的发生。

2. 化疗药所致的并发症及防治 常见有食欲缺乏、恶心、呕吐、发热、咳嗽、胸部不适、吞咽困难等。常呈一过性，一般无须特殊处理或给予对症处理。

3. 少见而严重的并发症及防治

（1）骨髓抑制：支气管动脉介入治疗，发生明显骨髓抑制现象的概率为 8%～22%，白细胞一般不低于 $3.0\times10^9/L$。术后 3～4 天开始下降，10 天左右恢复正常。贫血的发生率为 0～4%，血小板减少的发生率为 0～11%，一般为可复性。为避免出现明显骨髓抑制现象，对用药的剂量、种类应慎重掌握，特别是对近期曾做过化疗或放疗者，有过白细胞下降病史者，应减少用药剂量或种类。支气管动脉介入治疗前后要加强支持疗法，补充营养等。对白细胞在 $4.0\times10^9/L$ 以下者，应在改善条件，达到正常值后再行介入治疗。

（2）肾功能不全：支气管动脉介入治疗使用的部分药物，如顺铂、氨甲蝶呤，大剂量时容易发生明显肾脏毒性，引起局灶性肾小管坏死，大剂量给药后 3 天即可发生。应尽量少用或不用。

（3）某些化疗药物具有较为特殊的不良反应：如多柔比星的心肌毒性，博来霉素所致的动脉炎、肺纤维化等。术前应详细了解病史，有相应的心肺并发症时，应尽量不用或少用这些药物。

（4）免疫抑制：药物可导致机体出现免疫抑制，免疫抑制也可由肿瘤患者本身免疫功能低下所致，应积极予以提高机体免疫力的辅助治疗。

（5）支气管和食管黏膜溃疡及支气管-食管瘘：可在支气管动脉介入治疗后，由化疗药物对食管黏膜和支气管黏膜的刺激作用所致，特别是之前曾行放疗者。

（6）脊髓损伤：是选择性支气管动脉灌注化疗药物治疗肺癌所致的较为严重的并发症。轻者表现为感觉异常，肢体远端活动不灵活，严重者发生尿道、肛门括约肌失禁和截瘫。其原因可能为对比剂及化疗药物的毒性。为安全起见，应提倡应用非离子型、低渗透压的对比剂，无条件者也应尽量降低对比剂的浓度及减少用量。一旦出现脊髓损伤症状，应及时给予扩张血管药和神经营养药。

【案例 8-1-1 分析讨论】

1. 该患者为左下肺非小细胞肺癌，外科根治手术治疗应为首选的治疗方法，术后配合全身化疗是最优治疗方法，若患者不能手术或拒绝外科手术可选择其他局部+全身的治疗手段。介入治疗（包括支气管动脉化疗栓塞术、消融治疗、放射性粒子置入术）和外放疗均为局部治疗，可作为患者局部治疗的选择手段，配合全身化疗，患者多能获得受益。

2. 采用 Seldinger 技术经股动脉穿刺、插管，确认导管插入为肺癌供血之支气管动脉血管后，进行化疗药物灌注及供血动脉栓塞，完成 1 支动脉造影和介入治疗后，寻找其他血管，直到所有可能参与病变供血的血管都被造影证实并对病变血管进行治疗为止。术后 CT 复查，根据 RECIST，达到以下要求的为"效果良好"。CR：目标病灶消失；PR：病灶长径总和缩小≥30%；PD：病灶长径总和增加≥20%或出现新病灶；SD：病灶长径总和有缩小但未达 PR 或有增加但未达 PD。术前、术中、术后影像对比参见图 8-1-1～图 8-1-3。

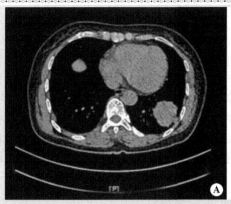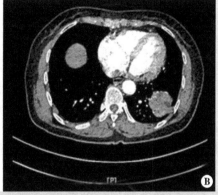

图 8-1-1 介入术前 CT

A. 平扫提示左肺下叶基底段可见不规则分叶状肿块，大小约为 5.1cm×4.6cm×3.8cm；B.增强提示肿块不均匀强化，病变邻近胸膜增厚

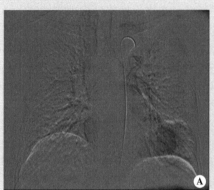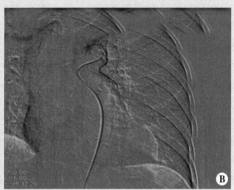

图 8-1-2 介入术中 DSA

A. 造影提示左侧支气管动脉增粗、紊乱、扭曲，实质期见肿瘤染色；B. 经支气管动脉化疗栓塞术后，肿瘤异常血管影消失

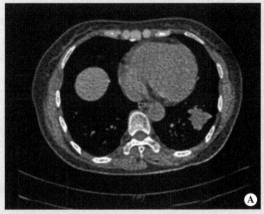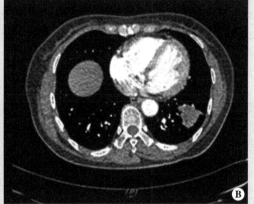

图 8-1-3 介入术后 2 个月复查

A. 平扫提示左肺下叶肿块，大小约为 3.0cm×2.6cm×1.9cm，肿块较前明显减小；B. 增强提示肿块不均匀强化，内见小空泡影

二、肺癌的消融治疗

（一）概述

随着微创介入技术的不断发展，消融治疗在肿瘤治疗中发挥着越来重要的作用。目前常用的肿

瘤消融治疗方法包括：射频消融、微波消融及氩氦刀冷冻消融。射频和微波消融均属于肿瘤热消融治疗范畴。射频消融是利用高频电流（>10kHz）使活体中组织离子发生高频振荡，使电极周围有电流作用的组织离子相互摩擦产生热量，导致细胞产生凝固性坏死，达到灭活肿瘤的目的。活体组织的微波消融则主要是通过组织中水、蛋白质等极性分子和细胞外液中的钾、钠、氯等带电粒子在微波场作用下摩擦产热，组织内部迅速产生大量热量，肿瘤组织因高热瞬间发生热凝固坏死。氩氦刀冷冻消融的治疗原理是气体节流效应（焦耳-汤姆孙原理），高压气体流经小孔后，在膨胀空间内急剧膨胀，吸收周围的热量，使其周围温度显著降低，通过冷冻及复温对肿瘤组织、细胞进行物理性杀灭。相对于射频消融和氩氦刀冷冻消融，微波消融因造成组织凝固性坏死速度快，可作用范围大，近年来临床应用也更为普遍和广泛，本节以 CT 引导下肺部肿瘤微波消融为重点进行介绍。

（二）CT 引导下肺癌微波消融治疗适应证与禁忌证

1. 适应证

（1）完全性消融治疗适应证：原发性周围型肺癌不能耐受手术或不愿行手术治疗或其他局部治疗后复发的单发病灶（如适形放疗），且无其他部位转移的患者。转移性周围型肺癌：一侧肺病灶数目<3 个，肿瘤最大径<5cm，无其他部位转移的患者。

（2）姑息消融治疗适应证：治疗目的在于最大限度地减轻肿瘤负荷和减轻肿瘤引起的症状，对于达不到完全性消融条件的患者，其适应证可较完全性消融适当放宽。如肿瘤最大径>5cm 可以进行多针、多点或多次治疗，或与其他治疗方法联合应用。如肿瘤侵犯肋骨或胸椎椎体而引起的难治性疼痛，对局部肿瘤骨侵犯处进行消融，可达到良好的止痛效果。

2. 禁忌证

（1）病灶周围感染性及放射性炎症没有很好控制的患者，穿刺部位皮肤感染、破溃的患者。

（2）有严重出血倾向，血小板小于 $50×10^9$/L 和凝血系统严重紊乱（PT>18 秒，凝血酶原活动度<40%）者。抗凝治疗和抗血小板药物应在经皮消融前至少停用 5~7 天的患者。

（3）消融病灶同侧恶性胸腔积液没有很好控制的患者。

（4）肝、肾、心、肺、脑功能严重不全的患者，严重贫血、脱水及营养代谢严重紊乱，无法在短期内纠正或改善的患者，严重全身感染，高热（>38.5℃）的患者。

（5）晚期肿瘤患者 Karnofsky（KPS）评分<70 分［美国东部肿瘤协作组（Eastern Cooperative Oncology Group，ECOG）评分>3］的患者。

（三）术前准备

（1）详细了解病情，确认诊断，着重观察肿瘤的大小、位置及其与邻近重要脏器、血管、气管或支气管的关系，完善相关分期检查、有条件者建议行 PET-CT 检查排除或发现远处转移。

（2）辅助检查，主要包括血常规、血生化、凝血功能、肝肾功能、血糖和肿瘤标志物、血型、心电图、肺功能等。

（3）仔细观察分析 CT 图像，寻找最佳入路，模拟定位，制订消融方案。

（4）向患者及家属分析病情、治疗目的、可能出现的并发症、注意事项、预后情况等，签署肺肿瘤消融治疗知情同意书。

（5）术前让患者放松情绪，做必要的呼吸训练。局部麻醉术前 6 小时禁食（全身麻醉禁食 12 小时），术前 4 小时禁水，术前半小时用镇静剂，建立静脉通道。

（6）药品及监护设备准备：术前应准备麻醉、镇痛、镇咳、止血、扩血管、降压等药物，还应准备抢救药品和心电监护仪、便携式除颤仪、喉镜、气管插管、人工呼吸气囊、负压吸引、闭式引流等监护与抢救设备。

（7）微波消融设备，一次性无菌穿刺包（尖刀片、纱布、洞巾、换药碗、止血钳、无菌手套、手术衣、手术单）；术中需行病理活检者需准备活检穿刺针、标本瓶等。

（四）操作技术和注意事项

1. 操作步骤、方法

（1）术前定位观察患者术前 CT 图像，选择合适体位，以肿瘤 CT 扫描图像为基础确定治疗计划，主要包括明确病变位置与邻近器官的解剖关系、确定穿刺点和进针路径、选择合适的微波消融天线、预定消融功率和消融时间。所选择的穿刺路径应满足以下要求：穿刺点到达病灶的距离尽量最短（靶皮距＞2cm），病灶与邻近器官清晰可辨，能够穿刺到病灶的最大截面，无骨骼阻挡，无大血管、气管或其他重要组织。

（2）麻醉与消毒根据患者情况确定采用全身麻醉或局部麻醉进行消融手术，严格执行无菌操作规范。

（3）穿刺时将微波消融天线按照术前计划的最佳入径逐层穿刺，CT 扫描观察微波天线的尖端达预定的病灶位置即可进行消融治疗；如果没有到达预定的病灶位置要进行适当调整。

（4）消融：确认微波消融天线尖端处于正确位置后进行消融治疗。根据肿瘤的大小和部位进行消融治疗：病灶直径＜3cm 者通常采用单次单点消融治疗；病灶直径为 3～5cm 者可采用单次多点消融治疗；病灶直径＞5cm 者或姑息消融者可采用多针单次多点或多次多点完成消融治疗。热消融过程中，由于热消融对肿瘤周围肺组织的损伤，在肿瘤周围可出现不透明磨玻璃影（ground-glass opacity，GGO），当 GGO 的周边界限达大于消融前肿瘤的 5mm 以上时，消融天线即可以拔出，拔出时注意消融针道。

（5）消融后即刻行 CT 扫描（全肺扫描）观察消融后病灶大小、形态及有无气胸、出血等并发症。返回病房后继续行心电监护、氧气吸入，术后需要充分补液，碱化尿液，预防感染，注意观察患者生命体征、临床症状、尿量及尿色等。

2. 注意事项

（1）对于有冠心病、高血压、糖尿病、慢性支气管炎、肺气肿等基础疾病的患者，术前必须评估病情，能耐受手术者方可进行微波消融治疗。

（2）局部麻醉时不要刺破胸膜，以免发生气胸；穿刺时应考虑到呼吸运动对病灶位置的影响。

（3）消融功率选择及消融时间选择：病灶远离胸壁及肺门时可选择较大功率；当病灶与胸壁距离较近时容易引起疼痛，病灶近肺门区时容易引起剧烈咳嗽，此时均宜采用小功率（60W 以下），适当延长治疗时间；为确保远端肿瘤病灶消融彻底，微波天线尖端应达肿瘤远端以外 0.5～1.0cm，并适当增加该点的治疗时间；对气管及段以上支气管周围的病灶治疗时应采用低功率长时间，使局部温度不高于 60℃，减少气道损伤风险。

（4）穿刺微波天线位置需要调整时，要避免反复穿刺，以减少出血、气胸、针道转移等情况的发生。

（5）穿刺微波天线到达预定的病灶位置后，如果患者出现咯血不要拔出微波天线，要及时开启电源进行消融止血，同时应用止血药物。

（6）在消融过程中要注意患者的血压、心率、呼吸频率及血氧饱和度，发生异常情况时要及时查明原因并及时处理。

（7）消融结束后应进行针道消融以防止出血，注意观察患者是否有气促、胸闷、呼吸困难等症状，对于症状性气胸或胸腔积液予以及时处理。

（五）疗效评价

为及时监测消融术后肿瘤残留或局部复发，建议术后前 3 个月内每个月复查一次增强 CT，以后每 3 个月复查胸部增强 CT 或肿瘤标志物，有条件者可结合增强 CT 及 PET-CT 更准确评估消融后疗效。

（1）消融治疗后病灶的 CT 影像演变过程：消融后即刻表现为病灶增大，肿瘤周边组织的炎性反应表现为约 4～5mm 宽的磨玻璃反应带，可作为完全缓解的早期术后表现；消融后 1～3 个月内病灶增大，约 25% 的病例可出现空洞；3 个月后病灶逐渐缩小，其周边环绕清晰锐利的强化环，随着时间的延长病灶变为纤维瘢痕。

（2）消融治疗后病灶在 CT 影像学上表现为五种基本影像变化：①肺不张；②空洞；③肿瘤完全消失；④肿瘤消融区域纤维化；⑤肿瘤消融区域实性结节，其大小较治疗前无明显缩小，在不同的随访时间点可能有一定变化。

（六）并发症及处理

CT 引导下经皮肺肿瘤消融术是一种相对安全的局部治疗手段，但对在治疗过程中或治疗后出现的并发症如果不及时处理，可能危及生命安全并导致组织器官的实质性损害和功能障碍。根据发生原因可分为：①穿刺并发症，包括感染、出血、肿瘤种植和气胸等；②继发于消融热损伤的并发症，包括邻近器官的热损伤、穿刺处烧伤等。按并发症发生的时间可以分为：急性期并发症（治疗后＜24 小时）、围手术期并发症（消融后 24 小时～30 天）、迟发性并发症（消融后＞30 天）。

1. 疼痛 在局部麻醉条件下手术，一般均有不同程度的疼痛（尤其邻近胸膜病变）。如果疼痛剧烈，可以加大强止痛药物的用量，同时可以适量应用镇静剂；手术后疼痛一般为轻度疼痛，很少出现中度以上的疼痛，可以用非甾体类解热镇痛药物。

2. 消融后综合征 约 2/3 患者可能发生，主要由坏死物质的吸收和炎性因子的释放引起。主要症状为发热（38.5℃以下）、乏力、全身不适、恶心呕吐等，一般持续 3～5 天，少部分可能会持续 2～3 周，这种情况给予对症处理即可，必要时除给予非甾体类解热镇痛药外，可以适量短时应用糖皮质激素（如地塞米松）。

3. 气胸 为微波消融后最常见的并发症，发生率为 30%～60%。发生气胸的危险因子为年龄（随着年龄的增长气胸发生率增加）、有无肺部手术史（有手术史的多于无手术史）、同侧肺消融病灶数量、微波天线穿过肺组织的长短、病灶的位置（靠近胸壁少于靠近肺门，上肺叶少于中下肺叶）和穿刺技术；其中微波天线穿过肺组织的长度是术后发生气胸的独立危险因素。另外，要注意迟发性气胸的发生，一般发生于微波消融术后 2～3 天。

4. 出血 包括肺出血和胸腔内出血，是由穿刺针或微波天线损伤肺组织或胸壁血管所致，CT 显示沿穿刺针道附近的肺组织实变或磨玻璃影，胸腔内出血显示胸腔积液，有气胸同时存在时显示气液平面。由于消融本身可以使血液凝固，即使在消融过程中发生了少量出血，随着消融治疗的进行，出血会逐渐停止，故在具体治疗过程中出血的发生率并不高。微波消融中出血发生率约为 3%～8%，出现大咯血的概率极低。穿刺过程中应尽量避免穿刺到较大血管或不张肺组织，术后咯血多具有自限性，可持续 3～5 天。保守治疗无效者，可给予介入栓塞或手术探查。

5. 胸腔积液 肺癌微波消融术后常可以见到少量胸腔积液，被认为是机体对热损伤的交感反应，一般不需要处理。

6. 肿瘤种植 消融术中操作不当，可能会引发针道转移。如果初次穿刺得当，避免反复微波天线直接穿过肿瘤，可以避免种植的发生。另外，有足够的消融周边安全带并且在拔出微波天线时烧灼针道可以减少针道种植的风险。发生肿瘤种植后可以给予局部适形放疗或对种植肿瘤进行消融。

7. 感染 消融手术引起的肺部感染的发生率为 1%～6%。术前 30 分钟～1 小时可以预防性应用抗生素，24 小时内再用 1 次。在下列情况下消融手术后预防性应用抗生素可以适当延长到 48～72 小时：老年人年龄＞70 岁，长期慢性阻塞性肺气肿，糖尿病控制欠佳，肿瘤＞4cm，免疫力低下等。若消融手术后 5 天体温仍然＞38.5℃，首先要考虑肺部感染，要根据痰液、血液或脓液培养的结果调整抗生素。如果发生肺部或胸腔脓肿可以置管引流并冲洗。另外，放疗后患者易发生间质性肺炎，在此基础上行消融术者更易继发感染，要引起注意。

8. 其他少见并发症 支气管胸膜瘘，急性呼吸窘迫综合征，非靶区热灼伤或冻伤，冷休克，血小板计数降低，神经损伤（臂丛神经、肋间神经、膈神经、喉返神经）肺栓塞，空气栓塞，心脏压塞等均有个案报道，需个别特殊处理。

（七）消融和其他治疗联合

消融与其他方法进行联合治疗是目前许多肿瘤研究的重要内容之一，包括消融与外科、化疗、放疗和分子靶向药物等的联合。消融与放疗联合可以提高肿瘤的局部控制率，延长患者的生存期，而副反应无明显增加。对于非小细胞肺癌，消融与化疗联合有助于提高肿瘤的局部控制率，延长患者的生存期。

【案例 8-1-2 分析讨论】

1. 临床实践中，对于偶然检查发现的磨玻璃结节，单凭一次扫描大多数难以定性和鉴别诊断，随访观察是重要的鉴别手段。分析本例胸部 CT（图 8-1-4）：右肺上叶病灶为混合磨玻璃密度结节，结节有分叶表现，内部见实性成分，具备肺腺癌的高危征象；左肺上叶病灶为纯磨玻璃结节，界限清晰，无分叶表现。结合病史及右肺上叶结节 CT 征象，需考虑肺腺癌的可能。对于能够耐受外科手术的患者，解剖性肺段切除（VATS 术式）+肺门（N1）、纵隔（N2）淋巴结取样或清扫无疑是治疗首选。对于左肺上叶结节，若与右肺上叶同期切除则增加了手术治疗风险，应继续随访或择期手术（外科切除或消融）治疗。对于不能耐受手术或不愿意接受手术治疗的患者，消融（图 8-1-5，图 8-1-6）可作为非手术治疗的首选方案之一。

2. 左肺上叶结节具备完全性消融适应证，病灶较小且位置表浅，术中容易引起疼痛，在局部麻醉时应浸润至胸膜或由专业麻醉师采用静脉麻醉镇痛。为尽量避免消融导致胸膜损伤甚至出现胸膜瘘，应采用低功率（＜60W）、短时间（2～3 分钟）消融。本例患者为老年女性，既往有手术及应用化疗药物病史，应警惕术中发生气胸或延迟性气胸的风险。术中应尽量减少穿刺和调整针的次数，术前予以呼吸训练，取得患者配合，局部麻醉时注意不要刺破胸膜。

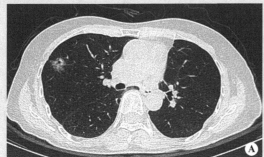
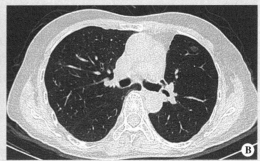

图 8-1-4 介入术前 1 年 CT
A. 右肺上叶混合磨玻璃结节，行外科手术证实为浸润性肺腺癌；B. 左上肺纯磨玻璃结节，建议观察

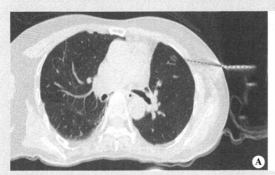
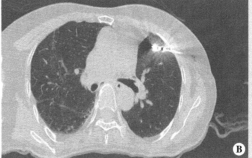

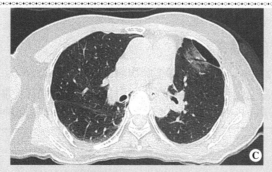

图 8-1-5　介入术中 CT

A. 在模板辅助下沿消融计划方向分层进针，行左上肺磨玻璃结节穿刺活检+微波消融；B. 消融参数为 50W/2min，消融区完全覆盖病灶并大于病灶 5mm；C. 术后少量气胸且无临床症状，穿刺活检病理诊断为微浸润腺癌

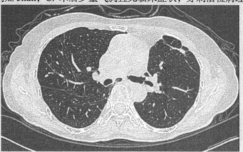

图 8-1-6　术后 1 年 CT　消融灶为实性纤维结节

三、肺癌的放射性粒子置入

（一）概述

国外从 20 世纪 70 年代末应用放射性粒子置入于肺癌手术后切缘，以减少肿瘤局部复发，开启了放射性粒子置入治疗肺癌的先河，但与放射性粒子置入治疗前列腺癌相比，无论是基础研究、方法学、医疗器械研发等领域相差甚远。21 世纪初，放射性粒子置入治疗肿瘤进入国内，国内学者做了大量的开拓性工作，在基础研究、方法学、医疗器械研发等领域取得了巨大成就，对标准化、规范化放射性粒子置入治疗肺癌的开展起到了重要的作用，放射性粒子置入技术治疗肺癌在国内迅速普及，部分技术水平已经走在了世界前列。

（二）放射性粒子置入治疗肺癌的适应证与禁忌证

1. 适应证

（1）肺癌无法手术切除且病灶较局限的患者。

（2）不愿意手术或不能耐受手术且肺癌病灶较局限的患者。

（3）肺癌手术或外放疗后的辅助治疗的患者。

（4）肺癌转移灶的姑息治疗的患者。

（5）肺癌术后或放疗后局部复发的患者。

2. 禁忌证

（1）恶病质。

（2）一般情况差，预期生存小于 3 个月的患者。

（3）严重凝血功能障碍的患者。

（4）严重感染，不能控制的患者。

（5）不能耐受治疗的患者。

（三）器械要求与术前准备

1. 器械要求 18G 粒子置入针，粒子置入器，粒子转载、运输、消毒系统，放射防护用品。

2. 术前准备

（1）明确诊断：介入术前行常规胸部 CT 增强检查。对肺内病灶应通过痰液细胞学检查、经支气管镜或经皮穿刺活检等手段获得细胞学或组织学证实为肺癌。

（2）制订治疗计划，将粒子活度、处方剂量（一般选择为 120～140Gy）、肿瘤靶区 CT 图像输入放射治疗计划系统（treatment planning system，TPS），模拟粒子进针方向及通道，计算出所需粒子数目，导出 DVH 图。

（3）术前评估与沟通：完善血常规、肝肾功能、电解质、血糖、肿瘤标志物、心电图、凝血功能、感染性疾病筛查。主刀医生完成手术风险评估，与患方沟通，签署介入手术知情同意书，预约订购放射性粒子，对患者进行体位及呼吸训练。

（四）操作技术和注意事项

1. 操作技术

（1）患者体位：根据肿瘤的部位、患者的耐受度和方便术中操作选择合适的体位。

（2）CT 扫描定位病变：按照术前 TPS 计划设定扫描区域，显示病变，结合术前增强 CT 检查，确定穿刺方向及通道。

（3）参照 TPS 计划进行布针：依次对肿瘤各层面进行布针，适时 CT 扫描实测各层面置入针位置。有条件者采用模板引导穿刺，可以大幅度提高穿刺精度和提高工作效率。

（4）术中优化治疗计划：布针后 CT 扫描图像传输入 TPS 系统进行优化治疗计划，适时调整布针。确认布针完毕后完成在肿瘤内置入放射性粒子。

（5）验证治疗计划：术毕 CT 扫描显示粒子排布情况，将术中所置粒子的 CT 图像传输到 TPS 系统进行质量验证，与术前计划对照，预测治疗效果。

2. 注意事项

（1）在放射性粒子置入布针时进针点要准确，肿瘤位置较深和邻近大血管等重要结构时采用分布进针，确保安全。

（2）布针过程中要清晰置入针与肿瘤三维立体空间位置，必要时进行术中三维重建。

（3）在保障图像基本质量的情况下采用低剂量扫描，尽量缩小扫描范围，降低患者的辐射剂量。

（4）对肺门、纵隔区域的布针可在术中行增强 CT 扫描。

（5）术中及术后加强医患双方的放射防护措施，放射性粒子源辐射安全与防护符合国家有关规定。

（五）术后处理和疗效判断

1. 术后处理 对患者做好宣教，对粒子置入区域进行放射防护；术后注意观察穿刺点有无出血、血肿、皮下气肿；观察患者生命体征，及早发现并处置血胸、气胸、肺内出血；观察胸部疼痛情况。术后给予止血、抗感染、对症处理。

2. 疗效判断 肺癌术后疗效判断标准：根据 RECIST 进行评价。

（1）CR：目标病灶消失。

（2）PR：病灶长径总和缩小≥30%。

（3）PD：病灶长径总和增加≥20%或出现新病灶。

（4）SD：病灶长径总和有缩小但未达 PR 或有增加但未达 PD。

（六）并发症防治

1. 肺内出血与血胸 穿刺时尽量避开肋间动脉或肺内血管可减少出血的发生。小量咯血、少量胸腔积血应密切观察，给予止血药，持续大量咯血或胸腔积血明显增加时可行急诊介入造影及栓塞出血血管。

2. 气胸、压缩性肺不张 少量气胸不需处理，气胸持续增加可行闭式引流。

3. 感染 术中加强无菌技术操作，术后必要时给予抗感染治疗。

4. 空气栓塞 是少见而严重的并发症，需要紧急处理。

【案例 8-1-3 分析讨论（图 8-1-7～图 8-1-12）】

1. 外科手术、全身静脉化疗、外放疗、支气管动脉化疗栓塞术、消融治疗、放射性粒子置入术。

2. 术前穿刺活检明确诊断，做好 TPS 计划，参照 TPS 计划进行布针，术中进行优化治疗计划，适时调整布针，确认布针完毕后完成在肿瘤内置入放射性粒子。术毕 CT 扫描显示粒子排布情况，将术中所置粒子的 CT 图像传输到 TPS 系统进行质量验证，与术前计划对照，预测治疗效果。术后 2 个月行 CT 复查，根据 RECIST 进行评价，达到 PR 标准。

置入针分次进针至右肺上叶病变内，术中患者出现气胸，经安置闭式引流管后继续手术。穿刺病变到位后，根据巴黎系统原则进行置入碘 125 粒子，粒子活度 0.7mCi。采用同样方法对右肺下叶病变进行粒子置入，由于右下叶病变为空洞性病灶，空洞壁较薄，鉴于空洞壁穿刺后出现大咯血的风险较高，遂在空洞下方实性结节区域进行粒子置入。术后 3 个月、6 个月、9 个月定期复查，适时完成补种粒子。

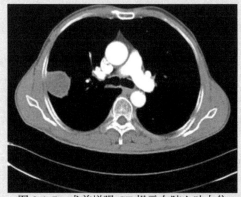

图 8-1-7 术前增强 CT 提示右肺上叶占位

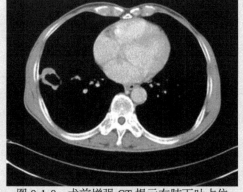

图 8-1-8 术前增强 CT 提示右肺下叶占位

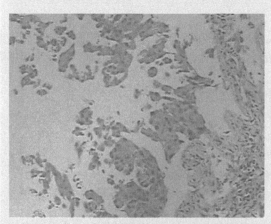

图 8-1-9 右上肺包块穿刺活检病理诊断为非小细胞肺癌

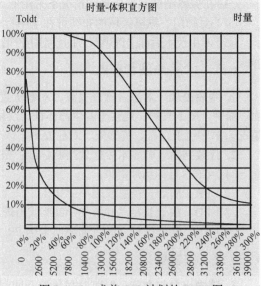

图 8-1-10 术前 TPS 计划的 DVH 图

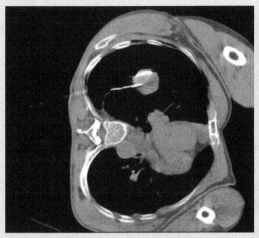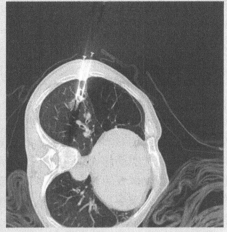

图 8-1-11　对右上下肺肿瘤采用 18G 粒子置入针布针

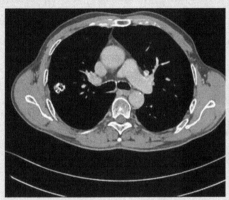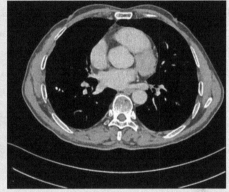

图 8-1-12　术后 11 个月复查，增强扫描未见强化病灶，提示右肺上叶、下叶肿瘤经放射性粒子置入治疗后达到 CR

（廖正银）

第二节　咯　　血

【案例 8-2-1】
　　患者，女性，58 岁，因"眼瘘手术术前检查发现左下肺占位 2 个月"入院。CT 引导下左下肺包块穿刺活检诊断为非小细胞肺癌，患者要求行支气管动脉化疗栓塞术。
【问题】
　　1. 该患者左下肺非小细胞肺癌的治疗方法是什么？
　　2. 该患者优选的治疗策略是什么？

　　咯血是指喉部以下的呼吸系统（即气管、支气管或肺组织）出血并经呼吸道排出的过程，是肺部疾病常见急诊之一。咯血可仅表现为痰中带血，亦可表现为威胁生命的大咯血（24 小时内失血量达 300～600ml），甚至威胁人的生命，死亡率很高（＞50%）。咯血的治疗方法包括：内科止血、外科手术、支气管动脉栓塞（bronchial artery embolization，BAE）。传统方法对内科治疗无效的反复咯血和大咯血患者，采取外科肺切除术，虽可挽救部分患者生命，但生活质量明显下降，且很多大咯血患者并非外科手术适应人群。30多年来由于介入治疗学技术的进展和介入器材、新型材料的研制及栓塞技术的进步，BAE已成为临床治疗急性大咯血和反复咯血的有效方法。

一、概　述

肺的动脉血供由肺动脉和支气管动脉构成，前者占肺供血总量的99%，承担气体交换，后者发出滋养血管向支气管、肺动脉、肺静脉、肺泡、肺实质等供应营养，占肺供血总量的1%。咯血的机制与病因相关。当肺动脉的循环受到影响（如缺氧导致的肺动脉小分支收缩、血栓、血管炎等）时，支气管动脉代偿性增生、扩张。慢性炎症刺激支气管动脉增粗，与肺动脉分支分流通增加，促进新生血管和侧支形成，这些新生的血管和侧支血管壁较薄、脆性大，在体循环压力的作用下易发生破裂出血。炎症或肿瘤破坏病灶处的毛细血管、小动脉或小静脉破裂，导致咯血。

咯血主要来源为体循环（95%～99%）及肺循环（3%～5%）。体循环出血中来自支气管动脉者占90%～92%，大多起源于T_5～T_6水平降主动脉。少部分为异位支气管动脉（16.7%～30%），起源超出T_5～T_6水平，起自主动脉弓、胸廓内动脉、甲状颈干、头臂动脉、心包膈动脉、膈下动脉和腹主动脉。非支气管系体循环动脉（nonbronchial systemic arteries，NBSA），为来自胸部体动脉向支气管肺实质供血的侧支动脉，起自肋间动脉、胸廓内动脉、胸外侧动脉、肋颈干动脉、膈下动脉，个别起源于肝动脉、肠系膜上动脉。肺循环主要来自肺动脉，占所有咯血中的3%～5%，如肺动脉瘘、结核性空洞及肺化脓症造成肺毁损和肺动脉瘤形成等。

二、咯血的介入治疗

（一）支气管动脉化疗栓塞的适应证与禁忌证

1. 适应证

（1）急性大咯血，内科治疗无效的患者。

（2）反复大咯血，肺部病变广泛或肺功能差，无法做肺切除；需手术治疗，但暂时不具备手术条件，必须先控制出血的患者。

（3）手术后咯血复发的患者。

（4）长期、反复中、小量咯血药物治疗效果不好，对患者的生活质量及心理造成影响的患者。

2. 禁忌证

（1）对碘过敏患者。

（2）严重心、肺、肝、肾功能及凝血功能障碍患者。

（3）靶动脉与脊髓动脉交通，栓塞可能导致脊髓损伤或导管不能深入支气管动脉，栓塞时可能发生栓子反流入主动脉，造成异位栓塞患者。

（4）肺瘀血患者。

（5）双肺弥漫性小动静脉畸形患者。

（二）围手术期处理

栓塞治疗前，须向患者及家属详细解释治疗的目的、手术过程及有可能发生的并发症。术前仔细分析咯血的可能原因，排除非呼吸系统出血，并做常规实验室检查及胸部CT增强扫描。对于危重的大咯血患者，介入医生应与麻醉科或ICU医生紧密合作，以保障患者在救治过程中的安全。

（三）操作技术和注意事项

1. 操作技术

（1）采用 Seldinger 穿刺术穿刺股动脉，置入导管鞘，将造影导管送至 T_5～T_6 椎体水平，寻找支气管动脉开口。成功后，试注 2～3ml 对比剂证实后行 DSA 检查。

（2）支气管动脉变异较大，当上述方法未能显示支气管动脉时，可根据胸部增强 CT 扩大寻找范围。

（3）确认出血血管后，在透视下进行栓塞治疗，栓塞材料可选用明胶海绵、PVA 颗粒、微球、弹簧圈等。

（4）支气管动脉化疗栓塞术后重复行血管造影，了解栓塞情况，满意后拔管，对穿刺部位进行压迫止血，加压包扎。

2. 注意事项

（1）从术野皮肤消毒到拔管全过程严格执行无菌操作规范。

（2）术中严密监测患者生命体征，特别是保持气道通畅，防止呕吐物阻塞气道，观察有无胸闷、气促等对比剂副作用。

（3）栓塞前应认真观察动脉造影片，了解动脉走行的沿途分支，确定栓塞治疗的靶血管，避开脊髓供血动脉。

（4）为了避免栓塞损伤脊髓动脉，引起严重并发症，建议使用微导管超选择性插管。

（四）并发症处理原则和防治

1. 栓塞后综合征　包括发热、胸痛、肋间痛、胸骨后灼烧感、吞咽不适等症状，发生率为 24%～91%，与栓塞剂固化产生的聚合热刺激局部组织，或栓塞后组织缺血坏死吸收反应有关。多数并发症一般较轻，症状严重时，予以对症治疗。

2. 其他脏器组织误栓　栓塞剂反流所致，多为一过性症状，绝大多数与操作者技术不熟练有关。

3. 穿刺点区域股动脉血栓形成　通常患者入院后会进行止血药治疗，血管较易形成血栓。因此，在穿刺成功后用肝素-NaCl 溶液注入动脉鞘内并间断给予，或术前从静脉留置针给予一定量的肝素，可有效减少该并发症的发生。

4. 脊髓损伤　为 BAE 术后严重并发症，症状轻重不一。其主要原因为脊髓动脉与支气管动脉、肋间动脉共干，且脊髓动脉吻合支少，无有效的侧支循环形成。术前应熟悉脊髓和神经根供血动脉的解剖及形态，鉴别避让；术中术后加强观察肢体的感觉和运动功能，如出现异常相关症状，可予以甘露醇、地塞米松减轻水肿及神经损伤。

5. 其他并发症　食管-气管瘘、肋间皮肤坏死、支气管坏死等，主要与栓塞剂的选择及误栓有关。一般提倡选用栓塞剂颗粒，且栓塞剂直径＞350μm。如出现相关症状，予以对症治疗。

【**案例 8-2-1 分析讨论（图 8-2-1）**】

1. 内科止血治疗，外科手术切除病变组织，支气管动脉化疗栓塞出血血管。

2. 本例患者反复行内科止血治疗，仍有咯血症状，且胸部 CT 影像显示多发支气管扩张，无法行外科手术切除治疗，该患者符合支气管动脉化疗栓塞治疗的适应证。本例患者出血血管为左支气管动脉，且有支气管动脉-肺动脉瘘形成，术中应选择颗粒较大的永久性栓塞剂，同时栓塞时避免反流，防止异位栓塞出现；同时观察患者双下肢感觉及运动功能，警惕脊髓动脉栓塞。

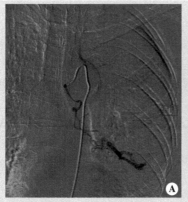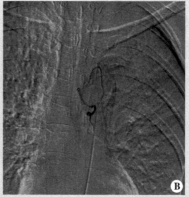

图 8-2-1　DSA 引导下用 5F-MIK 导管钩挂左支气管动脉造影

A. 左支气管动脉主干明显增粗、扭曲，远端紊乱，肺动脉早显，提示支气管动脉-肺动脉瘘形成；B. 行左支气管动脉化疗栓塞术，使用永久性颗粒型栓塞剂栓塞支气管动脉后，左支气管动脉主干保留，远端未见显示，肺动脉未见显影

（廖正银）

第三节　肺动静脉畸形

【案例 8-3-1】

　　患者，女性，43 岁，因"胸闷 10 年，CT 发现肺动静脉畸形 1 周"入院。胸部听诊可闻及收缩期血管性杂音。血液检查结果显示凝血功能、肝肾功能、血常规等各项指标无明显异常。CT 增强扫描显示右肺下叶团块状病灶，CT 值与动脉血管一致，可见供血动脉和引流静脉，入院诊断为"右肺动静脉畸形"。

【问题】

　　1. 肺动静脉畸形的典型影像学表现是什么？

　　2. 该例肺动静脉畸形患者介入治疗时如何选择栓塞材料？

　　3. 肺动静脉畸形常见的并发症有哪些？

一、概　　述

　　肺动静脉畸形（pulmonary arterio-venous malformation，PAVM）是指肺动脉与肺静脉直接相通形成的血管畸形性病变，又称为肺动静脉瘘、肺动静脉瘤、肺血管扩张、肺血管畸形等。

二、解　剖　概　要

　　PAVM 是指肺动脉与肺静脉之间的毛细血管被异常的薄壁血管所替代。肉眼下 PAVM 表现为一个大的单囊或多分叶囊、一个血管通道扩张的丛状肿块，或动静脉之间一个扩张且迂曲的直接吻合。在绝大多数病例中，PAVM 由肺动脉供血，且通常回流至肺静脉，但其偶尔可能由体循环动脉（即支气管动脉）供血和（或）回流至左心房或下腔静脉。

三、病因/病理生理

（一）病因

　　PAVM 绝大多数为先天性的，目前多数学者认为 PAVM 的病因为：①肺芽时期动静脉丛之间原始连接的间隔发育障碍而造成毛细血管发育不全，形成 PAVM；②胚胎期单支肺动静脉之间缺乏末梢毛细血管祥，易形成腔大壁薄的血管囊；③胚胎期多支肺动静脉之间的肺终末毛细血管床囊性扩张形成 PAVM。PAVM 也可由后天性因素引起，如外伤、手术、肝硬化、二尖瓣狭窄、放线菌病、结核病、血吸虫病、转移性甲状腺癌、范科尼综合征等。

（二）病理生理

PAVM 在肺循环与体循环之间形成了一个不经过毛细血管的交通支，部分肺动脉血未经肺泡进行气体交换，直接进入肺静脉，回至左心，并进入体循环，形成病理性动静脉分流，血流动力学上属于心外右向左分流，可对机体产生三个方面的影响：①肺动脉血经过这些血管时，产生右向左分流，血液不能被氧合，从而导致不同程度的低氧血症；②由于缺少了肺毛细血管床的滤过功能，微粒物质可以到达体循环，堵塞体循环血管床，从而产生相应的临床后果，尤其是进入脑循环时则表现更明显；③血管破裂可致出血，血液进入支气管或进入胸腔。

四、临床表现、辅助检查与诊断

（一）临床表现

（1）PAVM 的临床表现主要取决于血液分流的程度，分流量小者可无症状，分流量大者可出现血氧含量下降，表现为活动后呼吸困难、心悸、气短、发绀、杵状指、胸痛及红细胞增多症等。

（2）畸形血管破裂可出现咯血或胸腔积血。

（3）由于缺乏正常肺毛细血管的过滤功能，血栓、空气、菌栓等可通过肺动静脉间的短路栓塞其他部位的组织器官，其中最多见、最重要的症状是神经系统症状，常表现出脑梗死、短暂性脑缺血发作和脑脓肿。

（二）辅助检查与诊断

1. 胸部 X 线 平片表现为孤立或多发的类圆形阴影，密度均匀，边缘清晰，或有浅分叶。直径从 1 毫米至几厘米，多位于下叶。

2. 胸部 CT 表现典型的 PAVM 在 CT 平扫时可见中等密度的圆形、椭圆形或分叶多囊状影，CT 值与血管一致，明显者可见与其相连的迂曲、扩张的血管影。CT 增强扫描可见病灶迅速强化，更易发现动脉或静脉分血管、供血血管及引流血管。

3. 胸部 MRA 肺动脉增强 MRA 并三维重建后，可大大提高病灶的检出率，而且能够清晰地显示供血动脉与引流静脉。

4. DSA

（1）单纯型囊状 PAVM：1 支迂曲扩张的肺动脉供血于单个瘤囊，引流肺静脉早于正常肺静脉显示，并有不同程度的迂曲扩张。较大的瘤囊可见对比剂排空延迟。

（2）复杂型囊状 PAVM：除具有单纯型的征象外，瘤囊可见分隔，2 支或多支供血动脉及引流静脉连于瘤囊，瘤囊对比剂排空明显延迟。

（3）囊状 PAVM：极少数还有支气管动脉供血。造影可见支气管动脉迂曲扩张，向瘤囊供血，回流静脉多为肺静脉。

5. 经胸超声心动图（transthoracic echocardiography，TTE）是评估右向左分流的首选初始检查，其诊断 PAVM 所致分流的敏感性几乎为 100%。检查时从外周静脉注射 10～20ml 振荡过的 NaCl 溶液或碳酸氢钠（此时可产生小气泡），并同时应用二维超声心动图对右心房及左心房进行成像。正常情况下在注射后不久就可在右心房看见小气泡，小气泡会完全被阻止在肺毛细血管中，不会进入左心房。但是，当有 PAVM 存在时左心房内会很快出现气泡，这对判断心外右向左分流非常有用。

6. 放射性核素灌注扫描 在外周静脉注射锝-99m（^{99m}Tc）标记的聚合白蛋白，当存在 PAVM 时，放射性标记微粒可经肺脏随血流聚集到脑和肾等器官。将肾脏摄取量化为注射总剂量的百分比，可计算分流分数。

7. 实验室检查 可进行全血细胞计数检查，以查看是否有贫血和红细胞增多症。可进行卧位和站立位动脉血气分析或血氧饱和度测定，以发现潜在的低氧血症和直立性低氧血症。

8. 肺功能测定 对诊断 PAVM 既不特异也不敏感，PAVM 患者的标准肺量计指标通常在正常范围内。然而，弥散量可能轻度升高，静息下每分钟通气量通常增加。

五、治　疗

（一）常规治疗

外科手术是过去常用的根治性治疗措施，手术方法包括结扎、楔形切除、肺叶切除。由于病变周围为正常肺组织，术中应尽可能保留。

（二）介入治疗

1. 治疗原理 应用栓塞性材料阻断肺动脉与肺静脉间的异常交通，恢复正常肺部血液循环。

2. 适应证与禁忌证

（1）适应证

1）PAVM 供血动脉直径（feeding artery diameter，FAD）≥3mm，不论患者有无症状，均应进行治疗。

2）有症状的 PAVM，无论 FAD 的大小，如果技术上可行均应进行栓塞治疗。症状可包括低氧血症、反常栓塞（如脑卒中或脑脓肿）和咯血。

3）FAD<2mm 的无症状 PAVM 需通过 CT 随访，通常每 3～5 年 1 次，对进行性增大的 PAVM 或在随访过程中出现症状的 PAVM，应进行栓塞治疗。

（2）禁忌证

1）有血管造影禁忌者。

2）肺部感染未控制者是相对禁忌。

3）合并中度以上肺动脉高压，特别是用球囊导管试验性阻断供血肺动脉后压力明显升高（平均压力绝对值升高>5mmHg）者。

4）有内科治疗难以纠正的心律失常。

3. 术前准备

（1）患者准备

1）血管性介入常规准备，包括患者及家属（受委托人）签署手术知情同意书、局部麻醉前 4 小时禁食、建立静脉通道。

2）进行动脉血氧饱和度、心电图、超声心动图、血常规、血生化、凝血功能、感染标志物等检查。

3）因 PAVM 合并中枢神经系统并发症发生率较高，故术前应做脑 MRI 或 CT 检查。

（2）器械和药品准备

1）常规血管性介入准备。

2）栓塞材料：主要包括弹簧圈、Amplatzer 血管塞、组织黏合剂等。

3）急救药物和器材：包括心脏除颤器、其他心肺复苏设备和药物。

4. 操作方法 腹股沟区域消毒、铺巾，用 2% 利多卡因局部麻醉，于右侧股静脉穿刺插管。在心电监护下，引入 5F 导管经下腔静脉、右心房、右心室至肺动脉，做选择性及超选择性肺动脉造影。分别行正位、斜位造影，明确病变的部位、大小、数目、供血动脉的直径及引流静脉的情况。另外还应明确 PAVM 类型，是单纯型还是复杂型。复杂型要对每支病变血管逐一栓塞。常用的栓塞材料有弹簧圈、Amplatzer 血管塞、PVA 颗粒、明胶海绵、组织黏合剂等。栓塞治疗前应注入 5000U 肝素，以后按 1000U/h 补充，应用导丝交换技术插入 6～8F 的薄壁导引导管至拟栓塞侧肺动脉，此导管内腔大，作用相当于"加长"导管鞘，可通过 4~5F 导管。使用导引导管的目的是避免因术中更换导管、导丝刺激心壁而诱发心律失常。将导管超选至靶血管，根据所测定的靶血管直径选择 1.2~1.5 倍大小的弹簧圈。选择合适的栓子非常重要，太大的弹簧圈因不能卷曲，在局部不易形成血栓而起不到栓塞作用；太小的弹簧圈可能会通过瘘口而导致体循环的误栓。弹簧圈可在透视下直接用导丝向导管内推送，当其完全脱出导管时，会自动卷曲。在使用弹簧圈栓塞时，可先放一个直径较大的，当安全锚定后，可再投放较小的弹簧圈，使之建立网巢样结构，以加强栓塞效果。应用 Amplatzer 血管塞时应先将血管塞送入靶血管，定位准确后释放。栓塞后应重复行肺动脉造影以观察靶血管栓塞的效果，必要时可再继续栓塞，直至栓塞效果满意（图 8-3-1）。以上几种栓塞材料可联合应用，以增强栓塞效果。对于小的血管畸形或瘘，除可以用小的弹簧圈栓塞外，还可以用 PVA 颗粒、明胶海绵或组织黏合剂等进行栓塞。对于弥漫性 PAVM，可分期对畸形血管逐一栓塞。每次更换导管、导丝后注射对比剂或释放栓塞剂前，一定要确认导管有回血，以避免将气体注入血管内，造成冠状动脉和颈内动脉栓塞，栓塞 PAVM 时，即使注入极少量气体也可能造成灾难性并发症。栓塞完成后，行肺动脉造影，并将造影图与栓塞前造影图比较，以确定是否将所有的供血血管都彻底栓塞。

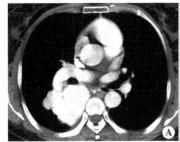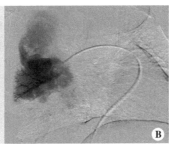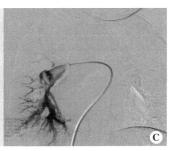

图 8-3-1　PAVM 介入治疗

A、B.胸部增强 CT 及 DSA 示右肺下叶 PAVM；C.Amplatzer 血管塞栓塞后造影显示栓塞满意、畸形血管未见显影

5. 术后处理　PAVM 栓塞术是较复杂的操作，整个过程对比剂用量大，操作时间较长，术后特别要注意补充液体，保护肾功能。

6. 并发症

（1）异位体循环栓塞：由于使用的栓塞物质直径过小，不能在病灶内停留，而进入体循环造成正常组织和器官的栓塞，其严重程度与发生异位栓塞的部位和范围大小有关，轻者可无临床表现，重者可致残疾或死亡。如进入脑动脉内可引起脑梗死等严重并发症。

（2）肺梗死：较少见，主要由正常肺动脉分支栓塞所致，一般不会导致不良后果，有症状者可对症处理。

（3）自限性胸膜炎、心绞痛和心律失常等。

（4）复发：主要原因为栓塞部位距离瘘口较远，未能完全栓塞所有的供血动脉，部分也可为栓塞后的再通，应再次行栓塞治疗。

7. 疗效评价　PAVM 患者栓塞治疗后疗效评价主要包括两个指标：即血气分析和影像学复查。其中影像学检查主要通过 CT 扫描，有效的标准为异常血管团消失或明显缩小。若异常血管团栓塞后 1 年内无明显缩小，甚至体积进一步增大，特别是增强扫描时病灶强化明显，则强烈提示病灶重获血供，此类患者可再次进行栓塞治疗。

【案例 8-3-1 分析讨论】

　　该患者行 CT 增强扫描检查，发现右肺下叶团块状病灶，CT 值与动脉血管一致，可见供血动脉和引流静脉，PAVM 诊断明确。排除相关禁忌证后，该患者符合介入治疗适应证——

有症状的 PAVM，FAD 大于 3mm。由于 PAVM 瘤腔巨大、供血动脉和引流静脉粗大，如果选用弹簧圈进行栓塞治疗，容易造成弹簧圈脱离、移位，造成重要脏器栓塞等严重并发症。遂采用 Amplatzer 血管塞进行栓塞治疗（图 8-3-1），Amplatzer 血管塞直径范围为 4～16mm，以 2mm 顺次增大，根据靶血管直径大小可选择应用 5F、6F 或 8F 导引导管作为输送器。推荐选用的 Amplatzer 血管塞直径应超过供血血管直径的 30%～50%。其优势在于：可以回收并重新定位，低移位发生率和磁共振兼容性，一般使用单个 Amplatzer 血管塞即可达到彻底的栓塞目的，节省操作时间及治疗成本。

（李晓光）

第四节　急性肺动脉栓塞

【案例 8-4-1】
　　患者，男性，52 岁，因"晕厥 2 小时"入院。入院查体：体温：36.5℃，脉搏：130 次/分，呼吸：22 次/分，血压：100/70mmHg，面罩吸氧血氧饱和度 90%。精神差，双下肢无水肿，动脉搏动对称，双下肢肌力及肌张力正常。入院超声心动图显示右心大、肺动脉压力高；急诊行 CT 肺动脉成像，双侧肺动脉主干内可见充盈缺损。实验室检查 D-二聚体为 28 100mg/L，入院诊断为"急性肺动脉肺栓塞（大面积）"。
【问题】
　　1. 怀疑肺动脉栓塞时应完善哪些检查？
　　2. 该患者优选的治疗策略是什么？
　　3. 该患者术后如何进行抗凝治疗？

一、概　　述

　　肺动脉栓塞，简称肺栓塞（pulmonary embolism，PE）是指来自身体其他部位的物质（如血栓、肿瘤、羊水、空气或脂肪等）阻塞肺动脉或其分支而引起肺循环障碍的临床和病理生理综合征，但多与盆腔、下肢 DVT 有关，可见于多种原因如骨折、手术后、外伤和恶性肿瘤引起的长期制动。根据发病的时间模式，PE 患者可以分为急性、亚急性或慢性起病：急性肺栓塞（acute pulmonary embolism，APE）患者通常在肺血管阻塞后立即出现症状和体征，发病时间短，一般在 14 天以内；亚急性 PE 为发病时间超过 14 天，在 3 个月以内者；慢性 PE 为发病时间超过 3 个月者，可缓慢出现肺动脉高压的症状，即慢性血栓栓塞性肺动脉高压（chronic thromboembolic pulmonary hypertension，CTEPH）。根据血流动力学情况分为血流动力学不稳定和稳定的 PE：血流动力学不稳定的 PE 指能够引起低血压的 PE，低血压定义为收缩压低于 90mmHg 持续 15 分钟以上，或需要血管加压药或正性肌力药物支持，并且不能由其他原因解释，这些原因包括：脓毒症、心律失常、急性心肌缺血或梗死引起的左心室功能不全，或低血容量。血流动力学稳定的 PE 定义为不符合血流动力学不稳定 PE 定义的 PE。

　　APE 是一种起病急、进展快、危害重、致死率高的疾病，临床表现缺乏特异性，容易误诊和漏诊，一旦确诊或疑诊，应及时进行治疗，降低其死亡率。目前，APE 的诊断和介入手术治疗方面都取得了很大的进展。本专题将重点讨论 DVT 所致的 APE。

二、解　剖　概　要

　　根据栓塞的解剖部位不同可以分为骑跨性、肺叶、肺段和亚肺段栓塞。骑跨性 PE 嵌于主肺动脉的分叉处，通常延伸至右和左主肺动脉，通常认为骑跨性 PE 与血流动力学不稳定和死亡有关。其他较小的 PE 将移动越过主肺动脉分叉处，嵌于肺动脉的主肺叶支、肺段支或亚肺段支。位于外周肺段或亚肺段分支的较小血栓更可能导致肺梗死和胸膜炎。

三、病因和病理生理

（一）病因

PE 是指由静脉系统、右心附壁血栓脱落或肺动脉本身血栓形成而栓塞肺动脉。血栓主要来源于下肢深静脉，大多由肢体活动受限和血液呈高凝状态所致。近年来，血管内导管及心脏起搏器的应用越来越多，这也是引起血栓的原因之一。极少情况下，栓塞由空气、脂肪（来自骨折的长骨）、羊水或肿瘤的一部分引起。

（二）病理生理

急性 PE 引起的病理生理反应包括：①梗死，小栓子向远端移动到肺段和亚肺段血管，导致肺梗死，这些患者更可能出现胸膜炎性胸痛和咯血，可能是由肺和相邻脏层及壁层胸膜发生强烈炎症反应所致。②气体交换异常，PE 导致的气体交换受损是由于血管床的机械性阻塞改变了通气与灌注比值，也是由于炎症所致肺泡表面活性物质功能障碍及肺不张所致功能性肺内分流，两种机制均可导致低氧血症。有观点认为炎症还会刺激呼吸驱动从而导致低碳酸血症和呼吸性碱中毒。PE 患者很少出现高碳酸血症和酸中毒，除非存在休克。③心血管循环受损，PE 所致低血压是由于每搏输出量和心输出量减少，PE 患者的肺血管阻力（pulmonary vascular resistance，PVR）会增加，原因是血栓物理性阻塞血管床及肺血管床内缺氧性血管收缩，而 PVR 增加会阻碍右心室血液流出，继而引起右心室扩张和室间隔变平。右心室流出量减少和右心室扩张均会降低左心室前负荷，从而减少心输出量。

四、临床表现、辅助检查与诊断

（一）临床表现

PE 临床表现具有多样，症状的轻重与肺血管栓塞程度有关。当肺血管栓塞 65% 以上时，临床可出现发绀和呼吸困难，栓塞达 70%～80% 时可产生严重的肺动脉高压，发生休克；栓塞超过 85% 时，则患者死亡。PE 常见的症状有胸痛、呼吸困难、气促、咳嗽和咯血，甚至昏厥等。患者可能出现"三联征"，即同时出现呼吸困难、胸痛和咯血。PE 是 DVT 最严重的并发症，两者是 VTE 在不同部位的表现。若患者存在单侧下肢肿胀、疼痛和局部皮温升高等症状，应该警惕 DVT。许多患者并没有症状或存在轻度或非特异性症状。因此，对本病保持高度怀疑以免遗漏临床相关病例至关重要。

对于大多数疑似 PE 且血流动力学稳定的患者，在辅助检查前，可以根据评分系统评估患者患有 PE 的可能性。目前，临床最常用的 Wells 评分表（表 8-4-1），结果分为高可能性 PE（＞6.0 分）、中等可能性 PE（2.0～6.0 分）、低可能性 PE（＜2.0 分）。通过临床评估，能够帮助临床医生进一步选择必要的检查手段以确诊或排除 PE。

表 8-4-1　PE 成人 Wells 评分表

临床有 DVT 的症状和体征（单侧腿部肿胀，小腿或大腿压痛）	3分
除 PE 外其他诊断可能性小	3分
心率＞100 次/分	1.5分
4 周内有过手术史或制动史	1.5分
既往有 DVT/PE 病史	1.5分
咯血	1分
恶性肿瘤	1分

（二）辅助检查与诊断

常用的辅助检查有 D-二聚体检测及确定性影像学检查。确定性影像学检查包括肺 CT 血管造影，以及少数情况下应用通气灌注扫描或其他影像学检查手段。对于血流动力学不稳定且进行确定性影像学检查不安全的患者，可采用床旁超声心动图来获得 PE 的推测诊断。

1. 动脉血气分析　血气分析的检测指标不具有特异性，可表现为低氧血症、低碳酸血症、肺泡-动脉血氧梯度增大及呼吸性碱中毒，但多达 40% 的患者动脉血氧饱和度正常，20% 的患者肺泡-动脉血氧梯度正常。

2. D-二聚体检测　是测定活动性纤溶的指标，由于凝血和纤维蛋白溶解的同时激活，在急性血栓形成时血浆中的 D-二聚体水平会升高。另外，在炎症、手术、肿瘤、出血、创伤、坏死等情况下，D-二聚体水平也会升高，因此升高的 D-二聚体水平的阳性预测值低、诊断的特异性低。D-二聚体检测的阴性预测值很高，正常的 D-二聚体水平使得 APE 或 DVT 不太可能，如果 D-二聚体测试结果为阴性，临床评估为低或中等可能性 PE 患者，能够排除 PE。快速酶联免疫吸附试验法（enzyme linked immunosorbent assay，ELISA）对检测 D-二聚体具有比较高的敏感度，若 D-二聚体 <500μg/L，临床评估为低或中等可能性 PE 患者，可以排除 PE。因此，对临床评估低或中等可能性的患者，D-二聚体可以作为首选的检测方法，若为阴性则无须进一步检查。

3. 心电图　最重要的价值在于能够排除主动脉夹层、心肌梗死和心脏压塞等疾病。PE 经典的心电图表现为：①电轴右偏，右束支传导阻滞，APE 患者发生率最高可达 80%，但特异性较差；②$S_IQ_{III}T_{III}$ 征，即 I 导联新出现深 S 波，III 导联出现异常 Q/q 波，但一般 Q/q 宽度 <0.04 秒，深度 <1/4R 波，同时伴随 III 导联 T 波倒置，此征特异性较强，但 APE 患者发生率仅占 15%～25%；③右胸导联包括 V_3 导联，T 波呈现对称性倒置（冠状 T 波），且倒置深度 V_1>V_2>V_3，即 S 有自右向左逐渐降低趋势。T 波倒置的深度往往与病情相关，倒置越深病情越严重；④avR 的 R 波增高伴 ST 段抬高，且抬高的程度与病情严重性直接相关，与右胸导联 T 波倒置相比，APE 导致的 avR 导联的 R 波增高伴 ST 段抬高持续时间更长，受干扰因素更少，阳性发生率更高；⑤各类房性心律失常，肺型 p 波，与右心急性扩张有关；⑥窦性心动过速伴 ST-T 变化，这是全身严重缺氧、冠脉供血不足的表现。

4. 胸部 X 线检查　能够排除与 PE 临床表现相似的疾病如左侧心力衰竭、气胸和大量的胸腔积液等。PE 患者可以表现为肺容积减小、侧膈肌抬高等，但是同样缺乏特异性。出现栓塞的肺动脉分支相对应的肺叶比两侧肺其余部分透明，末梢血管影减少或中断，即 Westermark 征，此时可以高度怀疑为 PE，虽然敏感度较低，但是特异度很高。

5. 超声　具有快速、无创等优点，目前已经作为首选的影像学检查方法。APE 的间接征象包括右侧心室扩大、肺动脉压增高、室间隔左移和右侧心室局部运动幅度减小等，以上表现的特异性均不高。McConnell 征（心尖部相比右侧心室游离壁运动减弱）和膈膜移位可以作为 PE 的标志性超声表现。若在右侧心房或心室发现血栓，同时患者有 PE 的症状，可以诊断为 PE。虽然一般不能作为确诊方法，但是超声心动图对提示 PE 诊断和排除其他疾病，具有重要的价值，可以作为诊断疑似 PE 患者的首选检查方法。在对病情危重的患者进行心肺复苏的过程中，经食管超声因为具有直接、简便和不耽搁抢救时间等优点，对 PE 的诊断具有重要价值。此外，通过下肢的静脉超声检查可以明确是否合并 DVT。

6. 肺通气/灌注（ventilation/perfusion，V/Q）**显像**　包括肺通气显像和肺灌注显像，两者联合应用可以评估肺功能，对肺部疾病进行鉴别诊断。扫描应该在 1 次疑似 PE 症状发作的 24 小时内进行。V/Q 显像的常见结果包括：①肺通气和肺灌注显像均正常，可以排除 PE；②病变部位肺通气显像异常，肺灌注正常或无灌注，提示为肺实质性病变，不能诊断为 PE；③肺灌注缺损而通气良好，高度提示 PE，这种检查方法无创，辐射量小，是临床检测 PE 的重要手段，同时也是对对比剂过敏和肾功能不全等人群的重要备选方法。

7. CT 肺动脉造影　目前，临床常采用 CT 肺动脉造影（computed tomographic pulmonary angiography，CTPA）以明确有无 PE。PE 的直接表现包括：①完全性充盈缺损，阻塞远端血管，完全不显影；②中心性充盈缺损，因为栓子周围被对比剂环绕，可以形成轨道征或靶征；③偏心性充盈缺损，充盈缺损偏于管腔一侧，形态常不规则；④附壁血栓，即充盈缺损附于血管壁，边缘可见对比剂通过，血管壁可不规则增厚，管腔狭窄。PE 的间接表现包括：①马赛克征；②中央肺动脉扩张；③肺野楔形密度增高影；④右侧心功能不全；⑤支气管动脉扩张等。CTPA 检查速度比较快，诊断率高，容易操作，除碘过敏和肾功能不全外，几乎无禁忌证，是目前确诊 PE 的首选方法。CT 检测阴性，可以排除临床低或中等可能性 PE；临床中或高等可能性 PE 患者，CT 检测阳性，可以确诊 PE。

8. MRI 随着设备性能的增加，MRI 能够显示肺灌注和右侧心脏活动的情况，但 MRI 检测由于时间长、患者监护困难和成本高等因素，目前尚未广泛应用于临床 PE 的诊断。

9. DSA 肺动脉造影 DSA 血管造影是有创检查，肺动脉造影仍然是诊断或排除 PE 的金标准。由于 CTPA 具有类似的诊断准确性，DSA 血管造影现在较少使用，但是，对高度怀疑 PE 的患者和一些疑难、无创检查不能确诊的患者，或需要介入治疗的患者，DSA 肺动脉造影仍然不失为一种好的检查方法。

DSA 血管造影时 PE 的征象：①肺动脉分支内的充盈缺损或截断；②肺内局限性血管减少或无血管区，相应区域的血灌流缓慢；③小分支多发性栓塞引起肺动脉外围分支迂曲，突然变细，呈剪枝样表现；④细小肺动脉分支的栓塞血管造影不能显示。

五、治　疗

（一）常规治疗

一旦确诊 PE，所有患者均给予制动、吸氧及维持血液循环等支持治疗，监测呼吸、心率、血压、经皮氧饱和度、心电图的变化。评估出血风险后，大多数亚段 PE 患者都应给予抗凝治疗，一般使用肝素或 LMWH。对血流动力学不稳定的患者应给予必要的血管活性药物（去甲肾上腺素、多巴胺和肾上腺素等）以维持稳定的生命指征，严格控制入量并避免靠大量输液维持循环而造成的右心负荷过重。如果患者出现严重低氧血症、血流动力学不稳定或呼吸衰竭，可进行插管和机械通气。对于就诊时血流动力学不稳定或其病程中伴发血流动力学不稳定的 PE 患者，全身性溶栓治疗也是一种广为接受的治疗方法。外科取栓术的常规指征为影像学明确的大块 PE，经溶栓治疗无效，并且治疗时间>1 小时，或对溶栓治疗有禁忌证者。在行肺动脉血栓摘除术前必须进行肺动脉造影，明确肺动脉堵塞的部位和范围。

（二）介入治疗

介入治疗能迅速改善循环障碍，提高生存率，其方法较多，导管溶栓或碎栓、机械消散术、球囊扩张成形，能迅速缓解症状，改善预后。IVCF 能拦截血栓，有利于下肢静脉及盆腔静脉溶栓、取栓、手术，从而降低 PE 发生率。

1. 治疗原理 PE 的介入治疗是使肺动脉血管再通的直接有效方法，能迅速改善循环障碍、提高生存率。随着介入器材和技术的发展，不同类型的导管应运而生，介入治疗 PE，特别是对重症 PE 临床难以实施溶栓和抗凝治疗时，已成为首选方法，其在安全性、有效性及减少并发症方面呈现出广阔的应用前景。PE 的介入治疗原理包括：将溶栓药物直接注入血栓中，加快血栓溶解再通；通过各种方法粉碎血栓，将其吸出，使堵塞血管再通；通过置入 IVCF，防止反复发生 PE，有利于溶栓或抗凝治疗及下肢血管手术。

2. 适应证与禁忌证

（1）适应证：①急性大面积 PE 者；②血流动力学不稳者；③溶栓疗法失败或禁忌者；④经皮心肺支持禁忌或不能实施者；⑤开胸禁忌者或伴有极易脱落的静脉血栓者。

（2）禁忌证：①急性内脏出血；②最近发生过脑血管意外；③伴有颅内肿瘤或 2 个月以内曾做

过神经介入手术；④肺动脉插管禁忌者。

3. 术前准备 术前应详细了解患者病史、用药史、过敏史和各项生命体征情况，并进行体格检查，实验室检查（血常规、血生化、D-二聚体、凝血功能、感染性疾病筛查等），心电图检测，影像学检查；若无抗凝禁忌，可进行抗凝治疗。根据拟进行的介入手术操作类型，准备相应的药物、器材、设备。与患者及家属（受委托人）签署手术知情同意书。

4. 操作方法

（1）导管内溶栓：穿刺区域消毒、铺巾，用 2% 利多卡因进行局部麻醉，经股静脉途径（非血栓侧）或右颈内静脉穿刺插管。在心电监护下，引入普通导管经过右心室进入肺动脉，做选择性及超选择性肺动脉造影、测压，明确栓塞范围。选择专用顶端多孔溶栓导管，利用导丝穿过血栓栓塞部位，沿导丝将导管埋入血栓中，在灌注溶栓药物前，应将导管端孔紧闭后灌注，使药物全部灌注入血栓内。若导丝难以穿通血栓闭塞部位，可将仅有端孔的导管靠近血栓进行灌注，但疗效较差。当血栓溶解一部分后，需将导管进一步伸向血栓。常用的溶栓药物有尿激酶（urokinase，UK）、链激酶（streptokinase，SK）和组织型纤溶酶原激活物（tissue-type plasminogen activator，t-PA），其中最常用的是尿激酶。术中总量为 25 万～50 万 U，1 万 U/min 脉冲-喷射式溶栓。在使用剂量方面，国内外有不同，国内使用剂量相对小，而国外使用的剂量较大，就尿激酶而言，动脉灌注的总量可达 10 万～100 万 U 不等，剂量的调节可根据凝血时间指标来控制，一般以调整至其基础指标值的 1.2～2 倍为宜，新鲜血栓在足量的溶栓剂作用下大约在 30 分钟内溶解。术后溶栓治疗：尿激酶 25 万 U 溶入 50ml NaCl 溶液经导管持续泵入，速度为 12.5ml/h（每天 150 万 U）。溶栓开始后每 24 小时经肺动脉内留置导管复查肺动脉造影一次，直至溶栓结束。需要注意的是当灌注 48 小时后血栓仍未溶解，或出现出血及病情恶化者，应停止溶栓治疗。对于血栓形成的患者在血栓全部或大部溶解后，应改用维持剂量再持续灌注 12～72 小时，以防血栓再形成。溶栓结束后复查超声心动图。溶栓中观察患者神志、生命体征、穿刺点、皮肤黏膜、血纤维蛋白原定量、血小板。治疗开始当天加用华法林 3mg 口服，每晚 1 次，3 天后开始监测 INR 并调整华法林用量，目标为 INR 2～3，INR 达到 2 时，停用肝素或 LMWH。使用华法林抗凝至少应用 6～12 个月，并定期监测 INR，至少每个月测定 INR 1 次。

（2）血栓清除术

1）血栓碎裂术：通过手动旋转猪尾导管或用球囊加压后的挤压作用使血栓碎解，易于吸栓或溶栓，使肺动脉再通。

2）流变溶解导管术：流变导管是一双腔管，较小的次腔由不锈钢制成，尖端有 4～8 个直径为 25～40μm 的小孔，用来注射变速 NaCl 溶液以冲刷血栓。较大的是主腔，供同时注射药物、对比剂、通过导丝及抽吸血凝块用。通过导丝将流变导管引入血栓内，导管到位后即可加压注射 NaCl 溶液，同时对冲刷下来的血凝块进行抽吸。

3）血栓吸除术：肺动脉造影完成后，将 8F 的 Guiding 导管置于肺动脉内的血栓部位，用 10 ml 或 20ml 注射器负压反复抽吸血栓。

4）机械溶栓术：通过导管头端切割器或高速 NaCl 溶液射流击碎血栓并加以清除，在行血栓清除术的同时，局部应用溶栓药物，可以缩短血栓清除的时间，提高血栓清除的成功率。在操作过程中，间断注入对比剂，了解血栓清除情况，反复多次，至血栓完全被清除（图 8-4-1）。

（3）IVCF 置入术：对于大多数禁忌使用抗凝治疗或存在无法接受的高出血风险的 PE 患者，应放置 IVCF。抗凝治疗期间发生禁忌证的患者也适合放置滤器。合并 DVT 者，为防止下肢深静脉大块血栓再次脱落阻塞肺动脉，可于下腔静脉安置滤器，可防止反复发生 PE，有利于溶栓或抗凝治疗及下肢血管手术。对于生存较长的患者，由于永久性滤器可能存在远期并发症，更适合放置可回收滤器。滤器置放首先要选择合适的置入路径，单侧下肢深静脉血栓形成选择健侧；双侧和单侧下肢静脉血栓形成者，如果下腔静脉内有血栓，则选择右颈静脉置入路径；当从股静脉径路放置滤器时，先行穿刺侧髂静脉造影，若发现髂静脉血栓延续到下腔静脉，则选右颈静脉途径，以防操作中血栓脱落。其次，滤器置入前，须行下腔静脉和肾静脉造影，测量下腔静脉直径，并标记双侧肾静脉开口与髂静脉分叉位置，做好标记，明确下腔静脉有无血栓变，以防放置过程中血栓脱落及上下腔静脉直径过宽或血管变异、弯曲导致滤器移位。最后，准确将滤器放置在肾静脉与髂静脉分叉之间的下腔静脉内，一般以放置在肾静脉下 1～1.5cm 处为宜。

5. 术后处理 术后密切注意观察呼吸、心率、动脉氧分压的改变。由于多数患者在治疗后尚需保留导管进行溶栓治疗，因此监测凝血功能和血小板的改变十分重要。为了预防 PE 复发，对于无抗凝禁忌的患者术后抗凝是必需的。另外，还要针对原发疾病进行预防或治疗，降低再次发生 PE 的风险，进行改善心、肺微循环治疗，降低肺动脉高压。

6. 并发症

（1）出血：常发生于穿刺部位。预防出血的发生要在溶栓过程中进行凝血时间的定期监测，以调整溶栓药物的剂量，有高血压等致出血因素存在时，应减少溶栓药物的剂量。

（2）肺动脉穿孔：所有导管辅助取栓术都具有发生肺动脉穿孔的风险；虽然很罕见，但可导致心脏压塞和危及生命的咯血，且后果非常严重。

（3）动脉夹层形成：因导管、导丝，以及推进器于动脉内反复抽动导致动脉内膜的损伤及夹层。局部血管无明显狭窄，可无须处理，如有明显狭窄，可考虑于夹层处放置支架以闭塞夹层。

（4）其他：其他并发症包括复发性血栓栓塞，远端栓塞和"无复流"现象，短暂性缓慢性心律失常，心脏传导阻滞，心搏骤停，设备特异性不良反应，慢性血栓栓塞性肺高压，滤器位置不当、移位、倾斜、折断，腔静脉穿孔，滤器本身的血栓脱落。

7. 疗效评价 标准应包括临床标准和影像学标准。临床标准包括临床症状、体征和血氧分压等实验室检查结果。影像学标准主要包括血管超声、CT 或 MRA 肺动脉造影的结果。

【案例 8-4-1 分析讨论】

该患者行 CTPA 检查，发现双侧肺动脉主干充盈缺损，PE 诊断明确。排除相关禁忌证后，该患者符合介入治疗适应证——急性大面积 PE 者。由于血栓负荷大，使用 Angiojet 进行机械溶栓治疗（图 8-4-1），Angiojet 的工作原理是将 NaCl 溶液高压注入流入腔，在导管尖端 NaCl 溶液逆向转入流出腔，由此产生明显负压，将血管内的血栓经导管尖端吸入流出腔；导管同时具有药物灌注功能，可以灌注尿激酶等溶栓药物，对于长段血栓或经冲刷后仍残留的血栓，可经导管脉冲式溶栓，以促进溶解松动的血栓颗粒排出体外。术后即刻行造影显示肺动脉显影良好，该患者术后需进行抗凝治疗，寻找引起 PE 的病因，进行预防或治疗，降低再次发生 PE 的风险。

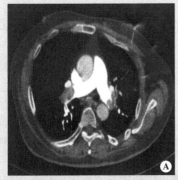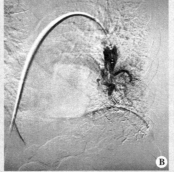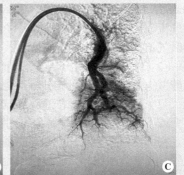

图 8-4-1 PE 溶栓治疗

A. CTPA 显示双肺动脉主干及分支 PE；B. DSA 造影显示双肺动脉主干及分支内可见大量充盈缺损，左肺为著，肺动脉分支显影差；C. 应用 Angiojet 取栓、溶栓后肺动脉远端分支显影良好

（李晓光）

第五节　气道狭窄及气管瘘

【案例 8-5-1】
　　患者,女性,67 岁,食管癌术后 5 个月余,1 个月前住院期间出现咳嗽、咳痰、咳白痰,伴胸痛、胸闷、恶心呕吐、发热,最高温度为 38.5℃,给予抗感染治疗 1 周后症状无缓解,胸部 CT 提示:气管隆嵴分叉处可见肿大融合淋巴结影并气管狭窄(图 8-5-1)。

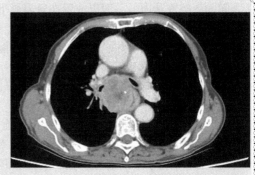

图 8-5-1　气道狭窄术前

【问题】
　　1. 该患者气管狭窄的原因及部位是什么?
　　2. 该患者优选的治疗策略是什么?
　　3. 该患者是否需要置入气管支架?
　　4. 术后可能会出现哪些并发症?

一、气道狭窄

（一）概述

　　气道狭窄(airway stenosis)是指气管、隆嵴、左右主支气管及中间段支气管管腔呈持续性超过正常限度的缩小状态,因管腔狭窄,可导致患者出现不同程度的呼吸困难、窒息甚至死亡。

　　气道狭窄从狭窄的原因分类,包括:肿瘤性狭窄、外伤性狭窄、感染性狭窄及先天性狭窄等。

（二）临床表现、辅助检查与诊断

　　1. 临床表现　气道狭窄临床表现主要为呼吸困难,呼吸困难的程度除与部位和狭窄程度相关外,还与狭窄进展的速度及基础肺功能状态有关。肺部听诊可闻及鼾音或哮鸣音,可随呼吸节律出现强弱的变化,同时伴有吸气或呼气相的延长。胸腔外的气道狭窄以吸气相鼾音增强、吸气时相延长为明显,而胸腔内气道则相反。

　　2. 辅助检查

　　(1)肺功能检查:包括肺活量分析。由于肺活量测定可诱发呼吸衰竭,对于严重气道狭窄患者可不测定。当气道狭窄直径≤6mm 时,第一秒用力呼气容积(forced expiratory volume in one second,FEV_1)检查出现明显下降,因此,FEV 变化可能早于 FEV_1 的变化。与 FEV_1 相比,最大呼气流速(peak expiratory flow,PEF)和最大自主通气量(maximal voluntary ventilation,MVV)诊断气道狭窄的敏感度更高。

　　(2)血气分析:用于判定肺通气及换气功能、呼吸衰竭类型与缺氧的严重程度,以及各种类型的酸碱失衡状态,但血气分析不能用于判断气道狭窄的严重程度。

　　(3)影像学检查:普通胸部 X 线诊断气道狭窄的价值有限。少数患者可显示气管或主支气管病变或不张,另外,间接征象可判断病变的部位和程度,气管、支气管断层显像对狭窄诊断亦有帮助。胸部 CT 是诊断气道狭窄的重要方法,尤其是多排螺旋 CT 可以重建三维立体图像,建立虚拟气管、支气管图像,并可进行 3D 打印。

　　(4)支气管镜检查:是诊断气道狭窄的金标准。通过病史采集、体格检查及影像学检查考虑为气道狭窄的患者,在无支气管镜检查禁忌证的情况下,均应进行支气管镜检查,这样可以直接观察病变的位置、大小、狭窄程度,并可通过吸引、灌洗、活检而进行定性诊断。

　　3. 诊断　对于临床表现为呼吸困难的患者,当肺功能检查提示气道狭窄时,需行进一步影像学检查明确诊断,确诊需要支气管镜检查。

4. 介入治疗　气道支架置入术，气道狭窄早期无症状时多被忽视，出现呼吸困难症状时往往气道狭窄已经较重，给治疗带来一定的风险和困难。以往对于气道狭窄的治疗多为外科切除和手术重建，但是因外科手术创伤大、风险高，加之部分患者病变部位解剖学的限制（如病变区域过长）或基础情况差等原因，外科手术的适应证非常有限，并且术后存在吻合口瘢痕形成导致再狭窄的问题。支气管镜下消融是有效的局部治疗方法，辅以光气化、光动力或冷冻疗法，可以延长缓解期，但是，这些方法起效慢，不能立刻缓解阻塞症状，且对于腔外压迫性病变效果差。气道支架及球囊扩张成形术，因可以快速、安全、立刻缓解致命性气管狭窄而得到广泛应用。

（1）原理及分类

1）原理：对于腔内和腔外病变，支架置入后依靠自身的弹力及经向张力可使狭窄或闭塞的气道复通，从而改善肺部通气、改善患者呼吸功能。

2）气道内支架根据物理学支撑特点可分为三类，即自膨式内支架、热记忆合金式内支架和球囊扩张式内支架。自膨式内支架常见的有"Z"形内支架、Wallstent 内支架等；热记忆合金式内支架包括薄壁镍钛合金管雕刻内支架、镍钛合金丝编织内支架（"L"形分支管状、"Y"形分支管状）等；球囊扩张式内支架有 3 种：Palmaz 内支架、钽丝内支架和不锈钢丝内支架。

（2）适应证与禁忌证

1）适应证：①气道狭窄影响正常活动及生活，危及生命的患者；②不能接受外科手术或拒绝手术的气道狭窄患者；③各种原因的气管软化等。

2）禁忌证：有严重的心肺功能不全及存在明显凝血机制障碍均不适宜置入支架；高位气管狭窄（狭窄距声门 5cm 以内）。

（3）术前准备（以隆嵴区气管狭窄为例）：体格检查，实验室检查（血常规、肝肾功能、电解质、凝血功能等），血糖、心电图、胸部 CT 和纤维支气管镜检查等。

器械准备，5F 造影导管、亲水膜导丝、亲水加硬导丝、开口器、"Y"形支架等。

（4）操作技术：患者仰卧于 DSA 检查台上，行鼻导管吸氧并心电监护，口服利多卡因表面麻醉后，置开口器，①引入导丝：透视下导丝与导管相互配合依次经开口器、口腔、咽腔、喉腔插管至气管中下部，退出导丝，经导管推注 1%～2%利多卡因 2～3ml，再推入 30%碘对比剂 2～3ml行气管造影，了解气管、隆嵴、双侧主支气管的狭窄部位、程度。②引入内支架套装：导丝与导管配合越过一侧主支气管狭窄段，交换加硬导丝并固定，退出导管。同法引入另一根亲水膜导丝至对侧下叶支气管。标记识别两根导丝，并分别引入转载支架。沿双导丝送入"Y"形支架，旋转调整支架运送系统位置使左右支架分支部与左右主支气管和其内的导丝位于同侧，使支架上黄金标记点位于左右两侧。③释放内支架：固定双导丝和输送器后手柄，回拉前手柄和外鞘管完全暴露支架的双侧分支部。当支架分支部靠紧气管隆嵴时，固定递送器分别牵拉左右侧支架捆绑线释放支架分支部，再次透视证实支架位置正确、"Y"形支架完全释放（图 8-5-2），透视下缓慢退出支架输送系统。保留导丝以备后续止血、吸痰等操作。

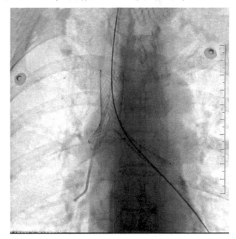

图 8-5-2　气道狭窄术中

（5）术后处理

1）术后均给予患者雾化及抗感染药物输液治疗，严密观测患者生命体征。

2）随访：支架置入 1 周、3 个月复查胸部多层螺旋 CT（图 8-5-3），了解支架位置及肺膨胀情况。

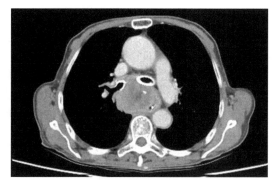

图 8-5-3　气道狭窄术后

5. 并发症及其处理　主要与支架类型及狭窄病变的性质和部位有关。常见的并发症包括①支架再狭窄：多见于裸支架置入后。由于支架置入后肿瘤进展，肿瘤透过支架网眼生长进入腔内导致气管再狭窄，所以气管置入后一定要进行有效的抗肿瘤或选择覆膜支架。②分泌物阻塞：常见于介入术后 1～2 天，由于气道内支架置入后，影响了气道纤毛排痰系统，易造成痰液潴留，可在用支气管镜及时清除坏死组织及分泌液后即可缓解。③肉芽组织阻塞：腔内肉芽组织增生常见于支架两端，是由气道支架置入后对气道黏膜的物理性摩擦产生瘢痕修复和炎症修复导致的。无临床症状无须处理，当阻塞气道时，可采取高频电刀、氩气刀对增生肉芽组织进行烧灼。④胸痛：术中、术后胸痛和支架置入等介入治疗刺激、扩张有关，一般无症状无须特殊处理，疼痛明显者可口服止痛药。

6. 疗效评价　气道狭窄治疗的目标或终点应着眼于缓解患者的症状，维持患者的生存及提高患者的生活质量，而非追求气道狭窄结构的完全恢复，以免治疗过度导致更严重的并发症和不必要的花费。

> 【案例 8-5-1 分析讨论】
> 　　1. 该患者气管狭窄的原因：吻合口处肿大融合淋巴结影，部位：气管隆嵴分叉处。
> 　　2. 该患者优选的治疗策略是气管支架。
> 　　3. 该患者需要置入气管支架，因为气管狭窄表现出的临床症状比较明显，需要尽快置入支架，解除气管阻塞。
> 　　4. 术后可能会出现并发症：①支架再狭窄；②分泌物阻塞；③肉芽组织阻塞；④胸痛。

二、气 管 瘘

> 【案例 8-5-2】
> 　　患者，女性，61 岁，食管癌术后 10 年，进食呛咳半个月，CT 示食管胃吻合口瘘，经保守治疗未见好转（图 8-5-4）。
> 【问题】
> 　　1. 该患者气管狭窄的原因及部位是什么？
> 　　2. 该患者优选的治疗策略是什么？
> 　　3. 该患者是否需要置入气管支架？
> 　　4. 术后可能会出现哪些并发症？

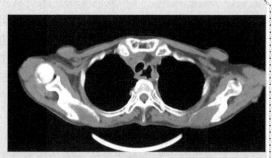

图 8-5-4　食管胃吻合口瘘术前

（一）概述

气管瘘（tracheal fistula）指由于各种原因造成气道管壁的完整性受到破坏，管壁上出现瘘口，包括气管食管瘘、气管纵隔瘘、气管-纵隔-胃瘘等，其中以气管食管瘘发病率相对较高。气管食管瘘常见病因包括恶性肿瘤侵犯、放射损伤、细菌感染、手术损伤、外伤及化学损伤等。

（二）临床表现与诊断

1. 临床表现 特征性的症状为吞咽后出现阵发性呛咳，咳出食物残渣并伴随着持续加重的吞咽困难和呼吸困难。部分患者出现烧灼样剧烈刺激性呛咳，平卧位呛咳或呛咳加重，坐立位呛咳减轻或消失；患者可以有大量白黏痰或血性痰、脓性痰。

2. 诊断

（1）食管 X 线造影：应选用 40%泛影葡胺为对比剂（碘水对比），造影时用手压迫上腹部进行摄片，可提高诊断率，但对食管气道瘘者不作为首选检查，特别是瘘口较大时造影需谨慎，在吞咽对比剂时存在严重误吸可能。禁用硫酸钡造影，以防钡剂通过瘘口进入肺部形成顽固性异物沉积性肺炎。

（2）CT：能准确观察气道、食管、胸腔、纵隔和胃部病变，对于评估疾病程度和肺炎等非常有帮助，并且有助于明确瘘口位置与大小，有助于后续支架置入类型和方式的选择。另外，对于需要放置气管支架的患者来说，利用 CT 重建图像有助准确测量气道径线、瘘口与隆嵴或声门间的距离，便于确定最佳的支架规格。

（3）支气管镜检查：一般可以直接见到瘘口，确认瘘口在气管或支气管内的位置，甚至可以通过瘘口进入消化管腔。瘘口处镜下表现为气管膜部管壁不规则缺损，与消化管腔相通。

（4）胃镜：是重要确诊手段之一，可以直视瘘口，或观察到瘘口冒气泡，需要结合食管造影等来证实瘘口的存在。胃镜检查可帮助观察瘘口周围黏膜和胃壁的情况，必要时可进行活检确诊疾病病因。

（三）介入治疗

目前，气管食管瘘、经充分引流不能闭合的难治性支气管胸膜瘘首选手术治疗，然而相当部分患者因肿瘤晚期、反复感染等，一般状况差，难以耐受手术；而常规保守治疗效果不理想、生活质量差。随着呼吸介入治疗技术的发展，出现越来越多可供选择的气道瘘介入治疗方案，部分患者可通过介入治疗痊愈，还有相当部分患者经过介入治疗后，一般状况得到改善，从而获得手术治疗的机会。介入治疗的方法主要是通过食管或气管内置入带膜支架封堵瘘口。

1. 适应证与禁忌证

（1）适应证：①气管瘘影响正常活动及生活，危及生命的患者；②对于不能外科手术或拒绝手术的气管瘘患者。

（2）禁忌证：有严重的心肺功能不全及存在明显凝血机制障碍均不适宜置入支架。

2. 术前准备（以食管气管瘘为例）

（1）体格检查、实验室检查、血糖、心电图、胸部 CT 和纤维支气管镜检查等。瘘一经诊断，禁食禁水，禁止吞咽唾液。

（2）器械准备：5F 造影导管、亲水膜导丝、亲水加硬导丝、开口器、食管覆膜支架或气管覆膜支架。

3. 操作技术（以气管覆膜支架为例） 患者仰卧于 DSA 检查台上，行鼻导管吸氧并给予心电监护，咽喉部利多卡因表面麻醉后置开口器。

（1）引入导丝：透视下导丝和导管相互配合依次经开口器、口腔、咽腔、喉腔插管至气管下段，退出导丝，经导管推注 2%利多卡因 2~3ml，再推入 30%碘对比剂 2~3ml 行气管造影，了解气管瘘口的部位、大小及瘘口距离气管隆嵴位置。

（2）引入加强导丝：导丝与导管配合越过瘘口进入左或右主支气管内，造影证实导管位居支气管位置无误，交换加硬导丝并固定，退出导管。

（3）引入内支架套装：沿导丝送入气管覆膜内支架输送器套装，依次经口腔、咽腔、喉腔插管至气管隆嵴上方，以瘘口为中心、参照操作路径图定位支架位置。

（4）释放内支架：固定导丝和输送器后手柄，回拉前手柄释放内支架远端 1/3，透视下确定释放内支架位居瘘口以远；释放内支架中间 1/3，透视下定位内支架覆盖瘘口，内支架上端距离声门至少 15mm，而后快速释放全部内支架（图 8-5-5），透视下缓慢退出支架输送系统。

4. 术后处理

（1）术后均给予患者雾化及抗感染药物输液治疗，严密观测患者生命体征。

（2）CT：术后复查颈胸部 CT，查看食管或气管支架膨胀情况、有无移位、气管有无受压狭窄及肺部感染有无消退。

（3）随访：支架置入 1、3、6 个月复查胸部多层螺旋 CT（图 8-5-6）和上消化道造影，了解支架位置、瘘口封堵情况、支架有无移位及气管有无受压狭窄。

（4）并发症及其处理：参照气管狭窄相关并发症。

（5）疗效评价：参照气管狭窄。

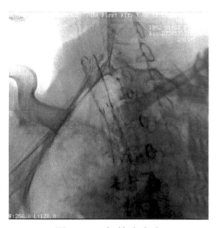

图 8-5-5　气管瘘术中

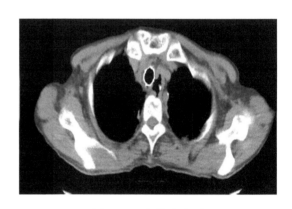

图 8-5-6　气管瘘术后

【案例 8-5-2 分析讨论】

1. 该患者气管狭窄的原因：食管胃吻合口瘘。部位：气管上段。
2. 该患者优选的治疗策略：气管支架。
3. 该患者需要置入气管支架，封堵瘘口，改善临床症状。
4. 术后可能会出现的并发症：①支架再狭窄；②分泌物阻塞；③肉芽组织阻塞；④胸痛。

（周志刚）

第六节　肺脓肿、胸腔积液及脓胸

一、肺　脓　肿

【案例 8-6-1】

患者，男性，55 岁，以"确诊肺腺癌 5 个月余，咳嗽、咳痰、发热 20 余天"为主诉入院。患者 20 余天前受凉后出现间断咳嗽、咳痰、发热、咳大量黄色脓痰，最高体温为 39℃，伴畏寒、寒战。体格检查示：左上肺局部呼吸音减弱，散在湿啰音。实验室检查示：降钙素原

0.238ng/ml。行 CT 检查（图 8-6-1）示：①右肺腺癌；②左肺脓肿；③慢性支气管炎，局限性肺气肿；④纵隔肿大淋巴结。入院诊断为"①右肺腺癌；②左肺脓肿；③慢性阻塞性肺疾病的稳定期"。

【问题】　该患者目前优选的治疗策略是什么？

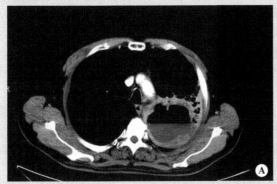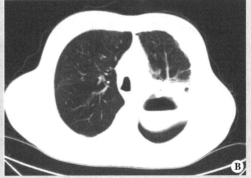

图 8-6-1　肺脓肿 CT 检查影像
A. 纵隔窗 CT 图像；B. 肺窗 CT 图像

（一）概述

肺脓肿（lung abscess）是由于多种病原菌引起的肺部化脓性感染，病理变化早期为肺组织的感染性炎症，继而坏死、液化，外周有肉芽组织包围而形成脓肿。多发生于壮年男性患者及体弱有基础疾病的老年人。临床特征为高热、咳嗽和咳大量脓臭痰。

依据感染途径，肺脓肿可以分为吸入性肺脓肿、继发性肺脓肿、血源性肺脓肿。吸入性肺脓肿常发生在有意识障碍如麻醉、醉酒等时的误吸，或全身免疫力低下时的病原菌吸入。吸入性肺脓肿多发生在右肺、上叶后段、下叶背段及下叶后基底段。继发性肺脓肿常为原有细菌性肺炎、支气管扩张、支气管肺癌、肺结核空洞等的继发感染。肺部邻近器官化脓性病变，如膈下脓肿、肾周围脓肿、食管穿孔等穿破至肺也可形成肺脓肿。血源性肺脓肿常因皮肤外伤感染、疖、痈等导致菌血症，菌栓播散到肺形成肺脓肿。

如急性肺脓肿治疗不彻底，或支气管引流不畅，导致大量坏死组织残留脓腔，炎症迁延 3 个月以上则称为慢性肺脓肿。

（二）临床表现、辅助检查与诊断

1. 临床表现　吸入性肺脓肿患者常急性起病，突发高热，体温为 39～40℃，常伴畏寒、咳嗽、咳痰，痰液黏稠。如感染不能及时控制，发病 10～14 天可突然咳大量脓臭痰及坏死物，1/3 患者可有不同程度咯血。血源性肺脓肿多先有原发灶引起的畏寒、高热等全身脓毒症的表现，经数日或数周后才出现肺部表现，如咳嗽、咳痰。慢性肺脓肿患者常有咳嗽、咳脓痰、反复发热和咯血。

2. 体格检查　肺部体征与肺脓肿大小、部位、阶段有关。起初可无阳性体征，或在患侧间及湿啰音。病变继续进展可出现肺实变体征，可闻及支气管呼吸音。病变累及胸膜可闻及摩擦音。慢性肺脓肿常有杵状指。

3. 辅助检查

（1）实验室检查：急性肺脓肿的血白细胞总数可达（20～30）×10^9/L，中性粒细胞在 90% 以上。慢性肺脓肿患者血白细胞可稍高或正常，红细胞和血红蛋白减少。痰涂片革兰染色，痰、胸腔积液和血进行需氧和厌氧培养以抗菌药物敏感试验，有助于确定病原菌和有效抗菌药物的选择。

（2）影像学检查

1）X 线表现：急性化脓性炎症阶段可见较大片状的致密影，边缘模糊。实变中如有坏死、液化，则表现为局部密度减低。坏死物排出后形成空洞，空洞内壁光滑或凸凹不平，空洞内可见液平面。慢性肺脓肿患侧肺体积缩小，脓腔壁增厚，内壁不规则，可呈多房性。血源性肺脓肿病灶分布于一侧或两侧，呈散在局限炎症或边缘整齐的球形病灶，中央有小脓腔和液气平面。

2）CT 表现：病变早期表现为较大片状高密度影，多累及一个肺段或两个肺段的相邻部分，纵隔窗其内可见空气支气管征，病灶坏死、液化呈低密度，有空洞者其内可见气液平面或液液平面。新形成的空洞内壁多不规则，慢性肺脓肿洞壁增厚，内壁清楚。增强检查病灶坏死部分无强化，未坏死部分有不同程度强化，脓肿壁可见明显环状强化。血源性肺脓肿多为两肺多发性结节状或片状密度增高影，边缘模糊，其内坏死、液化呈低密度或出现空洞。

4. 纤维支气管镜　有助于明确病因和病原学诊断，并可用于治疗如经纤维支气管镜插入导管，进行脓液吸引、冲洗支气管及注入抗菌药物等。

5. 诊断　对于吸入性肺脓肿，依据口腔手术、昏迷呕吐或异物吸入等病史，突发畏寒、高热、咳嗽及咳大量脓痰临床表现，血白细胞总数及中性粒细胞显著增高，X 线表现或 CT 表现为大片致密影中见空腔或液气平面，可作出急性肺脓肿的诊断。对于有皮肤创伤感染、疖、痈等化脓性病灶，出现发热不退、咳嗽、咳痰等症状，X 线或 CT 表现为双肺多发结节状或片状病灶，其内可见坏死或空洞，可作出血源性肺脓肿的诊断。痰、血的细菌培养及抗菌药物药敏试验对确定病因、诊断和抗菌药物的选用有重要价值。

（三）治疗

1. 抗菌药物治疗　抗菌药物疗程为 8～12 周，直至影像显示脓腔和炎症消失或仅残留少量纤维化。在留取细菌培养标本后可依据经验先进行抗菌药物应用，待致病菌及药敏试验结果回示后依据药敏试验进行抗菌药物调整。

2. 脓液引流　可应用体位引流或介入治疗。身体状况较好者可以采用体位引流排痰，用祛痰药或雾化吸入祛痰药、NaCl 溶液或支气管舒张剂以利痰液引流。如体位引流痰液仍不能排出，可经纤维支气管镜吸引痰液。另外尚应做局部胸腔抽脓或切开引流排脓，脓腔内可注入抗生素，厚稠脓液不易排出时，可做肋间引流排脓。手术治疗：经内科积极治疗 3～6 个月以上无明显吸收，脓腔不缩小或脓腔过大，可行手术治疗。慢性肺脓肿，有致命性大咯血可能产生窒息，不能排除肿瘤或异物堵塞气道所致感染引起肺脓肿，癌性空洞，伴有支气管胸膜瘘或脓胸经抽吸、引流及冲洗疗效不佳者。

3. 介入治疗　肺脓肿置管引流术。

（1）原理：在影像设备引导下行引流管置入，以持续或多次间断引流脓液，以利于脓液的排出。

（2）适应证与禁忌证

1）适应证：内科治疗无效者；肺脓肿形成脓腔和脓肿壁；肺脓肿较大，预计内科保守治疗时间较长者；需要明确病原菌诊断的肺脓肿；需要外科手术但是难以耐受或拒绝行外科手术者。

2）禁忌证：已经确诊为肺脓肿，但炎症处于实质期，脓肿尚未形成者；蜂窝状的肺脓肿；出血性疾病及体质衰弱、病情危重、难以耐受操作者。

（3）术前准备

1）患者准备：体格检查，实验室检查（血常规、血凝试验、肝肾功能、电解质、传染病检查和常规心电图检查等），影像学检查。

2）药物准备：局麻药（如利多卡因），备用止咳药、止血药。

3）器材准备：穿刺针（常用 18～23G 的各型穿刺针与套管针），导丝（直径为 0.018～0.038英寸，前端柔软呈"J"形），扩张器，导管（6～14F，长为 15～30cm，前段带侧 45 孔的直形或猪尾形导管），固定器械（可以用缝线固定在皮肤上，或用涂有苯甲酸的胶布粘贴引流管）。

4）术前向患者及家属说明置管引流术的目的和必要性，取得患者配合，并签署患者知情同意书及手术同意书。

（4）操作技术：多采用 CT 进行引导。CT 优势在于能清晰地显示肺脓肿的位置，大小，有无坏死、液化腔，有无包裹等。

1）选取体位、设计进针路径：依据 CT 显示的胸腔积液位置、量、性质及有无包裹、分隔等特点选取合适的体位，如仰卧位、侧卧位等，确保体位稳固。于穿刺体表大体位置贴标记针或栅栏格。行 CT 扫描，依据扫描图像选取最佳层面，设计最佳进针路径，测量预进针角度及深度，测量最佳进针路径进针点位置与标记线或最近栅栏格间的距离。进针路径的设计应避开血管、神经及周围重要脏器等，进针点设计在便于液体引流的位置。按照预先设计的进针点在体表做标记。

2）穿刺置管引流：常规消毒，铺巾。抽取 5ml 利多卡因在标记点处逐层浸润麻醉，注意麻醉至胸膜。局部麻醉皮丘直径以 5～10mm 为宜。下面以猪尾引流管为例进行介绍。

Trocar 法：又称一步法或套管针直接穿刺法。在局麻的皮肤处做小切口，切口方向与皮纹平行，套管针按照 CT 预设进针角度及深度直接向引流区中央穿刺，预计到位后退出内针芯，见腔内容物流出或加负压抽吸后见腔内容物流出。固定金属针鞘深度不变向前推送外套引流管，退出金属针鞘，注射器连接引流管回抽顺利，拉紧固定线，再次 CT 扫描了解引流管置入的位置及方向，可略做导管侧孔段位置的调整。

Seldinger 法：又称两步法。在局部麻醉的皮肤处做小切口，切口方向与皮纹平行，穿刺针按照 CT 预设进针角度及深度进针，达预定深度后回抽，如有引流液抽出，经穿刺针或外套管针引入导丝，退出套管针或穿刺针，在导丝引导下引入扩张器，扩张穿刺通道，沿导丝置入引流管，退出导丝，注射器连接引流管回抽顺利，拉紧固定线。

3）固定引流管并连接引流袋：可以使用丝线缝合皮肤固定或用涂有苯甲酸的胶布粘贴引流管固定于皮肤，连接引流袋。

（5）术后处理及拔管：每天应用抗生素 NaCl 溶液进行脓腔冲洗，记录每天引流量，观察脓液黏稠度、性质及引流管位置。每天观察引流管是否漏气，引流是否通畅，引流液的性质及引流量。避免引流管打折、扭曲，引流袋不要高于置管平面。定期挤压引流管以保持通畅。

如脓腔内有分隔，可沿引流管注入尿激酶（NaCl 溶液 10ml 内加入尿激酶 100 000U），同时夹闭引流管留置药物 2～4 小时后继续负压吸引，直至无脓液流出。

行 CT 检查显示脓腔明显缩小，之后再夹管 2～3 天，患者体温、血象均正常，可拔管，拔管后继续给予全身抗生素应用。

（6）并发症

1）发热：在置管术之后及脓液冲洗后可出现发热，可能为少量细菌入血所致。如出现发热，在保证全身抗生素应用的前提下可应用非甾体抗炎药等药物解热对症治疗。

2）出血：多由穿刺时损伤肋间动静脉所致，发现抽出血液时应停止抽液，应用止血药物，观察血压、脉搏、呼吸变化，监测血常规变化，必要时及时复查 CT。观察如内科保守治疗后仍存在活动性出血，应行出血血管栓塞止血治疗，必要时行外科手术探查止血。

3）气胸：由穿刺时反复经过胸膜致脏层胸膜损伤所致，如气胸量<30%且患者无明显症状，可密切观察。如气胸量>30%或患者胸闷症状明显，需连接胸腔闭式引流瓶，同时进行积气和积液的引流。引流积气时应保持引流管朝上体位以便于气体引流。

4）胸膜反应：表现为头晕、面色苍白、出汗、心悸、胸部压迫感或剧痛、血压下降、脉细、肢冷、昏厥等，发现胸膜反应，应立即停止操作，连接心电监护观察血压、脉搏的变化，必要时皮下注射 0.1%肾上腺素 0.3～0.5ml，或静脉注射葡萄糖。

5）疼痛：多为引流管置管部位轻微疼痛，若置管位置位于肋下缘，需注意有无引流管压迫、摩擦肋间神经可能。当胸腔积液置管引流后积液量减少时可出现与呼吸相关的疼痛，可能与引流管摩擦胸膜有关，如达到拔管指征可拔除引流管，如未达到拔管指征可暂给予非甾体抗炎药等止痛药物缓解症状。

6）其他：少见并发症如胸壁蜂窝织炎、脓胸及胃肠道反应等。

（7）疗效评价

1）如脓肿较小且位置较深如纵隔旁肺脓肿，可使用分次脓液抽吸的方法，每次抽吸时尽量把脓腔内的脓液及气体全部抽出，以利于脓腔闭合。

2）如脓肿较大，位于肺外周可留置引流管，便于脓液引流、脓腔冲洗及局部注药。行肺脓肿置管引流术时注意尽量减少反复穿刺及调针，避免造成出血及感染扩散。沿引流管进行脓腔冲洗及药物注射时应缓慢进行，减少因压力过大造成的细菌回流入血。

3）动态复查 CT、血常规、炎症指标、降钙素原检查评估疗效。

【案例 8-6-1 分析讨论】

　　患者全身发热、中毒症状明显，影像学检查肺脓肿位于肺外周，脓腔较大，位置表浅，脓肿壁形成，脓腔内见液体及气体。治疗优选策略：先留取痰液、血标本行细菌培养及药物敏感试验检查，全身经验性应用抗菌药物，行肺脓肿置管引流术（图 8-6-2），留取脓液行细菌培养及药物敏感试验检查，每天行脓液引流及脓腔抗菌 NaCl 溶液冲洗（图 8-6-3）。及时依据细菌培养结果及抗菌药物敏感试验结果调整抗菌药物。定期复查 CT，待脓腔明显缩小后再夹管 2～3 天，患者体温、血象均正常，可拔管，拔管后继续全身抗生素应用 8～12 周（图 8-6-4）。

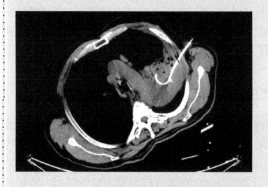 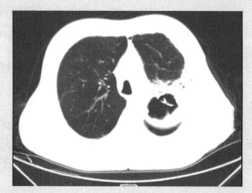

图 8-6-2　肺脓肿置管引流术中 CT 图像　　　图 8-6-3　肺脓肿置管引流术后 1 周 CT 图像

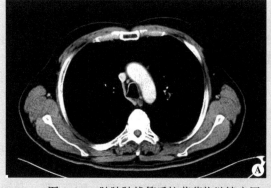 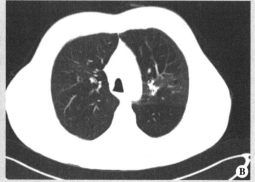

图 8-6-4　肺脓肿拔管后抗菌药物继续应用，3 个月后复查 CT 图像显示脓腔明显缩小

二、胸 腔 积 液

【案例 8-6-2】

　　患者，女性，51 岁，以"间断左侧胸背部疼痛 4 个月，加重 20 天"为主诉入院。体格检查：左下肺呼吸音低，叩诊呈实音。实验室检查：肿瘤标志物癌胚抗原 251.00ng/ml，CA125 为 45.52U/ml，神经元特异性烯醇化酶 5.54ng/ml。行 CT 检查（图 8-6-5）示：①左侧胸膜多发增

厚，考虑恶性肿瘤；②左侧第 3、4、8 肋及右侧第 6 肋骨骨质破坏，考虑转移；③肺多发小结节，不除外转移；④左侧肾上腺略增粗，转移待排。入院后排除穿刺禁忌证后行 CT 引导下胸膜占位穿刺活检术（图 8-6-6），穿刺病理结果为肺腺癌，基因检测结果为第 19 外显子缺失突变。患者目前诊断为"1.肺腺癌并多发转移；2.左侧胸腔积液"。

【问题】

    1. 如何确定该患者左侧胸腔积液的性质？

    2. 该患者目前优选的治疗策略是什么？

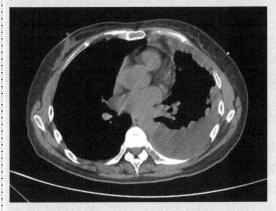 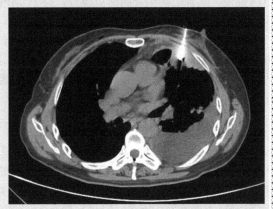

图 8-6-5　患者术前 CT 图像　　　　图 8-6-6　CT 引导下胸膜占位穿刺活检术术中 CT 图像

（一）概述

胸膜腔是位于肺和胸壁之间的一个潜在的腔隙，正常情况下胸膜腔内有一层很薄的液体起润滑作用，病理状况下任何因素致使胸膜腔内的液体过多，即称为胸腔积液（pleural effusion，简称胸水）。胸腔积液产生的病因有：①胸膜毛细血管内静水压增高，如充血性心力衰竭、缩窄性心包炎等，产生胸腔漏出液；②胸膜通透性增加，如胸膜炎症、胸膜肿瘤等，产生胸腔渗出液；③胸膜毛细血管内胶体渗透压降低，如低蛋白血症、肾病综合征等，产生胸腔漏出液；④壁层胸膜淋巴引流障碍，如癌性淋巴管阻塞，产生胸腔渗出液；⑤损伤，如主动脉瘤破裂、食管破裂、胸导管破裂等，产生血胸、脓胸和乳糜胸；⑥医源性，如药物、放疗、中心静脉置管穿破等，引起渗出性或漏出性胸腔积液。

恶性胸腔积液（malignant pleural effusion，MPE）是指原发于胸膜的恶性肿瘤或其他部位的恶性肿瘤转移至胸膜引起的胸腔积液，肺癌是最常见的病因，约占 MPE 病因的 1/3，乳腺癌次之，淋巴瘤也是导致出现 MPE 的重要原因。出现 MPE 表明肿瘤播散或已进展至晚期，患者预期寿命将显著缩短。

（二）临床表现与诊断

1. 临床表现　胸腔积液最常见的症状是呼吸困难，多伴有胸痛和咳嗽。症状的严重程度和积液量多少有关。通常积液量小于 300～500ml 时症状不明显；当积液量＞500ml 时，可表现为胸闷、呼吸困难。胸腔积液的病因不同，临床表现亦不同。炎性积液常伴有咳嗽、咳痰、胸痛及发热。恶性肿瘤所致胸腔积液可有胸部隐痛，伴消瘦及原发肿瘤症状。心力衰竭所致胸腔积液有心功能不全表现。

2. 体格检查　少量积液可无明显体征，中至大量积液时，患侧胸廓饱满，触诊语颤减弱，局部叩诊浊音，呼吸音减低或消失。

3. 胸腔积液检查　可以区分渗出液、漏出液，查找病因。胸腔积液检查内容包括外观、细胞类型和数量、pH、葡萄糖含量、蛋白质含量、类脂含量、酶含量、查找病原体、免疫学检查及肿瘤标志物化验等。

4. 影像学检查　常用的有 X 线、CT 及超声。当有少量游离胸腔积液时 X 线仅表现为肋膈角变钝；积液量增多时可显示向外向上的弧形上缘的积液影。CT 可以显示少量的胸腔积液及肺、胸膜、纵隔病变情况，有助于病因诊断。超声检查对于胸腔积液的灵敏度高，定位准确，尤其是对于具有分隔的胸腔积液和少量的胸腔积液诊断率高。

5. 胸膜穿刺活检　对于胸腔积液病因的诊断有重要意义，当胸膜穿刺活检不能确诊时可考虑行胸腔镜、气管镜甚至开胸活检检查。对于 MPE，脱落细胞学可以提供一定的检测信息，但是组织活检仍然是金标准。

6. MPE 的诊断　绝大多数 MPE 为渗出液，细胞分类以淋巴细胞为主；但也有极少数是漏出液。胸腔积液细胞学是诊断 MPE 最简单的方法，其诊断率与原发性肿瘤的类型及其分化程度有关，为 62%～90%。胸腔积液细胞沉淀中找到恶性细胞或在胸膜活检组织中观察到恶性肿瘤的病理改变是确定 MPE 诊断的金标准。

（三）治疗

1. 积极查找病因，针对病因进行治疗尤为重要。漏出液常在纠正病因后可吸收。

2. 结核性胸膜炎治疗包括抗结核治疗、一般治疗及抽液治疗。因为结核性胸膜炎胸腔积液中蛋白含量高，容易引起胸膜粘连，原则上应尽快排净胸腔内液体。常用方法为胸腔穿刺抽液或肋间置管引流。大量胸腔积液者一般每周抽液 2～3 次，每次引流不超过 1000ml，首次引流不超过 700ml。

3. 脓胸的治疗见本书第八章第六节。

4. MPE 的治疗　MPE 的诊断一旦明确，应尽早考虑姑息性治疗，治疗的主要目的是减轻呼吸困难症状。MPE 治疗方案的选择取决于多种因素，包括患者的症状和体能状况、原发肿瘤类型、对全身治疗的反应、胸腔积液引流后肺复张程度等。治疗方法包括临床观察、治疗性胸腔穿刺术、肋间胸膜腔置管引流、胸膜固定术、门诊长期留置胸腔引流管及胸腔镜检查术等。

（1）临床观察：对于原发肿瘤已明确但无症状的 MPE 患者，可采取临床观察，对 MPE 本身不做任何治疗干预。

（2）治疗性胸腔穿刺术：当 MPE 患者出现症状时而需行进一步治疗缓解症状。治疗性胸腔穿刺术可暂时缓解呼吸困难，但因反复胸腔穿刺易导致壁层和脏层胸膜粘连包裹而影响内科胸腔镜检查术的操作视野，且胸腔穿刺排液后 1 个月内 MPE 复发率较高，因此不推荐用于预期寿命超过 1 个月的患者，故反复行治疗性胸腔穿刺术适用于体质虚弱和终末期患者。胸腔穿刺排液量取决于患者的症状严重程度。第一次穿刺排液量应控制在 700ml 内，最多不超过 1000ml，放液速度不能过快。如果胸腔穿刺后呼吸困难不缓解，则要考虑淋巴管扩散、肺膨胀不全、心功能不全、肺栓塞及肿瘤压迫或侵袭血管等情况。

（3）肋间胸膜腔置管引流及胸膜固定术

1）原理：在影像设备引导下行引流管置入，以持续或多次间断引流胸膜腔积液。引流管的置入避免了反复穿刺的创伤和风险，方便了临床液体性质的判断、病因学的诊断，有利于积液的排出、肺的复张、症状的改善与缓解。胸膜固定术即向胸膜腔内注入硬化剂引起胸膜弥漫性炎症反应，激活局部凝血系统，纤维蛋白沉积，从而引起壁层胸膜与脏层胸膜粘连，最终导致胸膜腔闭合消失。

2）适应证与禁忌证

A. 适应证：大量恶性胸腔积液产生压迫症状，需要持续引流缓解症状，并配合胸膜固定术；胸腔积液性质不明确。

B. 禁忌证：出血性疾病及体质衰弱、病情危重、难以耐受操作者。

3）术前准备

A. 患者准备：体格检查，实验室检查（血常规、血凝试验、肝肾功能、电解质传染病检查和常规心电图检查等）、影像学检查。

B. 药物准备：局麻药（如利多卡因），备用止咳药、止血药。

C. 器材准备：穿刺针（常用 18～23G 的各型穿刺针与套管针），导丝（直径为 0.018～0.038英寸，前端柔软呈"J"形），扩张器，导管（6～14F，长为 15～30cm，前段带侧孔的直形或猪尾形导管），固定器械（可以用缝线固定在皮肤上，或用涂有苯甲酸的胶布粘贴引流管）。

D. 术前向患者及家属说明置管引流术的目的和必要性，取得患者配合，并签署患者知情同意书及手术同意书。

4）操作技术：可采用 CT 或超声引导设备进行胸腔置管引流。CT 优势在于清晰地显示除胸腔积液外的肺、胸膜、胸壁等结构，了解胸腔积液的病因。超声优势在于能显示胸腔积液更细微特点，如积液内有无分隔，积液性质如何等。

A. 选取体位、设计进针路径：依据 CT 显示的胸腔积液位置、量、性质及有无包裹、分隔等特点选取合适的体位，如仰卧位、侧卧位等，确保体位稳定。于穿刺体表大体位置贴标记针或栅栏格。行 CT 扫描，依据扫描图像选取最佳层面，设计最佳进针路径，测量预进针角度及深度，测量最佳进针路径进针点位置与标记线或最近栅栏格间的距离。进针路径的设计应避开血管、神经及周围重要脏器等，进针点设计在便于液体引流的位置。按照预先设计的进针点在体表做标记。

B. 穿刺置管引流：常规消毒，铺巾。抽取 5ml 利多卡因逐层浸润麻醉，注意麻醉至胸膜。局部麻醉皮丘直径以 5～10mm 为宜。下面以猪尾引流导管为例介绍。

Trocar 法：又称一步法或套管针直接穿刺法。在局部麻醉的皮肤处做小切口，切口方向与皮纹平行，套管针在超声引导下或按照 CT 预设进针角度及深度直接向引流区中央穿刺，预计到位后退出内针芯，见腔内容物流出或加负压抽吸后见腔内容物流出。固定金属针鞘深度不变向前推送外套引流管。退出金属针鞘，注射器连接引流管回抽顺利，拉紧固定线，再次超声探查或 CT 扫描了解引流管置入的位置及方向，可略作导管侧孔段位置的调整。

Seldinger 法：又称两步法。在局部麻醉的皮肤处做小切口，切口方向与皮纹平行，穿刺针在超声引导下或按照 CT 预设进针角度及深度进针，达预定深度后回抽，如有引流液抽出，经穿刺针或外套管针引入导丝，退出套管针或穿刺针，在导丝引导下引入扩张器，扩张穿刺通道，沿导丝置入引流管，退出导丝，注射器连接引流管回抽顺利，拉紧固定线。

C. 固定引流管并连接引流袋：可以使用丝线缝合于皮肤固定或用涂有苯甲酸的胶布粘贴引流管固定于皮肤，连接引流袋。

D. 胸膜固定术：胸腔积液引流完全后，可向胸腔内注射滑石粉匀浆，每次剂量一般为 2.5～10g，或注射博来霉素，每次剂量一般为 45～60mg。胸膜固定术后患者转动体位与否不影响药物在胸腔内的分布，无论选择何种硬化剂，胸腔注射后患者均不需要转动体位。

5）术后处理及拔管：大量 MPE 的引流量应逐步增加，首次排液 24 小时内不应超过 1000ml。随后每隔 2 小时可引流 1000ml，引流过程中患者一旦出现胸部不适、持续性咳嗽或血管迷走神经性症状应停止引流。

胸腔内注射硬化剂后可短暂（1 小时）夹闭肋间引流管，以防药物迅速流出胸腔。目前推荐注射硬化剂 24～48 小时内拔除引流管。引流管拔除前提是胸部 X 线证实肺完全复张且 MPE 引流量＜150ml/d。如未达到拔管指征，应适当延长引流时间。

6）并发症

A. 发热：发生率为 4%～20%，通常发热不超过 38℃，数小时可自行消失，个别患者需口服解热镇痛药物。

B. 出血：多由穿刺时损伤肋间动静脉所致，发现抽出血液时应停止抽液，应用止血药物，观察血压、脉搏、呼吸变化，监测血常规变化，必要时及时复查 CT。观察如内科保守治疗后仍存在活动性出血，应行出血血管栓塞止血治疗，必要时行外科手术探查止血。

C. 气胸：由穿刺时反复经过胸膜致脏层胸膜损伤所致，如气胸量＜30%且患者无明显症状，可密切观察。如气胸量＞30%或患者胸闷症状明显，需连接胸腔闭式引流瓶同时进行积气和积液的引流。引流积气时应保持引流管朝上体位以便于气体引流。

D. 胸膜反应：表现为头晕、面色苍白、出汗、心悸、胸部压迫感或剧痛、血压下降、脉细、肢冷、昏厥等，发现胸膜反应，应立即停止操作，连接心电监护观察血压、脉搏的变化，必要时行皮下注射 0.1%肾上腺素 0.3~0.5ml，或静脉注射葡萄糖。

E. 疼痛：多为引流管置管部位轻微疼痛，若置管位置位于肋下缘，需注意有无引流管压迫，摩擦肋间神经可能。当胸腔积液置管引流后积液量减少时可出现与呼吸相关的疼痛，可能与引流管摩擦胸膜有关，如达到拔管指征可拔除引流管，如未达到拔管指征可暂给予非甾体抗炎药等止痛药物缓解症状。

肿瘤种植转移：恶性胸腔积液内含有肿瘤细胞，如积液沿引流管外渗可能发生引流道或引流管口肿瘤种植转移，表现为触及皮下索条状或结节状软组织肿块，发生概率低。

复张性肺水肿：是一种较少见的严重并发症。往往由肺脏长期受压，首次引流胸腔积液量过大、过快，或早期过度使用胸腔负吸引的肺快速复张所致。

其他少见并发症如胸壁蜂窝织炎及脓胸、胃肠道反应等。

7）疗效评价：MPE 预后的评估目前多采用 LENT 预后评分表（表 8-6-1）。评分计算表 8-6-2 中，低风险、中风险及高风险的中位生存期分别为 319 天、130 天和 44 天。

表 8-6-1　LENT 预后评分表

分组		数值	分值
L	胸腔积液 LDH 水平（U/L）	＜1500	0
		＞1500	1
E	ECOG PS	0	0
		1	1
		2	2
		3~4	3
N	NLR	＜9	0
		＞9	1
T	肿瘤类型	间皮瘤、血液系统肿瘤	0
		乳腺癌、妇科肿瘤、肾癌	1
		肺癌、其他类型肿瘤	2

注：LDH. 乳酸脱氢酶；ECOG PS. 美国东部肿瘤协作组（eastern cooperative oncology group，ECOG）体力状况评分；NLR. 嗜中性粒细胞与淋巴细胞比率

表 8-6-2　评分计算表

风险分级	总分值	中位生存期（天）
低风险	0~1	319
中风险	2~4	130
高风险	5~7	44

肋间引流管的口径：近来的研究显示大口径（24~32F）和小口径（10~14F）引流管控制 MPE 的疗效相似，沿大口径及小口径引流管注入常用硬化剂的成功率相当，因小孔径不适感轻微，故推

荐在超声定位引导下置入小口径肋间引流管行胸腔积液引流和胸膜固定术。

硬化剂的选择：多项研究显示，滑石粉是 MPE 化学性胸膜固定术中最有效的硬化剂，控制积液效果优于博来霉素和四环素。我国目前不生产也不销售可供用于胸膜固定的医用滑石粉。其他可供选择的硬化剂还有短小棒状菌、多西环素、四环素等，疗效不一。胸腔内注射硬化剂后最常见的不良反应是胸膜炎性胸痛和发热。胸腔内注射硬化剂导致的胸痛可于胸膜固定术前经引流管注射局部麻醉药可减轻不适感。利多卡因是胸腔注射最常用的局部麻醉药，常用剂量为 3mg/kg，一次最大剂量为 250mg。胸膜固定术后患者转动体位与否不影响药物在胸腔内的分布，无论选择何种硬化剂，胸腔注射后患者均不需要转动体位。

胸膜腔内注药治疗：对于有隔膜的胸腔积液，向胸膜腔内注入纤维蛋白溶解剂可以增加液体引流量。纤维蛋白溶解剂通过降解胸膜腔中的纤维蛋白，降低胸腔积液的黏稠度，清除胸膜粘连及分隔，避免或减少多房性包裹性胸腔积液形成。胸腔内注射纤维蛋白溶解剂极少出现免疫介导的不良反应或出血倾向等并发症。对多房性 MPE、单纯引流效果不佳的患者，推荐胸腔内注射纤维蛋白溶解剂如尿激酶、链激酶等减轻胸膜粘连、改善 MPE 引流。对于 MPE，胸腔内注射抗肿瘤药物除了可减少胸腔积液渗出外，还可治疗肿瘤本身。为了达到最大的抗瘤活性且全身副作用最小，需要胸腔内注射局部分布浓度高而全身分布浓度低的化疗药物。既往有学者将 IL-2、肽素 β、肽素 γ 等直接注入胸腔治疗 MPE 及间皮瘤。国内也有学者尝试胸腔内注入金黄色葡萄球菌素或香菇多糖等，还有学者试用胸腔局部热灌注治疗 MPE。所有这些方法疗效不一，均未得到多中心大样本随机对照试验研究证实，有必要开展严格的临床研究以收集到可靠的证据。

胸膜固定术：成功的最重要条件为影像学证实脏层和壁层胸膜闭锁满意。肺膨胀不全可能与脏层胸膜过厚（肺萎陷所致）、胸膜多发小腔形成、近端大气道阻塞或持续漏气有关。脏层和壁层胸膜完全不接触会造成胸膜固定术失败，这种情况下推荐留置胸腔引流管。当超过一半以上的壁层和脏层胸膜发生接触时，可考虑再次行胸膜固定术。对有临床症状而胸膜不能闭锁的患者，留置胸腔引流管优于反复胸腔穿刺。

5. 门诊长期留置胸腔引流管　是控制复发性 MPE 的一种有效方法，尤其对肺萎陷的或希望缩短住院时间的患者。该治疗方法可缩短住院时间，减少住院次数，可能减少治疗费用。每隔一段时间将导管与真空引流瓶连接进行引流，可促进肺复张和胸腔闭锁，大多数引流管短期留置后可拔除。

6. 经胸腔镜治疗　在镇静或全身麻醉状态下行胸腔镜检查术已广泛用于 MPE 的治疗。对体能状况良好的患者，推荐用于可疑 MPE 的诊断，也推荐用于对已确诊 MPE 患者行胸腔积液引流及胸膜固定术。胸腔镜的优势在于一次操作中可同时进行诊断、胸腔积液引流和胸膜固术。胸腔镜术便于处理分隔小腔、清除血性胸腔积液的血凝块、松解胸膜粘连，有助于肺复张及滑石粉喷洒后的胸膜固定。最常见的并发症为脓胸和继发于感染或复张性肺水肿的急性呼吸衰竭。

7. 其他治疗

1）全身治疗：某些肿瘤如小细胞肺癌胸膜转移所致的 MPE 可能对化疗有较好的反应，如无禁忌证可考虑全身治疗，同时联合胸腔穿刺或胸膜固定术。化疗对乳腺癌和淋巴瘤合并的 MPE 也有较好疗效，对前列腺癌、卵巢癌、甲状腺癌、胚细胞瘤有关的 MPE 可能有效。此外，可选择适合的患者试用靶向治疗。在非小细胞肺癌中有 EGFR 突变基因的患者应用分子靶向药物治疗，大约92%的患者胸腔积液量＞50%，并持续超过 3 个月，然而之后其中有68.6%患者复发。有研究报道利用化疗药物和(或)抗血管生成药物进行胸腔局部注射控制恶性胸腔积液可能具有一定的疗效，但均为小型回顾性系列或单臂前瞻性研究，需要更强有力的证据去证实。

2）外科治疗：开放性胸膜切除术是一种侵入性操作，其并发症包括脓胸、出血、心功能不全、呼吸衰竭。有资料显示，术中病死率为 10%～19%。外科胸膜切除术主要用于恶性胸膜间皮瘤的治疗，暂不推荐应用胸膜切除术替代胸膜固定术或留置胸腔导管治疗复发性胸腔积液或肺萎陷。

【案例 8-6-2 分析讨论（图 8-6-7，图 8-6-8）】

　　1. 行胸腔置管引流术或诊断性胸腔穿刺术留取胸腔积液标本，行生理、生化、肿瘤标志物等检查。

　　2. 应用全身针对性抗肿瘤治疗，如使用 EGFR-TKI 抑制剂，行胸腔积液置管引流术并胸膜固定术。胸腔置管引流术后 CT 图像见图 8-6-7。

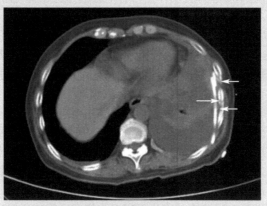

图 8-6-7　超声引导下左侧胸腔置管引流术后 CT 图像

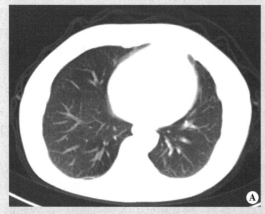
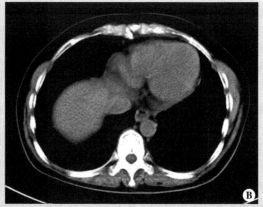

图 8-6-8　患者行胸膜腔置管引流并 IL-2 注射胸膜固定术，服用 3 个月吉非替尼后复查 CT 显示左侧胸腔积液消失

三、脓　　胸

【案例 8-6-3】

　　患者，男性，61 岁，以"间断胸闷、气促 2 年余，再发加重 1 个月"为主诉入院。体格检查：右侧语颤减弱，呼吸音消失，叩诊呈浊音。实验室检查：结核感染 T 细胞斑贴试验抗原 A 孔阳性，抗原 B 孔阳性，血细胞沉降正常，降钙素原不建议抗菌药物使用。CT 显示（图 8-6-9）：右侧包裹性胸腔积液，边缘见钙化灶。患者既往 2 型糖尿病及冠心病病史。入院诊断为"1.右侧包裹性胸腔积液；2.冠心病；3.2 型糖尿病"。

【问题】　怎样确定包裹积液的病因？患者目前优选治疗策略是什么？

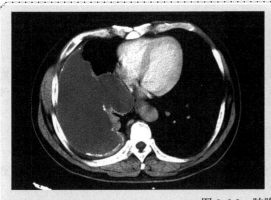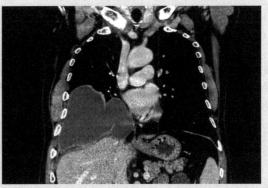

图 8-6-9　脓胸术前 CT 图像

（一）概述

脓胸（empyema）是指脓性渗出液积聚于胸膜腔内的化脓性感染。脓胸的致病菌多来自肺内感染灶，也有少数来自胸内和纵隔内其他脏器或身体其他部位病灶，直接或经淋巴或经血液循环破入或侵入胸膜引起感染化脓。脓胸按病理发展过程可分为急性和慢性脓胸；按致病菌可分为化脓性、结核性和特异病原性脓胸；按波及的范围可分为全脓胸和局限性脓胸。

（二）临床表现与诊断

急性脓胸临床常表现为高热、脉快、呼吸急促、食欲缺乏、胸痛、全身乏力等。血白细胞增高。积脓较多者有胸闷、咳嗽、咳痰等症状。体格检查患侧语颤减弱，叩诊呈浊音，听诊呼吸音减弱或消失。严重者伴有发绀和休克。急性期可见 X 线胸腔游离或包裹性积液，部分患者并发支气管胸膜瘘，可见液气平面。CT 可见胸腔积液的密度较一般渗出性胸腔积液密度稍高，邻近肺实质受压移位。

慢性脓胸形成的原因有：急性脓胸就诊过迟或处理不当如引流太迟、引流管拔除过早和引流管过细等；脓腔内有异物如棉球、引流管残端等存留，或有特殊病原菌如结核菌等存在；合并支气管或食管瘘未及时处理或胸膜毗邻慢性感染病灶等反复感染。慢性脓胸临床表现为长期低热、食欲减退、消瘦、贫血等慢性全身中毒症状。有时有咳嗽、气促、咯脓痰等。体格检查患侧肋间隙变窄，胸廓塌陷，呼吸运动减弱，部分患者有杵状指。X 线表现为胸膜增厚、粘连甚至钙化，纵隔向患侧移位，横隔上升。CT 可见脓肿壁厚而均匀，内壁较光滑。增强检查可见脏壁两层胸膜明显强化。

（三）治疗

1. 急性脓胸　治疗原则是：①依据致病菌及抗生素药敏试验结果选用有效抗生素；在没有获得病原菌及药敏结果之前，应行经验性抗感染治疗。用药 2～6 周。②尽早彻底排净脓液；应早期行胸膜腔置管引流术以引流脓液，不推荐行胸腔穿刺术。部分学者向胸膜腔局部内注入抗生素，目前存在争议。③控制原发感染，全身支持治疗。

2. 慢性脓胸　治疗原则是：①改善全身情况，消除中毒症状和营养不良；②消除致病原因和脓腔；③尽力使受压的肺复张，恢复肺功能。

常用方法有：改进引流、胸膜纤维板剥除术、胸廓成形术、胸膜肺切除术。

改进引流手术：针对引流不畅的原因，如引流管过细、引流位置不在脓腔最低位等予以改进。有些患者经过改进引流后获得痊愈；中毒症状，脓腔逐渐缩小，为以后进行必要的根治手术创造有利条件。

3. 介入治疗　胸腔置管引流术。

（1）原理：在影像引导下行引流管置入，以持续或多次间断引流胸膜腔积脓，引流结束后可经引流管注入药物进行治疗。引流管的置入避免了反复穿刺的创伤和风险，方便了临床病原学的诊断，利于脓液的排出，并极大地缩短了病程。

（2）适应证与禁忌证

1）适应证：确诊为急性脓胸者；疑似脓胸胸腔积液 pH<7.2 者；胸腔积液 LDH>1000IU/L，葡萄糖<40mg/dl 者；CT 示脓液量大于 2～2.5cm；结核性胸腔积液者；脓液黏稠不宜抽出者；经过治疗脓量不减少，患者症状无明显改善者；有大量气体，疑伴有气管、食管瘘等；术后出现支气管胸膜瘘者；小儿脓胸。

2）禁忌证：出血性疾病及体质衰弱、病情危重、难以耐受操作者。

（3）术前准备

1）患者准备：体格检查，实验室检查（血常规、血凝试验、肝肾功能、电解质、传染病检查和常规心电图检查等），影像学检查。

2）药物准备：局麻药（如利多卡因），备用止咳药、止血药。

3）器材准备：穿刺针（常用 18～23G 的各型穿刺针与套管针），导丝（直径为 0.018～0.038 英寸，前端柔软呈"J"形），扩张器，导管（6～14F，长为 15～30cm，前段带侧孔的直形或猪尾形导管），固定器械（可以用缝线固定在皮肤上，或用涂有苯甲酸的胶布粘贴引流管）。

术前向患者及家属说明置管引流术的目的和必要性，取得患者配合，并签署患者知情同意书及手术同意书。

4. 操作技术 多采用 CT 进行引导。CT 优势在于清晰地显示肺脓肿的位置、大小，有无坏死、液化腔、有无包裹等。

（1）选取体位、设计进针路径：依据 CT 显示的胸腔积液位置、量、性质及有无包裹、分隔等特点选取合适的体位，如仰卧位、侧卧位等，确保体位稳固。于穿刺体表大体位置贴标记针或栅栏格。行 CT 扫描，依据扫描图像选取最佳层面，设计最佳进针路径，测量预进针角度及深度，测量最佳进针路径进针点位置与标记线或最近栅栏格间的距离。进针路径的设计应避开血管、神经及周围重要脏器等，进针点设计在便于液体引流的位置。按照预先设计的进针点在体表做标记。

（2）穿刺置管引流：常规消毒，铺巾。抽取 5ml 利多卡因逐层浸润麻醉，注意麻醉至胸膜。局部麻醉皮丘直径以 5～10mm 为宜。

Trocar 法：又称一步法或套管针直接穿刺法。在局部麻醉的皮肤处做小切口，切口方向与皮纹平行，套管针在超声引导下或按照 CT 预设进针角度及深度直接向引流区中央穿刺，预计到位后退出内针芯，见腔内容物流出或加负压抽吸后见腔内容物流出。固定金属针鞘深度不变向前推送外套引流管，退出金属针鞘，注射器连接引流管回抽顺利，拉紧固定线，再次超声探查或 CT 扫描了解引流管置入的位置及方向，可略作导管侧孔段位置的调整。

Seldinger 法：又称两步法。在局部麻醉的皮肤处做小切口，切口方向与皮纹平行，穿刺针在超声引导下或按照 CT 预设进针角度及深度进针，达预定深度后回抽，如有引流液抽出，经穿刺针或外套管针引入导丝，退出套管针或穿刺针，在导丝引导下引入扩张器，扩张穿刺通道，沿导丝置入引流管，退出导丝，注射器连接引流管回抽顺利，拉紧固定线。

（3）固定引流管并连接引流袋：可以使用丝线缝合于皮肤固定或用涂有苯甲酸的胶布粘贴引流管固定于皮肤。连接引流袋。

5. 术后处理及拔管 观察是否漏气，引流是否通畅，引流液的性质及引流量。避免引流管打折、扭曲，引流袋不要高于置管平面。脓胸置管最常见失败原因为引流管堵塞和移位。有研究显示脓胸导致的引流管堵塞发生率约为 64%，要远高于单纯性胸腔积液和气胸引流堵塞发生率的 11%～30%，因此脓胸置管引流应常规进行引流管冲洗。目前引流管冲洗的量及频率未做统一，有研究报道每间隔 6 小时应用 20ml 灭菌 NaCl 溶液冲洗一次可以减少引流管堵塞。应及时复查 CT 了解引流管有无移位。

6. 并发症

（1）发热：在置管术之后及脓液冲洗后可出现发热情况，可能为少量细菌入血所致。如出现发热，在保证全身抗生素应用的前提下可应用非甾体抗炎药等药物解热对症治疗。

（2）出血：多由穿刺时损伤肋间动静脉所致，发现抽出血液时应停止抽液，应用止血药物，观察血压、脉搏、呼吸变化，监测血常规变化，必要时及时复查CT。观察，如内科保守治疗后仍存在活动性出血，应行出血血管栓塞止血治疗，必要时行外科手术探查止血。

（3）气胸：由穿刺时反复经过胸膜致脏层胸膜损伤所致，如气胸量＜30%且患者无明显症状，可密切观察。如气胸量＞30%或患者胸闷症状明显，需连接胸腔闭式引流瓶同时进行积气和积液的引流。引流积气时应保持引流管朝上体位以便于气体引流。

（4）胸膜反应：表现为头晕、面色苍白、出汗、心悸、胸部压迫感或剧痛、血压下降、脉细、肢冷、昏厥等，发现胸膜反应，应立即停止操作，连接心电监护观察血压、脉搏的变化，必要时行皮下注射0.1%肾上腺素0.3～0.5ml，或静脉注射葡萄糖。

（5）疼痛：多为引流管置管部位轻微疼痛，若置管位置位于肋下缘，需注意有无引流管压迫、摩擦肋间神经可能。当胸腔积液置管引流后积液量减少时可出现与呼吸相关的疼痛，可能与引流管摩擦胸膜有关，如达到拔管指征可拔除引流管，如未达到拔管指征可暂给予非甾体抗炎药等止痛药物缓解症状。

（6）其他：少见并发症如胸壁蜂窝织炎及胃肠道反应等。

7. 疗效评价 对于非手术适应证的有分隔的脓胸患者，可行小口径引流管置入。对于复杂胸腔积液及脓胸早期患者，不推荐常规进行胸膜腔内纤维蛋白溶解剂注射。

动态复查CT、血常规、炎症指标、降钙素原等指标评估疗效（图8-6-10，图8-6-11）。

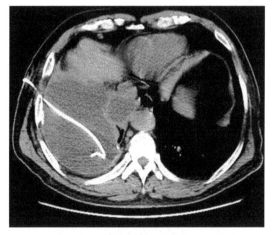

图8-6-10 脓胸置管引流术中CT图像

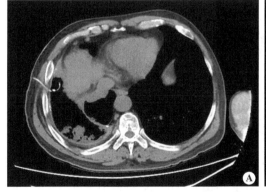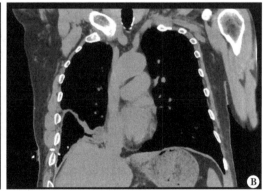

图8-6-11 脓胸置管引流术后10天复查CT图像

【案例8-6-3分析讨论】

患者目前胸闷症状明显，行脓胸置管引流术，并行脓液培养及药物敏感试验，在没有获得病原菌及药敏结果之前，应行经验性抗感染治疗；依据致病菌及抗生素药敏试验结果，必要时调整抗生素药物。加强全身支持治疗。

（周志刚）

第九章 消化系统疾病

学习要求

记忆：消化系统疾病相关介入治疗的适应证与禁忌证、基本操作技术、疗效评价及并发症防治。

理解：消化系统疾病的概述、临床表现与诊断。

运用：选择性动脉造影、动脉药物灌注、经动脉栓塞术、食管支架置入术、食管球囊成形术、肝动脉栓塞术、肝动脉化疗栓塞术、经皮穿刺肿瘤局部消融、肝脓肿介入引流术、经皮肝穿囊肿硬化术、经颈静脉途径肝内门−肝静脉支架分流术、部分脾栓塞术、经皮穿刺下腔静脉球囊扩张术、下腔静脉血管内支架置入术、经皮经肝穿刺胆道置管引流术、胆道支架置入术等介入诊疗技术在本章呼吸系统疾病的应用。

第一节 消化道出血

【案例 9-1-1】

患者，男性，46 岁，因"反复呕血、黑便 2 个月，再发 1 天"入院。患者 2 个月前于外院住院期间呕吐 3 次，呕吐物为咖啡色液体，排黑便，量不详。行胃镜检查提示：①复合型多发溃疡 A1 期；②慢性浅表性胃炎伴糜烂。大便潜血阳性，血常规示血红蛋白 91g/L，给予禁食、抑酸等对症处理，病情稳定后出院。1 天前患者自觉乏力、头晕，伴腹痛，今晨如厕时突发晕厥，清醒后排黑便 1 次，量约为 200g，遂至我院急诊科。既往"皮肌炎"病史，长期口服泼尼松、奥美拉唑、硫唑嘌呤。查体：患者神志模糊，不能对答，皮肤、黏膜苍白，四肢湿冷，脉搏细弱，腹平软，肠鸣音活跃。体温：36.4℃，心率：125 次/分，呼吸：22 次/分，血压：85/56 mmHg。实验室检查血常规提示：白细胞 16.93×10^9/L，红细胞 1.2×10^{12}/L，血红蛋白 36 g/L；大便潜血阳性；血生化检查白蛋白 21.6 g/L，尿素 16.11 mmol/L，PT 11.7s，乳酸 8mmol/L。

【问题】

1. 该患者诊断、病因是什么？
2. 如何评估病情？应采取何种急救措施？
3. 首选止血措施是什么？若首选止血措施无效该如何进一步止血？
4. 止血效果如何评价？术后观察哪些项目及指标？并发症如何处理？

一、概　　述

消化道出血（gastrointestinal bleeding，GIB）即发生于从口腔至肛门消化道任何部位的出血，是临床常见疾病，临床表现多样。按临床表现可分为急性和慢性出血。急性大出血是临床危急重症，需紧急处理。

传统上，以 Treitz 韧带为界将消化道分为上消化道和下消化道，故临床上按出血部位，消化道出血分为上消化道出血和下消化道出血。其中以上消化道出血较常见，约占消化道出血的 80%以上。不同部位的消化道出血，其病因不同，上消化道以消化性溃疡为主，其他常见病因包括食管胃底静脉曲张破裂出血、上消化道肿瘤、应激性溃疡、急慢性上消化道黏膜炎症等。口服非甾体抗炎药（NSAID）、阿司匹林或其他抗血小板聚集药物引起的上消化道出血逐年增加，已经成为上消化道出血的重要病因。较少见的病因有食管贲门黏膜撕裂症（Mallory-Weiss 综合征）、上消化道血管畸形、Dieulafoy 病、胃黏膜脱垂或套叠、急性胃扩张或扭转、理化和放射性损伤、壶腹周围肿瘤、胰腺肿瘤、胆管结石、胆管肿瘤等浸入胃或十二指肠亦可引起出血。某些全身性疾病，如感染、肝肾功能障碍、凝血机制障碍、结缔组织病等也可引起消化道出血。近年来，由于外科手术、内镜治疗和介入性操作的增多，医源性胃肠道出血如胆道出血等也有所增多。下消化道出血的常见病因有憩室病、小肠及结肠的良恶性肿瘤、息肉、肠道的血管畸形、肠结核、局限性肠炎、急性出血性坏死性肠炎、直肠与肛管的损伤、痔、瘘等。

二、临床表现、辅助检查与诊断及病情评估

（一）临床表现

1. 出血表现 呕血为呕吐红色或咖啡色液体；黑便为经肛门排黑色柏油样便；血便为经肛门排鲜血。

2. 全身表现 贫血表现为患者皮肤、黏膜苍白，严重时患者出现头晕、乏力、气促等表现；低血容量休克表现为患者四肢湿冷、心率增快、血压下降、外周静脉不充盈、尿量减少甚至神志改变。

3. 其他临床表现 包括原发病及并发症表现，如腹痛、腹胀、腹膜炎或结石的相关临床表现。

（二）辅助检查

1. 实验室检查 常用项目包括胃液、呕吐物及大便潜血实验，血常规，血型，凝血功能，肝肾功能，肿瘤标志物等。

2. 内镜检查 主要有胃镜、肠镜、小肠镜、胶囊内镜，可根据出血部位进行选择。内镜检查是消化道出血病因诊断及发现消化道病变的关键。内镜检查能直观发现出血部位、范围、性质等，同时可以对出血进行相应的治疗，如无明确禁忌应积极行内镜检查。内镜检查的缺点是只能发现肠腔内病变，无法发现肠壁内及肠外病变。

3. 增强 CT 增强 CT 扫描可以检测出 0.3～0.5ml/min 的消化道出血，同样可以明确出血部位及病因，尤其是发现消化道肿瘤及血管畸形。

4. 同位素扫描 同位素扫描可以敏感地检出 0.1～0.35ml/min 的胃肠道出血，但不能明确出血部位。

5. 动脉造影 动脉造影可以发现大于 0.5ml/min 的消化道出血。血管造影的优点是既能显示出血程度又可以判断出血部位，并常可以明确出血原因如肿瘤、血管畸形等胃肠道器质性病变的存在。选择性血管造影不仅是诊断消化道出血的重要方法，也是介入治疗的第一步骤，在血管造影诊断的基础上，实施介入性治疗。血管造影的另一优点是可以急诊进行，无需特殊准备。缺点是动脉造影不能显示静脉出血，另外患者肠道蠕动、呼吸及肠道积气会对造影造成一定程度的干扰。

（三）诊断

结合患者病史、临床表现及相关检查，一般能够作出消化道出血及病因的诊断。临床工作中对于消化道出血的患者要重视患者病史及体征如消化性溃疡常有慢性反复发作上腹痛史，多与进食相关；应激性溃疡多有明确应激源；恶性肿瘤患者多有肿瘤病史且腹部触诊可能扪及包块；食管贲门撕裂症多有剧烈呕吐病史。

不明原因消化道出血：是指经常规内镜检查（包括胃镜与结肠镜）不能明确病因的持续或反复发作的出血，可分为隐性出血和显性出血，前者表现为反复发作的缺铁性贫血和粪潜血试验阳性，后者则表现为呕血和（或）黑便、血便等肉眼可见出血。可行下列检查：①仍有活动性出血的患者，应急诊再次行内镜检查或行选择性腹腔动脉造影、肠系膜上动脉造影、肠系膜下动脉造影，以明确出血部位和病因，必要时行栓塞治疗；②出血停止、病情稳定后可行小肠钡剂造影或 CT 检查，也可以考虑行胶囊内镜或单（双）气囊小肠镜检查，以进一步明确小肠是否有病变。

（四）病情评估

1. 失血量的判断 病情严重程度与失血量呈正相关。因呕血与黑便混有胃内容物与粪便，而部分血液贮留在胃肠道内未排出，故难以根据呕血或黑便量判断准确的出血量。常根据临床综合指标判断失血量的多少如根据血容量减少导致周围循环的改变（伴随症状、心率、血压、实验室检查）来判断失血量，休克指数（心率/收缩压）是判断失血量的重要指标（表 9-1-1）。体格检查中可以

通过皮肤黏膜色泽、颈静脉充盈程度、神志和尿量等情况来判断血容量减少程度。客观指标包括中心静脉压和血乳酸水平。

表 9-1-1　消化道出血病情严重程度分级

分级	失血量（ml）	血压（mmHg）	心率（次/分）	血红蛋白（g/L）	症状	休克指数
轻度	<500	基本正常	正常	无变化	头昏	0.5
中度	500～1000	下降	>100	70～100	晕厥、口渴、少尿	1.0
重度	>1500	收缩压<80	>120	<70	肢冷、少尿、意识模糊	

注：休克指数=心率/收缩压；1mmHg=0.133 kPa

2. 活动性出血的判断　判断出血有无停止对决定治疗措施很有帮助。若患者症状好转、心率及血压稳定、尿量足 [>0.5ml/（kg·h）]，提示出血停止。留置胃管常给患者带来明显不适，且不能帮助临床医生准确判断患者是否需要内镜止血治疗，也无法有效改善内镜检查视野，对改善患者预后无明显价值，因此不建议常规留置胃管。临床上，下述症候与实验室检查结果均提示有活动性出血：①呕血或黑便次数增多，呕吐物呈鲜红色或排出暗红血便，或伴有肠鸣音活跃；②经快速输液输血，周围循环衰竭的表现未见明显改善，或虽暂时好转但又后恶化，中心静脉压仍有波动，稍稳定又再下降；③红细胞计数、血红蛋白浓度和血细胞比容继续下降，网织红细胞计数持续增高；④补液和尿量足够的情况下，血尿素氮持续或再次增高；⑤胃管抽出物有较多新鲜血。内镜检查时如发现溃疡出血，可根据溃疡基底特征判断患者发生再出血的风险，凡基底有血凝块、血管显露者易于再出血。

3. 预后的评估

（1）病情严重程度分级：一般根据年龄、症状、失血量等指标，将消化道出血分为轻、中、重度。年龄超过 65 岁、伴发重要器官疾病、休克、血红蛋白浓度低、需要输血的患者，再出血危险性增高。无肝肾疾病的患者，血尿素氮、肌酐或血清氨基转移酶升高时，病死率增高。

（2）多个国际指南：推荐使用经过临床验证的预后评分体系来评估患者的病情严重度，以指导后续治疗，这类评分中应用较为广泛的有：①Rockall 评分系统（表 9-1-2），Rockall 评分系统用于评估患者的病死率，是目前临床广泛使用的评分依据之一，该系统依据患者年龄、休克状况、伴发病、内镜诊断和内镜下出血征象 5 项指标，将患者分为高危、中危、低危人群，其取值范围为 0～11 分；②Glasgow Blatchford 评分（表 9-1-3），Glasgow Blatchford 评分系统用于在内镜检查前预判哪些患者需要接受输血、内镜检查或手术等后续干预措施，取值范围为 0～23 分。近期研究认为Glasgow Blatchford 评分在预测上消化道出血者病死率方面与 Rockall 评分准确性相当，而在预测输血率、手术率等方面则优于 Rockall 评分。上述评分体系多应用在临床研究中，但在临床实践中的使用较为有限，其原因之一就在于计算较为复杂。因此，2011 年提出 AIMS65 评分系统，该系统相对较为简便，包括以下几项指标（危险因素），白蛋白（albumin）<30 g/L，INR>1.5，神志改变（altered mental status），收缩压（systolic pressure）<90 mmHg，年龄>65 岁。随着危险因素的增加，其预测上消化道出血患者病死率的准确性也逐渐增高。

表 9-1-2　消化道出血 Rockall 评分系统

变量	评分
年龄	
<60	0
60～79	1
≥80	2
休克状况	
无休克 [a]	0
心动过速 [b]	1
低血压 [c]	2
伴发病	
无	0

续表

变量	评分
心力衰竭、缺血性心脏病或其他重要伴发病	2
肾衰竭、肝功能衰竭和癌肿播散	3
内镜诊断	
无病变，Mallory-Weiss 综合征	0
溃疡等其他病变	1
上消化道恶性疾病	2
内镜下出血征象	
无或有黑斑	0
上消化道血压潴留，黏附血凝块，血管显露或喷血	2

注：a 收缩压＞100 mmHg(1 mmHg=0.133kPa)，心率＜100 次/分；b 收缩压＞100 mmHg，心率＞100 次/分；c 收缩压＜100mmHg，心率＞100 次/分；积分≥5 分为高危，3～4 分为中危，0～2 分为低危

表 9-1-3　消化道出血 Glasgow Blatchford 评分

项目	检测结果	评分
收缩压（mmHg）	100～109	1
	90～99	2
	＜90	3
血尿素氮（mmol/L）	6.5～7.9	2
	8.0～9.9	3
	10.0～24.9	4
	≥25.0	6
血红蛋白（g/L）		
男性	120～129	1
	100～110	3
	＜100	6
女性	100～119	1
	＜100	6
其他表现	脉搏≥100 次/分	1
	黑便	1
	晕厥	2
	肝脏疾病	2
	心力衰竭	2

注：积分≥6 分为中高危，＜6 分为低危；1mmHg=0.133 kPa

三、治　疗

应根据病情，按照循证医学原则行个体化分级救治，高危消化道出血患者的救治应由相关学科协作实施。对于病情危重、病因短时间内无法明确者，应本着"先救命，后治病""先治标，后治本"的原则，首先进行紧急评估，包括意识状态评估+生命体征评估，对丧失生命迹象者立即给予心肺复苏治疗，并采用常规 OMI（O 为吸氧、M 为监护、I 为建立静脉通道）紧急处理措施，使用液体复苏+初始药物联合治疗。急性消化道出血推荐的诊治流程见图 9-1-1。

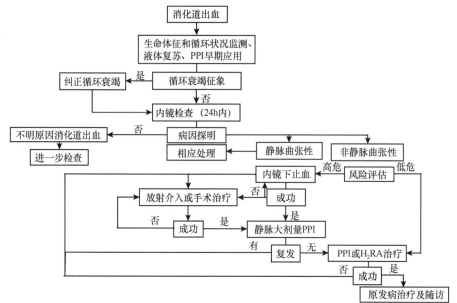

图 9-1-1　急性消化道出血推荐的诊治流程

PPI. 质子泵抑制剂；$H_2RA.$ H_2 受体拮抗剂

（一）出血征象的监测

1. 症状和实验室检查　记录呕血、黑便和便血的频度、颜色、性质、次数和总量，定期复查红细胞计数、血红蛋白、血细胞比容与血尿素氮等，需要注意血细胞比容在 24～72 小时后才能真实反映出血程度。

2. 生命体征和循环状况　监测意识状态、心率和血压、肢体温度、皮肤和甲床色泽、周围静脉特别是颈静脉充盈情况、尿量等，对意识障碍和排尿困难者需留置导尿管，对危重大出血者必要时进行中心静脉压、血清乳酸测定，老年患者常需心电、血氧饱和度和呼吸监护。

（二）液体复苏

1. 血容量的补充　应立即建立快速静脉通道，并选择较粗静脉以备输血，最好能留置中心静脉导管。根据失血的多少，在短时间内输入足量液体，以纠正循环血量不足。对高龄、伴心肺肾疾病患者，应防止输液量过多，以免引起急性肺水肿。对急性大量出血者，应尽可能施行中心静脉压监测以指导液体的输入量。下述征象对血容量补充有很好的指导作用：意识恢复；四肢末端由湿冷、青紫转为温暖、红润，肛温与皮温差减小（<1℃）；脉搏由快而弱转为正常有力，收缩压接近正常，脉差大于 30mmHg；尿量多于 0.5ml/（kg·h）；中心静脉压改善。

2. 液体的种类和输液量　常用液体包括 NaCl 注射液（0.85%～0.95%）、平衡液、全血或其他血浆代用品。失血量较大（如减少 20% 血容量以上）时，可输入胶体扩容剂。下列情况时可输血，紧急时输液、输血同时进行：①收缩压<90mmHg，或较基础收缩压降低幅度>30mmHg；②血红蛋白<70g/L，血细胞比容<25%；③心率增快（>120 次/分）。近期一项大样本量随机对照研究表明，对消化道出血患者采取限制性输血（血红蛋白<70g/L 时输血，目标为血红蛋白 70～90g/L），与开放性输血（血红蛋白<90 g/L 时输血，目标为血红蛋白 90～110g/L）相比，可改善患者的预后，减少再出血率和降低病死率。对于合并有缺血性心脏病等严重疾病者，输血治疗的血红蛋白目标值可适当提高。

3. 血管活性药物的使用　在积极补液的前提下，可以适当选用血管活性药物（如多巴胺或去甲肾上腺素），以改善重要脏器的血液灌注。

（三）止血措施

1. 经验性药物治疗 首选治疗推荐静脉滴注生长抑素+质子泵抑制剂（proton pump inhibitor, PPI），以迅速控制不同/不明病因引起的各类急性消化道出血，其理论依据如下：①急性消化道出血最常见的病因是溃疡性出血和食管胃底静脉曲张破裂出血；②溃疡性出血主要是由胃酸过多，侵蚀、破坏溃疡基底血管所致，而 PPI 能有效抑制胃酸分泌；③食管胃底静脉曲张破裂出血，多由肝硬化门静脉高压导致，生长抑素可明显减少内脏器官的血流量，却又不引起体循环动脉血压的显著变化，故作为首选推荐药物；④静脉滴注生长抑素+PPI，对肿瘤性出血和急性胃黏膜损伤同样有效；⑤静脉止血药物（如酚磺乙胺等）难以在消化道出血处达到有效的治疗浓度，且存在栓塞性出血患者，基于以上原因不作为经验性药物治疗推荐使用。此外，如高度怀疑静脉曲张性出血时，应在此基础上联用血管升压素+抗生素治疗。

2. 抑酸药物 能提高胃内 pH，既可促进血小板聚集和纤维蛋白凝块的形成，避免血凝块过早溶解，有利于止血和预防再出血，又可治疗消化性溃疡。临床常用的抑酸药物包括 PPI 和 H_2 受体拮抗剂（H_2receptor antagonist, H_2RA）。临床资料表明：①PPI 的止血效果显著优于 H_2RA，它起效快并可显著降低再出血的发生率；②尽可能早期应用 PPI，内镜检查前应用 PPI 可以改善出血病灶的内镜下表现，从而减少内镜下止血的需要；③内镜治疗后，应用大剂量 PPI 可以降低高危患者再出血的发生率，并降低病死率。对于急性消化道出血的高危者，推荐静脉应用大剂量埃索美拉唑（80mg 静脉推注+8mg/h 速度持续输注 72 小时）。大剂量静脉埃索美拉唑滴注及后续口服治疗具有良好的安全性，不增加不良事件。对于低危患者，可采用常规剂量 PPI 治疗，如埃索美拉唑 40mg 静脉输注，每天 2 次。

3. 生长抑素 可明显减少内脏器官的血流量，减低内脏动脉压力并有效减低门静脉压力，是治疗肝硬化门静脉高压引起的食管胃底静脉曲张破裂出血首选药物。推荐用法：负荷量为 250μg 静脉推注，维持量为 250μg/h 静脉泵入，持续 5 天。

4. 抗生素 内镜止血前对严重大出血或急性活动性出血患者使用红霉素（250mg 静脉滴注），可显著减少胃内积血量，改善内镜视野，且不良事件无明显增加。对于食管胃底静脉曲张破裂出血通常经验性应用抗生素，如头孢三代、喹诺酮类。

5. 内镜止血 对于上消化道出血而言，内镜下止血起效迅速、疗效确切，应作为首选治疗措施。推荐对 Forrest 分级 Ⅰa～Ⅱb 的出血病变行内镜下止血治疗。常用内镜止血方法包括药物局部注射、热凝止血和机械止血。

6. 介入治疗 对于不同病因可选择不同的介入治疗方式。对于动脉性出血，常用的介入治疗方法有经动脉灌注术和经动脉栓塞术。对于肝硬化门静脉高压引起的食管胃底静脉曲张破裂出血，常用的介入治疗方法有经皮胃冠状静脉栓塞术、TIPS。

7. 手术治疗 对经各种检查仍未能明确诊断而出血不止，病情特别凶险者；或药物、内镜和放射介入治疗失败者，病情紧急时可考虑剖腹探查，可在术中结合内镜检查，明确出血部位后进行治疗。

（四）介入治疗

1. 介入治疗概述 1963 年，Baum 和 Nusbaum 通过动物实验证明：选择性动脉造影可以发现 0.5ml/min 速度的出血病灶，1967 年他们又在血管造影诊断胃肠道出血的基础上，经导管动脉内灌注血管收缩药物，达到了止血的治疗效果，他们的这种创新性工作确立了血管造影和经导管止血治疗在胃肠道出血性疾病诊断和治疗中的作用与地位，这标志着介入治疗学已开始应用于此类疾病的临床治疗。

随着介入治疗学设备、器材和技术的日臻完善，胃肠道出血的介入治疗已积累了相当丰富的经验，取得了很大的发展和进步。DSA 的应用，使出血部位的定位诊断更为方便和敏感。然而，并不是所有患者的胃肠道出血都能在选择性血管造影上得以明确的显示和诊断，在出血的间歇期，血管造影难以或不能显示出血。尽管 Baum 和 Nusbaum 的实验证明血管造影可检出 0.5ml/min 速度的出血，但后来大多临床经验证明，血管造影所能显示的出血，其出血速度须在 1.0～1.5ml/min 以上。影响血管造影诊断阳性率的因素包括：①病变的性质；②出血量和出血速度；③血管造影的时机；④导管是否超选择性插管；⑤造影技术和设备等。另外患者肠道蠕动、积气及呼吸配合也是影响造影诊断的因素。

2. 适应证与禁忌证

（1）适应证：①各种消化道疾病引起的胃肠道动脉性出血，经保守（含内镜）治疗无效或无法行内镜治疗者；②已明确诊断为慢性、间歇性消化道出血者；③急性消化道大出血，临床允许暂不手术或病情不允许手术者。

（2）禁忌证：①严重的全身性感染；②严重的肝肾功能障碍；③凝血功能障碍；④冠心病、高血压、心律不齐等为药物灌注治疗的相对禁忌证。

3. 常用设备、器械、材料与药物　对胃肠道出血的血管造影检查和介入治疗，应在具有完备的血管造影设备的条件下进行，血管造影装置和高压注射器是其必要的基本条件，当然，DSA 装置是进行此类介入诊断和治疗的最佳选择。4～5F 导管、超滑导丝及微导管是超选择性插管较为方便和常用的器械，其他和一般血管造影相同。

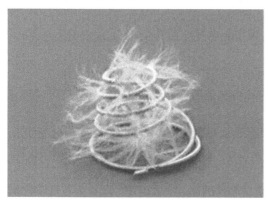

图 9-1-2　栓塞用弹簧圈

常用的栓塞剂包括线圈、PVA 颗粒、明胶海绵、组织胶等。最常用的是弹簧圈（图 9-1-2）和 PVA 颗粒。术中可根据出血部位、性质、病因选择合适的栓塞剂。

血管升压素（vasopressin）是一种纯净的抗利尿激素制剂，可使胃肠道及血管平滑肌收缩，对小血管平滑肌作用较强，而对大血管平滑肌的作用较小，这种血管收缩作用直接而迅速，不被肾上腺素能阻断剂所对抗，也不受血管去神经支配的影响，是介入治疗胃肠道出血的常用药物，其副作用是降低冠状动脉的血流量，并影响交感神经和迷走神经，引起心肌缺血及胃肠痉挛等。另外，单纯灌注升压素的再出血率高达 36%～43%。国内目前主要采用垂体后叶素。

4. 造影表现　行血管造影时，出血的典型表现为对比剂外溢，即对比剂溢出动脉管腔之外。表现为动脉期某一血管旁出现一团不规则形对比剂停留和聚积的阴影，并随着造影时间的延长而逐渐增大，而且在动脉中的对比剂已消失后，外溢的对比剂仍存在，并更加明显，久不消散。外溢对比剂的形态、大小与出血速度、出血动脉大小和出血所在的组织间隙有关。连续或大量出血者，对比剂外溢范围大而易见，有时甚至可以显示胃肠道的黏膜像。若为少量出血，多表现为不规则的对比剂局限性积聚。外溢到肠腔内的对比剂，由于肠道内容物的稀释作用及肠道蠕动，可很快变淡、消失，以致难以发现。外溢到胃肠道外的对比剂则会有较长时间的滞留。尽管处于出血间歇期的血管造影，常不能发现任何对比剂外溢的征象，但如出血为肿瘤或血管畸形等胃肠道的器质性病变所引起，血管造影往往能清晰地显示病变本身如肿瘤血管和肿瘤染色。这不仅提示了出血的部位，更直接地明确了出血的原因。

5. 造影时机　只有在活动期出血时，血管造影才能显示出阳性征象，因此，有一个造影时机的选择问题，但实际工作中，常很难掌握，也很难确定在血管造影的瞬间，出血是否处在间歇状态。

在实际应用中，可根据临床表现和内镜检查所见，初步确定或判断出血部位，并选择相应的血管进行造影检查。如疑为胃出血，应行胃左动脉、胃十二指肠动脉造影；疑为十二指肠出血应行胃十二指肠动脉造影；疑为小肠出血应行肠系膜上动脉造影；疑为结肠出血应行肠系膜上、下动脉造影，疑为肛门直肠区应行肠系膜下动脉和髂内动脉造影。如临床不能提出出血部位的判断或按临床所估计的相应血管造影未见异常，可考虑增加所选择的血管检查范围，如拟定的肠系膜下动脉造影未见异常，可考虑再行肠系膜上动脉造影。如动脉主干造影阴性，而临床高度怀疑活动性出血，应尽可能地用微导管超选择性插至可疑血管内造影。目前认为，超选择性造影可提高造影的阳性率。

6. 药物灌注治疗 动脉药物灌注很少应用于急性大出血，一般用于肠道弥漫性病变引起的出血或超选择性插管不成功的患者。明确出血部位后，即可开始药物灌注治疗。理论上，导管位置应尽量接近出血部位，即可提高疗效，又可减少药物用量，减轻副作用。例如，腹腔动脉造影发现胃出血，应把导管超选择地插入胃左动脉。在不少情况下，并不必过分强调超选择插管。实践证明，治疗肠道出血不必行肠系膜上动脉的超选择性插管，从肠系膜上动脉起始部灌注药物即能安全有效地达到治疗目的。十二指肠出血时，导管位于肝总动脉灌注药物即可。

（1）术前准备

1）患者准备：体格检查、实验室检查（血常规、肝肾功能、D-二聚体、凝血功能等），内镜检查，影像学检查，药物治疗，输血治疗（必要时）；患者生命体征稳定。

2）药物准备：血管升压素，目前常用垂体后叶素。

3）器材准备：4～5F 血管鞘，4～5F 造影导管，具体导管可选择性较大，如 Cobra 导管、RH 导管、MIK 导管等，超滑导丝，微导管（必要时）。

（2）操作技术

1）入路：一般选右侧股动脉，其他入路有左侧股动脉、左侧肱动脉、桡动脉等。

2）操作步骤：穿刺入路动脉（右侧股动脉最常用），置入导管鞘，插入导管，依次行腹腔动脉、肠系膜上动脉、肠系膜下动脉、髂内动脉（必要时）造影。如有必要或诊断超选择性插管至可疑或出血动脉造影以明确诊断。明确靶动脉后，固定（微）导管，以备灌注药物。

3）灌注升压素：血管升压素可溶解于 NaCl 溶液或 5%葡萄糖及水中，先以 0.2U/min 的速度输注，可用微量泵持续输注 20～30min，然后行血管造影复查。一般可见血管管径有中等程度的缩小。如原出血部位未见对比剂外溢，表明出血已停止。留置导管，可将患者送回病房，用输液泵维持原剂量继续输注 12～14 小时，再将药物减至 0.1U/min，24 小时后，临床和血管造影检查均显示出血已停止，即可停止输注血管升压素。导管应继续留滞 12 小时，并可用 5%葡萄糖、NaCl 溶液等输注。如临床上出血确已停止即可拔出导管，结束治疗。如以 0.4U/min 剂量仍无法控制出血，则说明血管升压素无效，应考虑其他治疗手段。

4）术后处理：监测生命体征、出入量及进行实验室检查，维持患者循环血量及水电解质平衡，给予 PPI 及生长抑素等药物治疗。肠道积血吸收多可引起低热，一般无须处理。导管、鞘管妥善固定，留置导管肢体制动。观察穿刺口有无渗血、血肿等。

（3）并发症：血管升压素最常见的局部副作用是腹痛。如果腹痛持续 20 分钟以上并进行性加重，应考虑为肠缺血。药物剂量过大，导管进入血管小分支或血栓形成均可造成肠缺血，需立刻造影复查，并给予减少药物剂量或停止灌注，调整导管位置等相应处理。血管升压素引起的全身副作用有抗利尿激素反应和心脏损害，表现为水潴留、电解质紊乱、血压升高、心律失常、心绞痛、心肌梗死等。如发生全身反应，应停止灌注并作对症处理。另外，动脉损伤如夹层、穿孔及假性动脉瘤和血管痉挛等也是常见并发症。

（4）疗效评价：有部分消化道出血患者经动脉灌注治疗效果较好，但灌注治疗留置导管时间长，并且再出血发生率较栓塞高，故经动脉灌注治疗现已较少使用。对于血管畸形、胃肠道肿瘤引起的消化道出血，血管升压素对这类异常血管不起收缩作用，故通常灌注治疗无效。如灌注升压素后患者血红蛋白、血细胞比容稳定或有升高，无再呕血，黑/血便次数减少，生命体征稳定，考虑灌注治疗有效。若患者血红蛋白、血细胞比容仍进行性下降（排除血液稀释所致），仍有呕血，黑/

血便次数增加，生命体征不稳定，则考虑效果欠佳。如复查造影提示仍有活动性出血，则考虑无效。

7. 经动脉栓塞术

（1）术前准备

1）患者准备：同血管升压素灌注。

2）器材准备：血管鞘、造影导管、超滑导丝、微导管同血管升压素灌注，另需准备栓塞材料，不同规格弹簧圈、不同直径 PVA 颗粒、明胶海绵、组织胶等。

（2）操作技术

1）入路：同血管升压素灌注治疗。

2）操作步骤：穿刺入路动脉（右侧股动脉最常用），置入导管鞘，插入导管，依次行腹腔动脉、肠系膜上动脉、肠系膜下动脉、髂内动脉（必要时）造影。如无阳性发现可超选择性插管至可疑动脉支造影以明确诊断。如有阳性发现，则根据出血部位、性质、病因选择合适栓塞材料进行栓塞。

3）栓塞：因栓塞材料较多，每种栓塞材料栓塞操作各不相同，难以单独描述，故在此只讲栓塞原则和要点，不具体描述栓塞具体技术操作。

栓塞的目标是超选择性栓塞出血血管，以降低动脉灌注压，同时保持足够的侧支血流，从而减少肠梗死的风险。对于胃和十二指肠出血，栓塞治疗具有肯定的疗效，特别对于是胃左动脉分支的出血，栓塞治疗效果最好，应作为首选的方法，但对于肠系膜上动脉、肠系膜下动脉的出血，栓塞治疗应谨慎，这是因为小肠和大肠的侧支吻合不丰富，栓塞不当可能会导致肠坏死。一般认为，超选择性插管用微钢圈栓塞弓状动脉或直小动脉较为安全，有较好的止血效果（图 9-1-3），也不致引起肠坏死。大粒径的 PVA 颗粒栓塞应谨慎使用，以免导致大面积的栓塞，引起肠坏死。小于 250μm 的 PVA 颗粒及明胶海绵颗粒可能随血流移动，使闭塞血管发生在终末动脉水平，这就导致了肠壁内循环的闭塞，超过了可以形成侧支循环的水平，增加了肠坏死的风险，应避免使用。已用血管收缩剂灌注治疗后再行栓塞治疗具有更大的肠坏死危险。总之，栓塞治疗应视出血的具体部位慎重地施行，并权衡利弊，选用最适宜的栓塞材料。应用 3mm 以下的微钢圈进行超选择性栓塞治疗，具有确切和持久的疗效。

栓塞前应详细了解临床资料，先行血管造影，明确出血部位，尽量判明出血原因、血供特点、血管解剖和侧支循环情况，据此决定是否作栓塞治疗，选择合适的栓塞材料。栓塞前应用微导管超选择性插管应小心操作，避免损伤血管或穿孔，导致血管痉挛或闭塞，同时导管端尽量接近出血部位。栓塞后应再次造影，了解侧支循环情况，必要时栓塞侧支血管，以减少再出血风险。

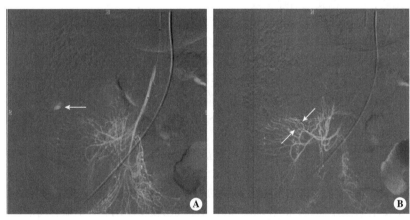

图 9-1-3　结肠出血的栓塞治疗

患者，男性，70 岁，排大量血便。A. 肠系膜上动脉造影示回结肠动脉分支末梢升结肠区域对比剂外溢（箭头）；B. 以 2mm×3mm 微弹簧圈 2 枚（箭头）栓塞弓状动脉、直小动脉后，对比剂外溢消失溃疡等各种原因引起的胃出血（图 9-1-4），可用大粒径的明胶海绵颗粒栓塞胃左动脉。肿瘤所致的胃出血，颗粒栓塞可能会引起肿瘤坏死、穿孔，应谨慎栓塞。如临床和胃镜对胃出血的诊断明确，不论血管造影是否显示出血，都可积极地栓塞胃左动脉。

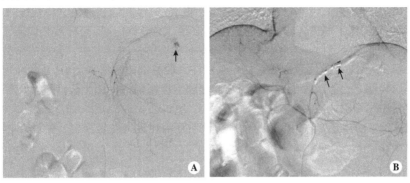

图 9-1-4　胃底出血的栓塞治疗

患者，男性，56 岁，突然呕血，胃镜提示胃底出血。A. 选择性胃左动脉造影示胃左动脉分支局限性对比剂外溢至胃腔（箭头）；
B. 用明胶海绵及微弹簧圈（箭头）栓塞胃左动脉分支后，再次造影未见对比剂外溢，出血消失

十二指肠出血（图 9-1-5），可以使用微钢圈栓塞胃十二指肠动脉或胰十二指肠动脉，或使用微钢圈和大粒径明胶海绵胶颗粒一起栓塞胃十二指肠动脉干出血位置的远端和近端。明胶海绵的颗粒不必过于细小，以避免其进入细小的胰腺供血动脉。胃十二指肠动脉栓塞后应常规行肠系膜上动脉造影，了解侧支循环情况，必要时进行栓塞。

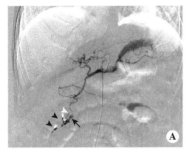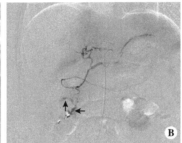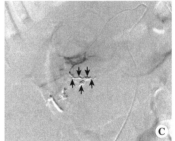

图 9-1-5　十二指肠出血的栓塞治疗

患者，男性，46 岁，突然呕血并排大量黑便。胃镜检查提示十二指肠降段溃疡并出血，行钳夹止血失败。A. 腹腔动脉造影示胃十二指肠动脉分支（白箭头）金属夹（黑箭头）旁不规则对比剂外溢（黑箭头）；B. 随造影时间延长对比剂外溢阴影（黑箭头）逐渐增大；C. 用 3mm×2mm 及 5mm×2mm 微弹簧圈（黑箭头）栓塞胃十二指肠动脉分支后造影，见对比剂外溢消失

胃十二指肠血供有丰富的侧支循环，故大都可耐受 1～2 支血管的明胶海绵栓塞，而以往有手术史或其他原因使正常的侧支循环遭到破坏时，栓塞治疗具有一定的潜在风险。

肠系膜上动脉（superior mesenteric artery，SMA）出血应在血管造影诊断明确的情况下慎重考虑治疗方法。不少肠系膜上动脉出血的原因是肿瘤如平滑肌肉瘤、间质瘤或血管畸形，血管造影可以明确诊断，在此基础上，这些患者主要治疗方法仍是外科手术，在大多数情况下，这些患者可以施行手术或急诊手术而不必先行栓塞治疗。因此，介入治疗的医生应与临床医生充分协商决定。如患者情况允许手术治疗，则可结束检查，不做栓塞治疗。只有在患者暂不能手术，须紧急止血的情况下，才考虑栓塞治疗。

肠系膜上动脉栓塞应作超选择性插管，导管端应置于出血动脉或尽量接近出血动脉分支。用微钢圈或大直径颗粒栓塞，行造影复查，如无对比剂外溢或病理血管不显影即可停止（图 9-1-3）。栓塞的目标动脉是直小动脉，在技术困难的情况下是弓状动脉。

肠系膜下动脉（inferior mesenteric artery，IMA）的栓塞不应损害边缘动脉，因此，也需超选

择性插管，有时需要用微导管来完成。

4）术后处理：基本同血管升压素灌注。

（3）并发症：常见并发症有动脉损伤如夹层、穿孔及假性动脉瘤和血管痉挛等。小肠和大肠的动脉栓塞治疗可造成肠缺血，甚至肠坏死的严重后果，故应极其谨慎地超选择性插管栓塞，防止过度栓塞。栓塞治疗时，栓塞剂进入非靶血管造成其他器官的异位栓塞，可导致相应器官的缺血坏死，常见的有肾动脉、肠系膜动脉、脊髓动脉和下肢动脉栓塞等，一旦发生，会造成十分严重的后果。要求术者务必慎重操作，准确地掌握导管的位置和注入栓塞剂的数量和压力，避免异位栓塞的发生。胃十二指肠动脉栓塞有引起胰腺炎的可能，需监测胰腺炎指标并使用生长抑素。如出现肠坏死、穿孔，则需行外科手术切除。

（4）疗效评价：如栓塞方法得当，经动脉栓塞治疗消化道出血是安全、有效的手段。疗效评价同血管升压素灌注。

（五）病因治疗

对出血病因明确者，为提高疗效、防止复发，应采取针对原发病的病因治疗。如对幽门螺杆菌阳性的消化性溃疡患者，应给予幽门螺杆菌根除治疗及抗溃疡治疗，根除治疗应在出血停止后尽早开始，根除治疗结束后应注意随访评估根除的效果。总之，消化道出血的治疗应该是多学科共同参与、联合治疗。

【案例 9-1-1 分析讨论】

1. 患者诊断为上消化道出血，病因是消化道溃疡出血，Forrest Ⅰa 级。

2. 患者存在失血性休克，为高危患者，应密切监测生命体征，开通静脉通道并行液体复苏。

3. 在相关检查未完善前应静脉滴注生长抑素+PPI，积极控制出血，并联系行急诊胃镜，了解消化道出血情况并准备内镜下止血。若内镜止血困难或再发出血可急诊行介入止血。

治疗流程：

（1）入院当天积极液体复苏，积极抗休克治疗。

（2）入院当天行急诊内镜示：十二指肠降段前壁乳头附近出血点，钳夹多个金属夹后仍有渗血。诊断为十二指肠降段出血（Forrest 分级Ⅰa），并行内镜下止血治疗。

（3）内镜止血后患者仍排大量血便，急复查血常规示：白细胞：12.79×10^9/L，红细胞：0.9×10^{12}/L，血红蛋白：27g/L，考虑仍有活动性出血，遂急诊行经动脉栓塞术（图 9-1-6）。

（4）经动脉栓塞止血 6 小时后复查实验室检查：白细胞 11.19×10^9/L，红细胞 2.1×10^{12}/L，血红蛋白 64g/L，尿素 9.85mmol/L，PT 19.6 秒，乳酸 5.8mmol/L。1 天后再次复查实验室检查示：白细胞 6.31×10^9/L，红细胞 3.3×10^{12}/L，血红蛋白 92g/L，尿素：6.33mmol/L，PT 13.4 秒。

（5）3 天后患者排黄色大便，无明显不适，4 天后患者恢复进食，未再排黑便，复查大便潜血为阴性。患者恢复良好出院。出院后继续消化内科门诊治疗消化道溃疡。

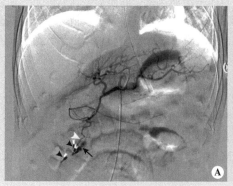
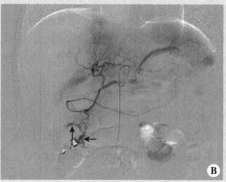

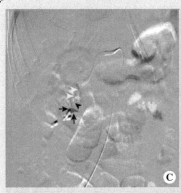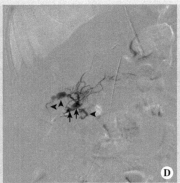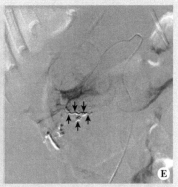

图 9-1-6 消化道出血造影表现及栓塞治疗

A. 十二指肠球降段区域金属夹（黑箭头）见对比剂外溢（黑箭头），责任血管为胰十二指肠动脉分支（白箭头）；B. 随着造影时间的延长，对比剂外溢范围逐渐增大、增浓（黑箭头）；C. 将微导管（白箭头）超选择性插至责任血管近端再次行造影明确对比剂外溢（黑箭头）及责任血管（黑箭头）；D. 随着造影时间延长，对比剂外溢（黑箭头）扩大，并显示肠黏膜像（黑箭头）；E. 以微弹簧圈（黑箭头）栓塞完毕后再次行造影示，出血血管完全闭塞，未见对比剂外溢

4. 术后应监测患者生命体征，观察大便性状、尿量并监测实验室检查，如血常规、凝血功能、大便潜血、乳酸、尿素氮及胰腺炎指标（如有必要），评估有无再出血，并观察患者临床症状、排气、肠鸣音等，了解有无肠坏死等并发症。若出现肠坏死则请外科医生评估能否切除。

（朱康顺）

第二节 食管癌及良性狭窄

【案例 9-2-1】

患者，男性，67 岁，工人。3 个月前无明显诱因出现吞咽困难，进食干硬食物症状明显，进食半流质食物无明显哽噎感，病程中患者无疼痛，无恶心呕吐，无黑便，无胸闷、气短，无呛咳等。患者未予重视。近 3 个月来上述症状持续存在，且进行性加重，目前仅能进少量流食伴声音嘶哑，遂来医院就诊。体格检查：血压 102/57mmHg，心率 106 次/分，消瘦、眼窝凹陷、口舌干燥、皮肤弹性差，浅表淋巴结未触及，胸廓对称，双肺呼吸音清，腹软、无压痛、反跳痛、肌紧张，双下肢无水肿。实验室检查无异常。影像学检查如图 9-2-1，图 9-2-2 所示。

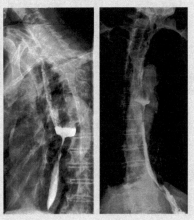

图 9-2-1 食管钡餐造影

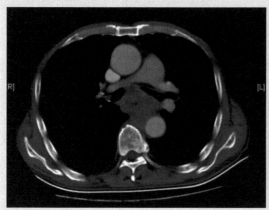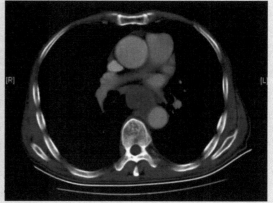

图 9-2-2　食管 CT

【问题】

1. 该患者首先应考虑什么疾病,为明确上述诊断还需做什么检查?

2. 该患者为什么会出现声音嘶哑?

3. 该患者病情若进一步发展,还有可能出现哪些症状?

4. 若该患者全面检查后提示无法行手术治疗,为了改善其生活质量,还可以进行哪些治疗?

【案例 9-2-2】

患者,男性,29 岁,3 个月前在家中饮用了一杯热咖啡,其后患者出现吞咽困难症状,患者未予重视,口服抗炎药及对症治疗,但症状逐渐加重。病程中患者无恶心呕吐,无呕血、黑便,无声音嘶哑,无进食呛咳等。体格检查:血压 124/73mmHg,心率 81 次/分,消瘦,浅表淋巴结未触及,胸廓对称,双肺呼吸音清,腹软、无压痛、反跳痛、肌紧张,双下肢无水肿。实验室检查无异常。胃镜及影像学检查(图 9-2-3)示距门齿 19cm 处开始的环周型狭窄。

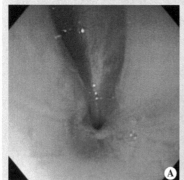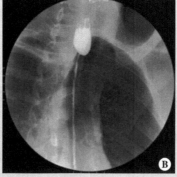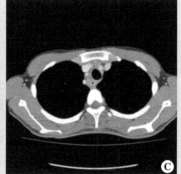

图 9-2-3　胃镜及影像学检查

A. 胃镜;B. 食管造影;C. CT

【问题】

1. 该患者食管狭窄考虑是什么原因导致的?

2. 除上述原因外,还有哪些病因可以引起食管狭窄?

3. 为了改善该患者吞咽困难的症状,可以采取的介入治疗手段有哪些?它们各有哪些优劣之处?

一、食 管 癌

（一）概述

食管癌（esophageal carcinoma）是临床常见的上消化道恶性肿瘤，其主要病理类型包括鳞状细胞癌和腺癌。我国是世界范围内食管癌的高发地区之一。在我国，食管癌有明显地域分布特征，包括太行山一带的河南、河北、山西等省部分地区发病率较高，鳞状细胞癌是这些高发地区食管癌的主要的病理类型。此外，我国男性食管癌的发病率和死亡率均高于女性。食道癌的病因尚不完全清楚，可能为多种致病因素共同作用所致，这些致病因素包括：①吸烟和乙醇摄入过量；②摄入硝酸盐、腌制蔬菜中的真菌霉素；③各种导致食管黏膜损伤的因素如长期饮用热水、食物、放射线导致的黏膜狭窄等；④微量元素如铁、钼、锌、硒元素及维生素 A 等摄入缺乏；⑤慢性食管反流性疾病、肥胖、Barrett 食管等可能与食管腺癌关系密切。

（二）临床表现、辅助检查与诊断

1. 临床表现 食管癌早期症状一般不明显，可有胸骨后不适、吞咽时一过性的哽噎感、异物感、烧灼感等症状。进展期食管癌可出现典型的进行性吞咽困难。吞咽困难最开始可发生于进食坚硬食物时，其后进展为进半流食或流食也出现吞咽障碍。吞咽过程可伴有吞咽疼痛、反流或呕吐症状。患者因长期不能正常进食而逐渐消瘦，最终出现恶病质。病灶侵犯后纵隔可引起胸背痛；压迫气管可引起刺激性咳嗽、呼吸困难；侵及气管可引起食管气管瘘，进而出现肺炎、肺脓肿；侵犯喉返神经可引起声嘶；侵及交感神经可表现 Horner 综合征；肿瘤破溃或侵犯周围大血管可引起大呕血。

2. 辅助检查与诊断

（1）食管造影：是最常用的影像学检查手段，通过动态观察食管黏膜的变化，判断食管病变的部位、范围及是否合并溃疡、穿孔。

（2）CT、MRI 检查：是对食管造影的补充，可以用于观察病灶范围与周围组织器官的关系，以及纵隔淋巴结转移和其他器官转移情况。

（3）超声内镜：可显示食管壁结构，判断肿瘤的浸润深度及有无纵隔淋巴结转移，对于肿瘤的 TNM 分期有重要意义。

（4）内镜检查：是食管癌诊断最重要的手段，对食管癌定位、定性及治疗方案的选择有重要作用。

（三）治疗

1. 常规治疗 食管癌的治疗原则是根据患者的机体状况和肿瘤的病理类型、分期，采取多学科综合治疗的模式。目前临床常见的治疗方式包括内镜下治疗、手术治疗、放疗、化学治疗，其中内镜下治疗主要包括射频消融、冷冻消融、内镜黏膜切除术、内镜黏膜下剥离术治疗。

2. 介入治疗 尽管食管癌拥有多种治疗手段，但当晚期食管癌吞咽困难症状明显，而传统的治疗手段却不能有效改善患者不能进食的状态时，如何让患者尽快恢复进食成为临床急需解决的问题。1983 年 Frimberger 首先报道了应用食管支架治疗食管狭窄并获得成功的病例，这也为食管癌所致食管狭窄的治疗提供了新的思路。随着支架及置入技术不断改进，目前食管支架置入术（esophageal stenting）已经成为进展期食管癌治疗的重要组成部分，介绍如下。

1）适应证：①晚期食管癌，食道狭窄导致吞咽困难或不能进食，且无法行手术治疗；②食道癌合并食管气管瘘、食管纵隔瘘；③食管癌术后吻合口狭窄或术后复发；④经扩张治疗无效的难治性食管良性狭窄。

2）禁忌证：①严重心肺功能、凝血功能不全；②恶病质、患者不能配合治疗；③接近会厌区的高位狭窄为相对禁忌证。

3）术前准备：患者准备，完善常规检查，如血常规、尿常规、大便常规、凝血功能、生化系列、心电图、胸部 CT、上消化道造影及食道镜检查；向患者及家属告知手术目的及风险并签署介入治疗同意书；术前禁食水，并给予静脉补液。

器械准备：食管支架（图 9-2-4）、支架置入系统、超滑导丝、超硬导丝、导引导管、扩张器及牙垫。

4）操作步骤：①麻醉，口服利多卡因胶浆，行咽部表面麻醉。②定位，根据术前影像学及胃镜检查判断食管狭窄位置、范围及有无瘘。安放牙垫后，在 X 线监视下经口引入超滑导丝至狭窄远端，交换导管后，在狭窄远端边造影边撤导管至狭窄近端，并保留定位图像。③支架置入（图 9-2-5），沿导管引入超滑导丝至胃内，交换导管后，引入超硬导丝，退出导管，沿导丝送入支架输送器至预定位置，位置可参照定位图像。原则上支架两端应超出狭窄 2cm 以上。若狭窄程度较重，支架输送器无法通过狭窄段，可先撤出支架输送器，沿导丝引入球囊扩张器，对狭窄段行预扩张后，再引入支架输送器。当确定支架输送器位置无误后，在透视下释放支架，将支架放置于食管狭窄处。释放完毕后，撤出导丝及支架输送器。④术后造影（图 9-2-6），支架置入完成后，嘱患者口服对比剂，透视下观察支架开通情况，合并食管瘘的患者，还需观察是否仍有对比剂外溢征象。

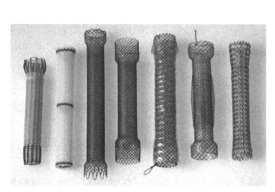

图 9-2-4　各种类型食管支架

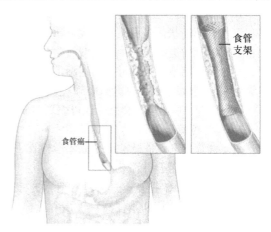

图 9-2-5　食管支架示意图

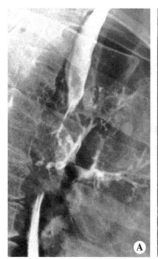
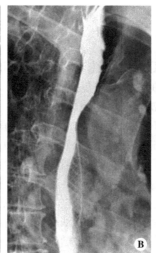
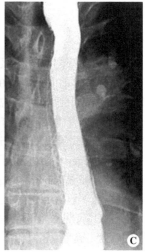

图 9-2-6　食管造影

A. 可见对比剂经食管-气管瘘进入左支气管内；B、C. 分别为食管支架置入后右前斜位片和正位片，可见对比剂通过支架顺利，未见对比剂外溢

5）注意事项：①支架的选择，置入裸支架后，肿瘤易经支架网眼长入支架内，从而导致支架堵塞，因此尽量选择覆膜支架。②颈段食管癌，编织型支架各向顺应性均好，支架边缘无锐性端缘，对食管损伤小，可用于颈段食管癌支架置入，而"Z"形支架支撑力过强，柔顺性差，故不适合应用于颈段食管。颈部食管疼痛及异物感较其余症状出现部位高，置入支架前，可应用球囊扩张导管反复扩张，使患者置入支架前有耐受过程。③食管下段近贲门癌性狭窄，需考虑胃内容物反流，可选用防反流支架。④食管气管瘘，对于食管癌引起的食管气管瘘，术前需明确是否合并食管狭窄，若伴有明确狭窄，可用食管支架封堵瘘口。若狭窄不明显则置入后支架易脱落，因此效果不佳。食管癌合并食管气管瘘患者多伴有肺部感染，故置入支架后需注意控制感染。⑤放射性粒子支架，常规支架置入仅起到了改善食道狭窄的作用，而原发肿瘤却没有得到治疗，近年来放射性粒子支架的出现改变了这一现状。放射性粒子支架是指可以携带放射性粒子的金属支架。支架载有 ^{125}I 等放射性粒子后，置入该支架不仅可以改善吞咽困难，其携带的放射性核素还可以对邻近支架的食管肿瘤进行近距离放疗，与传统支架相比可有效降低肿瘤生长速度，延长患者生存时间。

6）术后处理：支架置入术后应禁食6小时，之后可进流质饮食，24小时后可进半流食。术后可以给予止血、抗感染及对症治疗，并进行术后进食指导。

7）并发症及处理：①异物感，是食管支架置入术后最常见表现，多见于上段食管癌，是由于置入支架持续扩张食管所致，表现为胸骨后闷胀、隐痛感，轻者无须特殊治疗。对于高位食管癌，选用直径较小、顺应性好的支架，可减轻不适感。②疼痛，多为支架膨胀过程中撕裂周围病变组织和正常食管黏膜及肌层所致或金属支架对食管壁机械刺激所致。术前需对患者及家属做好解释工作，大多数疼痛可自行减轻。对于支架膨胀过程中出现的疼痛，可给予解痉剂。③术后出血，多由置入支架过程中肿瘤组织被撕裂所致，少量出血无须处理。出血量大，病情凶险，需尽快输血，纠正失血性休克。④胃食管反流，多发生于食管下段近贲门处支架置入后。胃内容物可随呼吸、咳嗽、腹压增大反流至食管内，可选用防反流支架，术后应少食多餐，进食采取坐位或半坐位，进食后不要立刻平卧。⑤呼吸困难，多发生于支架置入后，肿瘤被推向邻近气管，使其受压，引起通气功能不畅，严重时可出现窒息。若术前已出现气管受压情况，支架置入后气管将进一步变窄，此时应先行气管支架置入防止气管受压塌陷，再行食管支架置入术。若术前不能判断，术后出现明确气管狭窄后，可行气管支架，以改善通气。⑥支架移位、脱落，是支架置入术后常见并发症，原因可为选择支架直径过小、置入覆膜支架、支架形状或张力不合适、剧烈咳嗽、恶心呕吐、呃逆、食物推压及饮用大量冷水等。支架出现移位、脱落可于内镜下取出，再置入另一支架。若支架位于胃内无法取出，可不予处理，多数可自行经肠管蠕动排出。⑦再狭窄，多发生于支架置入后半年内，可为肉芽组织、纤维组织或肿瘤组织过度生长，超出支架范围或经支架网眼向腔内生长所致，出现再狭窄后，可再放置另一更长支架套入原有支架内。置入放射性粒子支架或置入支架后行放疗可对再狭窄起到预防作用。

8）疗效评价：食管支架置入术是目前治疗食管恶性狭窄及伴有食管瘘的有效方法。食管支架置入术具有操作安全、易于掌握、成功率高、术后患者即刻恢复自主进食等特点，而放射性粒子支架的出现，还兼具治疗肿瘤的作用。尽管如此，目前食道支架的技术还存在着并发症发生率高，中长期疗效有待观察等问题。相信随着支架工艺的逐渐提高及置入技术的日渐成熟，食管支架置入术在食管癌的治疗中将会扮演更为重要的角色。

【案例 9-2-1 分析讨论】

1. 结合患者进行性吞咽困难的症状及所提供的影像学检查结果，首先应考虑的疾病为食管癌，为明确诊断还需进行食管镜检查并做活检，以明确病灶的位置、长度及病理性质，如条件允许还应进行超声内镜，以判断肿瘤浸润深度及淋巴结转移的情况。

2. 声音嘶哑通常可由喉及喉咽部的恶性肿瘤、炎症、外伤、中枢性神经病变及支配声带运动的神经损伤等原因引起。本例中患者最有可能罹患的为食管癌，当食管癌出现纵隔淋巴结转移时可压迫或损伤两侧喉返神经，因而导致声音麻痹，出现声音嘶哑。

3. 随着食管肿物的进一步发展，进食困难将逐渐加重至无法进食，同时可伴随进食后呕吐、反流、误吸等症状。若不能得到有效治疗，患者将出现恶病质。病灶若侵犯后纵隔可引起胸背部疼痛；若向前方生长可压迫气管，引起呼吸困难；若侵及气管则可出现食管气管瘘，引起进食水后的刺激性呛咳，进而将会引起重症肺炎、肺脓肿；若侵及交感神经则可表现为 Horner 综合征；若肿物破溃或侵犯周围血管可引起呕血等。

4. 食管癌通常采取综合治疗的原则。根据患者的机体状况、肿瘤的病理类型及肿瘤分期情况，有计划地合理地应用现有的治疗手段，以期控制肿瘤，提高治愈率，改善患者生活质量。本例患者由于无法行手术治疗，可在对患者充分评估基础上，进行食管癌的放疗或化疗。若患者无法或不愿接受上述治疗，可考虑行姑息性治疗，即食管扩张、食管支架置入术及止痛对症等治疗，以改善患者的生活质量。

二、食管良性狭窄

（一）概述

食管良性狭窄是指由除恶性肿瘤外食管良性疾病或其并发症引起的食管管腔狭窄，是临床上较为常见的一类消化道梗阻性疾病，难治且易复发。食管良性狭窄多表现为不同程度的吞咽困难，早期仅影响患者的生活质量，长期则可导致恶病质，甚至危及生命，因此需要积极治疗。根据病因分类一般可分为先天性和后天性原因：①先天性食管良性狭窄病因有先天性食管蹼（膜性梗阻）、食管下部蹼（schatzki ring）、食管异位黏膜。②后天性食管良性狭窄的病因有反流性食管炎、barrett食管、腐蚀性食管炎、药物性食管炎、放射性食管炎、食管失弛缓、食管平滑肌瘤，以及食管切除术后吻合口瘢痕狭窄、食管静脉曲张硬化术后。

（二）辅助检查

可参见第九章第二节。

（三）治疗

1. 常规治疗　目前临床用于治疗食管良性狭窄的治疗主要为内镜治疗和外科手术两类。内镜治疗中以内镜下扩张应用较为广泛。内镜下扩张主要为探条扩张和球囊扩张，两者疗效并无显著差异。

2. 介入治疗　食管良性狭窄的介入治疗手段主要为食管球囊成形术及支架置入术，临床上以食管球囊成形术更为常用。本节重点介绍食管球囊成形术。

食管球囊成形术（esophageal balloon dilatation）亦称食管球囊扩张术（图9-2-7），是在透视下应用球囊导管对食管的狭窄段进行扩张的一种介入治疗手段，临床上多用于治疗良性食管狭窄。

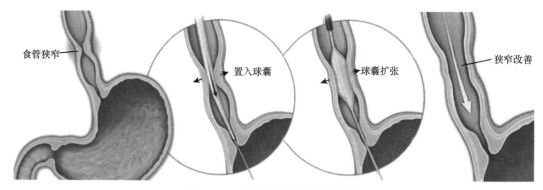

食管狭窄　　　置入球囊　　　球囊扩张　　　狭窄改善

图9-2-7　食管球囊扩张术示意图

（1）适应证与禁忌证

1）适应证：①食管术后吻合口狭窄；②食管瘢痕性狭窄如腐蚀性食管炎、反流性食管炎、外伤性食管瘢痕狭窄等；③食管动力性狭窄如贲门失弛缓症、硬皮病伴食管痉挛；④先天性食管狭窄如食管蹼、食管环。

2）禁忌证：①食管灼伤后的急性炎症期；②严重心、肺及凝血功能不全；③严重恶病质且患者无法配合手术者。

（2）术前准备

1）患者准备：术前可给予地西泮 5～10mg 肌内注射镇静治疗及 20mg 东莨菪碱减少消化道分泌，其余参见第九章第二节。

2）器械准备：球囊导管（图 9-2-8）、超滑导丝、超硬导丝、导引导管、牙垫。

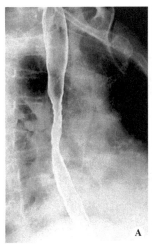

图 9-2-8　球囊导管

（3）操作步骤

1）麻醉：患者取仰卧位，行咽表面麻醉后，安放牙垫。

2）定位：经口引入导丝通过狭窄段至胃内，若不能顺利通过可引入导管，在导丝、导管配合下一般可顺利通过狭窄段。通过后可经导管造影，明确狭窄范围及程度，保留造影图像。

3）置入球囊导管：造影后，以导丝引导导管入胃内，撤出超滑导丝，引入超硬导丝，后退出导管。将球囊导管经超硬导丝引入至狭窄部位，应保证球囊导管中心位于狭窄最明显处。

4）球囊扩张：透视下将对比剂稀释后经导管注入球囊，即升压，用以扩张球囊。透视下可见球囊逐渐膨胀，由食道狭窄所致的球囊压迹逐渐消失。维持压力 3～5 分钟后抽出对比剂减压，如此反复 3～5 次。

5）术后造影：扩张结束后，抽瘪球囊，透视下缓慢退出球囊导管；嘱患者口服少量对比剂造影，观察食管有无破裂（图 9-2-9，图 9-2-10）。

6）术中注意事项：对于狭窄较为严重病例，可先选用直径较小型号球囊进行扩张，逐渐增大球囊直径；若狭窄段过长，可先将球囊置于狭窄远端扩张，依次向近端移动进行扩张。扩张术中需密切关注患者疼痛反应，若患者疼痛剧烈，应停止扩张。

（4）术后处理：由于食管扩张后可引起局部食管出血、水肿，因此术后可给予止血及抗感染对症治疗。患者术后进食应由流食逐步过渡到半流食至普通饮食。必要时可定期行食管扩张。

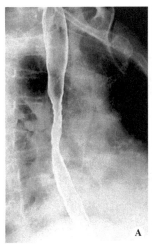
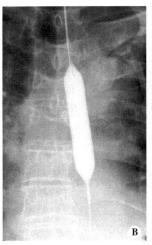
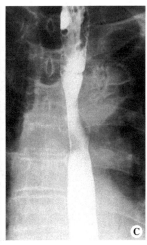

图 9-2-9　术后造影 1

A. 为食管钡剂造影示食管中段食管狭窄；B. 球囊导管扩张狭窄食管；C. 1 个月后复查食管造影示狭窄较术前明显改善

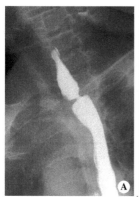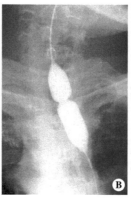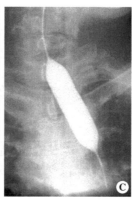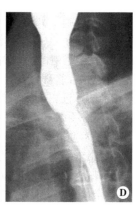

图 9-2-10　术后造影 2

A. 食管造影示食管胃吻合术后食管狭窄图；B、C. 以 20mm 直径球囊扩张狭窄段食管，可见球囊狭窄切迹逐渐消失；D. 球囊扩张术后即刻造影可见食管狭窄明显改善

（5）并发症及处理

1）再狭窄：为扩张术后最为常见的并发症，若经反复扩张无效应考虑其他治疗手段。

2）食管黏膜出血：多为局部少量出血，可应用止血药物治疗。

3）食管穿孔：是球囊扩张术后较为严重并发症，多见于扩张过度所致。小穿孔可给予保守治疗，严重者需手术治疗。

（6）疗效评价：球囊扩张术治疗食管良性狭窄具有安全、费用低、操作简单、症状缓解明显等优点，但术后易出现再狭窄，因此远期疗效较差。对于难治性食管良性狭窄，可考虑行永久性或暂时性食管支架置入术，有望改善食管良性狭窄远期疗效，但仍需进一步研究证实。

【案例 9-2-2 分析讨论】

1. 从食管镜及影像学检查可以判断，本例食管狭窄为食管良性狭窄，从病史中可得知患者在发病前曾饮用了一杯热咖啡，考虑本例中的食管狭窄是由于饮用热咖啡后，食管受热，黏膜下层受损，导致瘢痕形成，最终引起食管狭窄。

2. 临床上通常将食管良性狭窄的病因分为先天性和后天性两类。先天性病因有先天性食管蹼、食管下部蹼、食管异位黏膜等。后天性病因有反流性食管炎、barrett 食管、腐蚀性食管炎、药物性食管炎、放射性食管炎、食管失弛缓、食管平滑肌瘤、食管切除术后吻合口瘢痕狭窄、食管静脉曲张硬化术后等。

3. 目前食管良性狭窄的介入治疗手段主要有食管球囊扩张术及永久性或暂时性食管支架置入术。食管球囊扩张术的优势在于操作安全、简单、易于在基层医院推广、手术费用低、症状缓解明显，患者耐受性较好。不足之处为容易出现再狭窄，远期疗效相对较差。相比前者，食管支架置入术的优势在于再狭窄发生率低，但存在治疗费用高，并发症发生率高，患者耐受性较差等问题。目前临床上食管球囊扩张术在食管良性狭窄的治疗中更为常用。

（刘瑞宝）

第三节　原发性肝癌

【案例 9-3-1】

患者，男性，63 岁，因"体检发现肝占位 1 周"入院。既往有慢性乙型肝炎病史二十余年，未行规律抗病毒治疗。查体：腹部平软，肝脾肋下未及，全腹无压痛或反跳痛，肝肾区无叩痛，移动性浊音（－），肠鸣音正常，双下肢不肿。实验室检查：肝功能正常、甲胎蛋白 3654μg/L，乙肝两对半"小三阳"、上腹部 MRI 动态增强显示肝右叶大小约为 14.3cm×12.2cm 的肿块，动脉期病灶明显不均匀强化，门静脉期呈不均匀低信号，病灶内不规则坏死，门静脉右支分支部分受侵。入院诊断为"原发性肝癌、慢性乙型肝炎"。

【问题】

1. 该患者肝癌临床诊断依据是什么？

2. 根据肝癌大体病理分型，该患者属什么型肝癌？

3. 根据巴塞罗那分期（Barcelona clinic liver cancer，BCLC）和中国肝癌临床分期的标准，该患者肿瘤分期分别归属第几期？

4. 该患者优选的介入治疗方案是什么？

5. 该患者 TACE 术中需注意什么？

6. 该患者 TACE 术后处理需注意什么？

7. 该患者 TACE 治疗后随访和肿瘤局部疗效评价标准是什么？

8. 该患者随访复查仍有部分肿瘤存活，可以采用哪些个体化的治疗？

【案例 9-3-2】

患者，女性，33 岁，因"发现肝占位 1 周余"入院。既往有慢性乙型肝炎病史 10 年，未采用抗乙肝病毒治疗。查体：腹部平软，肝脾肋下未及，全腹无压痛或反跳痛，肝肾区无叩痛，移动性浊音（—），肠鸣音正常，双下肢不肿。实验室检查：肝功能正常、AFP 1.8μg/L，乙肝两对半"小三阳"。超声造影显示肝右后叶大小约为 1.4cm×1.2cm 占位，注射超声对比剂 14 秒后开始强化，16 秒到达峰值呈高回声，门静脉期和延迟期均呈低回声。上腹部 MRI 平扫加动态增强（普美显）显示肝右后叶直径约为 1.4cm 的肿块，T_2WI 呈稍高信号，DWI 呈高信号，增强后动脉期病灶呈中度异常强化，门静脉期和延迟期呈相对低信号，肝脏特异期呈相对低信号。入院诊断为"原发性肝癌、慢性乙型肝炎"。患者拒绝穿刺活检和手术治疗。

【问题】

1. 该患者肝癌临床诊断依据是什么？

2. 根据肿瘤大体病理分型，该患者属什么型肝癌？

3. 根据 BCLC 分期和中国肝癌临床分期的标准，该患者肿瘤分期分别归属第几期？

4. 患者拒绝外科治疗，最首选的介入治疗策略是什么？

5. 该患者消融治疗中需注意事项是什么？

6. 该患者消融治疗后随访流程和疗效评价是什么？

一、概　述

原发性肝癌（primary carcinoma of liver，PLC）简称肝癌，是我国第四位发病、第三位致死的常见恶性肿瘤，主要包括肝细胞癌（hepatocellular carcinoma，HCC）、肝内胆管细胞癌（intrahepatic cholangiocarcinoma，ICC）和肝细胞癌-肝内胆管细胞癌混合型三种不同病理类型，其中肝细胞癌占到 85%~90% 以上。本节肝癌主要指 HCC。我国肝癌 80% 与乙型肝炎病毒（hepatitis B virus，HBV）感染相关，其他与长期酗酒、非酒精脂肪性肝炎、食用被黄曲霉毒素污染食物、各种原因引起的肝硬化及有肝癌家族史等相关。

肝癌的大体病理可分为结节型、巨块型和弥漫型。根据肿瘤大小可分为：瘤体直径<1cm 称为微小肝癌，瘤体直径为 1~3cm 称为小肝癌，瘤体直径为 3~5cm 称为中肝癌，瘤体直径为 5~10cm 称为大肝癌，瘤体直径>10cm 称为巨块型肝癌，而全肝散在分布小癌灶（类似肝硬化结节）称为弥漫型肝癌。我国小肝癌标准是单个癌结节最大直径≤3cm；多个癌结节数目不超过 2 个，其最大直径总和≤3cm。

二、临床表现、辅助检查与诊断

（一）临床表现

1. 症状 肝癌起病隐匿，早期多无症状，中晚期患者可出现明显症状。常见的症状有：

（1）肝区疼痛：疼痛可呈间歇性或持续性隐痛、钝痛或胀痛。肿瘤破裂出血可突发剧烈腹痛和腹膜刺激征。

（2）消瘦、乏力，且进行性加重，晚期可出现恶病质。

（3）消化道症状：如食欲减退、恶心、呕吐、腹胀等。

（4）上腹部扪及质硬、无活动包块。

（5）发热：多为肿瘤热，可表现为持续性低中度热，有时可高热，发热前无寒战，抗生素治疗无效。

（6）右肩部疼痛：肿瘤邻近膈顶或侵犯膈肌，可放射引起右肩背疼痛。

（7）肝外转移灶症状：如肺部转移可引起咳嗽、咯血，骨转移可引起骨痛或病理性骨折等。

（8）晚期患者可出现黄疸、上消化道出血、肝性脑病及肝肾衰竭等。

（9）副肿瘤综合征（paraneoplastic syndrome），是癌组织本身代谢异常或癌组织对机体引起的内分泌或代谢紊乱的症候群。临床表现多样但缺乏特异性，常见有自发性低血糖症、红细胞增多症等。

2. 体征 早期肝癌多无明显阳性体征。中晚期肝癌常见体征有：①肝大，质地硬，表面不平，伴有或不伴结节；②黄疸，患者可出现明显皮肤、巩膜黄染，多为肿瘤压迫胆管引起的梗阻性黄疸或肿瘤大量破坏肝细胞引起的肝细胞性黄疸；③血管杂音，在肿瘤相应部位可闻及吹风样血管杂音；④腹水；⑤如果原有肝炎、肝硬化的背景，可出现肝掌、蜘蛛痣、脾大等。

（二）辅助检查

1. 肿瘤标志物检查 血清甲胎蛋白（alpha-fetoprotein，AFP）是诊断肝癌重要和较特异性的方法，常用于肝癌筛查、诊断和术后随访。肝癌诊断标准为 AFP≥400μg/L，排除慢性肝炎、肝硬化、睾丸或卵巢胚胎源性肿瘤及怀孕妊娠等。对 AFP 低度升高者，应作动态观察，并与肝功能变化对比分析。约 30%的肝癌患者 AFP 正常，可检测 AFP 异质体、α-L-岩藻苷酶、异常凝血酶原等。

2. 影像学检查

（1）超声检查：是临床最常用的肝脏影像学检查方法，可鉴别肝脏囊性或实质性占位；彩色多普勒超声能显示病灶内血供，明确病灶与肝内重要血管的毗邻关系；超声造影可清楚显示肝肿瘤的血流动力学改变，诊断和鉴别诊断不同性质的肝肿瘤。

（2）CT 或 MRI：动态增强扫描是肝癌诊断重要的影像学方法。典型的肝癌表现为"快进快出"的增强方式，即动脉期呈明显均匀或不均匀强化，门静脉期和延迟期强化明显减弱或降低。新型 MRI 肝胆特异性对比剂（Gd-EOB-DTPA，普美显）与普通的钆剂（Gd-DTPA）具有相同的动态增强效果，且肝胆特异期肝癌多呈低信号，更加有助于小肝癌的诊断和鉴别诊断。

（3）肝动脉造影：肝癌肝动脉造影具有特征性表现，包括：①供养肿瘤的肝动脉及其分支增粗、扭曲；②肿瘤血管，肿瘤区内紊乱、管腔粗细不均、形态不规则的新生血管，当肿瘤血管明显异常扩张成湖样或池样时，称为"肿瘤湖"；③肿瘤染色，出现在实质期，呈结节状、团状或块状，可均匀或不均匀，一般与肿瘤大小相符（图 9-3-1A、B）；④动脉移位、扭曲，多由较大肿瘤推移所致；⑤肿瘤包绕动脉征，受包绕的动脉管壁僵硬、狭窄或不规则；⑥动-静脉瘘，主要为肝动脉-门静脉瘘和（或）肝动脉-肝静脉瘘，造影动脉期即可见门静脉或肝静脉分支显影（图 9-3-1C）；⑦门静脉或肝静脉瘤栓，表现为门静脉或肝静脉内的充盈缺损或线条征改变（图 9-3-1D）。线条征是由于瘤栓本身由肝动脉分支供血,于造影动脉中期在门静脉或肝静脉瘤栓部位见到不显影的瘤栓间夹杂着条纹状显影的供养动脉。

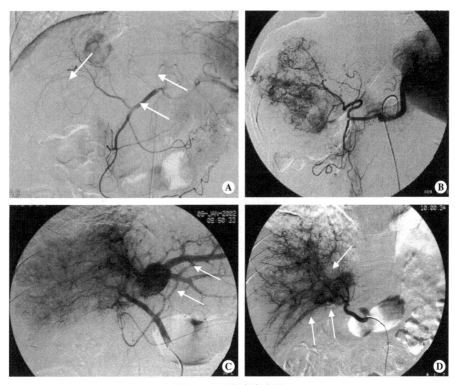

图 9-3-1 肝动脉造影

A、B.肝动脉造影可见小团状(A)和巨块型肿瘤染色(B);C.肝动脉造影可见门静脉左支显影,提示动-门静脉瘘(箭头);D.肝动脉造影可见门静脉右支及其分支内广泛门静脉瘤栓,呈典型线条征(箭头)

(三)诊断

1. 病理学诊断 是肝癌诊断和鉴别诊断的金标准。只要肝脏占位病灶、肝外转移灶活检或手术切除组织标本,经病理组织学和(或)细胞学检查诊断为肝癌即可确诊。

2. 临床诊断 肝癌是目前唯一可以通过临床诊断获得确诊的实体肿瘤。我国肝癌患者多有HBV/HCV 感染病史、肝硬化背景、AFP 升高(≥400μg/L)及影像学(CT/MRI/超声造影)有典型的"快进快出"的特征表现,即增强动脉期病灶明显强化、门静脉期或延迟期强化降低。结合肝癌发生的高危因素、影像学特征及血清学分子标志物可以作出临床诊断。我国《原发性肝癌诊疗规范(2017 年版)》中制订出了详细的肝癌诊断路线图(图 9-3-2)。

对有 HBV/HCV 感染,或有其他任何原因引起的肝硬化患者,若发现肝内直径>2cm 结节,超声造影、动态增强 CT、Gd-DTPA 动态增强 MRI 及 Gd-EOB-DTPA 动态增强 MRI 四项检查中只要有一项有典型的肝癌特征,即可临床诊断为肝癌;上述四种影像学检查均无典型的肝癌特征,则需肝穿刺活检以明确诊断。对发现肝内直径≤2cm 结节,上述四种影像学检查中至少有两项显示有典型的肝癌特性,即可临床诊断为肝癌;若上述四种影像学检查中无或只有一项检查有典型的肝癌特征,可行肝穿刺活检或每 2~3 个月密切影像学随访以确立诊断。对患者 AFP 升高,特别是持续增高,上述四种影像学检查如未发现肝内结节,在排除妊娠、活动性肝病、生殖胚胎源性肿瘤及消化道癌(如胃肝样腺癌)的前提下,应该密切随访 AFP 水平及每隔 2~3 个月一次的影像学复查以进一步确诊。

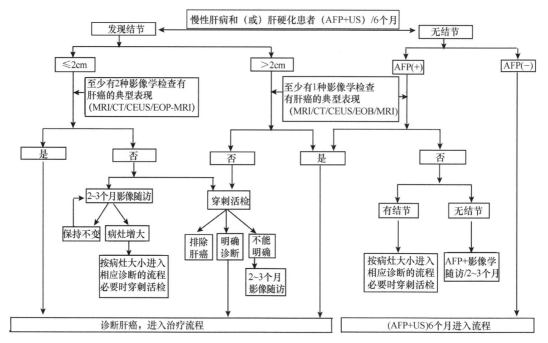

图 9-3-2　我国肝癌临床诊断路线图

（四）临床分期

国内外有多种肝癌临床分期方案，包括 BCLC 分期、TNM 分期、日本肝病学会分期及亚太肝脏研究协会分期等。肝癌患者多合并有肝炎、肝硬化等基础疾病，因此，除肿瘤因素外，患者基础肝功能状态和体力状况评分也是治疗策略的选择、预后的关键因素。将患者肝功能状态、体力状况评分和肿瘤特征三者有机结合能更加准确她评价肝癌的临床分期。肝功能评价主要采用 Child-Pugh 分级法，主要的评价指标有血清总胆红素、血清白蛋白、PT、腹水和肝性脑病。Child-Pugh 分级根据积分法分为 3 级：评分为 5～6 分为 A 级，7～9 分为 B 级，10～15 分为 C 级，具体分级方法见表 9-3-1。患者体力状况评分主要采用 ECOG 评分标准，将患者体力状况分为 5 级，具体分级方法见表 9-3-2。

表 9-3-1　肝功能状况的 Child-Pugh 评分表

项目	评分		
	1	2	3
总胆红素（μmol / L）	<34	34～51	>51
血清白蛋白（g/L）	>35	28～35	<28
PT 延长	1～3 秒	4～6 秒	>6 秒
腹水	无	轻度	中等量或以上
肝性脑病（级）	无	1～2	3～4

注：按积分法，5～6 分为 A 级，7～9 分为 B 级，10～15 分为 C 级

表 9-3-2　患者体力状况的 ECOG 评分表

评分	体力状况
0 分	活动能力完全正常，与起病前活动能力无任何差异
1 分	能自由走动及从事轻体力活动，包括一般家务或办公室工作，但不能从事较重的体力活动
2 分	能自由走动及生活自理，但已丧失工作能力，日间不少于一半时间可以起床活动
3 分	生活仅能部分自理，日间一半以上时间卧床或坐轮椅
4 分	卧床不起，生活不能自理
5 分	死亡

肝癌的临床分期对于合理治疗方案的选择、预后的评估至关重要。目前，临床最常用的肝癌分期标准为 BCLC 分期，主要依据肝功能 Child-Pugh 分级，有/无门静脉高压，体力状况（ECOG 评分），肿瘤大小、数目，血管侵犯，肝外转移等因素分为 BCLC 0 期、A～D 期等共 5 个分期，具体分期方法和标准见表 9-3-3。我国学者依据我国肝癌的具体国情、临床研究和实践经验，在《原发性肝癌诊疗规范（2017 年版）》中首次提出了中国肝癌的临床分期标准，包括Ⅰa 期、Ⅰb 期、Ⅱa 期、Ⅱb 期、Ⅲa 期、Ⅲb 期、Ⅳ期共 7 个分期，具体分期方法和标准见表 9-3-4。

表 9-3-3　肝癌的 BCLC 分期标准

期别	体力状态评分	肿瘤状态		肝功能状态
		肿瘤数目	肿瘤大小	
0 期：极早期	0	单个	最大直径<2cm	没有门静脉高压
A 期：早期	0	单个	任何	Child-Pugh A-B
		3 个以内	最大直径<3cm	Child-Pugh A-B
B 期：中期	0	多结节肿瘤	任何	Child-Pugh A-B
C 期：进展期	1～2	门静脉侵犯或 N1、M1	任何	Child-Pugh A-B
D 期：终末期	3～4	任何	任何	Child-Pugh C

表 9-3-4　中国肝癌的临床分期标准

临床分期		分期评价标准
Ⅰ期	Ⅰa	单个肿瘤最大直径≤5cm，无血管侵犯、肝外转移；肝功能分级 Child Pugh A/B；PS 0～2
	Ⅰb	①单个肿瘤最大直径>5cm，无血管侵犯、肝外转移；肝功能分级 Child Pugh A/B；PS 0～2；②肿瘤个数 2～3 个，单个肿瘤最大直径≤3cm，无血管侵犯、肝外转移；肝功能分级 Child Pugh A/B；PS 0～2
Ⅱ期	Ⅱa	肿瘤个数 2～3 个，单个肿瘤最大直径>3cm，无血管侵犯、肝外转移；肝功能分级 Child Pugh A/B；PS 0～2
	Ⅱb	肿瘤个数≥4 个，肿瘤大小不论，无血管侵犯、肝外转移；肝功能分级 Child Pugh A/B；PS 0～2
Ⅲ期	Ⅲa	肿瘤情况不论，有血管侵犯、无肝外转移；肝功能分级 Child Pugh A/B；PS 0～2
	Ⅲb	肿瘤情况不论，血管侵犯不论，有肝外转移；肝功能分级 Child Pugh A/B；PS 0～2
Ⅵ期	Ⅵ	①肿瘤情况不论；血管侵犯、肝外转移情况不论；肝功能分级 Child Pugh C；PS 0～2；②肿瘤情况不论；血管侵犯、肝外转移情况不论；肝功能不论；PS 3～4

注：PS，体力状况

三、治　疗

肝癌的治疗主要有外科治疗（包括手术切除、肝脏移植）、介入治疗（主要包括 TACE 和经皮穿刺肿瘤局部消融）、放疗及全身系统治疗等。目前，BCLC 指南、我国肝癌诊疗规范中均推荐了不同肿瘤分期患者相对应的治疗策略（图 9-3-3、图 9-3-4）需要强调的是建立肝癌多学科团队（multiple disciplinary team，MDT）讨论并采用多种治疗方法协同的综合治疗模式，有助于达到患者最优的个体化治疗。

（一）外科治疗

1. 手术切除　是肝癌根治性治疗首选的治疗方法，主要用于肝功能储备良好的早期（Ⅰa 期、Ⅰb 期和Ⅱa 期）肝癌。肝癌患者手术切除的 5 年生存率可达 40%，对肝功能较好的早期肝癌患者行手术切除，5 年生存率可超过 60%，但切除术后 5 年的复发率也超过 70%。我国肝癌患者初诊时常为中晚期，加之肝硬化、肝功能耐受不良等因素，仅有约 15%～20%患者可接受手术切除。

2. 肝脏移植　也是早期肝癌根治性治疗方法之一。目前国内外有多个肝癌肝移植的选择标准，国际上主要采用米兰（Milan）标准，满足米兰标准的肝癌患者采用肝移植治疗，5 年总生存率为 75%，5 年无复发生存率为 83%。由于肝源短缺、患者需符合严格的筛选标准，仅有极少数患者可接受肝移植治疗。

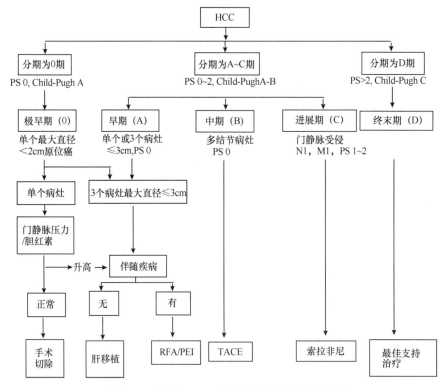

图 9-3-3　肝癌 BCLC 分期及相应的治疗路线图

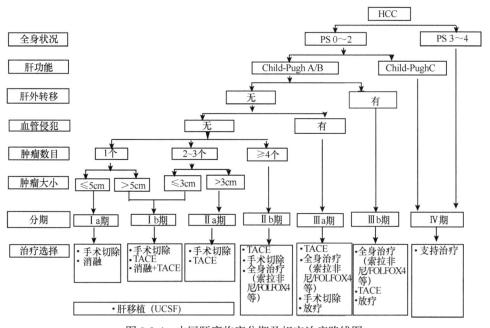

图 9-3-4　中国肝癌临床分期及相应治疗路线图

（二）放疗

放疗是肝癌综合治疗的手段之一。目前主要用于：肝癌窄切缘术后辅助放疗；局限于肝内肝癌，接受介入治疗后仍有肿瘤残存患者；肝癌伴有门静脉/下腔静脉瘤栓；肝癌肝外转移（如淋巴结、骨、肾上腺转移）。

（三）全身系统治疗

主要指分子靶向药物和 FOLFOX 4 全身化疗。分子靶向药物有索拉非尼、仑伐替尼、瑞戈非尼等，常用于肝功能储备较好、肿瘤分期为 BCLC C 期或中国肝癌分期为Ⅱb～Ⅲb 期患者。

（四）介入治疗

临床主要的介入治疗方法主要有 TACE 和经皮穿刺肿瘤局部消融治疗两种。

1. TACE

（1）概述：肝癌 TACE 治疗是指经皮穿刺动脉，将导管超选择性插管至肝癌的供养动脉分支内，注入栓塞物质（如带有化疗药物的碘油乳剂、颗粒型栓塞剂等）阻断或闭塞肝癌的动脉血供，从而使肝癌组织缺血、缺氧而达到控制肿瘤生长的治疗方法。肝癌的 TACE 治疗已有 40 年历史，其特点为适应证广、创伤较小、可重复性强，能明显延长不能手术切除肝癌患者的总生存期，提高患者生活质量。文献荟萃分析显示，采用带有化疗药物的碘油乳剂为主的常规 TACE 治疗 10 108 例肝癌患者，其客观有效率为 52.5%，1、2、3、5 年生存率分别为 70.3%、51.8%、40.4%、32.5%，中位生存期为 19.4 个月。因此，TACE 治疗已经成为不能手术切除中晚期肝癌首选治疗方法及肝癌综合治疗最常用的治疗方法。

（2）理论基础：主要基于肝癌的血供 95%～99% 来自肝动脉，正常肝组织的血供则是 70%～75% 来自门静脉，仅 25%～30% 来自肝动脉。导管选择性插入肝动脉灌注化疗药物，瘤区药物浓度增高，全身毒副作用降低；化疗药物和碘油混合成乳剂注入肿瘤供养血管和新生血管，一方面阻断了肿瘤血液供养，另一方面化疗药物缓慢释放，持续地打击肿瘤，致使肿瘤缺血性坏死和诱导肿瘤细胞凋亡。

（3）必须遵循基本原则

1）要求在数字减影血管造影机下进行。

2）必须严格掌握临床适应证。

3）必须强调超选择性插管至肿瘤的供养血管内治疗。

4）必须强调保护患者肝功能。

5）必须强调治疗的规范化和个体化。

6）如经过 4～5 次 TACE 治疗后，肿瘤仍继续进展，应考虑换用或联合其他治疗方法，如外科手术、局部消融和系统治疗等。

（4）常用栓塞剂

1）碘油：最常用，属液态末梢性栓塞剂，常与化疗药物混合制成碘油乳剂，经肝癌供养动脉分支注入后可选择性长期沉积在肿瘤组织内，达到末梢栓塞效果，同时碘油可作为载体使化疗药物在肿瘤组织局部浓度增加和缓慢释放，形成化学性栓塞。碘油可选择性沉积在肝癌局部的主要机理有：①肝癌富血供肿瘤，具有虹吸作用；②肿瘤血管缺乏；③肿瘤组织无 Kupffer 细胞，缺乏吞噬能力。

2）明胶海绵：属固态中效类栓塞剂，栓塞后 7～21 天可吸收，常与碘油联合使用以减缓或闭塞肝癌供血动脉分支血流，也可用于肝动-静脉瘘的栓塞。明胶海绵可根据需要制成明胶海绵条、颗粒、胶状物等；

3）空白微球：属固态永久性栓塞剂，主要包括 PVA 颗粒、Embosphere 微球、海藻酸钠微球等，粒径从 100～1000μm 不等，可永久性栓塞相应直径的血管分支。

4）药物洗脱微球：是近十余年研发的新型栓塞剂，属固态永久性栓塞剂。其优点是加载化疗药物的稳定性优于碘油乳剂，在利用微球栓塞同时，加载的化疗药物可缓慢持续释放，达到化学性栓塞效果。

5）放射性微球：带有放射性核素，代表性为钇-90 玻璃微球，目前国内暂无可以临床使用的放射性微球。

6）其他栓塞剂：如无水乙醇、组织胶、弹簧圈等。

（5）治疗技术分类

1）根据栓塞剂的不同，分为常规 TACE（conventional-TACE，cTACE）、药物洗脱微球 TACE（drug eluting bead-TACE，DEB-TACE）及放射性微球 TACE（transarterial radioembolization，TARE）三种。cTACE 是指采用带有化疗药物的碘油乳剂进行栓塞治疗，可辅以明胶海绵、空白微球等。DEB-TACE 是指采用已经加载化疗药物的药物洗脱微球进行栓塞治疗；TARE 是指采用带有放射性核素（如钇-90）微球进行栓塞治疗。

2）根据导管超选择性到达肝癌供血动脉不同分支级别分为：肝叶超选择性插管（lober superselective）、肝段超选择性插管（segmental superselective）和亚段超选择性插管（ultra-segmental superselective）等。

（6）适应证

1）患者肝功能分级为 Child-Pugh A 或 B 级。

2）ECOG 评分为 0～2 分。

3）预期生存期大于 3 个月。

4）肿瘤情况：①首选临床分期为Ⅱb 期、Ⅲa 期肝癌。②可以手术切除，但由于其他原因（如高龄、严重肝硬化等）不能或不愿接受手术、局部消融治疗的Ⅰb 期和Ⅱa 期肝癌。③部分有肝外转移的Ⅲb 期肝癌，预计通过 TACE 治疗能控制肝内肿瘤生长而获益者。④巨块形肝癌，肿瘤占整个肝脏的比例＜70%。⑤门静脉主干未完全阻塞，或虽完全阻塞但门静脉代偿性侧支血管丰富或通过门静脉支架置放可以复通门静脉血流者。⑥肝癌破裂出血及肝动脉-门静脉静分流造成门静脉高压出血。⑦肝癌患者手术切除后，预防性 TACE 可早期发现和治疗残癌或复发灶，尤其使具有高危因素如肿瘤多发、合并肉眼/镜下癌栓、姑息性切除、术后 AFP 等肿瘤标志物未降至正常范围者。⑧肝癌手术切除后复发。⑨肝癌肝移植术后复发。⑩肝癌手术前的减瘤治疗，以降低肿瘤分期，为Ⅱ期手术切除或肝移植创造机会。

（7）禁忌证

1）绝对禁忌证：①肝功能严重障碍（Child-Pugh C 级），包括黄疸、肝性脑病、难治性腹水或肝肾综合征。②凝血功能严重减退，且无法纠正。③门静脉主干完全被瘤栓栓塞，侧支血管形成少，且不能行门静脉支架复通门静脉主干向肝血流。④合并活动性肝炎或严重感染且不能同时治疗。⑤肿瘤远处广泛转移，预期生存期＜3 个月。⑥ECOG 评分大于 2 分、恶病质或多器官功能衰竭。⑦肾功能障碍，肌酐＞2mg/dl 或肌酐清除率＜30ml/min。⑧化疗药物或其他药物引起的外周血白细胞和血小板计数显著减少，白细胞＜3.0×10^9/L、血小板计数＜50×10^9/L，且不能纠正。⑨严重碘对比剂过敏。

2）相对禁忌证：①肿瘤占全肝比例≥70%癌灶；如肝功能分级为 Child A-B 级，可考虑分次栓塞治疗。②脾功能亢进所致的外周血白细胞计数＜3.0×10^9/L、血小板计数＜50×10^9/L，可通过部分性脾动脉栓塞纠正后再行 TACE 治疗。

（8）术前准备

1）实验室检查：①血常规、尿常规和大便常规。②肝功能、肾功能、电解质。③凝血功能。④肿瘤标志物，如 AFP、CEA、CA199、异常凝血酶原等指标。⑤HBV 和 HCV 病毒标志物：HBV 五项、HBV 脱氧核糖核酸（HBV-DNA）、HCV 抗体等。⑥血糖测定。⑦心电图检查，必要时行心、肺功能检查。

2）影像学检查：目前超声、CT、MRI 动态增强检查是明确肝癌诊断的主要手段。可根据上述肝癌临床诊断标准和流程选择所需的影像学检查。需强调的是这三种影像学检查技术必须清楚、可靠，满足诊断要求，且必须在 TACE 治疗前 1 个月内完成。对 AFP＞400μg/L，排除其他病因、临床高度怀疑肝癌而上述影像学检查未能发现肝脏病灶患者可酌情行肝动脉 DSA 造影。

3）设备、器械与药物准备：①治疗设备，性能良好的 DSA 机、高压注射器、心电监护仪等。②常用的血管造影器械，包括穿刺针，导管鞘，导管（RH、Cobra、SIM 等），导丝和 3F 及以下的微导管等。③药物，包括血管造影对比剂；肿瘤化疗药物如蒽环类、铂类、氟尿嘧啶类等；栓塞材料如碘油、明胶海绵、微球等。

4）签署知情同意书：与患者和（或）患者家属谈话，告知 TACE 治疗的必要性、疗效、手术操作过程中和术后可能发生的并发症，签署知情同意书。

5）术前 4 小时禁饮食。

（9）操作技术

1）肝动脉造影：采用 Seldinger 法，经皮穿刺动脉将导管置于腹腔动脉或肝总动脉造影。造影图像采集应包括动脉期、实质期及静脉期。分析造影表现，明确肿瘤的部位、大小、数目及供血动脉。注意寻找异位起源的肝动脉或可能存在供养肿瘤的侧支循环。对于严重肝硬化、肿瘤巨大、门静脉瘤栓患者，需经脾动脉或肠系膜上动脉行间接性门静脉造影，了解门静脉血流情况。

2）超选择性插管：至肿瘤供血动脉内。强调采用 3F 以下的微导管超选择性插管至肿瘤供血动脉分支内，在提高栓塞疗效的同时，可减少对正常肝组织损伤，最大程度保护患者肝功能。

3）化疗灌注和栓塞：常用化疗灌注药物有蒽环类、铂类、氟尿嘧啶类等。如需化疗灌注，一般每种药物需用 NaCl 溶液或 5%葡萄糖液 150～200ml 稀释，灌注药物时间不少于 20 分钟。栓塞剂主要有带有化疗药物的碘油乳剂、颗粒型栓塞剂（微球、明胶海绵颗粒等）、药物洗脱微球。需根据患者肝功能状况，肿瘤大小、数目、血供丰富情况及是否合并动-静脉瘘等合理选择栓塞剂的种类和剂量。每次碘油乳剂用量一般为 5～20ml，最多不超过 30ml，栓塞后可酌情加用颗粒型栓塞剂。栓塞应先末梢性栓塞、后中央性栓塞，尽量使肿瘤完全去血管化。注入栓塞剂时需在透视下缓慢注入，防止栓塞剂反流至正常血管造成异位栓塞。

4）再次肝动脉造影：栓塞后需再次行肝动脉造影，了解肝内血供及肿瘤栓塞情况。

5）拔除导管及导管鞘：治疗结束拔除导管及导管鞘，穿刺部位压迫止血，加压包扎；亦可采用缝合器或其他止血器止血。

随着超选择性插管技术进步、DSA 机器功能发展、新型栓塞剂应用，临床强调精细 TACE 治疗。精细 TACE 治疗的特征有：①以微导管技术为基础超选择性插管至肿瘤的供血动脉分支；②术中类 CT 技术为辅助的靶血管精确插管及栓塞后疗效的监测；③栓塞材料的合理应用和联合使用。

（10）术后处理：穿刺股动脉者需平卧床至少 6～8 小时，采用缝合器止血者可缩短至 2 小时；给予保肝、支持、止吐、镇痛等对症治疗；酌情使用抗生素，静脉应用制酸药；对于介入治疗后肿瘤坏死所致发热，可用解热药物退热。

（11）常见并发症及其处理

1）化疗栓塞综合征：是 TACE 治疗最常见的不良反应，主要表现为发热、疼痛、恶心和呕吐等。可给予支持疗法、止吐、吸氧、镇痛等处理。

2）术中迷走心反射：表现为严重胸闷、心率减慢、心律不齐、血压下降，严重者可导致死亡。可给予吸氧、静脉推注阿托品、用多巴胺升血压等措施。

3）肝脓肿、胆汁瘤：患者术后出现肝脓肿，应根据血培养和药敏试验结果给予有效的抗生素，对于脓肿液化明显者可给予经皮穿刺引流；对于胆汁瘤亦可给予经皮穿刺引流。

4）非靶器官栓塞：包括胆囊炎或胆囊坏死、胃十二指肠糜烂和溃疡、胰腺炎或胰腺坏死、肺栓塞、脑栓塞等，一旦发生必须采取相应的积极处理，严重者需行外科手术治疗。

5）上消化道出血：可能系溃疡出血或门静脉高压性出血，前者按溃疡出血处理；后者需给予止血、制酸药和降低门静脉压力药物。若大量出血，需用三腔管压迫止血，或内镜下注射硬化剂和（或）套扎曲张静脉团。如仍不能止血，可行经皮肝穿刺胃冠状静脉及胃底静脉栓塞术（percutaneous transhepatic variceal embolization，PTVE），或 TIPS。

6）急性肝功能损害：表现为血清胆红素及丙氨酸氨基转移酶、天冬氨酸氨基转移酶等指标异常升高，这种情况应在原有保肝药物基础上调整和加强用药。

7）造血系统并发症：主要为化疗药物造成骨髓抑制，表现为白细胞、血小板或全血细胞减少，可用升白细胞和血小板药物，必要时输血。

（12）随访及间隔期间治疗

1）随访：第一次 TACE 治疗后 4~6 周复查 CT 和（或）MRI、血常规、肝肾功能和肿瘤标志物等检查，根据检查结果制订优化的个体化治疗方案。再次 TACE 应遵循按需治疗的原则，主要依据 CT 和（或）MRI 动态增强扫描评价肿瘤坏死、存活和是否有新病灶等情况。由于 MRI 组织分辨率较 CT 高且无碘油高密度的影响，MRI 动态增强对评价 TACE 治疗后肿瘤坏死和存活的价值高于 CT。若影像学检查显示肿瘤组织基本坏死且无新病灶，可暂时不做 TACE 治疗。后续 TACE 治疗的频率应依随访结果而定，一般间隔为 1~3 个月。总的原则是在控制肿瘤和患者带瘤生存的情况下，尽可能减少 TACE 次数和延长手术间隔时间。

2）介入手术间隔期间的综合治疗：可给予保肝、抗病毒、生物免疫制剂、分子靶向药物、中医扶正固本治疗。

（13）疗效评价

1）技术成功标准：导管超选择性插管至肿瘤供血动脉内，TACE 治疗后肿瘤供养血管被闭塞，肿瘤染色减少或消失。

2）疗效评价指标：长期疗效指标为患者总生存时间（overall survival，OS）；短期疗效为手术至疾病进展时间（time to progress，TTP）。目前采用实体瘤 mRECIST 评价标准评估肿瘤局部治疗疗效，CR，CT 或 MRI 显示所有目标病灶动脉期增强显影均消失；PR，目标病灶（动脉期增强显影）的直径总和缩小≥30%；SD，目标病灶（动脉期增强显影）的直径总和缩小未达 PR 或增加未到 PD；PD，目标病灶（动脉期增强显影）的直径总和增加≥20%，或出现新病灶。

（14）疗效影响因素

1）肝硬化程度、肝功能状态（Child-Pugh 评分）。

2）患者 ECOG 状态。

3）血清 AFP 水平。

4）肿瘤的病理学分型。

5）肿瘤的容积和负荷量。

6）肿瘤包膜是否完整。

7）肿瘤血供情况。

8）门静脉有无瘤栓。

9）肿瘤临床分期。

10）是否采用 TACE 联合消融、放疗、分子靶向药物等综合治疗。

（15）TACE 治疗局限性：TACE 治疗大多属姑息性治疗，单纯 TACE 较难使肿瘤在病理上达到完全坏死，患者长期生存率仍较低（5 年生存率为 17%~32.5%）。主要原因有栓塞不彻底、血管再通、肿瘤栓塞后侧支供血等原因；同时，TACE 治疗后缺氧可导致缺氧诱导因子升高，上调血管内皮生长因子等促血管生成因子，促进残存肿瘤新生血管形成，从而导致肿瘤复发和转移，因此，目前越来越强调在 TACE 治疗基础上联合外科手术、局部消融、适行放疗或全身系统治疗等综合治疗，以进一步提高 TACE 疗效。

（16）TACE 为主的个体化治疗

1）肝癌伴门静脉瘤栓治疗：根据门静脉主干阻塞程度、血流方向，以及肝门区侧支血管形成多少酌定 TACE 方案，提倡使用门静脉内支架置放术、碘-125 粒子条、碘-125 粒子门静脉支架置放术或外放疗有效处理门静脉主干瘤栓。

2）肝癌伴下腔静脉瘤栓治疗：若患者无临床症状，下腔静脉狭窄<50%，可采用常规 TACE 治疗；若下腔静脉狭窄>50%，伴有下腔静脉梗阻表现时，可于狭窄部位置放金属内支架以复通下腔静脉血流，还可采用碘-125 粒子条或外放疗治疗下腔静脉瘤栓。

3）肝癌伴肝动-静脉瘘治疗：根据动-静脉瘘的部位、分流量大小选择合适的栓塞剂，常采用颗粒性栓塞剂，亦可用无水乙醇、组织胶或弹簧圈等。

4）肝癌合并梗阻性黄疸治疗：可先行经皮穿刺肝脏胆道引流术（percutaneous transhepatic biliary drainage，PTBD），或于梗阻部位放胆道内支架，使黄疸降低或消退。待患者肝功能恢复后，再行 TACE 治疗，称为双介入疗法。

5）肝肿瘤破裂出血治疗：属紧急情况，需给予输液、补充血容量、止血、维持生命体征等治疗，可根据患者情况积极地进行 TACE 治疗。

6）肝癌伴肺部、肾上腺、骨转移治疗：采用 TACE 治疗控制肝脏原发病灶，根据转移部位病灶的大小、数目和范围采用动脉灌注或栓塞、消融治疗、粒子置入、外放疗及分子靶向药物等综合治疗。

7）TACE 联合消融治疗：目前有两种 TACE 联合热消融治疗方式，①序贯消融，先行 TACE 治疗，术后 1～4 周内加用射频消融或微波消融。②同步消融，在 TACE 治疗时，同时给予射频消融或微波消融，可以明显提高临床疗效，并减轻肝功能损伤。

8）TACE 联合分子靶向药物治疗：目前获批用于肝癌的分子靶向药物有索拉非尼、仑伐替尼和瑞戈非尼，联合应用对提高 TACE 疗效和延长患者生存期有一定帮助。

2. 肝癌的经皮穿刺肿瘤局部消融

（1）概述：经皮穿刺肿瘤局部消融是指在超声、CT 或 MRI 影像导引下，采用经皮穿刺直接穿刺肿瘤，用物理或化学方法直接杀灭肿瘤组织的治疗手段，分物理性消融和化学性消融两种。物理性消融是指通过加热或冷冻肿瘤组织，从而灭活肿瘤病灶的治疗方法，主要包括射频消融（radiofrequency ablation，RFA）、微波消融（microwave ablation，MWA）、高功率超声聚焦消融（high power focused ultrasound ablation，HIFU）、激光消融（laser ablation）、冷冻消融（cryoablation）等，其中 RFA 和 MWA 最常用。化学性消融是指用化学的方法（往病灶内注入化学物质，如无水乙醇、乙酸等）使局部组织细胞脱水、坏死、崩解，从而达到灭活肿瘤病灶的治疗方法，临床应用最多的是经皮无水乙醇注射（percutaneous ethanol injection，PEI）。消融治疗具有快速、高效、直接作用于肿瘤组织和肿瘤坏死确切等优点，同时对机体整体和肝功能影响小，可反复应用，目前已成为肝癌除手术切除和 TACE 之外最常用的治疗方法。

（2）常用的消融技术

1）RFA：是通过射频电极针在肿瘤靶区产生高频（＞10kHz）交变电流，肿瘤内的正负离子在交变电场中高速振动、摩擦产热，消融区局部温度超过 50℃，从而使肿瘤发生蛋白变性、细胞膜崩解和凝固性坏死的治疗方法。

2）MWA：是我国常用的热消融方法，它是通过频率为 915MHz 或 2450MHz 的电磁波产生电场，微波进入肿瘤组织后，水分子、蛋白质分子等阻止微波传播，并以每秒亿万次速度使微波折射，分子高速振动、摩擦碰撞产生电解热，在极短时间内产生 65～100℃ 的高温毁损肿瘤的治疗方法。与 RFA 相比，MWA 具有升温速度快、消融范围大、消融时间短、受组织炭化及热沉降效应小、不受电流传导影响、无需接地负极片等优点，越来越多地应用于大肝癌或巨块形肝癌的综合治疗。

3）PEI：常用于直径≤3cm 肝癌治疗或对 TACE 治疗后残存肿瘤联合治疗。由于无水乙醇注射后弥散不均且可控性差，患者需多次重复治疗且肿瘤局部复发率较高，临床上 PEI 逐渐被 RFA/MWA 代替，但在高风险部位病灶（如贴近肝门、胆囊及胃肠道组织）、RFA/MWA 容易造成损伤的情况下，PEI 仍是有效治疗方法。

4）冷冻消融：主要包括氩氦刀消融、液氮消融等，是利用超低温造成肿瘤细胞不可逆冻伤而杀灭肿瘤组织，有效治疗温度为 -40～-180℃。当组织温度低于 -40℃ 时，冷冻消融通过冰晶的形成和渗透压休克破坏细胞。当冷冻组织细胞时，细胞代谢崩解。随着温度的进一步降低，细胞外冰晶开始形成，导致细胞外高渗，引起细胞内液外渗和细胞脱水。解冻时，渗透梯度逆转，使细胞外液流入导致细胞肿胀和细胞膜破裂。

（3）适应证

1）最佳适应证：①单发肿瘤最大直径≤5cm，或肿瘤数目≤3个，最大直径≤3cm；②无脉管瘤栓和邻近器官的侵犯；③肝功能分级为Child-Pugh A或B级，或经内科治疗达到该标准。

2）相对适应证：不能手术切除的直径>5cm的单发肿瘤，或最大直径>3cm的多发肿瘤，局部消融可作为姑息性治疗或联合治疗的一部分。

（4）禁忌证

1）绝对禁忌证：①肿瘤巨大或弥漫型肝癌；②伴有脉管瘤栓或邻近器官侵犯；③肝功能分级为Child-Pugh C级，经护肝治疗无法改善；④治疗前1个月内有过食管（胃底）静脉曲张破裂出血；⑤不可纠正的凝血功能障碍及严重的血象异常，有严重出血倾向；⑥顽固性大量腹水，恶病质；⑦活动性感染，尤其是胆管系统炎性反应等；⑧严重的肝、肾、心、肺和脑等主要脏器功能衰竭；⑨意识障碍，或不能配合治疗。

2）相对禁忌证：①第一肝门区肿瘤；②肿瘤紧贴胆囊、胃肠、膈肌或突出于肝包膜；③伴有肝外转移的病灶不应视为禁忌，仍然可以采用局部消融治疗控制肝内病灶情况。

（5）治疗原则：①消融治疗前须充分评估患者病情及肿瘤生物学行为，包括预测可行性和效果，确定治疗及联合治疗的措施和步骤；②治疗前进行充分的影像学评估，根据肿瘤浸润范围和位置等，制订治疗方案和策略，以保证足够的安全范围，尽可能获得一次性、适形的完全缓解治疗；③选择适合的影像引导路径，并监控治疗过程；④订定适宜的综合治疗方案及科学合理的随访计划。

（6）术前准备

1）实验室和影像学检查，包括肝肾功能，血常规，肿瘤标志物（AFP、癌胚抗原、CA19-9异常凝血酶等），凝血功能，肝炎标志物（乙肝五项、HBV-DNA、丙肝抗体等），肝脏CT/MRI，胸部CT等。对患者体能状况、肝功能状况及肿瘤情况进行充分评估。

2）术前谈话：详细和患者/家属交代消融治疗的风险和获益，签署知情同意书。

3）消融治疗技术选择：可根据肿瘤大小、部位选择合适的消融技术。

4）制订合适镇痛方案：根据拟消融的计划选择合适的镇痛治疗，以保证消融过程的安全。对预计消融时间较长、消融范围较大者推荐采用全身麻醉，条件有限亦可采用静脉麻醉。

（7）技术操作要求

1）消融前镇痛：视情况选择局部麻醉、静脉镇痛、静脉麻醉、全身麻醉等方式。

2）根据肿瘤大小、部位，选择适合的影像引导技术和消融治疗技术。

3）制订合理的穿刺路径，穿刺途径尽量通过部分正常肝实质，注意避开门静脉分支、胆管及胆囊、胃肠道等正常器官和结构。

4）制订消融范围，要注意肿瘤与邻近器官关系，在保证安全的前提下，达到足够的安全范围；对小肝癌消融范围应力求包括5mm的癌旁组织，以获得"安全边缘"。对于边界不清晰、形状不规则肿瘤，在邻近肝组织和正常结构许可的情况下，适当扩大消融范围。

5）肿瘤邻近重要器官、结构（膈肌、胆囊、胃肠道、肝脏内外较大脉管等）时，须注意保持足够的安全距离（消融边界距离正常脏器至少为5mm以上），避免上述器官、结构损伤。可采取水、气分离等辅助措施或联合化学消融。

6）应用影像设备监控治疗整个过程。

7）消融治疗后需电凝穿刺道，防止出血和肿瘤种植转移。

（8）术后处理：可给予保肝、止血、支持和对症处理。对消融范围较大者酌情使用抗生素防止感染；出现发热者给予退热治疗。

（9）常见并发症及其处理

1）消融后综合征：患者可出现疼痛、发热、乏力、全身不适、恶心呕吐等表现，部分患者有短暂血尿、寒战等。处理主要是术后加强监护、输液水化、止痛、对症处理等。

2）胆心反射：可表现为心率减慢、血压下降，严重者可致心肌缺血、心律失常，甚至心搏骤停等。胆心反射出现后立即停止治疗并加强镇静、镇痛，必要时给予阿托品等处理。

3）肝内血肿、肝包膜下和（或）腹腔内出血：少量出血无明显症状，可内科保守治疗；对于活动性动脉出血、大量出血、失血性休克者应在积极抗休克治疗的同时，及时行动脉造影和栓塞，必要时手术探查。

4）胆汁瘤或肝脓肿：消融体积较大时可形成胆汁瘤，继发细菌感染可出现肝脓肿。无症状小胆汁瘤无须处理，如持续增大或形成肝脓肿须行穿刺抽吸/置管引流，肝脓肿应在充分引流同时根据脓液或血培养结果选择敏感的抗生素。

5）肝衰竭：需给予积极保肝、营养支持，及时处理并发症（抗感染、脓肿引流、止血、扩容、胆管引流等）。

6）消化道出血：可为食管下段静脉曲张出血或应激性溃疡出血。出血的治疗包括监测生命体征、禁食、积极扩容、输液、止血、输血、制酸和升压治疗等，必要时行内镜下止血。

7）肝动脉-门静脉/肝静脉瘘：分流量小者无须治疗，分流量大者需采用合适粒径的颗粒型栓塞剂或弹簧圈封堵瘘口。

8）胸腔积液：少量胸腔积液应给予保守治疗，中-大量胸腔积液应给予穿刺抽吸或置管引流；伴有低蛋白血症患者应给予积极白蛋白支持、利尿治疗。

9）肿瘤种植：根据种植肿瘤情况行放疗、碘-125粒子置入或TACE治疗。

10）邻近脏器损伤：对高危部位（如邻近胆囊、胃肠、大胆管或膈肌等）肿瘤行消融治疗，可能造成肿瘤邻近脏器或脉管损伤，出现如胆囊坏死穿孔、胃肠道穿孔、梗阻性黄疸、膈肌穿孔、心包积液、填塞等，出现损伤时应积极采取相应措施，严重者需给予紧急手术治疗。

11）肾功能损伤和不全：消融范围大，肿瘤坏死明显者可造成肾功能损伤，术后3~5天内需采取水化、碱化尿液、利尿等治疗，随访肾功能以发现异常并及时处理。对出现肾功能衰竭无尿的患者可行急诊透析治疗。

12）皮肤烧伤：穿刺部位有皮肤烫伤时应保持清洁干燥、预防感染，必要时局部应用烫伤膏；对RFA负极板粘贴处皮肤烫伤轻度者局部保持清洁干燥、预防感染，也可局部应用烫伤膏；中重度皮肤烫伤按烧伤处理，必要时清创、植皮。

（10）随访和疗效评估标准：一般在消融后1个月左右复查肝脏动态增强CT/MRI，或行超声造影，以评价消融效果。消融效果可分为：①完全缓解（CR），经动态增强CT/MRI扫描，或者超声造影随访，肿瘤所在区域为低密度（超声表现为高回声），动脉期未见强化；②不完全缓解（incomplete response，ICR），经动态增强CT/MRI扫描，或超声造影随访，肿瘤病灶内局部动脉期有强化，提示有肿瘤残留。对治疗后有肿瘤残留者，可进行再次消融治疗；若2次消融后仍有肿瘤残留，视为消融治疗失败，应改用其他疗法。完全缓解后需定期随访复查，通常情况下每隔2~3个月复查肿瘤标志物、彩超、MRI或CT，以便及时发现可能的局部复发病灶和肝内新发病灶。

（11）治疗疗效：多个前瞻随机对照研究和荟萃分析结果显示，对于直径≤3cm肝癌，RFA治疗患者总生存率与手术切除无明显差异，但患者无瘤生存率略逊于手术切除，因此，RFA与手术切除、肝移植一样，被推荐为直径≤3cm肝癌患者根治性治疗手段。临床研究表明，对直径>5cm的病灶，采用消融联合TACE治疗疗效均优于单一的TACE或消融治疗，尤其是直径≤7cm的单个病灶患者获益明显。

【案例9-3-1分析讨论】

1. 该患者肝癌临床诊断依据

（1）根据我国《原发性肝癌诊疗规范（2017年版）》中肝癌临床诊断标准，对肝内直径>2cm结节，需要超声造影、动态增强CT、Gd-DTPA动态增强MRI及Gd-EOB-DTPA动态增强MRI四项检查中至少有一项显示有典型的肝癌特性，即增强动脉期病灶明显强化，门静脉期或延迟期强化下降，即可临床诊断为肝癌。该患者肝右叶病灶约为 14cm×12cm，动态增强 MRI 检查病灶为典型的"快进快出"肝癌表现，满足上述肝癌临床诊断的影像学标准。

（2）患者 AFP 3654μg/L，明显升高，满足肝癌 AFP≥400μg/L 诊断标准。

（3）患者影像学检查虽未提示肝硬化，但既往有慢性乙型肝炎 20 年，乙肝两对半检查有"小三阳"，因此，结合上述肝癌发生的高危因素（HBV 感染）、影像学特征（动态增强 MRI 有典型的"快进快出"）及 AFP 升高（≥400μg/L）可以作出肝癌的临床诊断。

2. 该患者肝内病灶单发，且大小为 14cm×12cm（＞10cm），属于巨块形肝癌。

3. 该患者一般状况良好，PS 评分为 0 分；肝功能正常，Child-Pugh 分级为 A 级；肝内肿瘤为单发，直径约为 14cm，有门静脉右支分支受侵，无淋巴结和肝外转移，因此，结合 PS 评分（0 分）、肝功能分级（Child-Pugh A）及肝内肿瘤情况（主要是门静脉右支受侵），该患者肿瘤属 BCLC C 期（进展期），中国肝癌临床分期为Ⅲa 期。

4. 根据 BCLC 分期及治疗策略推荐，对 BCLC C 期患者首选分子靶向药物（索拉非尼）治疗，而根据中国肝癌临床分期及推荐的治疗策略，Ⅲa 期推荐 TACE。所以该患者首选的介入治疗策略为 TACE。

治疗流程：

（1）完善术前各项实验室、影像学检查，充分评估患者体能状况、肝功能状况及肿瘤情况（图 9-3-5）。

（2）采用 Seldinger 法穿刺右股动脉，置入 5F 导管鞘，引入 5F RH 导管插管至腹腔动脉。

（3）腹腔动脉造影：仅见肝中动脉，未见肝右动脉和肝左动脉，未见肝右叶肿瘤血管和肿瘤染色，门静脉主干和左右支向肝血流通畅。根据腹腔动脉造影表现，考虑患者有异位起源的肝动脉，肠系膜上动脉造影，显示肝右动脉异位起源于肠系膜上动脉，肝右动脉增粗，肝右叶巨块型肿瘤血管和肿瘤染色，肿瘤富血供；用微导管超选择性进入肝右动脉的主要供血支，造影进一步证实（图 9-3-6）。

（4）肝动脉化疗栓塞：给予 EADM 50mg+超液化碘油 28ml 栓塞，碘油瘤区沉积良好，再用明胶海绵颗粒 350～560μm 和 560～710μm 各 2 瓶及 1000～1400μm 3 瓶栓塞；治疗结束后再次肝右动脉造影显示肝右动脉供养肿瘤血管分支血流闭塞，肝右叶肿瘤血管和染色基本消失（图 9-3-7）。

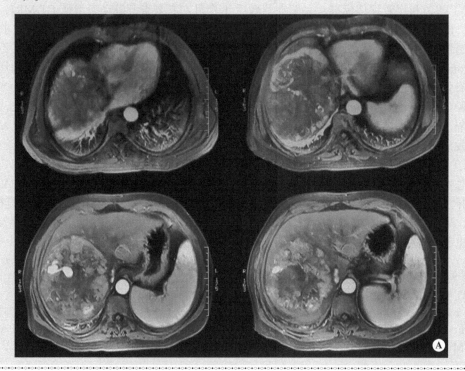

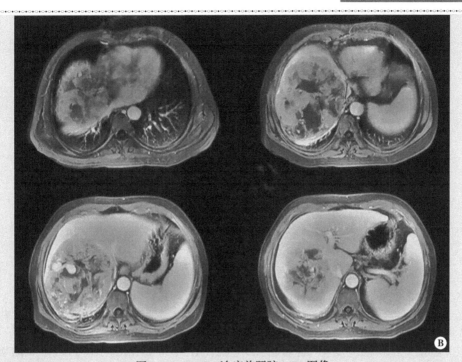

图 9-3-5 TACE 治疗前肝脏 MRI 图像

A. 肝右叶可见大小约为 14.3cm×12.2cm 的肿块，动脉期病灶明显不均匀强化；B. 门静脉期呈不均匀低信号，病灶内不规则坏死

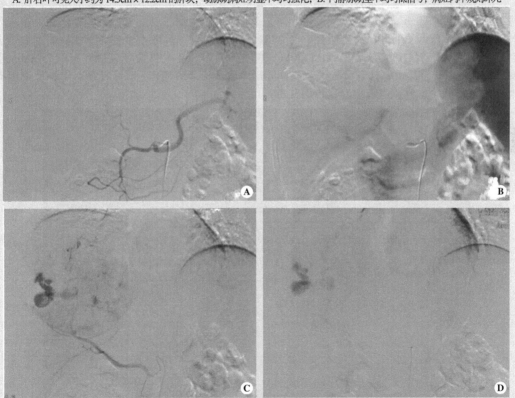

图 9-3-6 肝动脉造影情况

A. 腹腔动脉造影仅见肝中动脉，未见肝左动脉、肝右动脉和肝右叶巨块型肿瘤血管和染色，提示可能存在异位起源的肝动脉；B. 脾动脉间接门静脉造影显示门静脉主干和左右支向肝血流通畅；C. 肠系膜上动脉造影显示肝右动脉异位起源于肠系膜上动脉，肝右动脉增粗，发出分支供应肝右叶肿瘤，肝右叶可见巨块型肿瘤血管和染色；D. 微导管超选择性进入肝右动脉的主要供血动脉分支，造影进一步证实

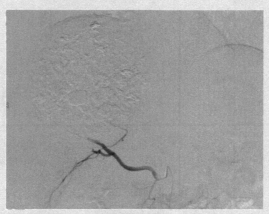

图 9-3-7　TACE 治疗后肝右动脉造影

肝右动脉供养肿瘤血管分支血流闭塞，肝右叶肿瘤血管和染色基本消失

（5）拔出导管和导管鞘，穿刺部位局部压迫、加压包扎。

（6）TACE 术后一周给予保肝、水化、碱化尿液、利尿、支持、对症和抗病毒治疗等处理；术后 3 天、7 天复查肝肾功能、血常规。

（7）TACE 治疗后 6 周复查肝肾功能、血常规、AFP、肝脏 MRI 动态增强等，MRI 显示动脉期肿瘤大部分呈低信号，仍见部分强化灶，提示病灶大部分坏死，仍有部分肿瘤存活（图 9-3-8）。

（8）针对存活肿瘤再次行 TACE 治疗，术中发现原肝右动脉肿瘤血供基本消失，提示残存肿瘤可能存在肝外侧支血供。寻找肝外侧支血管，发现右膈下动脉增粗，发出分支供养残存肿瘤，残存肿瘤血管和肿瘤染色明显，与 MRI 表现相吻合。用微导管超选择性插管至右膈下动脉的供血动脉分支内，给予 EADM 50mg+超液化碘油 8ml 及明胶海绵颗粒 350～560μm 半瓶栓塞，复查造影显示右膈下动脉供养残存肿瘤血管分支血流闭塞，残存肿瘤血管和染色基本消失，残存肿瘤区域碘油沉积浓密（图 9-3-9）。

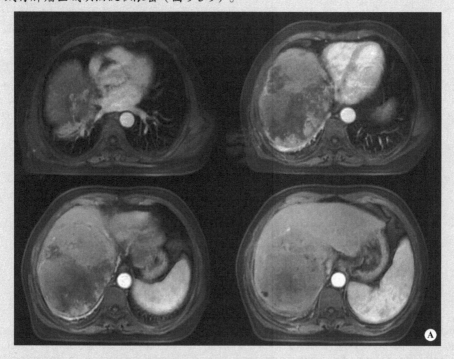

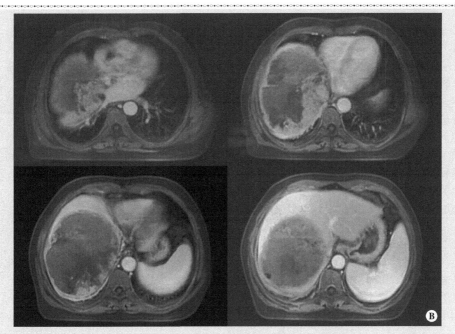

图 9-3-8　第一次 TACE 治疗后 6 周肝脏 MRI 随访

A. 动脉期肿瘤大部分呈低信号，仍见部分强化灶，提示病灶大部分坏死，仍有部分肿瘤存活；B. 门静脉期残
存肿瘤显示更加清楚

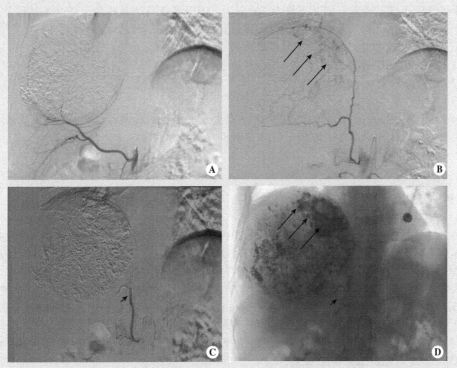

图 9-3-9　第二次 TACE 治疗情况

A. 经肠系膜上动脉发出的异位肝右动脉造影仅见肿瘤周边少许肿瘤血管和染色，提示残存肿瘤可能存在肝外侧支血供；
B. 寻找肝外侧支血管，发现右膈下动脉增粗，发出分支供养残存肿瘤，残存肿瘤血管和肿瘤染色明显，与 MRI 表现相吻合
（箭头）；C. 用微导管超选择性插管至右膈下动脉的供血动脉分支内行 TACE 治疗后造影显示右膈下动脉供养残存肿瘤血
管分支血流闭塞，残存肿瘤血管和染色基本消失（短箭头显示微导管头端位置）；D. 残存肿瘤区域碘油沉积浓密（箭
头），短箭头显示微导管头端位置

5. 该患者 TACE 治疗中需注意

（1）良好的肝动脉造影：将导管置于腹腔动脉或肝总动脉造影。造影图像采集应包括动脉期、实质期及静脉期。分析造影表现，明确肿瘤的部位、大小、数目及供血动脉。注意寻找异位起源的肝动脉或可能存在供养肿瘤的侧支循环。该患者腹腔动脉造影仅见肝中动脉，未见肝左动脉、肝右动脉及肝右叶肿瘤血管和肿瘤染色，提示存在异位起源的肝动脉；肿瘤巨大，需了解门静脉回流情况。

（2）采用微导管分别超选择性插管至肿瘤的供血动脉分支内再进行栓塞。

（3）合理选择栓塞剂的肿瘤和数量，该患者肿瘤较大，碘油用量需控制（＜30ml），可加用颗粒型栓塞剂栓塞。

（4）栓塞应先末梢性栓塞，后中央性栓塞，尽量使肿瘤完全去血管化。

（5）需在透视监视下缓慢注入栓塞剂，防止栓塞剂反流造成异位栓塞。

6. 该患者 TACE 术后处理需注意

（1）患者肿瘤巨大，栓塞剂使用较多，需加强保肝、支持治疗，防止肝衰竭。

（2）患者肿瘤负荷大，栓塞后肿瘤坏死明显，可能对肾功能造成损伤，需加强水化、碱化尿液等治疗。

（3）积极处理化疗栓塞综合征。

（4）栓塞后肿瘤坏死引起吸收热，需加强退热治疗，同时注意与栓塞后肝脓肿等并发症鉴别。

（5）术后 1 周内复查肝肾功能、血常规等，根据具体情况调整用药。

7. 该患者随访流程为 TACE 治疗后 6 周左右复查肝肾功能、AFP、肝脏 MRI 平扫加动态增强等以评价 TACE 疗效。AFP 下降至 301μg/L，MRI 显示病灶动脉期大部分呈低信号，仍可见部分强化灶，提示病灶大部分坏死，根据 mRESICT 标准，该患者为 PR。

8. 该患者仍有部分肿瘤存活，可以采用的个体化治疗有

（1）再次 TACE 治疗。

（2）TACE 联合局部消融治疗。

（3）TACE 联合外放疗。

（4）TACE 联合分子靶向药物治疗。对该患者再次行 TACE 治疗，术中造影发现残存肿瘤除肝右动脉发出分支供血外，右膈下动脉亦参与肿瘤供血，分别给予化疗栓塞。

【案例 9-3-2 分析讨论】

1. 该患者肝癌临床诊断依据

（1）根据我国《原发性肝癌诊疗规范（2017 年版）》中肝癌临床诊断标准，对肝内直径 ≤2cm 结节，需要超声造影、动态增强 CT、Gd-DTPA 动态增强 MRI 及 Gd-EOB-DTPA 动态增强 MRI 四项检查中至少有两项显示有典型的肝癌特性，即增强动脉期病灶明显强化，门静脉期或延迟期强化下降，即可临床诊断为肝癌。该患者肝右叶病灶直径约为 1.4cm，超声造影、Gd-EOB-DTPA 动态增强 MRI 两项检查病灶均表现为典型的"快进快出"肝癌表现，MRI 肝胆特异期呈低信号，满足上述肝癌临床诊断的影像学标准。

（2）患者影像学检查虽未提示肝硬化，但既往有慢性乙型肝炎 10 年，乙肝两对半检查有"小三阳"，有肝癌发生的高危因素，满足诊断标准。

（3）患者 AFP 1.8μg/L，虽未满足肝癌 AFP≥400μg/L 的诊断标准，但有约 1/3 的肝癌患者 AFP 为阴性，因此，结合上述肝癌发生的高危因素（HBV 感染）和影像学特征（超声造影、Gd-EOB-DTPA 动态增强 MRI 两种检查均有典型的"快进快出"强化特征）可作出肝癌的临床诊断。

2. 该患者肝内病灶单发，且直径仅为 1.4cm，满足我国小肝癌的诊断标准，故属小肝癌。

3. 该患者一般状况良好，PS 评分为 0 分；肝功能正常，Child-Pugh 分级为 A 级；肝内肿瘤为单发，直径约为 1.4cm，无明显肝硬化和门静脉高压，无肝内播散和门静脉受侵，无淋巴结和肝外转移，因此，结合 PS 评分（0 分）、肝功能分级（Child-Pugh A）及肝内肿瘤情况（单发，直径<2cm），该患者肿瘤属 BCLC 0 期（极早期），中国肝癌临床分期为 Ⅰa 期。

4. 该患者肿瘤分期属 BCLC 0 期（极早期），中国肝癌临床分期为 Ⅰa 期，根据各自分期推荐的治疗策略均首选外科治疗，但患者拒绝外科手术切除。对直径≤3cm 的小肝癌，RFA 被推荐为小肝癌患者根治性治疗手段，总生存率与手术切除无明显差异，因此，该患者最首选的介入治疗策略为 RFA 治疗。

治疗流程：

（1）完善术前各项实验室、影像学检查，充分评估患者体能状况、肝功能状况及肿瘤情况（图 9-3-10，图 9-3-11）。

（2）RFA 治疗前给予吗啡 10mg，皮下注射，口服盐酸羟考酮缓释片 10mg 防止术中疼痛。

（3）选择性超声引导，采用多极射频消融针经皮穿刺肿瘤（图 9-3-12）。

（4）RFA 治疗过程中超声监视，保证消融区高回声覆盖整个病灶（图 9-3-13）。

（5）RFA 治疗结束后电凝穿刺道。

（6）RFA 治疗中和术后 24 小时严密监测患者生命体征、术后的不良反应；给予止血、保肝、抗生素预防感染、支持和对症治疗等。

（7）术后 3 天复查肝脏 CT 平扫显示消融区呈等低密度，可见针道消融影，无肝脏包膜下出血、腹腔出血和肝脓肿等异常（图 9-3-14）。

（8）RFA 治疗后 1 个月复查肝肾功能正常，AFP 下降至正常，肝脏 MRI 动态增强扫描，显示动脉期肿瘤无强化，呈低信号，提示肿瘤完全坏死（图 9-3-15）。

（9）后期多次随访（每 2~3 个月），肝肾功能正常，AFP 正常，肝脏 MRI 平扫加动态增强，动脉期显示肿瘤无强化，呈低信号，病灶体积明显缩小（图 9-3-16，图 9-3-17）。患者存活至今，生存期为 46 个月。

5. 该患者 RFA 治疗中需注意

（1）RFA 治疗前需根据拟消融的计划采用合适的镇痛治疗，以保证治疗过程的安全。

（2）选择合理的影像导引，制订合理的穿刺途径，穿刺过程中需经过部分正常肝实质，注意避开门静脉、胆管及胆囊等正常器官和结构。

（3）消融范围应包括至少 5mm 以上的癌旁组织，以获得"安全边缘"。

（4）RFA 结束后电凝穿刺道，防止出血和肿瘤针道转移。

6. 该患者随访流程为 RFA 治疗后 1 个月左右复查肝肾功能、AFP、肝脏 MRI 平扫加动态增强等以评价 RFA 疗效。患者 AFP 下降至正常，MRI 显示病灶动脉期无强化，为低信号，提示肿瘤完全坏死。以后每 2~3 个月复查 AFP、MRI。该患者 RFA 疗效评价为 CR。

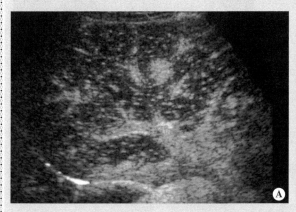
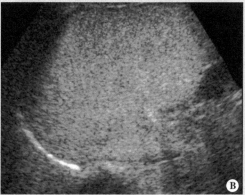

图 9-3-10　RFA 治疗前肝脏超声造影图像

A. 肝右叶门静脉右下前支旁病灶于注射对比剂后 14 秒开始增强，于 16 秒达峰值；B. 于 30 秒呈稍低回声，门静脉期和延迟期呈低回声

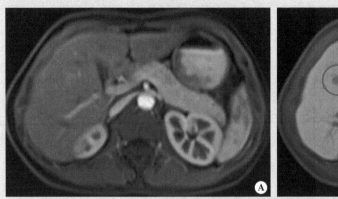
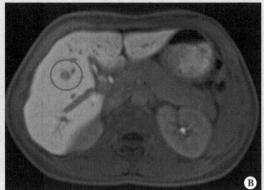

图 9-3-11　RFA 治疗前肝脏 MRI 平扫加增强（普美显）

A. 肝右叶病灶动脉期中度异常强化呈高信号（圆圈）；B. 肝胆特异期呈相对低信号（圆圈）

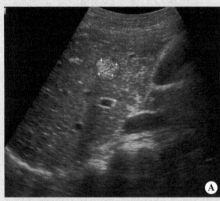
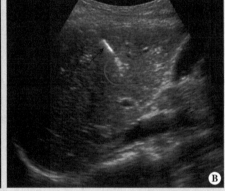

图 9-3-12　RFA 治疗中，超声显示肝右叶病灶呈高回声，直径约为 1.4cm（A.圆圈），消融针准确穿刺进入肿瘤病灶，可见多级消融电极（B.圈内），并可见消融针影（箭头）

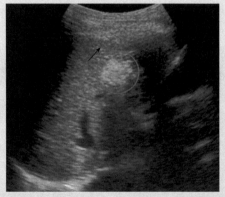
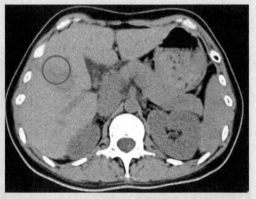

图 9-3-13　RFA 治疗后消融区高信号完全覆盖肿瘤，消融范围超过病灶边缘 5mm 以上（圆圈），并可见电凝后的穿刺针道（箭头）

图 9-3-14　RFA 治疗后 3 天肝脏 CT 平扫，显示消融区呈等低密度（圆圈），可见低密度针道消融影

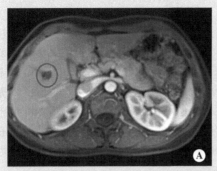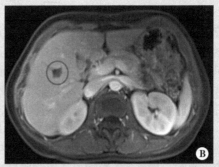

图 9-3-15 RFA 治疗后 1 个月随访，肝脏 MRI 动态增强肿瘤无强化，呈低信号，提示肿瘤完全坏死（圆圈）

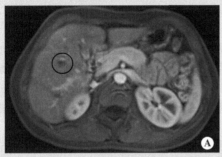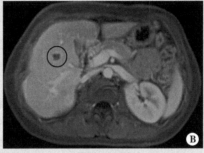

图 9-3-16 RFA 治疗后 4 个月随访，肝脏 MRI 动态增强显示肿瘤较前缩小，无强化（圆圈）

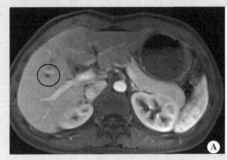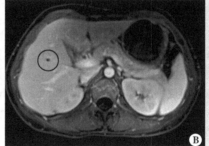

图 9-3-17 RFA 治疗 3 年，肝脏 MRI 显示肿瘤进一步缩小，无强化（圆圈）

（刘　嵘）

第四节　肝血管瘤

【案例 9-4-1】

　　患者，女性，54 岁，因"中腹部闷胀不适 1 个月余"入院。查体无特殊。入院腹部 CT 显示肝内多发占位。以左肝显著，外生型，大小约 10cm，肝功能为 Child-Pugh A 级。无乙肝病史。入院诊断为"肝血管瘤"。

【问题】

　　1. 该患者所患疾病需要与什么疾病鉴别？

　　2. 该患者治疗方式有哪些？

　　3. 优选的治疗策略是什么？

一、概　　述

肝血管瘤（heptatic hemangioma）是一种较为常见的肝脏良性肿瘤，临床上以海绵状血管瘤最多见，自然人群尸检发现率为 0.35%～7.3%，占肝良性肿瘤的 5%～20%。近年来，随着人们健康体检的意识提高及各种影像诊断技术的进步，无症状的小血管瘤发现率明显升高。患者多无明显不适症状，常在 B 超检查或在腹部手术中发现。该病病程长，生长缓慢，预后良好，尚无证据说明其有恶变可能。肝血管瘤在任何年龄段均可发病，以 30～50 岁多见，文献报道女性多于男性，男女比例 1：（3～6），在＞5cm 的肝血管瘤病例占所有病例的比例中，女性是男性的 2.56 倍。血管瘤的大小随年龄的增大而明显增大，到 40～60 岁达高峰，此后略有缩小。血管瘤发展可能受到激素水平的变化影响，雌激素的影响可能更为明显。

（一）发病原因

目前对肝血管瘤的确切发病原因尚不明确，主要有以下几种学说。

1. 先天性发育异常学说　目前多数学者认为血管瘤的发生为先天性肝脏末梢血管畸形引起，一般认为在胚胎发育过程中由于肝血管发育异常，引起血管内皮细胞异常增生而形成肝血管瘤。

2. 激素刺激学说　有学者观察到在女性青春期、怀孕、口服避孕药等可使血管瘤的生长速度加快，认为女性激素可能也是血管瘤的致病因素之一。

3. 其他　如毛细血管组织感染后变形，导致毛细血管扩张，肝组织局部坏死后血管扩张形成空泡状，其周围血管充血扩张；肝内区域性血循环停滞，致使血管形成海绵状扩张。

（二）疾病分类

肝血管瘤依据其纤维组织多少，病理上可分为 4 型：

（1）海绵状血管瘤（cavernous hemangioma），是最为常见的类型。

（2）硬化性血管瘤（sclerosing hemangioma）。

（3）血管内皮细胞瘤（tumor vascular endothelial cell）。

（4）毛细血管瘤（capillary hemangioma），此种少见。目前多采用按直径大小分类：＜5cm（小血管瘤）；5～10cm（血管瘤）；10～15cm（巨大血管瘤）；＞15cm（特大血管瘤），可能具有一定的指导肝血管瘤患者治疗方案的意义，为肝血管瘤的诊治提供有效参考。

二、临床表现、辅助检查与诊断

（一）临床表现

多数肝血管瘤无明显不适症状，多在健康体检常规行 B 超检查或行腹部手术时被发现，尚无证据说明其有恶变可能，但偶可与肝脏的其他恶性肿瘤相混淆导致误诊。当血管瘤增大至 5cm 以上时，可能出现非特异性的腹部症状，包括：

1. 腹部包块　包块有囊性感，无压痛，表面光滑或不光滑，在包块部听诊有时可听到传导的血管杂音。

2. 胃肠道症状　可出现右上腹隐痛和不适，以及食欲缺乏、恶心呕吐、嗳气、食后饱胀和消化不良等。

3. 压迫症状　巨大的血管瘤可对周围组织和器官产生推挤和压迫。压迫食管下端，可出现吞咽困难；压迫肝外胆道，可出现阻塞性黄疸和胆囊积液；压迫门静脉系统，可出现脾大和腹水；压迫肺脏可出现呼吸困难和肺不张；压迫胃和十二指肠，可出现消化道症状等。

4. 肝血管瘤破裂出血　可出现上腹部剧痛，以及出血和休克症状，是最严重的并发症之一，多为生长于肋弓以下较大的肝血管瘤因外力导致破裂出血者，极为罕见的。

5. Kasabach-Merritt 综合征 为血管瘤同时伴有血小板计数降低、大量凝血因子消耗引起的凝血异常，其发病机制为巨大血管瘤内血液滞留，大量消耗红细胞、血小板、凝血因子Ⅱ、Ⅴ、Ⅵ和纤维蛋白原，引起凝血机制异常，可进一步发展成弥散性血管内凝血（disseminated intravascular coagulation，DIC）。

6. 其他 游离在肝外生长的带蒂血管瘤扭转时，可发生坏死，出现腹部剧痛、发热和虚脱，也有个别患者因血管瘤巨大有动静脉瘘形成，导致回心血量增多和加重心脏负担，导致心力衰竭而死亡。另也有罕见的胆道出血者。

（二）辅助检查

肝血管瘤缺乏特异性临床表现，影像学检查（如 B 超、CT、MRI）是目前诊断肝血管瘤的主要方法。综合文献报道提示肝血管瘤的 B 超确诊率为 57.0%～90.5%，超声造影确诊率为 94%，CT 确诊率为 73.0%～92.2%，MRI 确诊率为 84.0%～92.7%，肝动脉造影确诊率为 62.5%。

1. B 超 超声检查价格便宜，简便易行，普遍率高，无创伤痛苦，安全可靠，可短期反复动态观察病灶变化，获得更多的信息，它是 CT、MRI 所不及的。肝血管瘤的 B 超表现多为高回声，呈低回声者多有网状结构，密度均匀，形态规则，界限清晰。较大的血管瘤切面可呈分叶状，内部回声仍以增强为主，可呈管网状，或出现不规则的结节状或条块状的低回声区，有时还可出现钙化高回声及后方声影，系血管腔内血栓形成、机化或钙化所致。

2. 造影超声 近年来，造影超声在肝脏占位的鉴别诊断中的作用逐渐被广大医生认识。对影像学表现不典型的肝血管瘤病例，可考虑选择性采用肝脏造影超声检查。典型的血管瘤超声造影表现为动脉期于周边出现结节状或环状强化，随时间延长范围逐渐向中心扩展，此扩展过程缓慢，门静脉期及延迟期病灶仍处于增强状态，回声等于或高于周围肝组织，这种"慢进慢出"的增强特点与螺旋增强 CT 类似。有报道造影超声对小肝血管瘤的敏感性、特异性及准确性达 100%、87%、94%。

3. 螺旋增强 CT（图 9-4-1） CT 平扫检查表现为肝实质内境界清楚的圆形或类圆形低密度病灶，少数可为不规则形，CT 值约为 30HU。动态 CT 或螺旋 CT 多期对比增强扫描多数具体典型表现：在快速注射对比剂后 20～30 秒内，动脉早期病灶边缘出现结节状强化，增强密度高于正常肝脏的增强密度；随着时间的延长，在注射对比剂后 50～60 秒，即进入门静脉期增强，对比增强灶相互融合，逐渐向病灶中心推进，强度逐渐降低；数分钟后延迟扫描，整个肿瘤均匀增强，增强密度也继续下降，可高于或等于周围正常肝实质的增强密度，整个对比增强过程出现"早出晚归"的特征。部分海绵状血管瘤，延迟扫描时肿瘤中心可有无强化的不规则低密度区，然而肿瘤周围部仍显示这种"早出晚归"的特征。

4. MRI T_1 加权呈低信号，T_2 加权呈高信号，且强度均匀，边缘清晰，与周围肝脏反差明显，被形容为灯泡征，这是血管瘤在 MRI 的特异性表现。MRI 动态扫描的增强模式同 CT。当 CT 和 MRI 的特征性征象已明确诊断时，则不必再行其他价格昂贵或有创检查，更要避免肝穿刺活检。

5. 其他 肝穿活检准确率低且可导致出血，肝动脉造影为有创检查，多无必要。近年来出现的 PET-CT，对于排除代谢活跃的恶性肿瘤有一定价值。

（三）诊断

主要根据影像学检查明确肝血管瘤诊断，特别是 CT 及 MRI 表现"早出晚归"的征象。主要鉴别诊断如下。

1. 原发性或转移性肝癌 肝癌常有慢性乙型肝炎、肝硬化的病史，有肝功能异常和 AFP 升高；转移性肝癌，多为多发，常有消化系统原发病灶。

2. 肝棘球蚴病 患者有牧区生活史，有羊、犬接触史，肝包虫皮内试验（Casoni 试验）阳性，嗜酸性细胞计数增高。

3. 肝非寄生虫囊肿 孤立单发肝囊肿易与肝血管瘤鉴别，只有少数多囊肝有时可能与肝血管瘤混淆。多囊肝 50% 以上合并多囊肾，病变自开始即为多发性，大多满布肝脏，超声、CT 检查示病变为大小不等、边界光滑完整的囊腔，可能有家族遗传因素。

4. 其他 肝腺瘤、肝血管内皮细胞肉瘤均少见，前者发展缓慢，但肿块坚硬似橡皮；后者发展较快，具恶性肿瘤特征，多见于青少年。

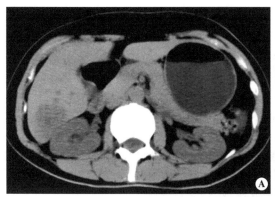
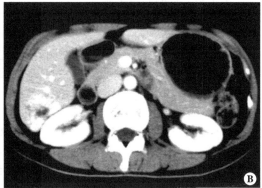
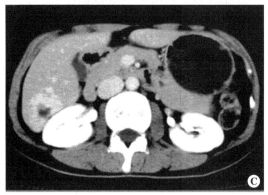

图 9-4-1　肝血管瘤 CT 图像

A. 肝血管瘤平扫横断面 CT 征象；B. 肝动脉期横断面 CT 征象；C. 肝门静脉期横断面 CT 征象

三、治　疗

目前肝血管瘤仍缺乏统一的、广泛认可的手术切除适应证，但也走出了按照肿瘤直径大小来决定是否手术的思维定式。我们认为应该从严掌握肝血管瘤的外科手术适应证，具体包括：有与血管瘤明确相关的严重症状；不能排除恶性；肿瘤破裂出血；肿瘤迅速增大；出现 Kasabach-Merritt 综合征等并发症。Kasabach-Merritt 综合征是巨大肝血管瘤的一种比较罕见但非常著名的并发症，主要是由于瘤内血细胞消耗、破坏过多而出现贫血、血小板减少症状和凝血功能障碍。Kasabach-Merritt 综合征的病死率约在 30%，是明确的手术适应证，术后其症状可以逆转。无论血管瘤大小，只要是无症状或轻度症状的患者均无须治疗，定期随访即可，但体积巨大且生长迅速、位于肝包膜下的患者，有自发性或创伤性破裂的潜在性危险，可作为手术的适应证。但是如何具体界定生长速度仍然存在争议，有人认为当瘤体直径 >5cm 且生长速度为每年瘤体直径 >2cm 时即可行手术治疗。

肝血管瘤的治疗方法多种多样，包括血管瘤缝扎术、肝动脉结扎术、血管瘤剥除术、肝切除术、肝移植术、肝动脉介入栓塞、射频消融甚至药物治疗等。随着外科技术的发展，血管瘤缝扎术和肝动脉结扎术现在多已不常用。肝移植术主要适用于弥漫性或无法切除的、已出现肝功能失代偿或并发 Kasabach-Merritt 综合征的巨大血管瘤，受限于供体短缺更是极少应用。针对肝血管瘤治疗的药物如血管内皮生长因子抑制剂索拉非尼、贝伐珠单抗等仅见个案报道，其疗效尚在探索之中。目前临床应用最多且疗效最为确切的治疗方法仍然是外科手术切除包括血管瘤剥除和肝切除。另外随着介入技术的发展，肝动脉介入栓塞和射频消融等治疗方法具有微创、恢复快、并发症发生率低等优点，在临床应用中越来越广泛。

（一）手术切除

手术切除是目前肝血管瘤首选的治疗方法。肝血管瘤手术切除包括血管瘤剥除术和肝切除术两种方式。血管瘤剥除术是通过对肝血管瘤与正常肝组织间的疏松间隙进行剥离，而将血管瘤摘除的方法，这一疏松间隙主要是由于肝血管瘤膨胀生长，对正常肝组织和胆管、血管推挤而形成的，因此，手术中寻找这一间隙，可以将血管瘤完整地剥除。和肝切除相比血管瘤剥除术可以最大限度地保存正常肝组织，有时甚至术中可以不进行任何肝血流阻断，减少出血量及术后并发症。多数学者认为血管瘤剥除术术中出血和手术时间少，并发症发生率低，住院时间短，比肝切除术更为安全。血管瘤剥除术主要适用于瘤体位于肝脏周边、远离肝内大血管者，而肝切除术主要适用于不排除病变恶性或肿瘤局限于整个肝段或肝叶者。

腹腔镜技术由于其创伤小、恢复快、患者乐于接受的特点，成为肝脏外科的一个发展方向。腹腔镜在肝血管瘤切除方面的报道也逐渐增多，出于安全性考虑，病例多选择突出肝脏表面的单发血管瘤，因此，在选择合适的病例的前提下，腹腔镜肝血管瘤切除术是安全可行的，而且可以明确诊断，避免一些不必要的开腹探查。

（二）介入治疗

肝血管瘤介入治疗是指在影像设备 DSA 引导下经皮动脉栓塞术（transcutaneous arterial embolization，TAE）或在超声、CT 等引导下经皮肝穿刺热消融术：RFA 及 MWA。

TAE、RFA 及 MWA 均可有效控制肿瘤、改善肿瘤压迫引起症状，两者优缺点不同。TAE 优点为术中出血少，并发症少，对瘤体较大、数目多的可同时作用；缺点为缩瘤率较低。RFA 与 MWA 优点为肿瘤坏死更彻底，对于单个较小瘤体更容易根治；缺点为手术成功容易出血，对特殊部位如靠近血管、胆囊、肠道等瘤体更易出现并发症。

1. TAE

（1）原理：TAE 是指在影像学导引下将导管选择性或超选择性插入到肿瘤供血靶动脉后，以适当的速度注入适量的栓塞剂，使靶动脉闭塞，引起肿瘤组织缺血坏死的治疗方法。

（2）适应证与禁忌证：适应证，肝血管瘤外科手术指征应从严掌握，一般认为包括

1）有十分明确的临床症状（排除其他可能引起类似症状的疾病）。

2）瘤体破裂或伴有大流量动静脉瘘及凝血功能障碍。

3）血管瘤：①瘤体直径＞10cm，短期内增长较快。②位于左外叶或右叶边缘部，瘤体直径＞5cm。③瘤体近 1/2 向肝外突出生长，瘤体直径＞5cm。

但当瘤体直径在 5～10cm 且合并以下情况时视为相对指征，当患者的学习、工作和生活因疾病存在产生的心理压力而受到严重影响时应考虑治疗。

1）邻近第一、二肝门。

2）瘤体生长速度每年直径＞2cm。

3）瘤体突出于肝脏边缘，尤其位于肋弓以下。

4）合并胆囊结石等其他外科疾患。对位于肝中央部或尾叶的血管瘤，不主张积极手术，而宜密切地随访观察，更趋从严掌握指征。

禁忌证：①难以纠正的严重凝血功能障碍。②多系统脏器功能衰竭。③严重心肺功能不全，无法耐受手术者。④服用抗凝、抗血小板药物者。

（3）术前准备

1）术前行血常规、肝、肾功能，AFP 及出、凝血时间检查。

2）影像学检查，选择 B 超、CT、MRI 或核素扫描至少一项检查。

3）向患者说明手术操作要点并请家属与患者签字。术前 30 分钟给予镇静药。

4）做碘过敏试验与穿刺部位备皮。

5）器械准备：穿刺针（7cm 长，18G），导管鞘（5～6F），导丝直径为 0.89mm（0.035 英寸）或 0.96mm（0.038 英寸），长为 135～138cm），导管（4～5F，形状根据操作者习惯选择），必要时准备同轴微导管。

6）动脉穿刺包、手术消毒包。

（4）操作技术（图 9-4-2）

1）穿刺点选择：一般经股动脉途径穿刺，亦可经左锁骨下动脉穿刺。

2）穿刺部位消毒与麻醉：右侧腹股沟区消毒及局部麻醉。

3）插管与造影：采用 Seldinger 穿刺术，经皮股动脉穿刺后，利用导丝引入导管，透视下先行腹腔动脉或肝总动脉插管、造影（最好行 DSA），以了解病灶部位、数量、大小、供血动脉及血供丰富程度，然后再超选择性插入供血动脉，导管尖端愈靠近病灶愈好，尽量避开非靶血管，必要时使用微导管插管。对肝动脉供血不明显的患者，应进一步行肠系膜上动脉插管与造影，以了解是否存在迷走肝动脉供血。

4）栓塞：栓塞剂，可选择的栓塞剂包括明胶海绵颗粒、不锈钢圈、PVA 颗粒、栓塞微球及无水乙醇、平阳霉素等与碘油混合而成的乳剂。明胶海绵与钢圈仅能栓塞小动脉，不能进入异常血窦，一般与其他栓塞剂联合应用，而不单独使用。

栓塞技术要点：①先行末梢栓塞，再行近端栓塞；②栓塞剂用量依肿瘤大小与血供丰富程度而定；③栓塞程度，一般栓塞至末梢病理血管消失、供血动脉近端血流变缓慢即可；④栓塞后重复行血管造影了解栓塞程度；⑤所有栓塞剂均须在透视下缓慢、间歇注射，以防反流。

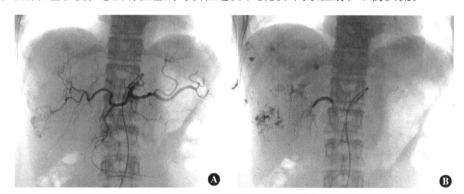

图 9-4-2　肝血管瘤 TAE 手术示意图

A. 为栓塞前肝动脉造影，可见肝右叶多发肿瘤染色丰富肿块；B. 为栓塞后肝右叶肿块碘油沉积良好，肿瘤血供消失

（5）术后处理

1）栓塞完毕，拍摄肝区平片，以便随访对照。

2）拔管后，穿刺点压迫止血 15～20 分钟，观察不出血后，局部加压包扎。

（6）并发症

1）栓塞后综合征：轻微反应可不予处理，如有严重的腹痛、发热（≥38.5℃）、呕吐等，应给予对症处理。

2）穿刺部位血肿：如有活动出血，必须立即再次压迫止血，加压包扎固定。对血肿无活动出血者，可行局部理疗促进吸收。如血肿较大压迫动脉，应切开引流，清除积血。

3）动脉内膜损伤、剥离：注意操作轻柔，切忌粗暴，不宜在肝动脉内反复长时间试插。

4）动脉穿破、假性动脉瘤形成：操作过程中如发现对比剂外溢，应立即后撤导管，观察患者血压、脉搏的变化，必要时可行穿破处栓塞治疗。如破口较大，应急诊手术处理。

5）肝功能异常：栓塞后多数患者有一过性肝功能异常，大多于3～10天恢复至栓塞前水平，可给予维生素、蛋白等保肝治疗。

6）胆囊动脉栓塞：应仔细观察胆囊动脉的起源，术中注意观察有无碘油进入胆囊动脉，如胆囊壁显影，应调整导管位置，禁用明胶海绵粉末，以免造成胆囊穿孔。一旦胆囊梗死发生，应积极行内科非手术治疗，效果不佳者，应给予手术切除胆囊。

7）脾梗死、脾脓肿形成：应严格执行无菌操作，术中避免明胶海绵等栓塞剂流入脾动脉。脾梗死发生后，应给予对症治疗，如有脾脓肿形成应使用大量抗生素，必要时穿刺引流或手术治疗。

8）其他：少见的并发症还有腹水、胸腔积液、膈下脓肿、肾梗死等，应予注意。

（7）注意事项

1）导管插入腹主动脉后，常规经导管注入地塞米松10mg。

2）手术应在心电监护下进行。

3）术中注意患者反应、生命体征变化，如患者疼痛明显，可经导管注入少量2%的利多卡因。如患者出现脉搏变缓、出汗等迷走反射综合征，应迅速给予阿托品治疗。

4）术后注意观察穿刺点有无出血、腹部情况及生命体征变化。

5）必要时使用抗生素预防感染。

6）给予常规保肝治疗，促进肝功能早日恢复。

7）对症处理栓塞后综合征，并注意有无其他并发症发生。

（8）疗效评价：术后1个月复查增强CT或MRI，观察瘤体大小及血供情况评价疗效，后间隔6个月动态复查影像学评估疗效。

2. 热消融

（1）原理：射频电极在影像设备引导下使用物理消融针穿刺进入肿瘤组织，发射产生高温热能，使周围组织温度达到100℃或以上，局部肿瘤组织发生凝固性坏死甚至炭化。常用方法有RFA及MWA。

（2）适应证与禁忌证：适应证，①肝血管瘤最大直径>15cm，且近2年临床随访观察影像学检查提示瘤体直径增大>1cm；②存在与血管瘤相关的持续腹部疼痛或不适，已行胃镜及肠镜检查排除由其他胃肠道疾病导致；③患者治疗意愿较强，且不愿意接受手术治疗。

禁忌证：①活动性感染，尤其是胆管系统炎性反应等；②伴Kasabach-Merritt综合征，出现明显凝血功能障碍；③严重的肝、肾、心、肺和脑等主要脏器功能衰竭；④合并恶性肿瘤。

（3）术前准备

1）患者准备：术前禁食6小时，体格检查，实验室检查（血常规、肝肾功能、D-二聚体、凝血功能等），影像学检查。

2）药物准备：局部麻醉药、止血药、止痛药（必要时）。

3）器材准备：主要是超声或CT、射频消融或微波消融系统、射频消融及微波消融针。

（4）操作技术

1）体位：仰卧或俯卧位或腰部垫高侧卧位。

2）操作步骤（图9-4-3）：根据超声或CT显示的病灶部位、大小和进针路径，确定患者体位和皮肤穿刺点。做穿刺道浸润麻醉后，超声或CT引导下射频或微波针刺入肿瘤病灶内，再次扫描确认针尖位置正确，射频针张开电极，使之在瘤体内呈伞状分布，连接并开启射频或微波仪。热损区组织的阻抗随热损程度的加大而逐渐上升，能量与阻抗数值曲线显示及治疗时限由计算机全程控制。对于直径≤3.0cm的肿瘤，射频针置于病灶中央；对于直径>3.0cm的肿瘤，射频针置于病灶后缘（超声图像下），在超声或CT引导和监测下，调整针位置进行分层多点叠合热毁损，治疗范围以覆盖整个瘤体及周边 0.5cm 左右正常肝组织为标准，再次扫描确认消融范围覆盖完全后，摆出消融针，按压止血，最后全腹腔扫描，判断消融范围及有无出血、气腹、气胸等。治疗过程中给予静脉补液并加用止血药物，严密监护患者生命体征。除局部麻醉外，应用盐酸异丙嗪等配合进行镇静镇痛处理。术后应用保肝药物，必要时预防性应用抗生素。

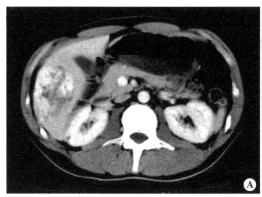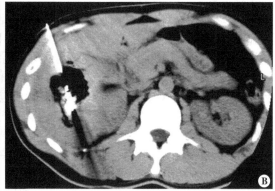

图 9-4-3　肝血管瘤微波消融手术示意图

（5）术后处理

1）监测生命体征，检测肝肾功能变化，常规护肝处理。

2）术后护理：①术后轻度疼痛，无须特殊处理，疼痛严重时给予对症止痛；②如靠近胃肠道及胆囊病灶，建议禁食 24 小时，给予肠外营养处理。

（6）并发症

1）肝血管瘤出血：①穿刺点出血：肝血管瘤血供丰富，压力较大，穿刺点易出血。②瘤体爆裂出血，其发生机制可能与以下因素有关：部分瘤体突出于肝实质外，失去了正常肝组织的"保护"，外部压力较低，首次穿刺点未经过正常肝组织，成为整个瘤体的最薄弱处；当 RFA 功率较大，瘤内温度及压力迅速升高时，积聚的热量及压力膨胀释放，造成爆裂。另外，部分瘤体中纤维组织较少，血液含量相对较多，RFA 治疗过程中汽化明显，也是容易发生爆裂的原因之一。如果发生较大量的出血，应纵向或横向压迫出血点，并在出血点周围进行多点消融，以达到止血目的。若出血量较多且难以控制，应果断中转 TAE 或外科干预止血。

2）重要脏器穿刺伤：肝脏毗邻的主要脏器有胆囊、胃肠道、右肾、膈肌、右肺、心脏等。消融针容易造成邻近脏器的穿刺伤，导致胆漏、胃肠道漏，继发腹膜炎、腹腔感染。首先采取抗感染、引流等治疗，必要时采取外科干预。

3）脏器热损伤：①胸膜和膈肌热损伤，经皮穿刺路径消融治疗膈下肝血管瘤容易发生胸膜和膈肌热损伤，术后可出现局部疼痛，疼痛可放射至肩背部，可给予镇痛治疗。膈肌和膈上胸膜热损伤会产生反应性胸腔积液。积液量少、无明显症状，可自行吸收；积液量大时伴有胸闷、憋气、胸痛等症状，需要穿刺引流。建立人工气腹会使膈肌抬高，扩展操作空间，可有效避免胸膜和膈肌热损伤。②肺脏热损伤，肝血管瘤消融治疗后呼吸窘迫综合征具体的发病机制尚未阐明，其诱因可能包括瘤体巨大、血供丰富、消融时间过长、内源性炎性因子大量释放等。术前先给予 TAE 对滋养动脉进行选择性栓塞，控制消融时间，必要时分次消融等措施，可有效预防急性呼吸窘迫综合征的发生。

4）溶血相关并发症：①溶血和贫血，肝血管瘤的组织结构特点是充满血窦，温度迅速上升到一定程度时，瘤体内红细胞的破坏达到一定数量则表现为溶血。程度较轻时，仅有轻微的黄疸；如果溶血严重，则会出现贫血和中重度黄疸。②急性肾功能损伤，随着肝血管瘤体积的增大，瘤体内的血液愈加丰富，消融时间将延长，破坏的红细胞数量也增多。大量破损红细胞释放的血红蛋白通过肾脏时，将阻塞肾小管管腔，严重影响肾小管的滤过功能，严重者甚至发生急性肾衰竭。合理的消融策略是预防急性肾功能损伤的保障。另外，在围手术期，特别是术中，要保证充足的液体入量，密切观察尿量、尿色，并碱化尿液，最大限度地减轻对肾脏的损害，保护肾功能。

5）其他：肝功能损伤、术后吸收热、负极板附着处皮肤灼伤等。

（7）疗效评价：肝血管瘤为良性疾病，术后评估时间可灵活掌握。原则上，RFA 后 1 个月应进行患者随访，行增强 CT 或 MRI 检查，或采用超声造影评估疗效。如果消融灶边缘无结节性或不规则强化，则为完全缓解；否则，为不完全缓解。获得完全缓解者，间隔 6 个月再行增强 CT 或 MRI 检查。未获得完全缓解者，仅在间隔 6 个月随访时残留瘤体明显增大，才需要再次行 RFA 治疗。

【案例 9-4-1 分析讨论】

1. 肝血管瘤需与肝细胞癌、胆管细胞癌、肝转移瘤、肝脓肿等疾病鉴别

2. 肝血管瘤的治疗方法包括：①外科手术切除，肝段切除术、肝血管瘤剥除术、腹腔镜肝切除术、血管瘤缝扎术；②介入治疗，TAE、经皮肝穿刺热消融术（RFA 及 MWA）。

3. 由于患者肝内血管瘤多发，考虑行 TAE。图 9-4-4A 为横断面静脉期 CT 扫描显示肝内多发血管瘤，以左叶外生型血管瘤为著，动脉期可见病灶血供丰富，强化形式以不均匀强化为主；图 9-4-4B 为 DSA 引导下使用 2.7F 微导管超选择性插管至左肝动脉造影，可见肝左叶血管瘤血供丰富，经导管注入平阳霉素与超液化碘油混合悬液 15ml 及 350～560μm 明胶海绵颗粒栓塞病灶血供；图 9-4-4C 为栓塞后，再次造影，可见肿瘤血供消失，肿瘤内可见散在碘油沉积；图 9-4-4D 为 TAE 后 1 个月复查横断面静脉期 CT 扫描显示肝左叶病灶明显缩小。

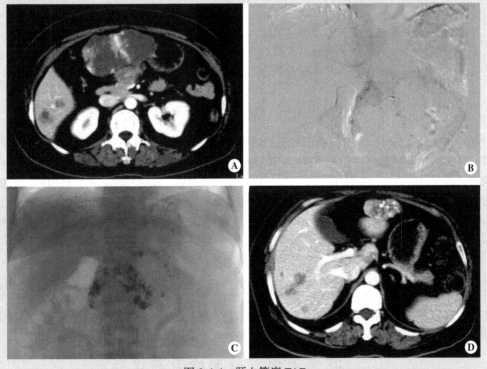

图 9-4-4　肝血管瘤 TAE

（李家平）

第五节　肝脓肿及肝囊肿

【案例 9-5-1】

　　患者，男性，61 岁，以"发热 10 天"为主诉入院。自觉畏冷，体温 39℃，自服感冒药物，体温未见明显下降，伴有右上腹不适。全腹增强 CT 显示肝脏密度弥漫减低 CT 值为 43HU，肝右叶直径约为 10.9cm 类圆形低密度灶，其内可见多发不规则气体密度影，其间可见分隔，增强不均匀强化，分隔强化明显，可见病变内气液平面，肝左叶可见略低密度影，胆囊周围可见少量液体影，胆囊壁略厚。既往糖尿病 7 年，应用二甲双胍及胰岛素治疗，血糖控制尚可。实验室检查显示白细胞 24.88×10^9/L、中性粒细胞百分比 89.3%、血清氨基转移酶 338.67U/L、碱性磷酸酶 375U/L、降钙素原 8.67ng/mL、CRP 287mg/L。入院诊断为"肝脓肿不除外"。

【问题】

　　1. 该患者是否诊断为"肝脓肿"？诊断依据是什么？

　　2. 该患者的治疗方案有哪些？优选的治疗方法是什么？

　　3. 肝脓肿介入治疗后拔管的指征是什么？

【案例 9-5-2】

　　患者，女性，58 岁，"发现肝囊肿 3 年余，腹胀 3 个月"入院。患者 3 年前体检发现肝囊肿，大小不详，因无任何症状，未行特殊治疗，后每年定期复查。3 个月余前，患者无明显诱因出现腹胀，发作无明显规律，行胃镜检查未见明显异常。肝脏增强 CT 显示肝脏形态大小正常，表面光滑，各叶比例正常，肝右叶见类圆形低密度灶，大者大小约为 5.7cm×8.0cm，增强扫描未见明显强化。入院诊断为"肝囊肿"。

【问题】

　　1. 该患者行介入治疗的指征有哪些？

　　2. 该患者介入治疗的方法是什么？操作步骤有哪些？

　　3. 该患者介入治疗常见的并发症有哪些？

一、概　　述

　　肝脓肿（hepatic abscess）是在化脓病菌作用下发生的肝组织局限性化脓性炎症。脓肿可单发或多发，多个病灶可融合成一个大脓肿。感染途径：①胆道，胆道蛔虫病、胆道结石等并发化脓性胆管炎时，细菌沿胆管上行，是引起细菌性肝脓肿的主要原因。②肝动脉，体内任何部位的化脓性病变并发菌血症时，细菌经肝动脉入肝。③门静脉，已较少见，如坏疽性阑尾炎、痔核感染、菌痢等引起门静脉属支的血栓性静脉炎，脓毒栓子脱落入肝。此外，肝脏毗邻感染病灶的细菌可经淋巴系统侵入。肝脏有开放性损伤时，细菌直接侵入。肝动脉栓塞术后肝内实质坏死，亦可合并细菌感染，形成肝脓肿。近年来研究表明，糖尿病是肝脓肿的易患因素之一，特别是在血糖控制不佳时，肝脏在高糖环境下更容易滋生细菌。

　　肝囊肿（hepatic cyst）是一种比较常见的肝脏良性疾病，多数患者无明显临床症状，常偶然在行检查时发现，不需要治疗。当囊肿长大到一定程度时可压迫邻近器官产生右上腹不适、腹胀、腹痛等症状，尤以进食后明显。少数患者有继发感染，可有畏寒、发热或急腹症表现。

二、临床表现、辅助检查与诊断

（一）临床表现

　　细菌性肝脓肿起病较急，主要临床表现为：①寒战和高热，是最常见的症状，往往寒热往来，反复发作，多呈一日数次的弛张热，体温为 38～41℃，伴有大量出汗，脉率增快。②肝区疼痛。肝大引起肝被膜急性膨胀，导致肝区持续性钝痛。炎症刺激横膈或感染向胸膜、肺扩散，可出现胸痛或右肩牵拉痛及刺激性咳嗽和呼吸困难。③乏力、食欲缺乏、恶心和呕吐，主要是全身中毒性反应及消耗的结果，患者在短期内即出现严重病容。少数患者还出现腹泻、腹胀及难以忍受的呃逆等症状。④体征，肝区压痛和肝大最常见。右下胸部和肝区有叩击痛。有时出现右侧反应性胸膜炎或胸腔积液。如脓肿移行于肝表面，其相应体表部位可有皮肤红肿，且有凹陷性水肿；若脓肿位于右肝下部，常见到右季肋部或右上腹部饱满，甚至可见局限性隆起，能触及肿大的肝或波动性肿块，有明显触痛及腹肌紧张等。患左肝脓肿时，上述体征则局限在剑突下。有胆道梗阻的患者，常见有黄疸。其他原因引起的化脓性肝脓肿，一旦出现黄疸，表示病情严重，预后不良。

肝囊肿临床症状轻微，常偶然在行检查时发现。巨大囊肿，可至肝大，出现上腹胀痛。偶有囊肿破裂、出血、合并感染等并发症，可有急腹症表现。

（二）辅助检查

1. 实验室检查 肝脓肿患者一般白细胞计数明显升高，中性粒细胞升高，比例可达90%以上，有核左移现象或中毒颗粒。感染指标如 PCT、CRP 可显著升高。血清氨基转移酶、碱性磷酸酶可轻度升高。急性期约 1/4 患者血液细菌培养阳性，常见的细菌如大肠埃希菌、肺炎克雷伯菌等。多数患者会有血糖升高。肝囊肿一般实验室检查无异常，如合并感染或出血，可有白细胞计数升高、血红蛋白下降等。

2. 影像学检查 肝脓肿腹部平片检查示肝阴影增大，右膈肌抬高、局限性隆起和活动受限，或伴有右下肺肺段不张、胸腔积液甚至脓胸等。少数产气性细菌感染或与支气管穿通的脓肿内可见到气液平面。超声检查测定脓肿部位、大小及距体表深度，为确定脓肿穿刺点或手术引流入路提供了方便。CT 及 MRI 检查更能直观地显示脓肿部位、大小、数量、液化程度及有无分隔等，增强检查可进行鉴别诊断。肝脓肿一般呈不规则形，中心为液化、坏死，无强化，周边有不规则的厚壁，中间可有不均匀分隔，轻至中等强化，其内可有气体或气液平面。肝囊肿一般形状规则，呈圆形或椭圆形，靠近肝脏边缘者可致肝脏轮廓改变，其内为均匀的液性特征，CT 密度接近于水，MRI 呈极高的水信号，无壁或薄壁，囊壁无强化。感染或出血后可致肝囊肿影像出现相应变化。

（三）诊断

1. 肝脓肿 ①糖尿病史，或细菌感染病史（肺炎、肛周脓肿等）；②寒战、发热；③腹痛；④化验白细胞计数升高，中性粒细胞比例升高；⑤增强 CT 或 MRI 有典型的肝脓肿表现。

2. 肝囊肿 多为偶然发现，增强 CT 或 MRI 呈典型的肝囊肿表现。

三、治　　疗

（一）内科治疗

肝脓肿的内科治疗主要是抗生素治疗，抗生素的应用应以细菌培养和药敏试验为依据，选择敏感的抗生素治疗。在未获得脓肿革兰氏染色和培养结果前，应给予经验性广谱静脉抗生素治疗。无论最初采取何种经验性治疗方案，治疗方案均应在得到培养结果和药敏结果时重新评估。培养获得超过一种微生物，则提示为包括厌氧菌在内的多微生物感染，即使培养未分离出厌氧菌也是如此，在这类情况下抗菌谱应继续覆盖厌氧菌。治疗的持续时间需要根据感染程度及患者对初始治疗的临床反应确定，一般治疗应持续 4～6 周，对初始引流反应良好的患者应接受 2～4 周静脉抗生素治疗，而引流不完全的患者应接受 4～6 周静脉抗生素治疗。疼痛、体温、白细胞计数及血清 CRP 可作为判断治疗效果的参考指标。

肝囊肿一般无需内科治疗，如合并出血或感染应按急腹症处理。

（二）外科治疗

肝脓肿行外科治疗的指征包括：多发性脓肿、脓肿黏稠的内容物堵塞引流管、基础疾病需要初步手术治疗、经皮穿刺引流 7d 内治疗效果不佳等。肝囊肿外科治疗方法包括内部引流加囊肿空肠造口吻合术、加大去顶术、不同程度的肝脏切除术，腹腔镜手术的安全性已得到证实，可完成加大去顶术或肝叶切除术，而不需要做较大的腹部切口。

（三）介入治疗

1. 适应证　肝脓肿介入引流治疗适应证为 3cm 以上已形成液化坏死的肝脓肿。肝囊肿经皮穿刺引流及（或）乙醇硬化治疗的适应证包括：

（1）直径＞5cm 的单发或多发肝囊肿。

（2）有压迫症状的肝囊肿。

（3）疑有合并感染或出血的肝囊肿。

（4）多囊肝，以大囊为主，需要缓解症状。

2. 禁忌证

（1）有严重出血倾向。

（2）中等量以上腹水。

（3）全身情况差，不能耐受治疗者。

（4）间位结肠，位于穿刺路径者。

（5）肝包虫囊肿因易发生过敏及腹腔播散被认为是相对禁忌证。

（6）囊肿与胆道交通是肝囊肿硬化治疗的禁忌证。

3. 术前准备

（1）患者准备：凝血功能检查，有出血倾向者采用输新鲜血、血小板、维生素 K 等方法给予术前纠正；向患者简单介绍手术必要性和一般程序。术前 4～6 小时禁食禁水。穿刺前原则上应做 CT 增强扫描，通过 CT 图像，确定穿刺部位、进针方向及深度。

（2）器械和药物准备：穿刺针及鞘，超滑导丝，5F 猪尾导管，无水乙醇等。

4. 操作技术

（1）经皮肝脓肿穿刺引流术：经皮肝脓肿穿刺引流术的导管置入方法有两种：Trocar 法和 Seldinger 法，前者是将穿刺针和导管一同直接插入脓肿腔，然后拔出针，则导管留置在脓腔内，此法适合于位置较易穿刺且囊腔液化较好的病例，后者与血管穿刺一样，先用穿刺针穿刺之后，插入导丝，调整导丝到理想的位置后，沿导丝置入引流导管。笔者认为后一种方法更好，因为经穿刺针造影后再置入导丝可选择到更利于充分引流的位置，然后再置入引流管进行充分引流。

对 CT 上显示脓腔有分隔的病变，引流治疗多数并无困难，各分隔之间可能存在沟通，但对于多发脓肿，则只能对较大病灶分别引流，较小病灶可经药物治疗治愈。

（2）经皮肝穿囊肿硬化术：①定位，根据 CT 图像选择穿刺途径，尽量使穿刺针经过一段正常的肝组织，以减少囊内容物外渗到腹腔及囊腔破裂的可能；对较小囊肿病灶，在超声引导下穿刺硬化，一次完成较合适。②穿刺点行局部麻醉至肝被膜附近。按照预先设计的位置方向及深度进针，估计到位后拔去针芯，回抽到囊液后注入少量对比剂进一步证实针尖位于囊肿内。必要时先抽取部分囊液做诊断分析用。③按照 Seldinger 法将 5F 猪尾导管引入囊内，充分抽吸囊内液体后注入无水乙醇 10～20ml。10 分钟后尽量将囊液抽吸干净。结合患者体位的变化，重复注入无水乙醇 3～4 次，直至抽出液体不多于注入乙醇量，拔出导管结束操作。④对巨大囊肿、合并感染或出血者，应留置导管持续充分引流后再行无水乙醇注入。

5. 术后处理　①导管置入后的处理：在引流管置入后 1～3 天，应每天用抗生素溶液经引流管对脓腔进行 2 次冲洗，直到冲洗液不再混浊，然后持续引流并记录，每天观察引流量。若体温及白细胞逐渐下降则在体温正常后 3～5 天行 CT 检查。脓腔完全消失每天引流量在 10ml 以下者可拔出导管。若体温或白细胞不降或下降不显著或降后又上升者，应考虑引流不充分，需在 X 线透视下调整引流管位置以进行充分引流。必要时复查 CT 指导治疗。拔管指证为每天引流量小于 10ml。②肝脓肿的患者因感染严重，而消耗较大，故引流术后除常规抗感染治疗外，还应加强支持治疗，注意维持水电解质平衡。③穿刺注入乙醇的病例，有时会出现面色潮红，恶心等症状，因此应严密观察 4 小时，监测生命体征。

6. 并发症 术后常见的并发症是疼痛，发生率为 20.8%，多为引流管置入引起的疼痛。肝囊肿疼痛还与乙醇注入囊腔外有关，个别患者可因剧痛中止治疗，应操作时保证针在囊内，注射速度不要过快。

术后严重并发症包括：出血、胆汁性腹膜炎及血气胸等，发生率低于 1%，多由穿刺损伤血管、胆管或经过胸膜腔造成。症状轻微者，可仅给予对症处理；严重者需要行外科急诊手术治疗。

7. 疗效评价 经皮引流术（硬化术）可使绝大多数肝脓肿及肝囊肿得到治愈，特别是对前者可及时控制感染、缩短疗程。

【案例 9-5-1 分析讨论】

1. 该患者诊断为肝脓肿。诊断依据：①糖尿病病史；②高热畏冷，肝区不适症状；③实验室检查白细胞计数和中性粒细胞比例升高；④影像学检查可见肝内厚壁占位、分隔和气液平面等典型肝脓肿表现。

2. 内科治疗（抗生素治疗），外科治疗，介入治疗（图 9-5-1）；优选的治疗方法为经皮肝脓肿穿刺引流术充分引流脓汁，进行脓汁培养和药敏试验，选用敏感抗生素静脉应用，必要时进行脓腔冲洗。

3. 全身症状完全改善，影像学显示脓腔明显缩小或消失，每天引流量小于 10ml。

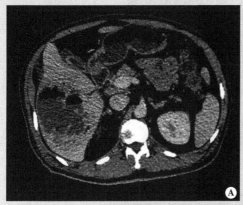
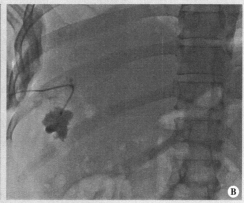
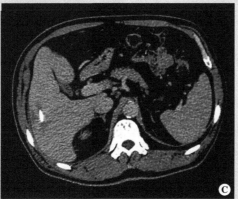

图 9-5-1 肝脓肿穿刺引流术前、术中和术后影像学变化

A. 肝脓肿术前 CT 可见肝内囊性占位，壁厚，可见分隔与气液平面；B. 肝脓肿穿刺引流术中造影；C.肝脓肿穿刺引流术后1 个月，脓腔明显缩小，可见高密度引流管影像

【案例9-5-2 分析讨论】

1. 直径大于 5cm 的单发肿瘤，有压迫症状。

2. 经皮穿刺引流术（图9-5-2）：局部麻醉选择经右季肋部或剑突下进针，穿刺囊腔成功后可抽出淡黄色清亮囊液，注入对比剂显示病灶范围，置换导管，待囊液充分引流后注射95%以上的无水乙醇，量不超过引流液总量一半的体积，反复多次硬化，硬化后引流液可呈白色。充分硬化治疗后拔管。

3. 最常见的并发症为疼痛，更少见的还有出血、胆汁性腹膜炎及血气胸等。

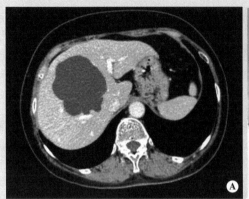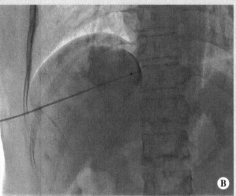

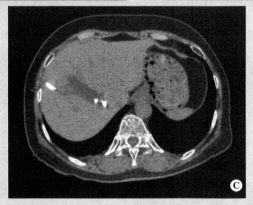

图 9-5-2 肝囊肿经皮穿刺引流术前、术中和术后影像学变化

A. 肝囊肿术前 CT 可见肝右叶类圆形低囊性占位，密度均匀，无壁；B. 经皮穿刺引流术中造影；C. 经皮穿刺引流术后
1 天，囊肿缩小，可见囊内高密度引流管影像

（邵海波）

第六节　肝硬化门静脉高压

【案例9-6-1】

患者，男性，52 岁，因出现"突发呕血、黑便 3 小时"急诊入院，既往乙肝病史 24 年，1 年前因上消化道出血行内镜提示食道胃底静脉重度曲张同步行套扎治疗。入院诊断为"乙肝后肝硬化失代偿期并上消化道大出血"。

【问题】

1. 患者入院后需要完善哪些实验室及影像学检查？

2. 针对本次消化道出血，该患者优选的治疗策略是什么？

3. 针对患者乙肝基础应进行哪些治疗？

一、概　述

门静脉高压是一组由门静脉压力持久增高引起的症候群。任何引起腹内脏器血液经门静脉肝窦、肝静脉、下腔静脉汇入心脏的通路上发生静脉回流受阻或血流量异常增加的因素，均可成为门静脉高压发生的病因。若按引起门静脉高压的发病部位分类，可将门静脉高压分为肝前型、肝内型、肝后型和特发性，其中肝内型约占95%，多由肝硬化引起，其中绝大多数为肝炎后肝硬化所致，其次是酒精性肝硬化和血吸虫性肝硬化。门静脉血不能顺利通过肝脏回流入下腔静脉就会引起门静脉压力增高，表现为门-体静脉间交通支开放，大量门静脉血在未进入肝脏前就直接经交通支进入体循环，从而出现腹壁静脉和食管静脉扩张、脾大和脾功能亢进、肝功能失代偿和腹水等。最为严重的是食管胃底静脉扩张，一旦破裂就会引起严重的急性上消化道出血危及生命。

二、临床表现、辅助检查与诊断

（一）临床表现

门静脉高压可引起侧支循环开放、脾大和脾功能亢进及腹水等临床表现，其他可有蜘蛛痣、肝掌和肝功能减退等的表现。

1. 侧支循环的开放　侧支循环的开放是门静脉高压的独特表现，是诊断门静脉高压的重要依据，侧支循环的主要部位在：①贲门食管邻接处，引起食管胃底静脉曲张。②直肠周围静脉，引起痔静脉曲张。③肝镰状韧带周围静脉，出现脐周或腹壁静脉曲张。④腹膜后间隙静脉。不同部位的静脉曲张其意义不尽相同。例如，食管静脉曲张对门静脉高压具有确诊价值，而腹壁静脉曲张、痔静脉曲张和腹膜后静脉曲张，则需注意有无其他因素。有15%～50%患者因食管静脉下端和胃底部静脉曲张破裂，而发生呕血和便血，出血量常较大，可伴发休克并危及生命。痔静脉曲张则可发生不同程度的便血。腹壁静脉曲张一般出现于脐上部，而后扩展到脐周、脐下和下胸部，体检时可发现脐周静脉显著扩张，以脐为中心向四周辐射，脐以上的曲张静脉血流方向向上，脐以下血流方向向下。严重者在脐周可出现一团状曲张静脉，形成"海蛇头"样表现，听诊时可闻及静脉"营营"声，按压脾脏时可有增强，此体征对门静脉高压有确诊意义。

2. 脾大与脾功能亢进　脾大为门静脉高压的必备条件。肝硬化患者的肝脏愈缩小，其门静脉流出通道压力越大，脾大就越显著。肿大的脾脏可伴有功能亢进。患者多表现有白细胞减少、血小板减少和增生性贫血，约有1/4肝硬化患者伴有脾功能亢进，肝硬化引起的脾大常较显著和质地一般较硬，不同的是急性感染（伤寒、败血症等）引起的脾大常为轻度、质地柔软，而淋巴肉瘤或慢性粒细胞性白血病引起的脾肿大多为重度。

3. 腹水和肝病体征　腹水是许多疾病的临床表现之一，80%是因肝脏疾病引起门静脉高压后所产生的。通过原发病的表现及化验检查，常可将肝硬化腹水与其他系统疾病进行区分。晚期肝硬化患者常有腹水，并伴有肝病面容、肝掌、蜘蛛痣、黄疸等体征，肝可扪及结节，晚期肝脏则可缩小。一般而言，无并发症的肝硬化腹水常起病缓慢，治疗反应较好；而肝静脉流出道阻塞引起的门静脉高压（Budd-Chiari综合征），则常起病较快，急性阻塞时常有上腹痛、肝大，可迅速出现大量腹水且是顽固性难治性腹水。肝功能失代偿患者，除乏力、食欲缺乏、腹胀、恶心等一般症状外，还可出现黄疸、蜘蛛痣、肝掌、皮肤色素沉着及凝血障碍和内分泌紊乱等表现。病情至晚期可出现肝性脑病、肝肾综合征等严重并发症。

（二）辅助检查

1. 实验室检查　血常规表现为红细胞、白细胞及血小板减少，凝血功能异常，血清胆红素、氨基转移酶升高，大便潜血试验阳性等。基于实验室检查，可通过Child-Pugh和终末期肝病模型（model for end-stage liver disease，MELD）评分系统对肝功能进行分级。

2. 影像学检查　在评价肝脏形态、肝硬化程度、门静脉侧支循环建立上均有不可替代的重要作用。超声检查可了解肝脏大小、脾脏大小、腹水严重程度、门静脉直径及有无血栓形成、是否出现海绵样变、门静脉血流量及血流方向，超声弹性成像还能部分反映肝硬化程度。上消化道钡餐检查可观察有无食道、胃底静脉曲张。CT、MRI 增强检查则可以充分了解肝、脾、门静脉系统的解剖形态、血管走形、与周围组织关系等重要信息，为进一步治疗提供充分的前期证据。肝、脾、肠系膜动脉造影及间接门静脉造影可了解相应部位血流情况及血流方向，是评价血管的金标准。经皮穿刺门静脉造影不但可以获得清晰的门静脉影像，作为进一步手术的引导，还能通过该通道进行门静脉压力测定，并对曲张的食道胃底静脉进行栓塞，或开通闭塞的门静脉。

3. 内镜检查　是无创检查的一种方式，可确定有无食管胃底静脉曲张、曲张严重程度，以及有无出血危象，在进行内镜检查的同时，也可以对曲张的食管胃底静脉进行治疗，如出血血管的套扎、泡沫硬化、组织胶注射等。

（三）诊断

结合患者病史、临床表现及实验室检查对肝硬化门静脉高压的诊断并不困难，主要为下列 3 方面：①详细询问有关病史，有明确的肝硬化诱因如肝炎、血吸虫感染史等，或先天性疾病；②准确判断有关临床表现的意义；③正确分析辅助检查的结果。

肝功能分级对门静脉高压患者的预后评估、术式选择有重要价值和意义。

1. Child-Pugh 分级（表 9-6-1）　门静脉高压患者的手术死亡率与其肝功能代偿状态有密切的关系。Child-Pugh 分级将肝硬化患者的肝功能根据临床和实验室检查分为 3 级，其中 A、B 级的手术死亡率明显低于 C 级，治疗效果较好。

表 9-6-1　肝功能的 Child-Pugh 分级

	分数		
	1	2	3
肝性脑病	无	1～2 级（或有诱因）	3～4 级（慢性）
腹水	无	轻～中度（对利尿剂有反应）	张力腹水（对利尿剂反应差）
胆红素（μmol/L）	<34.2	34.2～51.3	>51.3
白蛋白（g/L）	>35	28～35	<28
PT（延长秒数，s）	<4	4～6	>6
INR	<1.7	1.7～2.3	>2.3

注：肝功能 Child-Pugh 分级：A 级为 5～6 分，B 级为 7～9 分，C 级为≥10 分

2. MELD 评分　是以肌酐、INR、胆红素结合肝硬化病因来评价慢性肝病患者肝功能及预后的评分系统。MELD 评分的计算公式为：MELD=3.78×ln[T-BiL（μmol/L）÷17.1]+11.2×ln（INR）+9.57×ln[Cr（μmol/L）÷88.4]+6.43。公式中的 T-BiL 为总胆红素，INR 为国际标准化比值，Cr 为血清肌酐，ln 即 $\log_e$ 为自然对数。

MELD 评分可用于预测非肝移植患者肝病死亡率。MELD 评分越高，肝病越严重，患者死亡风险越大。MELD 评分<15 的患者可不考虑肝移植；MELD 评分在 20～30 的患者死亡率大于 30%，MELD 评分在 30～40 的患者死亡率在 50% 以上，MELD 评分>40 的患者中有 70% 以上患者死亡。MELD 对终末期肝病患者在 TIPS 后患者的死亡率中具有良好预测能力。

三、治　　疗

（一）内科治疗

1. 针对病因治疗　尽可能祛除病因是所有治疗的基础，针对慢性病毒性肝炎导致的肝硬化门脉高压，积极的抗病毒治疗应贯穿患者治疗始终，根据我国颁布的《慢性乙型肝炎防治指南》，乙型肝炎肝硬化综合治疗中，抗病毒治疗是关键，只要有适应证，且条件允许，就应该进行规范的抗

病毒治疗。对于非病毒性感染肝病所导致的肝硬化，也必须加强对患者的治疗，如酒精性肝硬化必须戒酒，肝豆状核变性可行排铜治疗等。

2. 对症治疗

（1）腹水：腹水的出现是肝功能受损达到一定程度的表现，是门静脉高压和肝功能减退共同作用的结果，腹水的治疗重在纠正和恢复肝脏功能。临床上根据腹水的量可分为1级（少量）、2级（中量）、3级（大量）。1级或少量腹水，是只有通过超声检查才能发现的腹水，患者一般无腹胀的表现，查体移动性浊音阴性；超声下腹水位于各个间隙，深度<3cm。2级或中量腹水患者常有中度腹胀和对称性腹部隆起，查体移动性浊音阴/阳性；超声下腹水淹没肠管，但尚未跨过中腹，深度为3~10cm。3级或大量腹水患者腹胀明显，查体移动性浊音阳性，可有腹部膨隆甚至脐疝形成；超声下腹水占据全腹腔，中腹部被腹水填满，深度>10cm。

具体的治疗方案为：肝硬化腹水患者呋塞米、螺内酯的应用剂量及疗程均缺乏随机对照研究，因此，临床如何选择利尿药物及剂量仍以经验性为主。1级腹水或初发腹水单独给予螺内酯，推荐起始剂量为40~80mg/天，1~2次/天，口服，若疗效不佳时，3~5天递增40mg或联合呋塞米。螺内酯常规用量上限为100mg/天，最大剂量为400mg/天。呋塞米推荐起始剂量20~40mg/天，3~5天可递增20~40mg，呋塞米常规用量上限为80mg/天，最大剂量160mg/天。2/3级腹水或复发性腹水螺内酯联合呋塞米疗效明显高于螺内酯序贯或剂量递增，且高钾血症发生率显著降低，因此，推荐螺内酯与呋塞米起始联合使用，初始剂量螺内酯为80mg/天，呋塞米为40mg/天，3~5天可递增螺内酯与呋塞米的剂量，至达最大剂量。对于2/3级腹水、复发性腹水患者，当常规利尿药物（呋塞米40mg/天，螺内酯80mg/天）治疗应答差时，可应用托伐普坦。当药物治疗腹水疗效不佳，或经腹水引流、腹水浓缩回输等治疗方式均不能有效改善腹水症状，考虑为顽固性腹水时，TIPS是重要的治疗选项。

（2）食管胃底静脉曲张：轻度食管静脉曲张若Child-Pugh B/C级或RC阳性，推荐使用非选择性β受体阻滞剂预防首次静脉曲张出血。出血风险不大时，不推荐使用非选择性β受体阻滞剂。对于轻度食管静脉曲张未使用非选择性β受体阻滞剂者，应定期复查胃镜。中重度食管静脉曲张、出血风险较大者（Child-Pugh B/C级或RC阳性），推荐使用非选择性β受体阻滞剂或EVL预防首次静脉曲张出血。出血风险不大者，首选非选择性β受体阻滞剂，对非选择性β受体阻滞剂有禁忌证、不耐受或依从性差者可选EVL。

若采用口服药物控制食管胃底静脉曲张治疗时，普萘洛尔起始剂量为10mg，2次/天，可渐增至最大耐受剂量；卡维地洛起始剂量为6.25mg，1次/天，如耐受可于1周后增至12.5mg，1次/天；纳多洛尔起始剂量为20mg，1次/天，渐增至最大耐受剂量，应长期使用。应答达标的标准为肝静脉压力梯度≤12mmHg或较基线水平下降≥10%。应用普萘洛尔或纳多洛尔的患者，若不能检测肝静脉压力梯度应答，则应使静息心率下降到基础心率的75%或静息心率达50~60次/分。

当出现门静脉高压性消化道出血时，生长抑素及其类似物、特利升压素均推荐作为一线治疗方法。采用生长抑素及其类似物、特利升压素辅助内镜治疗，可提高内镜治疗的安全性和效果，降低内镜治疗后近期再出血率，一般应用不超过72小时。当药物治疗失败时，应早期实施内镜下止血或TIPS。

（二）介入治疗

1. 概述 介入治疗门静脉高压及其并发症——食管胃底静脉曲张的方法有TIPS、经TIPS途径做胃冠状静脉-胃短静脉栓塞术、经皮经肝穿刺门静脉途径做胃冠状静脉-胃短静脉栓塞术、经胃-肾自发分流道逆行闭塞胃底静脉曲张、脾动脉栓塞术、肝静脉-下腔静脉阻塞开通术等，从治疗原理方面可分：分流术（如TIPS）、断流术（如栓塞胃冠状静脉曲张）、分流+断流、减少门静脉血流量（如腹腔-肠系膜动脉灌注加压素、脾动脉栓塞等）、开通肝静脉-门静脉阻塞等。上述几种术式均为常用的介入治疗手段，但其中能真正降低门静脉压力的手术为TIPS及部分脾栓塞术。TIPS可以通过新建的分流道，将高压的门静脉血引流至体循环，而部分脾栓塞术则是通过栓塞脾脏减少流入门静脉的血液，从而部分减轻门静脉压力，在部分脾脏失去功能后，还能改善因脾功能亢进带来的红细胞、白细胞、血小板减低等其他并发症。

2. 介入手术

（1）TIPS：TIPS 是在经颈静脉途径肝活检、胆管造影及门静脉造影基础上发展起来的介入治疗技术。Josef Rosch 最早提出这一技术的构思并于 1969 年报道了 TIPS 的初步实验结果，但这一报道在当时未引起重视。1979 年 Gutierrez，Burgerner 进行了犬门静脉高压模型的 TIPS，再次证明了穿刺技术的可行性。1982 年 Colapinto 等首次报道将 TIPS 技术用于人类，作者用单纯球囊导管扩张法在肝静脉与门静脉之间建立分流，即刻降压效果满意，但分流道多数在短期内闭塞。真正使 TIPS 由梦想变为现实的是血管内支架的发展，继 Palmaz（1985 年）、Rosch（1987 年）等证实内支架可以维持实验动物分流道开放之后，1990 年 Richter 等报道了 TIPS 临床应用的 9 病例，在此之后，美国、日本等国研究者陆续报道了临床应用成功的经验。

经过近二十余年的相关基础研究、临床应用和技术改良，人们对 TIPS 的技术原理、缺陷和临床应用价值已有比较一致的认识。与外科门-体分流术相比，TIPS 具有创伤性小、技术成功率高、降低门静脉压力可靠、可控制分流道的直径、能同时做断流术（静脉曲张栓塞）、并发症发生率低等优点。

1）适应证和禁忌证

A. 适应证：①食管、胃底静脉曲张破裂大出血，经保守治疗（药物治疗、内镜下治疗等）效果不佳者，应考虑做急诊 TIPS。②经内镜治疗后仍然反复出血者。③对来自边远地区或交通不便、急救措施有限的患者，下列情况应考虑做预防性 TIPS：无内镜治疗条件的重度静脉曲张，无论既往有无静脉曲张破裂出血史者；破裂出血风险较高的中-重度胃底静脉曲张。④外科手术后再发静脉曲张破裂出血。⑤顽固性腹水，经内科治疗生活质量改善不明显的患者。⑥终末期肝病，在等待肝移植术期间需要处理静脉曲张破裂出血者。

B. 禁忌证：对于救治急诊静脉曲张破裂大出血而言，TIPS 无绝对禁忌证，但在下列情况下应持谨慎态度：①重要脏器（心、肺、肝、肾等）功能有严重障碍者。②有难以纠正的凝血功能异常。③未能控制的感染性疾病，尤其存在胆系感染者。④肺动脉高压，存在右心衰竭者。⑤顽固性肝性脑病。⑥不能除外的肝脏寄生虫囊肿者。

C. 相对禁忌证：①多囊肝或多发性肝囊肿（容易导致囊腔内出血）。②肝癌合并重度静脉曲张，若肝脏肿瘤控制良好、肿瘤的位置不影响建立分流道，则宜按常规行 TIPS 处理。对肝肿瘤广泛、疗效不佳、合并静脉曲张破裂出血者，经内镜途径治疗无效时可考虑做 TIPS，但应以栓塞静脉曲张为主，酌情做小口径（直径<8mm）分流。对门静脉瘤栓合并难以控制的静脉曲张出血患者，可以用 TIPS 或经皮肝穿刺途径置入被覆膜支架"挤开"栓子，开通门静脉阻塞，同时栓塞静脉曲张。③门静脉海绵样变性，门静脉完全阻塞、肝内门静脉分支纤细或不显影者、预计穿中门静脉分支难度很高者，不宜选择 TIPS。若肝内门静脉分支显影良好、肝门区有门静脉侧支建立，可慎重选择 TIPS，此情况下，当导丝进入肝内门静脉分支后有可能通过门静脉主干阻塞区、进入肠系膜静脉/脾静脉主干，置入支架时应覆盖门静脉主干阻塞段。另外，当门静脉完全阻塞、脾静脉通畅时，可用经脾穿刺脾静脉途径栓塞食管胃底静脉曲张，然后做选择性脾动脉栓塞，预防脾脏出血。

2）术前准备

A. 患者准备：择期患者术前准备：①心、肺、肝、肾功能检查，功能不全者予以纠正。②凝血时间检查，不良者予以纠正。③血常规检查，失血性贫血者应予以纠正。④肝脏彩色超声检查，增强 CT 及三维重建，或 MRI 检查，必要时可先行间接门脉造影。重点了解肝静脉与门静脉是否闭塞、两者空间关系及拟建分流道路径情况。门静脉分支的拟穿刺部位如无肝实质包裹则不能行该手术。⑤术前 3 天预防性应用抗生素及做肠道清洁准备。⑥术前 2 天低蛋白饮食，避免应用含氨浓度高的血制品。⑦穿刺部位备皮。⑧术前 6 小时禁食、禁水。⑨向患者本人及家属说明手术目的、方法和可能出现的各种并发症并签署患者知情同意书，同时强调术后长期保肝、抗凝治疗的必要性，以及随访和分流道再次介入手术修正的重要性。⑩术前给予镇静，必要时可给予止痛处理。

急诊患者术前准备：急诊患者应尽可能完成择期患者的术前准备，尤应行急诊 CT 以明确肝脏及门静脉血管情况可否行 TIPS，并于术中行间接门静脉造影，以确定穿刺角度、方位。

B. 器材及药品准备：①门脉穿刺系统，如 RUPS 100 和 RTPS 100 肝穿装置。②球囊导管，如直径为 6~10mm。③管腔内支架，如目前主张选择 TIPS 专用支架，或直径为 8~10mm 的激光切割或编织式钛合金自膨式支架。④造影导管等，0.035 英寸的超滑导丝、超硬导丝、穿刺针、导管鞘等常规器材。⑤栓塞材料，弹簧圈、医用胶、明胶海绵颗粒、PVA 颗粒、泡沫硬化剂等。⑥术中用药，a.局部麻醉药，常用 1%普鲁卡因或 2%利多卡因；b.抗凝剂，常用肝素钠；c.对比剂；d.止痛镇静剂。

3）操作技术（图 9-6-1）

A. 颈内静脉穿刺术：患者仰卧，头偏向左侧或右侧。以右侧或左侧胸锁乳突肌中点的外缘即胸锁乳突肌三角区的头侧角为中心，行常规皮肤的消毒和局部麻醉。在拟穿刺点皮肤横切口 3mm 后，充分扩张皮下通道，采用静脉穿刺针呈负压状态进针，行颈内静脉穿刺术。穿刺针呈 45°角进针，针尖指向同侧乳头方向，进针深度为 3~5cm。穿刺成功后，将导丝送入下腔静脉，并用 10~12F 扩张鞘扩张局部穿刺通道；引入静脉长鞘，通过导丝及肝静脉管选择性插入肝静脉，一般选择右肝静脉进行测压、造影，在少数情况下，选择左或中肝静脉具有优势。

B. 经肝静脉门静脉穿刺术：当将静脉长鞘送入靶肝静脉后，根据造影确定门静脉穿刺点，一般选择距肝静脉开口 2cm 左右的静脉点，此点向前距门静脉右干约 15cm，向下距门静脉右干 2~3cm；对少数肝硬化后严重肝萎缩或大量腹水的患者，应适时选择更高或更低的位置。根据门静脉穿刺针柄部方向调节器的指引穿刺针方向和深浅度进行门静脉穿刺。当穿入肝内门静脉 1 级或 2 级分支后，将导丝引入门静脉主干，将 5F 穿刺针外套管沿导丝送入门静脉，置换超硬导丝，沿导丝将肝穿刺装置插入门静脉主干后，保留带标记长鞘导管，经此导管插入带侧孔造影导管行门静脉造影及压力测定。

C. 肝内分流道开通术：行门静脉造影后，将超硬导丝送入肠系膜上静脉或脾静脉，沿该导丝置换球囊导管行分流道开通术，分别充分扩张门静脉入口、肝实质段、肝静脉出口。

D. 管腔内支架置入术：分流道开通后，沿导丝将装有管腔内支架的输送器送入分流道，精确定位后释放，一般推荐选用直径为 8~10mm，长度为 60~80mm 的自扩式金属内支架。

E. 食管下段胃底静脉硬化栓塞术：肝内分流道建立后，对胃冠状静脉、胃短静脉及所属食管、胃底静脉血流仍然较明显或有活动性出血患者，可同时行此项治疗，其步骤为经 TIPS 入路送入单弯导管，根据门静脉造影情况，将导管插入胃冠状静脉等侧支血管，经导管注入硬化栓塞剂。常用硬化剂推荐聚桂醇、聚多卡醇、无水乙醇；栓塞剂推荐钢圈、明胶海绵或 PVA 颗粒。

4）术后处理：术后注意事项：①注意患者生命体征，发现异常及时给予对症处理。②常规应用广谱抗生素以预防感染。③注意肝肾功能变化，加强保肝及水化保肾治疗。④给予抗凝治疗。⑤给予降氨、促代谢治疗。⑥分流道通畅性的监测，推荐术后分流道留置管早期干预策略。

5）疗效评价：TIPS 是一项治疗门静脉高压合并静脉曲张破裂出血的重要介入技术，具有创伤性小、可同时断流及分流、适应证较外科手术治疗广、技术成功率高、疗效可靠等优点。另外，应用介入微创技术（如用球囊扩张式支架、置入缩窄式支架等）可调节分流道的大小，适应不同个体需要，从而避免分流过度，降低肝性脑病的发生率。

TIPS 的技术成功率可达 95%~99%，并发症发生率为 3%~8%，与操作直接相关的死亡率为 0.5%~1%。临床疗效方面，TIPS 对急诊静脉曲张破裂出血的即刻止血成功率达 90%~99%；预防复发出血的有效率：时长≤6 个月为 85%~90%，时长≤1 年为 70%~85%，时长≤2 年为 45%~70%。现有研究结果表明，TIPS 后 1~2 年（平均 18 个月）复发出血率低于经内镜途径（套扎、注射硬化剂等）治疗，但尚需要更多资料支持此观点。TIPS 对门静脉高压所致的顽固性腹水有一定疗效。

TIPS 的中远期（≥1 年）疗效。术后再出血 1 年发生率为 20%~26%，2 年累计复发出血率达 32%。影响疗效的主要因素是术后分流道狭窄或闭塞，主要发生在术后 6~12 个月，临床随访（以血管造影、复发出血为依据）发生率为20%～70%、病理标本或尸检的发生率为40%～48%；现在随着覆膜支架，特别是TIPS专用支架的应用，分流道狭窄、闭塞的发生率已有显著下降，1年以上分流道狭窄的发生率<10%。

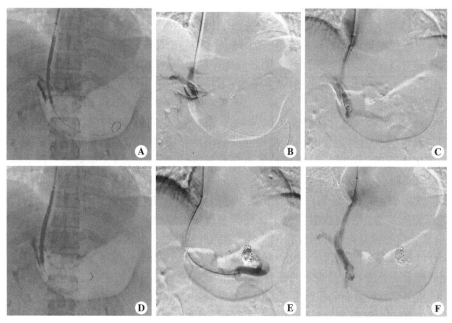

图9-6-1 TIPS操作步骤

A. 球囊扩张穿刺道；B. 经肝静脉穿刺门静脉成功，引入导丝进入脾静脉；C. 置入分流道支架，建立人工通道；D. 置入支架后再扩张分流道；E. 对扩张的食管胃底静脉栓塞；F. 使用猪尾导管测压后再造影确认分流道通畅

（2）部分脾栓塞术在治疗门静脉高压并发症的应用：脾动脉栓塞术由Maddison等于1973年首次报道用于肝硬化合并脾功能亢进，接受治疗的患者术后脾脏缩小、外周血象迅速改善，但由于当时技术的局限性和术后处理经验不足，做全脾脏栓塞术后发生脾脓肿、急性胰腺炎、全身感染等严重并发症的发生率较高（5%～8%）。1979年Spigos等报道用选择性、部分脾动脉栓塞术治疗脾功能亢进，使术后严重并发症的发生率降低，术后保留了部分脾脏功能。1985年，Jonasson等报道了大组栓塞脾动脉的病例，用明胶海绵颗粒栓塞脾脏后随访1～8年，证实了部分脾栓塞术的安全性和有效性。目前，选择性脾动脉栓塞术已成为一种安全、有效的介入诊疗技术，在临床用于无急诊手术指征的脾脏损伤、门静脉高压、脾动脉瘤、脾脏肿瘤、外科术前栓塞、某些血液性疾病等多种疾病的治疗。本节着重介绍脾动脉栓塞术在治疗门静脉高压方面的应用。

1）适应证和禁忌证

A. 适应证：①门静脉高压，有上消化道静脉曲张破裂出血史者，当其他治疗方法（如经内窥镜做套扎或注射硬化剂、TIPS、经皮肝脏穿刺门静脉做胃冠状静脉栓塞术等）不能实施或治疗失败者。②各种原因所致的脾大并发脾功能亢进，有传统外科治疗指征者。③肝癌合并肝硬化、脾大、脾功能亢进导致血细胞减少，影响对肿瘤实施治疗（如化疗或经导管做肝动脉化疗栓塞）。④其他需要栓塞脾动脉的情况，如某些血液病导致的血细胞减少，有出血倾向、经其他治疗不能纠正者；脾动脉瘤；脾脏邻近肿瘤侵犯脾动脉导致出血者；肝移植术后脾动脉盗血综合征等。

B. 禁忌证：①未能控制的严重感染，做脾栓塞后发生脾脓肿风险较高。②肝功能严重失代偿（Child-Pugh C级），除非必要，不宜做脾动脉栓塞术。③继发性脾功能亢进，其原发疾病已达终末期，有恶病质及脏器功能衰竭者。④凝血机能障碍，需纠正凝血功能后再行介入治疗。⑤其他常规介入操作的不适应证者，如严重心、肺、肾功能不全、对碘对比剂过敏（可换用CO_2、含钆对比剂）等。

2）术前准备

A. 患者准备：①心、肺、肝、肾功能检查，功能不全者予以纠正。②凝血时间检查，不良者予以纠正。③血常规检查，失血性贫血者应予以纠正。④术前3天做肠道清洁准备。⑤术前6小时禁食水。⑥向患者本人及家属说明手术目的、方法和可能出现的各种并发症并签署患者知情同意书。⑦术前给予镇静，必要时可给予止痛处理。

B. 器材及药品准备：①造影导管等：0.035英寸的超滑导丝、超硬导丝、穿刺针、导管鞘等常规器材。②栓塞材料：明胶海绵颗粒、PVA颗粒、弹簧圈等。③术中用药：局部麻醉药，常用1%普鲁卡因或2%利多卡因；对比剂；止痛镇静剂。

3）操作技术

A. 腹股沟区行常规皮肤的消毒和局部麻醉，行股动脉穿刺术，引入动脉鞘，通过导丝及导管选择性插入脾动脉，行脾动脉造影了解脾动脉的解剖位置、走形、拟栓塞血管及范围。

B. 对脾动脉的栓塞，多采用末梢栓塞，使用细小的颗粒性栓塞材料，如0.5mm的明胶海绵颗粒，300～500μm的PVA颗粒进行栓塞，使栓塞部位完全梗死。控制栓塞范围的方法有两种，第一是超选择性插管至某一支脾动脉2级或3级分支，使该支远端部分完全栓塞，然后再重新超选择性插管，栓塞另一支。目前大家更多选择脾下极动脉分支进行栓塞，认为脾下极被大网膜包裹，即使发生坏死，很快也能被周围的倒膜包裹，不易弥散引起全腹膜炎，同时左下胸腔和肺的反应较轻，另外栓塞范围也较好控制。第二种是在脾动脉主干远端，以低压流控法注入栓塞剂，利用血流的流动分布栓塞末梢的脾组织，通过反复造影与栓塞前比较，以控制栓塞范围，或根据血流速度来评估。笔者更倾向于前一种栓塞方式，因为未栓塞的脾脏解剖结构仍然正常，对正常脾脏的功能保留影响较小。脾脏栓塞范围应控制在40%～70%，不应过度栓塞，同时栓塞范围过小会导致临床症状的改善不明显，应根据患者全身情况及耐受情况而定。

4）术后处理：股动脉穿刺部位要彻底压迫止血、加压包扎。由于脾功能亢进的患者血小板明显减少，凝血功能较差，注意有无穿刺点出血是必要的，术后卧床时间应保持24小时。术后早期几乎所有患者均会出现不同程度的栓塞后综合征，疼痛是最常见的术后反应，与梗死后包膜紧张有关，疼痛多为中度至重度，部分患者难以忍受，疼痛多为持续性，翻身或打喷嚏会导致疼痛加重，可酌情给予止痛药口服或肌内注射。术后发热的发生率可达60%～70%，体温可达38.5℃左右，可予物理降温或药物降温。

5）疗效评价：经导管脾动脉栓塞术方法简单、易行，术后可使门静脉血流减少（40%～70%）、门静脉压力降低、静脉曲张减轻甚至消失，同时可改善脾功能亢性症状，缺陷是不能使静脉曲张的破口立即闭塞，对治疗急诊大出血有一定限度，不宜作为一线介入治疗手段。另外，由于脾动脉与周围脏器存在广泛侧支循环，故单纯栓塞脾动脉后静脉曲张的复发率较高，不宜作为预防静脉曲张出血的措施。

当其他方法（如经内窥镜做套扎或注射硬化剂、TIPS、PTVE等）不能实施或不能控制静脉曲张出血时，栓塞脾动脉仍不失为一救治手段；将脾动脉栓塞术与其他治疗方式联合应用，可即刻止血、降低门静脉压力、降低术后复发出血的发生率，亦可提高止血效果。

【案例 9-6-1 分析讨论】

1. 患者入院后需要完善血常规、肝肾功能、电解质、凝血功能检查，以进行肝功能分级；行乙肝病毒检查明确有无复制，同时完善上腹部增强CT或增强MRI，了解肝脏形态学改变情况、血管走形情况及有无肝癌。

2. 因患者既往有上消化道出血病史，并已行内镜治疗，此次出血为再发出血，应优先考虑TIPS。

3. 患者应终身服用抗病毒药物，抑制病毒复制。

（周 石）

第七节　布-加综合征

【案例 9-7-1】

　　患者，男性，50 岁。因"间断性上腹部不适 1 年"入院。查体无明显阳性表现。超声检查显示肝脏回声粗糙，脾大；下腔静脉隔膜样强回声。CT 显示下腔静脉、副肝静脉及奇静脉增粗，下腔静脉右心房入口处对比剂密度呈截断状阶梯密度改变。

【问题】

　　1. 该患者属于哪种类型布-加综合征？
　　2. 该患者应选择何种治疗方法？

一、概　　述

　　布-加综合征（Budd-Chiari syndrome，BCS）的最初定义为由肝静脉阻塞导致的肝静脉回流障碍、肝脏淤血而产生的门静脉高压临床症候群；广义定义为肝静脉和（或）其开口以上的下腔静脉阻塞所导致的门静脉和（或）下腔静脉高压临床症候群；病理生理学定义为从肝小静脉到下腔静脉和右心房汇合处任何部位的肝静脉流出道阻塞。BCS 常导致继发性肝损害，治疗不及时甚至导致肝硬化。

　　BCS 分为原发性 BCS 和继发性 BCS。原发性 BCS 原因不明，可能与下腔静脉、肝静脉血栓形成和纤维化有关。继发性 BCS 与肝肾等部肿瘤压迫侵犯、外伤、肝脏手术导致下腔静脉狭窄闭塞有关。本节内容介绍原发性 BCS。

　　原发性 BCS 国内多见于黄河流域中下游和淮河流域，发病年龄在 20～65 岁，以 20～40 岁为多见，男性多于女性。

　　BCS 分型众多：根据血管造影表现，目前比较公认的介入分型分为肝静脉阻塞型、下腔静脉阻塞型和混合型 3 种类型。BCS 细分共分为 10 种亚型，肝静脉阻塞型亚型为肝静脉/副肝静脉膜性阻塞、肝静脉节段性阻塞、肝静脉广泛性阻塞、肝静脉阻塞伴血栓形成；下腔静脉阻塞型亚型为下腔静脉膜性带孔阻塞、下腔静脉膜性阻塞、下腔静脉节段性阻塞、下腔静脉阻塞伴血栓形成；混合型亚型为肝静脉和下腔静脉阻塞、肝静脉和下腔静脉阻塞伴血栓形成，共 10 个亚型。国内下腔静脉膜状狭窄阻塞型约占 70%。

二、临床表现、辅助检查与诊断

（一）临床表现

　　1. 肝静脉阻塞的临床表现　　主要表现为腹胀、腹痛、黄疸、肝脾大、顽固性腹水、脾功能亢进、消化道出血等门静脉高压的症状和体征。

　　2. 下腔静脉阻塞的临床表现　　主要表现为双下肢肿胀、静脉曲张、色素沉着、单侧或双侧反复发作或难愈性溃疡；躯干出现纵行走向、粗大的静脉曲张为下腔静脉阻塞的特征性表现之一。

　　根据 BCS 发病急缓及发病过程，可分为急性期、亚急性期和慢性期。

　　1. 急性期　　病程多在 1 个月以内，此型患者临床表现非常近似急性肝炎和急性重型肝炎，骤然发作腹痛，腹胀，随即出现肝大和大量腹水，腹壁静脉扩张，伴有不同程度的肝脏功能损害，重症患者呈现休克或肝衰竭迅速死亡。

　　2. 亚急性期　　病程在 1 年以内，临床表现最为典型，腹水是基本特征，见于 90% 以上的患者，腹水增长迅速，持续存在，多呈顽固性腹水，多数患者有肝区疼痛、肝大、压痛，下肢水肿往往与腹部、下胸部及背部浅表静脉曲张同时存在，为诊断本病的重要特征，约有 1/3 的患者出现黄疸和脾大。

　　3. 慢性期　　除部分患者由急性期转为慢性期外，多数患者呈隐袭性起病，症状和体征缓慢出现，开始出现上腹不适或腹胀，随后逐渐发生肝大、腹水和腹壁静脉扩张，少数患者有轻度黄疸，病程可经历数月或数年，病期甚长者，有脾大和食管静脉曲张，甚至有呕血和黑便，合并下腔静脉阻塞的患者，胸、腹侧壁静脉怒张十分明显，血流方向为自下向上，双侧下肢水肿，小腿皮肤有棕褐色色素斑点，重症患者有下肢静脉曲张，甚至足踝部发生营养性溃疡，双侧下肢静脉压升高。

（二）辅助检查与诊断

1. 影像学检查 应首选多普勒超声检查筛查，超声检查初筛后，行 CT 或 MRI 检查，欲行介入治疗时，应行血管造影。

（1）超声检查包括：①肝静脉和下腔静脉血流方向；②下腔静脉近心段和肝静脉开口有无隔膜或管腔狭窄、闭塞；③肝静脉之间是否有交通支及交通支内血流方向。

（2）CT 或 MRI 检查：推荐肝脏平扫和增强扫描，在增强扫描后行肝静脉和下腔静脉 MRA 或 CTA 冠状三维重建，更有助于显示下腔静脉的膜性阻塞。MRI 对肝静脉的显示优于 CT。

（3）血管造影：是诊断 BCS 的金标准和进行介入治疗的依据。①下腔静脉造影，通过经皮穿刺股静脉和（或）颈静脉进行单向或双向造影；②肝静脉造影，通过经皮穿刺颈静脉或股静脉逆行插管进行，逆行插管失败时推荐经皮经肝穿刺进行。

（4）影像表现

1）肝静脉和下腔静脉阻塞的直接征象：肝静脉开口处和肝静脉开口上方下腔静脉显示膜样或节段性闭塞征象，肝静脉或下腔静脉血流受阻和反向流动为 BCS 的直接征象（图 9-7-1）。

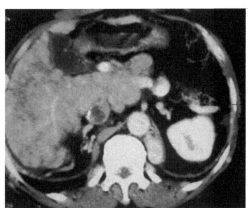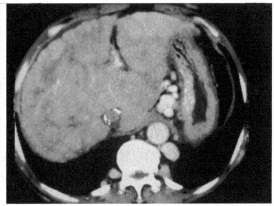

图 9-7-1 肝静脉和下腔静脉阻塞的直接征象

2）肝静脉和下腔静脉阻塞的间接征象（图 9-7-2）：肝脾大、腹水、肝静脉扩张、肝静脉之间交通支形成、尾状叶增大及增强扫描早期见肝实质不均匀片状强化或不均质回声是肝静脉阻塞的间接征象。下腔静脉断面影像消失或扩张，奇静脉、半奇静脉显影增粗，尾状叶增大，下腔静脉内血栓形成，下腔静脉内钙化，下腔静脉隔膜上下对比剂密度有明显截断状差异是下腔静脉阻塞的间接征象。

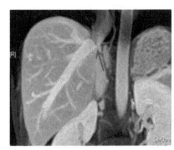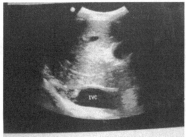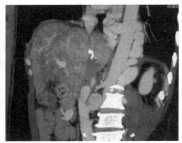

图 9-7-2 肝静脉和下腔静脉阻塞的间接征象

2. 实验室检查 部分病例无阳性结果，部分病例可有肝硬化、脾亢表现，如氨基转移酶增高、凝血功能障碍、白细胞、血小板降低等。

3. 病理检查 推荐必要的肝脏穿刺活检，这对 BCS 的诊断具有十分重要的价值。肝小叶中央区淤血及肝细胞萎陷、坏死和纤维化是 BCS 的特征性组织病理学变化。

4. 鉴别诊断 BCS 需要与肝炎肝硬化门静脉高压、心源性肝硬化、肝小静脉闭塞病、下肢静脉曲张相鉴别。

三、介 入 治 疗

早期 BCS 的治疗以外科手术为主，1974 年，Eguchi 首次使用经皮穿刺球囊扩张技术治疗下腔静脉膜性阻塞获得成功，以后 BCS 治疗发生了革命性的改变，介入治疗成为首选。

（一）适应证和禁忌证

1. 适应证

（1）肝静脉开口处膜性或节段性阻塞。

（2）下腔静脉膜性或节段性阻塞。

（3）肝静脉和下腔静脉成形术后再狭窄。

（4）下腔静脉和门静脉肝外分流术后分流道阻塞。

（5）下腔静脉和肝静脉阻塞远端合并陈旧性附壁血栓。

2. 禁忌证

（1）绝对禁忌证：①严重心、肝、肾功能不全；②难以纠正的严重凝血机制障碍；③大量腹水为经皮经肝穿刺禁忌证。

（2）相对禁忌证：肝静脉和下腔静脉阻塞远端存在新鲜、无附壁血栓为相对禁忌证，待血栓清除后仍然可以行介入治疗。

（二）术前准备

1. 患者准备 介入治疗前应完善体格检查、实验室检查（如血液生化、AFP、血常规、尿常规、便大常规和凝血功能）、超声、CT 和（或）MRI 检查等影像检查，进行术前讨论制订介入治疗方案，签署介入治疗知情同意书。

2. 器材和药品 准备好介入手术室所需器材和药品。BCS 有多种类型，介入治疗中所使用的器械并非完全相同，因此，在介入治疗手术前，必须准备齐全各种类型的器材和药品。器材包括各种不同直径和型号的经皮血管穿刺针、导管鞘、导丝、造影导管、球囊导管、血管内支架及其输送器、异物抓捕器、压力测量装置、心电监护仪；药品包括术前和术中的常用和急救药品。

3. 器械主要包括以下几方面

（1）造影用器材如穿刺针、导管鞘、导丝、导管等。导管包括 5F 猪尾导管和单弯导管等。

（2）肝静脉开通用器材如压力测量管、破膜用穿刺针（如房间隔穿刺针也称 brockenbrough 针、RUPS-100、TIPS1000）、经皮穿刺针（如 NPAS-100-RH-NT）、导丝、球囊导管（直径 10～12mm）、血管内支架等。

（3）下腔静脉开通用器材如 180cm 和 260cm 超硬交换导丝、破膜穿刺针、12F 扩张导管、球囊导管（直径为 20～30mm）、压力测量管、血管内支架等。

（三）介入治疗方法

介入治疗已经成为 BCS 首选治疗方法，其主要方法包括肝静脉和（或）下腔静脉球囊扩张及下腔静脉支架置入。

1. 经皮穿刺部位 推荐穿刺部位给予局部麻醉（儿童与欠合作者除外）。穿刺部位推荐首选右侧股静脉；如果右侧穿刺点存在曲张静脉团、右侧髂股静脉血栓形成或阻塞，可选择左侧股静脉为穿刺部位。术前影像资料显示下腔静脉完全闭塞时，首选右侧颈静脉为穿刺部位；右侧颈静脉闭塞时，可以选择左侧颈静脉；经皮经肝穿刺为肝静脉穿刺的次选部位。

2. 血管造影检查 包括下腔静脉造影和肝静脉造影。

（1）下腔静脉造影：推荐使用猪尾导管行下腔静脉造影。对下腔静脉闭塞患者，造影时猪尾导管的远端应放置于闭塞端下缘处，以便显示肝静脉（副肝静脉）和了解下腔静脉隔膜有无孔道。对肝静脉闭塞、下腔静脉通畅或狭窄患者，猪尾导管应置于 T_{12} 水平。下腔静脉造影，推荐对比剂流率为 15ml/s，总量为 30ml。单向造影发现下腔静脉闭塞膜中有孔者，可以不再行双向造影检查。单向造影证实下腔静脉完全闭塞者，推荐经颈静脉插管行下腔静脉双向造影，以了解下腔静脉闭塞的范围及两端的形态。介入治疗前下腔静脉造影或肝静脉造影超过 24 小时者，介入治疗时仍需要再次行下腔静脉和肝静脉造影。

（2）肝静脉造影：与下腔静脉造影不同的是肝静脉闭塞时需要先行开通穿刺或经皮经肝穿刺肝静脉，穿刺成功后才能进行肝静脉造影。肝静脉造影应在下腔静脉造影后紧接着进行。

（3）推荐操作方法

1）靶血管的选定：根据术前超声、CT 或 MRI 检查结果，选择肝静脉管腔最粗大者为穿刺靶血管。

2）开通穿刺途径：首选行经颈静脉途径逆行穿刺插管造影。逆行穿刺插管不成功时，可在超声或 X 线透视引导下行经皮经肝穿刺造影。

3）副肝静脉造影：首选行经颈静脉途径逆行穿刺插管造影，逆行插管失败者，可选择经股静脉途径穿刺插管。经股静脉途径穿刺副肝静脉仍不成功时，行经皮经肝穿刺副肝静脉造影。

3. 经皮穿刺下腔静脉球囊扩张术

（1）适应证：①下腔静脉膜性或节段性阻塞；②下腔静脉球囊扩张术或血管内支架置入后出现再狭窄；③外科分流术后分流道阻塞；④下腔静脉膜性或节段性阻塞合并血栓形成，并排除血栓发生脱落的可能性。

（2）禁忌证：①下腔静脉阻塞合并血栓形成，且无法排除血栓可能发生脱落时；②严重心、肝、肾功能不全；③凝血功能障碍。

（3）操作要点：下腔静脉球囊扩张术应在下腔静脉造影后进行，扩张前应测量右心房压力和下腔静脉阻塞远端压力。

（4）开通穿刺：是 BCS 介入治疗中的关键性操作步骤之一，但下腔静脉隔膜有孔者无须开通穿刺。下腔静脉开通前，应仔细阅读 CT、MRI、DSA 影像，确认闭塞部位，开通穿刺时应于对侧端放置猪尾导管作为标志。开通穿刺在正侧位透视或超声引导下进行，穿刺点和通道应位于阻塞段的中心，穿刺的方向应根据下腔静脉闭塞两端的形态、走行方向而决定。闭塞端呈笔尖状时，开通穿刺方向应顺从笔尖方向。下腔静脉开通应首选由上向下穿刺，次选由下向上穿刺。由于下腔静脉近右心房段存在生理性向前弯曲，穿刺针前端应顺应此生理弯曲，可以根据造影表现，自行弯曲穿刺针，以提高开通穿刺的安全性。穿刺针和导管通过闭塞部位后，强烈推荐通过导管注入对比剂，以观察导管前端位置是否位于下腔静脉或右心房内。

（5）导丝应用：穿刺成功后，推荐使用超硬导丝通过闭塞段，以利于球囊、导管通过闭塞段。下腔静脉隔膜有孔或由下向上开通穿刺者，导丝远端应置于上腔静脉内，以确认导丝位于静脉内，不推荐将导丝远端置于右心房内。下腔静脉闭塞由上向下开通穿刺者，导丝远端应置于下腔静脉下段，推荐将导丝经股静脉引出形成导丝贯穿。在隔膜较厚或节段性闭塞患者，合并下腔静脉血栓需要放置血管内支架时强烈推荐使用导丝贯穿技术。

（6）球囊扩张：球囊大小的选择根据闭塞远端肝静脉和下腔静脉管腔直径而定。扩张下腔静脉肝后段使用的球囊直径应在 20~30mm。球囊扩张程度应至切迹完全消失为止。推荐扩张 2~3 次，每次持续扩张时间 1~3 分钟，在患者能够耐受疼痛的情况下可以适当延长扩张时间。球囊扩张过程中引起的局部疼痛，多数患者可以忍受，不推荐常规使用强止痛剂，以免掩盖血管破裂时出现的剧烈疼痛。球囊扩张时推荐使用低浓度对比剂，禁止使用空气充盈球囊。球囊扩张后应进行对照性下腔静脉造影和阻塞两端的下腔静脉内压力测量。

4. 下腔静脉血管内支架置入

（1）适应证：①下腔静脉节段性闭塞，球囊扩张后弹性回缩＞50%。②下腔静脉闭塞合并血栓形成，难以明确血栓是否脱落。③下腔静脉膜性闭塞，球囊多次扩张后仍出现急性或慢性再狭窄。

（2）禁忌证：①下腔静脉因肝大压迫所致狭窄，即假性狭窄。②下腔静脉膜性闭塞距右心房距离小于1cm，防止支架进入右心房，刺激右心房导致心律失常或心脏压塞。③闭塞下方下腔静脉管径大于支架直径；下腔静脉和肝静脉开口处混合性闭塞，肝静脉未开通前，为相对禁忌。

（3）操作方法：在下腔静脉球囊扩张后紧接着进行。置入支架之前应做好下列准备：①测量狭窄或闭塞处上下方之下腔静脉直径、长度，选择相应大小和型号的支架。直径应大于下腔静脉直径20%以上。②根据球囊扩张时，球囊压迹确定内支架中心的位置，使用体内骨性标志（一般选取胸腰椎）定位法确定支架的中心点或上下端位置，因为体表标志受呼吸运动的影响，而椎体定位可避免呼吸的影响。③内支架选择以"Z"形支架为宜。④全身肝素化。

上述准备完成后，由交换导丝插入支架输送器，根据骨性标志，在透视监视下，将输送器及支架前端插至预定部位，点片确认支架位置，确认无误后，缓慢释放支架。在释放过程中应让患者平静呼吸或屏气以防定位不准。必须强调的是，释放支架的速度不宜过快，因为快速释放可能引起支架的定位不准或"前跳、后退"。例如，狭窄或闭塞距右心房较近时，支架可以因"前跳"而进入右心房。

理论上讲，保持内支架最大支撑力量的稳定性条件是支架的中心点与狭窄或闭塞的中心点保持一致，然而实际操作中却很难做到这一点。当下腔静脉狭窄或闭塞距离右心房在2cm以内时，容易发生支架"前跳"进入右心房，所以，选择支架置入的病例时，狭窄或闭塞上缘距离右心房入口的距离，最好大于2cm。支架释放后出现膨胀不全时，可以使用球囊扩张。下腔静脉内支架放置后，再次进行造影和压力测量。

5. 下腔静脉合并血栓的处理 超声、CT、血管造影明确为陈旧性附壁血栓者，直接对闭塞处使用球囊进行扩张，对陈旧性附壁血栓可以不给予积极处理。明确为新鲜、游离血栓时，可以积极地给予溶栓治疗，或结合机械性抽吸，待血栓溶解后再行下腔静脉PTA。另外，如果病情允许，也可以等待3个月，待血栓机化后再治疗。未能明确血栓性质时，于下腔静脉内血栓处放置支架，此时内支架起到了支撑血管和压迫固定血栓的双重作用。

6. 肝静脉阻塞介入治疗 肝静脉开口处阻塞可以通过球囊扩张与血管内支架置入而实现再通，肝静脉阻塞合并副肝静脉阻塞者，开通副肝静脉具有和开通肝静脉同等的价值与临床效果。

（1）适应证：①肝静脉开口处膜性和节段性阻塞。②副肝静脉开口处膜性阻塞。③肝静脉开口处膜性或节段性闭塞球囊扩张和血管内支架置入后出现再狭窄。④下腔静脉支架置入后引起的肝静脉开口处阻塞。⑤肝静脉阻塞合并血栓形成。

（2）禁忌证：①心、肝、肾功能不全。②凝血功能障碍。③肝静脉主干全程闭塞呈条索状或肝静脉管腔完全萎陷变细甚至消失。

（3）操作要点：肝静脉阻塞合并血栓形成的处理原则和方法同下腔静脉阻塞合并血栓形成。肝静脉扩张使用的球囊直径应＞12mm（小儿选用直径＞10mm的球囊）。多支肝静脉闭塞时，推荐尽可能对多处进行扩张。

（4）穿刺途径：首选经颈静脉途径穿刺肝静脉，在经颈静脉途径穿刺失败时，可在超声引导下行经皮经肝穿刺肝静脉。采用经皮经肝穿刺顺行开通后，经颈静脉途径插入抓捕器将导丝经颈静脉途径引出，供经颈静脉途径插入球囊使用。穿刺肝静脉成功后，应常规测量肝静脉压力。

（5）球囊扩张与血管内支架置入：推荐球囊的大小应较阻塞远心端血管管腔直径大20%～40%。肝静脉内宜使用网织形支架，并使用明胶海绵条或弹簧圈闭塞穿刺通道。球囊扩张后肝静脉压力下降不理想，或扩张通道弹性回缩＞50%以上者，肝静脉内可置入支架。

7. TIPS 操作方法 肝静脉广泛闭塞，不能进行血管再通治疗者，为了降低门静脉压力，只能经下腔静脉直接穿刺门静脉行 TIPS，以建立于门静脉和下腔静脉之间通道。

（四）介入治疗注意事项

将下腔静脉造影和肝静脉造影同时进行并视为一体是 BCS 血管造影检查基本要求和标准化操作程序。在进行血管造影和介入治疗过程中使用肝素 3000～5000U 以达到全身肝素化为标准化操作内容之一。

（五）并发症的预防及其处理

介入治疗的并发症主要是与穿刺、球囊扩张和支架置入相关的局部损伤，与介入治疗相关的病死率约为 0.2%，显著低于外科手术治疗的病死率。

1. 心脏压塞 是导致患者术中死亡的主要原因之一，发生率约为 0.5%，一旦发生，推荐即刻行心包穿刺引流。

2. 血管破裂 多见于穿刺通道经过细小的交通支而使用较大球囊进行扩张；也可见于开通穿刺通过下腔静脉管壁使用球囊扩张导致下腔静脉破裂。一旦发现血管破裂，推荐首选球囊封堵破裂口，再行覆膜支架置入或外科手术处理。

3. PE 见于下腔静脉或肝静脉阻塞合并血栓形成的患者，对这些患者积极地溶栓可降低肺动脉栓塞的发生率；一旦 PE 发生，推荐溶栓治疗。

4. 支架移位和脱入右心房 常见于下腔静脉阻塞使用"Z"形支架时，发生原因与支架释放前支架近心端定位误差、下腔静脉闭塞端近心段膨大、下腔静脉膜性闭塞及内支架类型有关。

5. 支架膨胀不全与断裂 支架弹开不良多与狭窄部位陈旧性血栓有关。

6. 肝包膜破裂出血 发生率约为 0.6%～1.0%，主要与操作粗暴，未采用有效措施封堵穿刺通道，抗凝、溶栓药物使用不当等有关，其临床表现为腹腔出血。BSC 介入治疗后一旦出现腹腔出血，应立即停止使用抗凝、溶栓药物，及时行下腔静脉和肝静脉造影，寻找出血源，并对出血部位给予栓塞治疗。

7. 再狭窄 下腔静脉和肝静脉阻塞行球囊扩张和血管内支架置入后均可发生再狭窄，其发生率为 10%左右。

（六）疗效判定

1. 近期疗效

（1）肝静脉和下腔静脉压力下降，应以判断肝静脉和下腔静脉压力梯度差为标准。

（2）肝静脉和下腔静脉血流通畅。

（3）临床症状和体征消失。下肢水肿消退，下肢与腹壁曲张静脉萎陷，24 小时内尿量增加。下肢溃疡渗出减少，肝脏缩小，腹水吸收。

2. 远期疗效 临床症状和体征：下肢色素沉着变淡，溃疡愈合，下肢与腹壁曲张静脉萎陷或消失。腹水与黄疸消失。影像学检查无再狭窄发生。

（七）术后处理

1. 术后处理及用药 穿刺点压迫止血后给予加压包扎，推荐加压包扎时间在 4～6 小时；患者介入治疗返回病房后应卧床 20 小时；全身使用抗生素 3 天。术后常规抗凝治疗，抗凝药物首选华法林。抗凝治疗达到以下指标：PT 保持在 18～28 秒。INR 为 1.5～3.0。推荐抗凝治疗时间应 1 年以上。

2. 随访 推荐影像随访和复查使用多普勒超声检查，重点观察肝静脉和下腔静脉血流是否通畅；血液检查凝血功能是否达到有效的抗凝指标。介入治疗后的第 1 年度内复查时间为介入治疗后 1、3、6、12 个月。术后 2～5 年内无症状者每 6 个月至少复查一次多普勒超声。5 年后无症状者每年复查 1 次多普勒超声。再次出现临床症状时及时复查。放置下腔静脉或肝静脉支架者，推荐置入后每年摄胸腹部 X 线片，观察支架的形态和位置，建议观察时间为 10 年。文献报道 5 年肝静脉球囊扩张 1、3、6 年通畅率为 91.1%、77.4% 和 74.0%。下腔静脉球囊扩张 1、3、5 年开通率分别为 92.5%、86.8%、77.3%。徐州医科大学附属医院介入放射科对 488 例患者进行随访调查，1、3、5、7 年累积复发率分别为 11%、26%、36%、42%。

【案例 9-7-1 分析讨论】

1. 下腔静脉膜性。

2. 入院后行下腔静脉球囊扩张治疗（图 9-7-3）。先用 8mm 直径球囊行预扩张，后用 25mm 直径球囊扩张至切迹消失。术后给予抗凝、抗感染治疗 1 周出院。

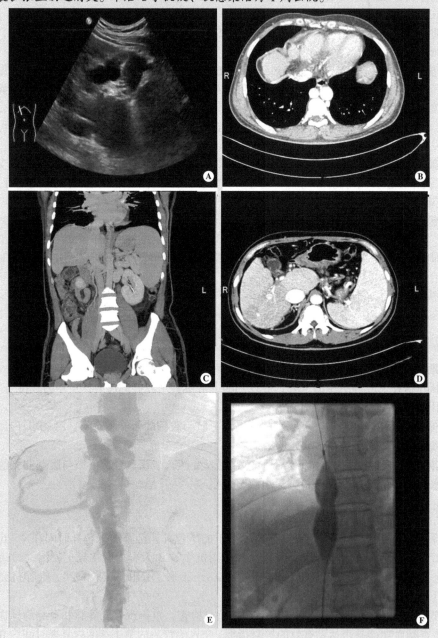

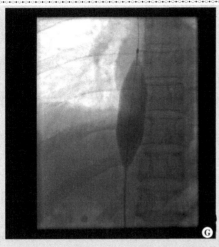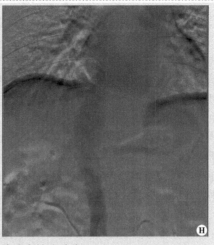

图 9-7-3　下腔静脉球囊扩张治疗

A. 下腔静脉右心房入口处可见膜性高回声；B. 奇静脉、半奇静脉、膈静脉增粗；C. 下腔静脉右心房入口密度分界线 CT
冠状重建；D. 下腔静脉增粗，尾状叶增大，脾大；E. 下腔静脉造影示腰椎奇静脉增粗，肝内侧支开放；F. 球囊扩张
切迹；G. 球囊扩开，切迹消失；H. 复查行造影示下腔静脉通畅

（李智岗）

第八节　梗阻性黄疸

【案例 9-8-1】

　　患者，男性，68 岁，因"食欲不振伴腰背部不适半个月，皮肤黄染 3 天"入院。查体：巩膜及皮肤黄染，腹部平坦，上腹部深压痛，未触及包块。总胆红素 292.4μmol/L，直接胆红素 251.0μmol/L，丙氨酸氨基转移酶 292.8U/L，天冬氨酸氨基转移酶 180.8U/L，CA19-9 23974.00U/mL，癌胚抗原 7.62ng/mL，增强 MRI 显示：胰腺头部占位性病变。

【问题】

　　1. 该患者临床诊断是什么？

　　2. 梗阻性黄疸的临床表现和诊断方法是什么？

　　3. 经皮经肝穿刺治疗梗阻性黄疸适应证、禁忌证、治疗方法和并发症是什么？

一、概　　述

　　1. 概念　梗阻性黄疸在临床上较为常见，是由各种原因引起的胆汁排泄障碍，从而引起胆汁在肝内淤积的一种病变。胆汁淤积是指胆汁流的减慢或停滞，系由肝细胞对胆红素排泄障碍或肝内、外胆道梗阻所致。梗阻性黄疸以结合型胆红素增高为主，根据引起梗阻的解剖部位，可分为肝内梗阻和肝外梗阻。

　　2. 病因　引起肝内梗阻的原因包括肝内泥沙样结石、肝实质或（和）胆管炎症、肝癌侵犯肝内胆管或形成瘤栓、华支睾吸虫病、胆道闭锁或发育不全等。引起肝外梗阻的原因有肝胰壶腹周围癌、胰头癌、肝癌、肝门或胆总管周围淋巴结癌肿转移等引起胆管压迫，胆总管结石，寄生虫病（胆道蛔虫病、华支睾吸虫病），胆管炎，手术或外伤后胆管狭窄。

　　3. 机制　梗阻性黄疸发生时，结合胆红素、胆盐通过破裂的毛细胆管注入肝窦或经过损害的肝细胞流入肝窦，电镜下可见毛细胆管扩张，并与 Disse 间隙相通，胆汁可由此反流入肝淋巴液和肝窦内引起黄疸。

二、临床表现、辅助检查与诊断

（一）临床表现

1. 首先出现巩膜黄染，黄疸加重逐渐出现皮肤呈黄色，时间延长出现皮肤呈现暗黄色。

2. 黄疸加重可伴发皮肤瘙痒，可能与中枢神经传导介质有关。

3. 粪便颜色变浅，呈浅灰色或白陶土色，如为肝胰壶腹部周围癌，可因出血而使粪便呈黑色或潜血阳性。

4. 如果黄疸持续存在，胆汁淤积在肝内，会出现恶心呕吐、食欲减退、腹部胀痛等，出现胆汁淤积性肝硬化，最终导致肝衰竭。

5. 胆道梗阻伴发症状，与引起梗阻性黄疸的病因有关

（1）肿瘤引起的梗阻性黄疸，伴有体重减轻、极度消瘦、贫血、无力等表现。可在腹部触及形状不规则、质硬的肿块。

（2）由结石引起的梗阻性黄疸，常伴有右上腹的疼痛，呈持续性的钝痛、隐痛、绞痛；结石引起的梗阻性黄疸并发感染时，可有发热。当结石完全嵌顿导致胆道完全梗阻时，黄疸会随之加深；当结石松动，黄疸会减轻。

（3）由胆管炎引起的梗阻性黄疸，常见的胆管炎包括急性化脓性胆管炎、硬化性胆管炎，发热时体温常在39℃以上，寒战者多为急性化脓性胆管炎，持续低热数天不退者常是硬化性胆管炎。

（4）胆道蛔虫引起的梗阻性黄疸，道蛔虫引起的梗阻性黄疸主要表现为上腹部绞痛。

（二）辅助检查

1. 实验室检查

（1）血清胆红素水平变化：梗阻性黄疸发生时总胆红素水平逐渐升高，以结合胆红素升高为显著特征。血清结合胆红素与总胆红素比大于60%～80%，至少需要大于50%。当血清结合胆红素和总胆红素比值<35%时，提示梗阻性黄疸的可能性小。

（2）尿常规变化：患梗阻性黄疸时，尿中尿胆红素阳性，尿胆原含量减少或缺如。

（3）血清酶学试验：丙氨酸氨基转移酶和天冬氨酸氨基转移酶水平多正常，少数患者可有升高，但升高幅度较低。最明显的为碱性磷酸酶、γ-谷氨酰转肽酶明显升高。

（4）血清总胆固醇、胆固醇酯、血清脂蛋白X测定：血清总胆固醇、胆固醇酯、血清脂蛋白可反映肝细胞的脂质代谢及胆道系统排泄功能。患梗阻性黄疸时，胆汁排泄受限，肝脏内胆固醇合成增加，血清胆固醇增高。血清脂蛋白增高对梗阻性黄疸的诊断敏感性和特异性较高。

（5）血浆PT测定：梗阻性黄疸时，维生素K吸收障碍，PT延长，但静脉注射维生素K可纠正，静脉注射10mg维生素K，24小时后PT可明显缩短。梗阻性黄疸的实验室检查见表9-8-1。

表 9-8-1　梗阻性黄疸的实验室检查

实验室检查项目	梗阻性黄疸	实验室检查项目	梗阻性黄疸
总胆红素	增加	GGT	明显增高
结合胆红素	明显增加	胆固醇	明显增加
非结合胆红素	轻度↑	总胆固醇	正常→↑↑↑
结合胆红素/总胆红素	>60%	胆固醇脂/总胆固醇	正常
尿胆红素	++	LPX	明显增高
尿胆原	减少或消失	PT	延长
ALT、AST	可增高	对维生素K反应	有反应
ALP	明显增高		

注：ALT. 丙氨酸转氨酶；AST. 天冬氨酸转氨酶；GGT. γ-谷胺酰转肽酶；ALP. 碱性磷酸酶；LPX. 血清脂蛋白X；PT. 凝血酶原时间

2. 影像学检查

（1）B 超：影像学检查首选 B 超。对肝脏、胆囊、脾脏、胰腺及胆道系统的大小、形态、有无占位性病变、结石、畸形、炎症等，胆道系统有无狭窄及扩张，对胰管扩张及胰腺周围情况，均有较好的诊断敏感性和特异性。B 超无损伤、无痛苦、可重复多次检查、安全、方便，可作为梗阻性黄疸诊断的首选影像学检查。

（2）CT：CT 可了解胆道情况、胆囊大小、胆囊壁厚度、占位性质，也可清晰显示胰腺及包括胰腺周围淋巴结在内的周围情况，对诊断胰腺肿块、腹膜后肿块和 B 超漏诊的胆总管结石等有一定帮助。增强 CT 扫描对判断肝脏、胆囊、胰腺解剖结构方面的变化较 B 超更为理想，且不受肥胖和张气的影响，对 B 超在技术上有困难（如肥胖、腹部胀气）或 B 超不能确诊的病例则可选用 CT。

（3）MRI、磁共振胰胆管造影术：MRI 对肝胆疾病的诊断价值与其他影像诊断方法不相上下，亦可用以检测代谢性、炎症性肝病。磁共振胰胆管成像（magnetic resonance cholangiopancreatography，MRCP）能清楚显示胰胆管的直径、走向，有无胰胆管阻塞等，对中、下段胆管结石的诊断价值较 B 超、CT 更大。

（4）胆道造影：包括静脉胆道造影、内镜逆行性胰胆管造影和经皮肝穿刺胆道造影（PTC），有助于了解有无胆道结石、胆囊收缩功能及胆管有无扩张等。内镜逆行性胰胆管造影可直视壶腹部及十二指肠乳头有无病变，显示胆管梗阻部位、阻塞程度、胰管显影情况。

（三）诊断

诊断主要根据实验室检查和影像学检查，结合病史和临床表现进行综合分析和诊断。

三、介入治疗

梗阻性黄疸患者的治疗目的是迅速解除梗阻，充分引流胆汁以缓解胆道压力。主要的介入治疗手段包括经皮经肝胆道置管引流术（percutaneous transhepatic bile drainage，PTBD）和胆道支架置入术。优点是创伤小、并发症少。对于高位胆道梗阻患者，手术难度较大，而胆道内支架通过扩张狭窄胆道，不伤及肝门结构，有效建立胆汁引流生理通道。

原理：通过物理方法，解除胆道梗阻、降低胆道内因胆汁淤积产生由扩张胆管传导至肝内微小胆管、肝窦内压力，减轻肝脏功能损伤和恢复正常肝脏功能。

1. PTBD

（1）适应证：①晚期肿瘤引起的恶性胆道梗阻，行姑息性胆道引流。②梗阻性黄疸患者需要接受外科手术治疗，术前改善患者一般状态。③急性胆道感染如急性梗阻性化脓性胆管炎，迅速胆道减压和引流感染胆汁，是改善预后的重要治疗措施。④胆道结石和各种原因导致的胆道狭窄、胆道重建及胆肠吻合术后吻合口狭窄等因素所致梗阻性黄疸。⑤胆管内占位性病变钳取组织学标本行病理学检查、经皮行纤维胆道镜取石建立穿刺通道。

（2）禁忌证：①对碘过敏。②有严重凝血机能障碍，严重心、肝、肾机能衰竭。③大量腹水。④穿刺道途径有恶性肿瘤或感染性疾病，穿刺过程中可能导致肿瘤和感染性疾病扩散。

（3）相对禁忌证：高位胆道梗阻所致多个分支胆管闭塞，不能充分引流完整胆管系统。

（4）治疗方法

1）术前准备，采取穿刺点局部皮肤浸润麻醉，如果患者不能配合，则考虑全身麻醉下完成。①药物准备：包括止血药、止痛药、升压药物、阿托品等。②心理准备：充分告知治疗目的和配合注意事项，尤其是告知患者呼吸配合，避免患者术中因咳嗽等呼吸动度过大导致肝脏表面穿刺点撕裂引起肝脏破裂出血。③手术同意书签署，获得患者或法定授权人的知情同意。

2）操作方法（图 9-8-1）：①胆道造影，术前充分复习肝脏影像学检查，最好在超声引导下明确穿刺点和穿刺路径，穿刺成功后在胆道内注射对比剂，透视下充分显示胆管扩张程度和梗阻部位。②胆道引流术，包括胆道外引流和胆道内外引流。

在胆道造影基础上,可同步或分步确定胆管穿刺点,原则上穿刺点选择尽可能选在胆管二级分支以下。在导丝辅助下完成胆道内引流管置入治疗。胆道外引流是将胆汁引流至体外的治疗方法,优点是操作较简单且不经过梗阻部位,尤其是减少接触胆管肿瘤避免肿瘤细胞脱落可能导致的胆道播散种植转移,而胆道内外引流是将引流管头端在导丝引导下通过梗阻部位或十二指肠乳头,置于梗阻部位远端或十二指肠内,优点是恢复胆汁向肠顺流,发挥胆汁的正常生理功能。

胆道引流术后,固定导管,观察胆汁从导管内顺利流出,再注入对比剂证实穿引流管头端及侧孔位置是否合适。

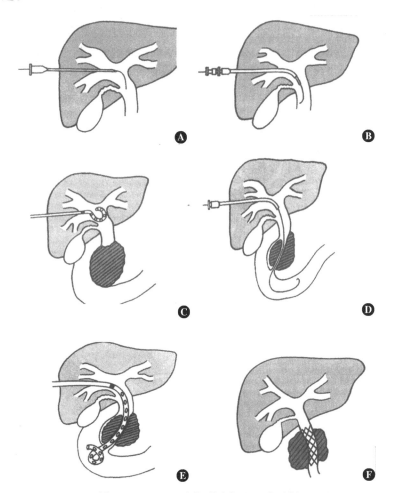

图 9-8-1 PTBD 和胆道支架置入术示例

A. 胆道穿刺针成功肝内扩张胆管;B. 经穿刺针送入导丝;C. 导丝引导下置入 PTBD 引流管;D. 采用导丝、导管交换技术开通胆道闭塞段;E. 经越过胆道闭塞段导引导丝,置入内、外引流管;F. 经导引导丝成功置入胆道支架

2. 胆道支架置入术

(1)适应证:晚期肿瘤引起的恶性胆道梗阻,行胆道支架置入术姑息性治疗。

(2)禁忌证:①对碘过敏。②有严重凝血机能障碍,严重心、肝、肾功能衰竭。③大量腹水。④穿刺道途径有恶性肿瘤或感染性疾病,穿刺过程中可能导致肿瘤和感染性疾病扩散。

(3)相对禁忌证:胆管内膜起源的胆管细胞癌或肝脏肿瘤侵犯胆管内瘤栓所致梗阻性黄疸。原因如下①由于金属支架切割作用而导致肿瘤供血动脉破裂引起广泛的胆管内出血,严重威胁生命。②由于金属支架存在网眼,支架置入胆管内松软肿瘤组织内,即可或近期因肿瘤生长而闭塞支架。

(4)治疗方法

1)术前准备同胆道引流术。

2）操作方法：见图 9-8-1。①经皮经肝穿刺肝内胆管。②经导丝引导，穿刺通道置入导管鞘，建立支架置入工作通道，采用导丝、导管交换技术，开通狭窄或闭塞胆管，结合 CT 或 MRI 等影像和术中胆道造影表现，选择合适直径和长度的扩张球囊和支架。③透视导丝引导下，于胆管闭塞或狭窄处，球囊扩张后缓慢释放胆道支架。④造影根据支架扩张情况决定是否需要球囊再次扩张支架，退出释放器和导管鞘，经导丝置入外引流管。

3. 术后注意事项

（1）术后 24 小时内密切观察血压和脉搏，明确是否存在穿刺过程中肝脏包膜撕裂、肝动脉/门静脉出血或肿瘤性出血导致血压、脉搏生命体征不稳定。

（2）询问患者是否腹痛，明确是否存在腹膜刺激征，明确是否存在胆汁性腹膜炎。

（3）伴有胆系感染患者术后注意患者是否有寒战、高热等菌血症表现。

（4）术后患者卧床 24 小时，切实固定好引流管，避免患者牵拉引流管至滑脱。

（5）记录引流胆汁量，观察胆汁颜色和黏度，如胆汁稠厚且引流量少则可用 NaCl 溶液冲洗，但冲洗时应注意注入速度及压力均不能过大，抽吸时负压亦不能太大。

（6）术后常规使用抗生素至少 3 天，预防或治疗胆系感染。

4. 并发症　随着介入性器械进步、介入技术成熟和超声引导下的精准引导穿刺，PTBD 治疗的并发症发生率逐渐降低。主要严重并发症包括出血，发生率为 1.8%～13%，主要原因为误穿肋间动脉、呼吸动度大引起肝包膜撕裂和穿刺肝动脉后与胆管相通或胆管内肿瘤出血等。胆汁性腹膜炎发生率为 1.9%～3.0%，主要与引流管脱落或堵塞相关。其他少见并发症包括胰腺炎、胆脂瘤、肝脓肿、血气胸等。

【案例 9-8-1 分析讨论】

　　诊断为胰头癌伴梗阻性黄疸，符合 PTBD 和胆道支架置入术适应证，患者无腹水，PT 为 11.6s，无 PTBD 治疗禁忌证。治疗过程和方法：超声定位穿刺点为右侧第十肋间隙腋中线，局部消毒、铺单，2% 利多卡因 5ml 局部皮肤浸润麻醉后，22G 胆道穿刺针穿刺，成功穿刺右前支胆管，胆道造影可见胆总管下端完全闭塞，胆囊增大，肝内外胆管扩张，交换导丝并在导丝引导下，置入 8F 外引流管，充分引流 7 天后，再次经原穿引流管通道导丝辅助下行胆道支架（4cm×10mm）置入术，造影见胆总管下端闭塞完全开通，肝内胆管无扩张，对比剂顺利进入十二指肠内（图 9-8-2～图 9-8-4）。

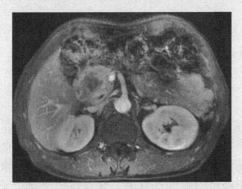

图 9-8-2　增强 MRI

胰腺头部见一类圆形肿块影，边界欠清，范围约 36mm×46mm×46mm，在 T_1WI 呈低信号，在 T_2WI 呈不均匀高信号，在 DWI 上为明显高信号，增强扫描为不均匀轻度延迟强化，病变与邻近十二指肠降部分界不清，与肠系膜上静脉右侧壁分界不清，肝内外胆管略扩张

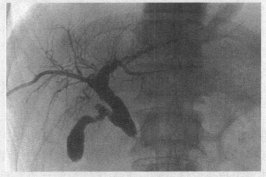

图 9-8-3　胆道造影可见胆总管下段完全闭塞，肝内胆管扩张

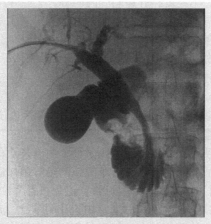

图 9-8-4　导丝引导下，成功置入 10mm×4cm 胆道支架，狭窄部位完全开通，对比剂顺利进入肠道

（张跃伟）

第九节　脾功能亢进

【案例 9-9-1】
　　患者，男性，53 岁，因"体检发现肝硬化，脾大，血细胞减少 1 年"入院。患者 30 年前感染乙型病毒性肝炎，16 年前感染丙型病毒性肝炎，后定期体检，于 1 年前行 CT 检查发现肝硬化，脾大，腹水，并同期行胃镜检查发现食管胃底静脉曲张。入院 CT 显示肝脏体积缩小，左叶增大，肝裂增宽，肝表面凹凸不平，脾大，腹腔内见多量液性密度影，食管胃底静脉增粗、迂曲。实验室检查显示红细胞 $2.71×10^{12}$/L，白细胞计数 $2.01×10^9$/L，血小板计数 $38×10^9$/L。入院诊断为"脾功能亢进"。
【问题】
　　1. 该患者可能会有哪些临床表现？
　　2. 该患者应进行何种检查进一步确定诊断？
　　3. 简述介入治疗的操作方法和步骤是什么？
　　4. 该患者介入术后可能出现的不良反应和并发症有哪些？

一、概　　述

　　脾功能亢进（hypersplenism）（图 9-9-1）可分为原发性和继发性两类。原发性脾功能亢进发病率远低于继发性脾功能亢进，多与先天遗传有关，由免疫系统和血细胞本身的异常引起脾脏对血细胞（如红细胞或血小板）的过度破坏而致病。诱发脾功能亢进的疾病包括原发性血小板减少性紫癜、先天性溶血性贫血、自身免疫性溶血性贫血等。继发性脾功能亢进包括继发于各种原因的肝硬化导致的脾大，结缔组织病（如系统性红斑狼疮、硬皮病），肝脏代谢障碍（如肝糖原累积病），慢性感染性疾病（如疟疾、黑热病），骨髓异常增殖症，脾门静脉血栓形成，淋巴瘤，白血病及组织细胞增多症等。在我国，肝炎后肝硬化是引起脾功能亢进最主要的原因之一。

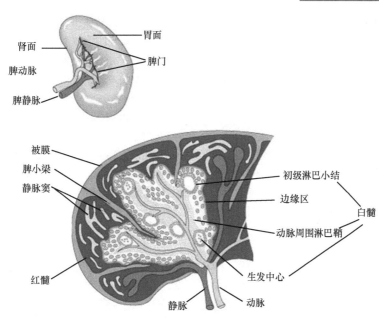

图 9-9-1 脾的外观图与纵切图

二、临床表现、辅助检查与诊断

（一）临床表现

根据脾功能亢进原发病而呈现不同的临床表现，三系血细胞（白细胞、红细胞、血小板）减少最为常见，因此患者可出现贫血、易出血、易感染等临床症状。部分患者出现黄疸及肝、脾、淋巴结肿大。肝硬化患者则可部分表现为肝脏形态改变，右叶萎缩，左叶和尾状叶代偿增大。脾脏下极可于肋下触及，中至重度大者可平脐甚至达盆腔，质地较硬，可伴有下坠感、活动能力下降、发热、反复感染、牙龈出血及皮肤紫癜等症状和体征。脾大通过触诊检查可基本了解其程度及范围。

（二）辅助检查

1. 实验室检查 周围血象三系血细胞不同程度降低。

2. 骨髓穿刺检查 表现为骨髓增生活跃。

3. 影像学检查 包括腹部平片、上消化道造影、超声、CT、MRI 及核素显像等。

（1）平片可见脾区密度增高，脾影增大。

（2）上消化道造影表现为胃肠道推压移位。

（3）超声除见脾脏增大外，其回声也增强。

（4）CT 和 MRI 扫描显示脾脏增大超过 5 个肋单元。

（5）核素显像示脾影增大，核素浓聚，放射性核素扫描可估算脾体积。

（三）诊断

一般而言，有明确的诱因如肝硬化门静脉高压等，血细胞减少、脾脏增大则提示脾功能亢进的存在，骨髓穿刺证实骨髓增生活跃则可诊断为脾功能亢进。

三、治 疗

（一）外科治疗

在脾动脉栓塞术出现之前，临床上主要采用脾切除术治疗重度脾功能亢进，脾切除术是治疗各种原因引起脾功能亢进的一种成熟方法。当脾脏破坏外周血细胞的速度加快，血液再生和药物治疗不足以代偿时，可以选择脾切除术治疗。全脾切除可降低门静脉压，延缓门静脉高压的发展，降低食管胃底曲张静脉破裂出血和腹水发生的概率，脾功能亢进也可得以消除，但此类患者常因血液学情况异常和肝、肾功能不全使手术风险性增大，同时，失去脾脏减弱了机体产生抗体的能力，增加了发生暴发性脓毒血症的机会。

（二）介入治疗

1. 概述　为了达到非手术性脾切除的目的，Maddison 于 1973 年最先报道了应用脾动脉栓塞的方法治疗脾功能亢进，在此之后几年中，经过很多学者的动物实验和临床研究，证实了这种方法的有效性，并逐步研究使用部分性脾动脉栓塞解决在有效降低脾脏功能的同时控制并发症的问题。随着对有关介入治疗方法学和治疗效果病理生理学研究的深入，部分性脾动脉栓塞疗法正不断趋向完善。

2. 适应证和禁忌证

（1）适应证：①肝硬化门静脉高压所致脾功能亢进。②儿童脾功能亢进。③高歇病。④重度地中海贫血需长期反复输血。⑤慢性血小板减少性紫癜。⑥霍奇金病。⑦肝癌或病毒性肝炎，因脾功能亢进血象异常不能进行抗癌药物或免疫治疗。⑧肝癌介入治疗时的白细胞减少。

（2）禁忌证：①全身极度衰竭。②严重感染。③严重肝功能不全伴黄疸、腹水。④碘过敏者。⑤门静脉血栓形成。⑥明显出血倾向、凝血功能障碍为相对禁忌证。

3. 术前准备

（1）患者准备：术前完成全面的血常规、血液生化等化验检查，肝、胆、脾增强 CT 或 MRI 检查，术前 3 天口服抗生素清洁肠道。

（2）器材准备：穿刺针，导丝，导管如 Cobra 导管、单弯多用途导管、肝右导管等，栓塞材料主要为明胶海绵颗粒，其他栓塞剂尚有 PVA 颗粒、栓塞微球、无水乙醇、鱼肝油酸钠、弹簧圈等。

4. 操作技术

（1）局部麻醉后用 Seldinger 穿刺术穿刺股动脉插管，行脾动脉超选择性造影，了解脾脏大小、脾动脉走行特点及分支情况（图 9-9-2）。

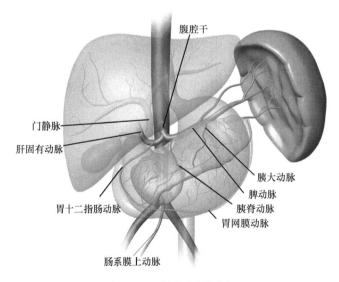

图 9-9-2　脾周围动脉走行

（2）栓塞术式选择：可分为脾动脉主干栓塞术、脾动脉主干漂流法栓塞术、脾下极动脉栓塞术等。

1）脾动脉主干栓塞术：在门静脉高压静脉曲张时可替代外科脾动脉结扎术。脾动脉主干栓塞后一般不会出现大面积脾梗死，发生并发症的概率也较小，但侧支循环建立后会产生脾功能亢进复发，因此除非在脾破裂、脾动脉瘤等情况，或用于脾切除术前短期内改善血小板减少情况，目前很少应用该术式。操作时使用带有纤毛的弹簧圈，其直径应略大于脾动脉直径。

2）脾动脉主干漂流法栓塞术：是将导管头端置于脾动脉主干，释放的颗粒栓塞物随血流随机进入脾脏各个分支，可以通过透视下观察血流速度变化或控制栓塞物数量控制脾脏栓塞体积。其优点是操作简单方便，长期疗效好，又保留了一定脾脏功能。其缺点是脾脏上极膈面的梗死造成膈肌刺激，术后疼痛感较强，容易导致胸膜和肺的并发症。操作时应将导管头端尽量接近脾门，透视下注入与抗生素、对比剂混合的明胶海绵颗粒，可通过对比剂流速大致判断栓塞面积，流速明显变慢时栓塞面积可达 2/3 左右，不易栓塞面积过大，易导致术后反应剧烈，出现并发症。巨脾可分次栓塞。

3）脾下极动脉栓塞术：是将导管头端超选择性插入脾下极的动脉分支内，根据造影切实掌握欲栓塞的脾脏体积，并因减少脾脏上极膈面的梗死面积而减少了对膈肌的刺激，使严重疼痛及胸膜和肺的并发症发生概率明显降低。由于脾脏下极与大网膜解剖关系较密切，脾动脉栓塞后的刺激可能引起大网膜对梗死部位的包裹，限制炎性反应。超选择性插管至脾动脉分支后还避免了栓塞物进入胰腺、胃和网膜动脉的可能性。操作时运用导管、导丝交替前进的方法使导管头端到达脾脏下极分支内，造影可精确显示脾脏将要被栓塞的部分。可以用微球或液态硬化剂等长效栓塞物质，栓塞程度可达到靶血管中对比剂完全停滞的状态。

5. 术后并发症及处理

（1）最常见并发症为左上腹疼痛和发热，为脾实质梗死所致，又称脾栓塞后综合征。腹痛多为轻、中度，可向左肩及腰间放射，少数可有剧烈疼痛，可持续 1～2 周，可使用镇痛剂；发热多在 38～39℃，有时可达 39℃以上，可持续 2～3 周，需及时补充液体，维持水电解质平衡，可采用物理降温。

（2）反应性左胸膜渗出或腹水增多：术后发热持续不退，出现腹胀、气急，听诊左肺呼吸音减弱或消失，查移动性浊音阳性即要考虑并进行胸片、超声或 CT 检查证实，其胸腔积液和腹水常为淡血性，系脾梗死表面渗出和刺激所致，采取积极引流和预防感染可消除，必要时可局部应用激素。

（3）脾脓肿是脾动脉栓塞术较严重的并发症，其原因可能为无菌操作不严格，其次是脾实质梗死削弱了机体免疫功能，只要术前、术中、术后注意预防，其发生率较低。一旦出现脾脓肿，则应采取局部穿刺引流治疗。

（4）误栓：术中，如导管插入深度不够，选择性不强或注射压力过高引起栓塞剂反流，可使肝、胰及胃肠道脏器发生误栓，引起相应的并发症。

（5）门静脉血栓形成：术后脾静脉的血流缓慢，血小板又明显增多，易形成门静脉血栓，术后超声检查可发现。可予以抗凝剂溶栓治疗。

（6）脾破裂：较罕见，可能为栓塞后脾梗死、严重淤血和水肿引起，可采用外科手术治疗。

6. 疗效评价 可从影像学、血细胞改变及临床症状等方面进行。

（1）影像学检查宜采用和术前同样的手段，方便比较，可采用增强 CT 或 MRI。一般可表现为脾脏体积不同程度缩小、脾脏中下极、周缘区域的梗死部分呈不规则的低密度阴影，边缘清晰，不强化，部分患者可表现为楔形低密度影，脾脏的包膜可增厚、强化。左侧胸腔少量或中量积液等。

（2）部分性脾动脉栓塞术纠正脾功能亢进疗效肯定，只要栓塞面积足够，则肯定可使血红蛋白量、白细胞和血小板计数恢复正常，其恢复的顺序依次为白细胞、血小板和血红蛋白。部分性脾动脉栓塞术不仅削弱了脾吞噬血细胞的功能也可改善肝硬化患者的免疫性血细胞减少症，从而纠正脾功能亢进，同时保留了部分脾脏功能，减少了感染机会。

（3）患者易出血、乏力等临床症状可有一定程度的改善。由于门静脉的血流量有 60%～70% 来自脾静脉，故该手术减少了经脾流入门静脉的血流量，从而可部分降低门静脉压力，改善或减低消化道出血的症状或概率。此外脾动脉栓塞术对改善肝功能也有一定帮助。

【案例9-9-1分析讨论】

1. 患者可有贫血、易出血、易感染、黄疸及肝脾淋巴结肿大，脾脏下极可于肋下触及，可伴有下坠感、活动能力下降、发热、反复感染、牙龈出血及皮肤紫癜等症状和体征；

2. 行骨髓穿刺检查发现骨髓增生活跃，结合三系血细胞减少等实验室检查、脾大等影像学检查及临床表现即可确诊；

3. 患者仰卧于手术台，常规消毒，铺无菌孔巾，以2%利多卡因5ml逐层麻醉右腹股沟区，以 Seldinger 技术穿刺右股动脉成功，送入导管鞘及导管行选择性脾动脉造影，然后将导管超选择性插入脾供血动脉主干近脾门处或下极分支，经导管注入明胶海绵颗粒，透视下观察到脾动脉内血流速度减慢，反复造影确认栓塞面积达 50%~70% 后停止注射。拔管，股动脉加压包扎止血；

4. 最常见的并发症为左上腹疼痛和发热，其余可有反应性左胸膜渗出或腹水增多、脾脓肿、误栓、门静脉血栓形成及脾破裂等。

该患者脾动脉栓塞术前、术中和术后影像学变化见图 9-9-3。

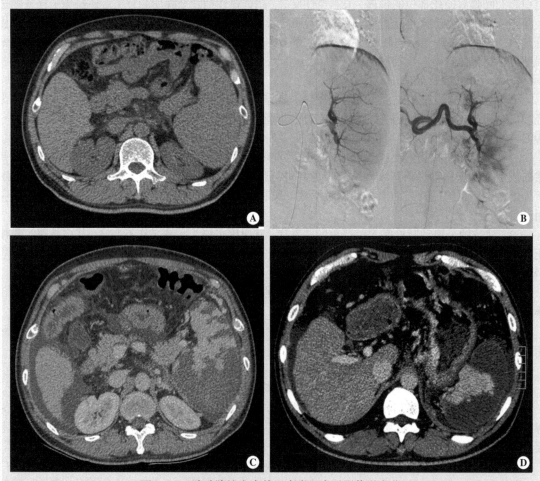

图 9-9-3　脾动脉栓塞术前、术中和术后影像学变化

A. 术前肝胆脾 CT 显示脾脏明显增大变厚，超过 5 个肋单元；B. 脾动脉造影显示脾脏血流丰富，栓塞后再次造影显示脾脏外周约 70% 面积已无血流；C. 脾动脉栓塞术后 10 天增强 CT 显示脾脏外周大面积梗死，中心残留少量正常脾实质；D. 术后 3 个月复查增强 CT 显示脾脏面积明显缩小

（邵海波）

第十章　泌尿系统疾病

学习要求

记忆：泌尿系统疾病相关介入治疗的适应证与禁忌证、基本操作技术、疗效评价及并发症防治。

理解：泌尿系统疾病的概述、临床表现与诊断。

运用：选择性肾动脉栓塞术、经皮肾穿刺活检术、经皮肾肿物消融治疗术、肾囊肿硬化治疗、肾积水经皮肾穿刺造瘘及经皮肾穿刺输尿管支架置入术、膀胱癌经双侧髂内动脉灌注化疗、经动脉灌注化疗栓塞、经髂内动脉置入药盒导管系统、经动脉灌注化疗与放疗结合等介入诊疗技术在泌尿系统疾病的应用。

第一节　肾　　癌

【案例 10-1-1】

患者，男性，56 岁，查体发现“左肾肿物”入院。外院超声显示左肾肿物。胸片示双肺多发小结节。入院诊断为“左肾肿物”。

【问题】

1. 该患者最可能的诊断是什么？
2. 该患者需要完善的辅助检查是哪些？
3. 该患者优选的治疗策略是什么？

一、概　　述

肾癌是起源于肾实质泌尿小管上皮系统的恶性肿瘤，学术名词全称为肾细胞癌，又称肾腺癌，简称为肾癌，包括起源于泌尿小管不同部位的各种肾细胞癌亚型，但不包括来源于肾间质的肿瘤和肾盂肿瘤。肾癌占成人恶性肿瘤的 2%～3%，占成人肾脏恶性肿瘤的 80%～90%。世界范围内各国或各地区的发病率各不相同，总体上发达国家发病率高于发展中国家，城市地区发病率高于农村地区，男性发病率高于女性，男女患者比例约为 2∶1，发病可见于各年龄段，高发年龄为 50～70 岁。据全国肿瘤防治研究办公室和原卫生部卫生统计信息中心统计我国试点市、县肿瘤发病及死亡资料显示我国肾癌发病率呈逐年上升趋势，至 2008 年已经成为我国男性恶性肿瘤发病率第 10 位。

肾癌的病因未明。已经明确的与肾癌发病相关因素有遗传、吸烟、肥胖、高血压及抗高血压治疗等。

二、临床表现、辅助检查与诊断

（一）临床表现

近些年来，大多数肾癌患者是由健康查体时发现的无症状肾癌，这些患者占肾癌患者总数的 50%以上。有症状的肾癌患者中最常见的症状是腰痛和血尿，少数患者是以腹部肿块来院就诊。10%～40%的患者出现副瘤综合征，表现为高血压、贫血、体重减轻、恶病质、发热、红细胞增多症、肝功能异常、高钙血症、高血糖、红细胞沉降增快、神经肌肉病变、淀粉样变性、溢乳症、凝血机制异常等改变。20%～30%的患者可因由肿瘤转移所致的骨痛、骨折、咳嗽、咯血等症状就诊。

（二）辅助检查

诊断肾癌需要进行实验室检查、影像学检查和病理学检查。实验室检查的目的是作为对患者术前一般状况、肝肾功能及预后判定的评价指标，主要包括尿素氮、肌酐、肝功能、全血细胞计数、血红蛋白、血钙、血糖、红细胞沉降、碱性磷酸酶和乳酸脱氢酶等。目前，尚无公认的可用于临床诊断肾癌的肿瘤标志物。肾癌的临床诊断主要依靠影像学检查，确诊则需病理学检查。

常用影像学检查项目包括：胸部 X 线（正、侧位），腹部超声，腹部 CT，腹部 MRI；PET 或 PET-CT 检查一般很少用于诊断肾癌，多是用于晚期肾癌患者以便能发现远处转移病灶或用于对进行化疗、分子靶向治疗或放疗患者的疗效评定。对未行 CT 增强扫描，无法评价对侧肾功能者应行核素肾血流图或静脉尿路造影检查。

对有下列三项内容之一的肾癌者应该进行核素骨显像检查：①有相应骨症状；②碱性磷酸酶高；③临床分期≥Ⅲ期。

对胸部 X 线片上显示肺部有可疑结节或临床分期≥Ⅲ期的肾癌患者应进行胸部 CT 扫描检查。对有头痛或相应神经系统症状的肾癌患者还应该进行头部 MRI、CT 扫描检查。

（三）诊断

由于影像学检查诊断肾癌的符合率高达 90%以上，而肾穿刺活检诊断肾癌的价值有限，所以通常不做肾穿刺活检，但对影像学诊断难以判定性质的小肿瘤患者，可以选择行保留肾单位手术或定期（1～3 个月）随诊检查。对年老体弱或有手术禁忌证的肾癌患者或不能手术的晚期肾癌且需能量消融治疗（如射频消融、冷冻消融等）或化疗的患者，治疗前为明确诊断，可选择肾穿刺活检获取病理诊断。

三、治 疗

（一）内科治疗

治疗原则：对局限性或局部进展性（早期或中期）肾癌患者采用以外科手术为主的治疗方式，对转移性肾癌（晚期）应采用以内科为主的综合治疗方式。

外科手术治疗肾癌通常是首选治疗方法，也是目前被公认可治愈肾癌的手段。对早期肾癌患者可采用保留肾单位手术（保留肾脏的手术）或根治性肾切除术，这些手术可以采用腹腔镜手术或传统的开放性手术方式。对中期肾癌患者通常采用根治性肾切除术，这类手术通常采用开放性手术方式。

对年老体弱或有手术禁忌证的小肾癌（肿瘤直径≤4cm）患者可选用能量消融（RFA、冷冻消融、高强度聚焦超声）治疗。

对于不能耐受手术治疗的肾癌患者通过介入治疗的方法进行肾动脉栓塞术可起到缓解血尿症状的作用，这是一种姑息性治疗方法。

目前，早期和中期肾癌患者手术后尚无可推荐的辅助治疗方案用来有效预防复发或转移。

晚期肾癌应采用以内科治疗为主的综合治疗。外科手术切除患侧肾脏可以起到明确肾癌类型和减少肿瘤负荷的作用，可以提高免疫治疗（如干扰素 α）或靶向治疗的有效率。

2005 年 12 月美国 FDA 先后批准了索拉非尼、舒尼替尼、替西罗莫司、贝伐单抗联合干扰素-α、依维莫司、帕唑帕尼、阿昔替尼及厄洛替尼八种靶向方案用于转移性肾癌患者的一线或二线治疗。

（二）介入治疗

1. 选择性肾动脉栓塞术 1969 年 Lalli 等用狗做了肾动脉栓塞，1971 年 Lang 等首次将该方法用于肾癌的栓塞治疗。如今动脉灌注化学药物加栓塞治疗肾癌已被人们广泛接受，常用于肾癌手术前的准备、无手术指征肾癌患者的姑息性治疗。

其主要作用有：①作为肾癌术前准备，减少术中出血，提高肿瘤切除成功率；②减少肿瘤转移机会，增强机体免疫功能；③对不能切除的肾癌行姑息性治疗，栓塞后创造手术机会。

将选择性肾动脉化疗栓塞术作为中晚期肾癌术前辅助治疗的试验结果显示，它可使肿瘤广泛坏死、体积缩小，减少术中出血，易于剥离，提高了患肾脏根治性切除的手术成功率。此外，临床研究表明经栓塞后的坏死肿瘤细胞还可产生抗原，有刺激人体免疫系统产生抗肿瘤因子的作用，这不但延长了肿瘤可能复发的时间，而且还提高了患者的生存率。

对于少血供、化疗不敏感、体积较大的肾癌，可采用经皮穿刺消融治疗，或放射性粒子置入术，可在短时间内降低肿瘤负荷，控制并发症状，使许多丧失手术机会的患者生存时间延长，生活质量得到改善。

（1）肾癌肾动脉造影常见表现

1）肾动脉主干增粗，肾动脉主干和（或）分支可受压呈弧形移位，部分可包绕肿块，形成抱球征。

2）大量粗细不均、排列紊乱的肿瘤新生血管，可见血池及粗大肿瘤静脉早显。

3）实质期肿瘤染色明显，排空延迟；肿瘤染色大多均匀，部分不均匀与肿块内出血坏死及囊性变有关。肾实质染色可见肾轮廓不规则。

4）静脉期可见肾静脉主干早显及肾静脉内瘤栓，可向下腔静脉甚至右心房延续。表现为肾静脉主干或其分支内充盈缺损或突然中断，阻塞以前的肾静脉排空延迟，常可见到倒支静脉显影。

（2）适应证与禁忌证

1）适应证：肾癌手术前治疗、肾癌的姑息性治疗、肾肿瘤引起的出血。

2）禁忌证：①近期（2～4周内）内有活动性出血，严重颅内、消化道、泌尿道及其他脏器出血；②近期接受过大手术、活检、心肺复苏、不能实施压迫的穿刺；③近期有严重外伤；④严重难以控制的高血压（血压＞160/110mmHg）；⑤伴有较严重感染如细菌性心内膜炎；⑥动脉瘤、主动脉夹层、动静脉畸形患者；⑦严重肝肾功能不全；⑧有缺血性或出血性脑卒中病史者（3个月内）；⑨肾动脉不全者；⑩年龄＞75岁和妊娠者慎用。

（3）术前准备

1）患者准备：体格检查，实验室检查（血常规、肝肾功能、D-二聚体、凝血功能等），影像学检查。

2）栓塞剂准备。

3）器材准备：主要是 Cobra 导管及微导管。

（4）操作技术

1）操作步骤：局部麻醉后，采用 Seldinger 穿刺术穿刺股动脉并插入导管，可选用 Cobra 导管，在透视监视下将导管经髂外动脉、髂总动脉插至腹主动脉，然后调整导管，使其弯头转向所要栓塞侧腹主动脉壁，在第十二胸椎至第二腰椎水平范围内，将导管头贴在主动脉壁上，慢慢滑行移动即可将导管插入肾动脉内。插管成功后先行肾动脉造影，以 5～7ml/s 的速度注入对比剂 20～30ml，明确肾动脉有无变异、肿瘤供血情况及有无动静脉瘘、侧支供血等，以确定栓塞方法。若肿瘤染色不完全，说明可能有变异动脉或寄生血管参与供血，应寻找相应血管进行造影；若肿瘤为乏血供，染色不佳，可用 5～10mg 肾上腺素溶于 10ml NaCl 溶液中注入动脉内，20 秒左右再重复进行血管造影，常可使肿瘤良好显示。若有动静脉瘘，可先用明胶海绵条或颗粒栓塞剂栓塞瘘口后再开始化疗灌注和碘油栓塞。

2）栓塞水平和程度的控制：除小肾癌行部分肾切除和对侧肾功能欠佳者外，肾癌术前栓塞或姑息性治疗，应尽量进行毛细血管水平与主干的广泛性完全栓塞，以此可达到最大程度的肾血供中断和肿瘤坏死。在肾动脉完全栓塞的情况下，肾癌手术切除时可优先处理肾静脉，减少术后转移的机会。肾肿瘤缺血坏死会造成肾周组织广泛水肿，便于手术分离，减少术中出血，缩短手术时间，为此，操作时可在肾动脉主干释放栓塞剂，栓塞至肾动脉主干，血流停滞。

3）栓塞剂的选择：根据上述要求应选用末梢性栓塞剂，必要时加用大型栓塞物。常用的栓塞剂有：微球或微颗粒栓塞剂如 PVA 微粒、平阳霉素碘油乳剂、钢圈、无水乙醇和鱼肝油酸钠，出于安全性方面的考虑，笔者倾向于选用前三者。以往常用的明胶海绵颗粒，现多作为碘油化疗乳剂注入后的加强栓塞，而不单独使用。因肾血流直接回流至下腔静脉，碘油化疗乳剂的配制与肝癌所用稍有不同。

（5）术后处理：基本同选择性肝动脉栓塞术。

（6）并发症：①非靶血管的栓塞，出现非靶血管如下肢动脉及肠系膜上、下动脉和肺的栓塞，这是由于造影未能明确观察到有无动静脉瘘和栓塞剂的反流，或是推注栓塞剂时力量较大，故注入栓塞剂一定要在屏幕监视下进行。②栓塞综合征，介入治疗后，患者均有一过性的腰痛、腹痛、发热和呕吐，这是由化疗药物使肿瘤肿胀变性、坏死所致，对症处理即可，如使用镇痛剂、解热剂、糖皮质激素等。一般认为部分栓塞反应较完全栓塞症状轻。③高血压，一过性的高血压偶发，大多在栓塞治疗几小时后消失。

2. 经皮肾穿刺活检术

（1）概述：为了早期诊断肾及肾上腺疾病如肿瘤、转移性病变、弥漫性肾疾病及估计移植肾的功能程度，为制订治疗计划及判断预后作依据，活检是必要的。现在肾及肾上腺疾病的经皮活检术已成为一种常规诊断手段。与其他实质器官活检相似，当实质病变引起功能异常时，为明确病因和决定治疗方案，组织学检查是必需的。断层影像导向下行穿刺可以避免损伤肾门大血管，常用引导方式是 CT。超声可作实时导向。

（2）适应证与禁忌证

1）适应证：①肾肿物鉴别良、恶性疾病；②肾肿物鉴别原发性或继发性病变。

2）禁忌证：①明显出血倾向或在抗凝治疗期；②血液透析患者，因肝素化后容易出血；③急性肾内感染、肾动脉瘤；④妊娠、大量腹水、过度肥胖及不合作者。

（3）术前准备

1）术者准备：仔细观察影像学资料，以了解病变的确切部位、血管情况、坚固性与范围，选择最佳穿刺部位和针的类型。穿刺部位原则上取肾的外下部，避开肾门。常用穿刺针有 Tru-cut 切割穿刺针、负压吸引针及分叶针等。目前也常用 18G 穿刺针的自动活检枪。采用 22～23G 穿刺针时大多数患者都可能获得足够的细胞学标本，偶尔做组织学检查可用 20G 针的活检枪，也可用切割针或粗针（如 18G 或 20G 针）抽吸。

2）患者准备：术前均应作凝血相关检查。肾功能不全患者有出血倾向、严重贫血及低血容量时，肾活检常引起严重出血性休克，术前应作血小板功能及 PT 测定。血液透析后应输入血小板及新鲜血纠正出血倾向后再行活检。当肌酐＞310μmol/L，血尿素氮＞14mmol/L 时，活检有严重肾衰的危险。活检前 10 天停用阿司匹林。如有肾盂感染者应作抗感染治疗。术前 2 天肌内注射维生素 K_1，配同型血备用。术前 1 天作影像学检查，了解肾脏位置、大小、厚度，以确定进针方向与部位。充分做好患者的思想工作，消除顾虑，并训练患者屏气动作，以配合手术。细胞学活检者无须长时间留观，但组织学检查患者需留观过夜，以免出血并发症，此外根据需要观察是否有气胸等。

3）器材准备：①注射器，常用 5ml 或 10ml 的注射器。②无菌纱布。③刀片。④无菌敷料。⑤玻璃片。⑥消毒液（聚维酮碘）。⑦局部麻醉药。

（4）操作技术

1）体位：手术时多数患者取俯卧位或俯卧斜位。移植肾取仰卧位。为了保持俯卧位，可在穿刺侧腹下放一枕头，以抬高该侧使肾脏保持一定方向，利于肋间穿刺，在这种体位进行活检时，活检针应只穿过后腹腔，以减少损伤内脏器官的可能。在肋弓下作倾斜穿刺，以避免损伤胸膜，因为后者可能抵达第九肋，而用垂直方向或肋间途径则可能造成气胸。选好体位后，消毒铺巾，行局部麻醉。如先用细针探路，可用 20G 千叶针，由穿刺点进针，在患者屏气时进入肾脏或肾上腺，这时感到阻力突减、针头随呼吸而摆动，此即皮肤至肾脏或肾上腺的深度，拔针。

2）切割穿刺针法：当用 Tru-cut 针时将此针连同针芯刺入，达肾皮质外，固定套管，将针芯刺入肾组织，再固定针芯将套管向前推进，达针尖时将套管与针芯一起拔出，该操作必须注意：①开始进针达包膜外即可，因为此针芯内的凹槽长 2cm，如刺入过多则取得的组织往往为髓质；②切割时先推入针芯，此时肾组织嵌在内芯的凹槽内，在推入套管时即将组织切割，然后一起退出；③动作要快，避免患者屏气困难而造成肾脏切割伤；④术后局部加压止血，术者可以肘部抵压穿刺处，借助术者身体的压力起压迫作用。

3）负压抽吸法：属组织学检查，所用针较粗，通常用 Menghini 型、Turkel 型或 Jamshidi 型。Menghini 型针没有针芯，穿刺时也先达肾脏表面，患者屏气后迅速将针刺入肾脏，由助手将连接在穿刺针的注射器抽成负压以取材，再将针拔出。所取组织被抽吸在针筒的等渗 NaCl 溶液内，送检。用 Turkel 型针穿刺时，先将套管针与针芯一起刺入，达肾囊后，退出针芯，将穿刺针从套管内插入，患者屏气后，穿刺针继续深入达肾皮质，再用负压抽吸法抽吸，同时将穿刺针螺旋状推进，达全部深度后一起退出。

4）自动活检枪法：常用 18G 自动活检枪切割针，将枪上的穿刺针刺入达包膜附近，扳动枪栓，穿刺针的内芯即自动打出 1～2cm 并取材，迅速退针加压止血。

值得注意的是活检时须嘱患者屏气。当针进入肿块，释放枪针后立即拔针，然后让患者作浅呼吸。如果针已固定在肿块而让患者呼吸，则针可能从肿块处脱出或造成肾裂伤。如用针吸法，当针穿入肿块后，将内芯抽出，接上 5～10ml 螺口注射器，回抽注射器内芯 1～2ml，保持负压以 1～2cm 的距离来回抽动注射器 3～5 次，可以获得标本。当取出活检针时，针离开肿块后就不必继续保持负压抽吸，以免活检针离开人体时由于负压回抽力大将标本散落在注射器内而无法取出。整个操作均应在数秒内完成，因为患者屏气时间不会很久，突然呼吸会造成针在组织内切割，引起并发症，上述抽吸要做 3～5 次才能保证有足够的标本。

（5）并发症

1）出血：几乎所有病例均有镜下血尿，肉眼检查血尿应在 24 小时消失，偶尔可能引起严重出血，膀胱内有大量血块造成尿梗阻，如果血流动力学改变程度较轻，能自行恢复，重者则须进一步处理。少数有 AVM 或慢性动脉瘤形成，小的能自愈，大者可能出血或引起高流量心力衰竭，须通过动脉行栓塞术。出血发生率与穿刺针有关，Sateriale 报道用 vim Siverman 针穿刺 307 例，出血率为 7.5%，Cronon 用 14G 活检枪出血率为 1.7%。

2）血肿：形成通常很小，没有严重后果，血肿大时可能引起尿路梗阻和肾功能不全而须经皮引流，可表现为腰痛不适。

3）腰痛：多为肾区隐痛，向下放射，多于 1 周内消失。如有严重血尿，血块堵塞可出现绞痛，占 0.25%～10%。

4）其他脏器损伤：主要为进针点选择不当，进针太深或患者不配合，其发生率为 0.2%。

5）感染：由原有肾脏感染或无菌操作不严格引起，肾脏感染率为 2.6%。

6）死亡：少见，发生率为 0.1%～0.14%，多为严重出血、感染及脏器损伤所致。

3. 经皮肾肿物消融治疗术

（1）概述：经皮肾肿物消融治疗术主要包括 RFA、MWA、冷冻治疗（cryotherapy）、HIFU 及 PEI。

（2）适应证与禁忌证

1）适应证：①对肾癌行一侧肾脏根治性切除或部分肾切除，有可能导致肾功能不全的患者，均可以考虑应用消融治疗。例如，孤立肾性肾癌；一侧肾癌已切除，对侧肾有癌转移或新发癌；单发转移性肾癌；双侧肾癌（特别是具有家族遗传倾向的肾多发性肿瘤综合征患者，如 von Hippel-Lindau 疾病及遗传性乳头状肾癌）；②对于年老体弱，伴有严重心脏病、糖尿病等无法耐受麻醉、手术创伤的肾癌和肾上腺恶性肿瘤患者，也可采用消融治疗。

2）禁忌证：①明显出血倾向或在抗凝治疗期；②血液透析患者，因肝素化后易引起出血；③急性肾内感染、肾动脉瘤；④妊娠、大量腹水、过度肥胖与不合作者；⑤近期发生急性心肌梗死或不稳定性心绞痛；⑥严重的急性感染。

（3）术前准备：①详细询问病史、全面体检，尤应注意有无高血压、心脏病、慢性阻塞性肺疾病、糖尿病及泌尿系手术史等；②常规检查血常规、尿常规、便常规、肝功能、肾功能、血糖、电解质、PT、肝炎血清标志物、肿瘤标志物（如 AFP、CEA、CA19-9 等）、胸部 X 线、心电图、CT 或 MRI；③术者在术前应通过影像学检查结果确认肿瘤的大小、数目和位置，尤应注意与肾内重要血管和肾集合系统的关系。根据病灶大小和部位选择进针路线；根据病灶范围选择单次、分次或分段治疗。

（4）操作技术：常规消毒、局部麻醉或腰麻后，借助 MRI 或 CT、超声影像技术引导，将探针穿刺至肿瘤内满意位置。可根据病灶具体情况，选择多根穿刺针或行多次穿刺，使其分布于肿瘤内部不同位置而达到彻底破坏肿瘤的目的。

（5）并发症及处理

1）出血：表现为肾周血肿、血尿（镜下或肉眼）。多为自限性不需要治疗；肿瘤越大发生此并发症的可能性越大，中央型肾肿瘤发生概率较外生型大。电极若置入肾集合系统，会导致术后血尿。肾周血肿发生概率为 2%～5%。术前良好的定位，术中密切的动态监测及术后密切观察生命体征变化是预防和早期发现出血并发症的主要方法。

2）邻近器官组织的损伤：如结肠穿孔、胰腺损伤、肝脏损伤等，此类并发症发生率很低，CT 能清楚显示肿瘤和邻近结构，能够预防并减少邻近结构的热损伤发生率。

3）如术中消融区域涉及肾集合系统，术后有发生漏尿或形成狭窄的可能。通常采用放置输尿管引流管或支架加以解决，但对于严重者需要进行体内或外科重建。

4）穿刺道肿瘤种植，穿刺道感觉异常或疼痛：术后针道消融可尽可能地减少穿刺道肿瘤种植的发生。

5）输尿管狭窄：多考虑为消融损伤所致，可行介入治疗。

（6）疗效评价：由于消融治疗是原位灭活肿瘤，所以以影像长期随访对于射频结果的评价是有必要的。完全坏死区域在 CT 或 MRI 无增强，残存肿瘤区域有持续强化。目前对于适当的随访计划没有达成一致意见，但均认为早期评价是必要的。对肿瘤消融后再评估，从而决定是否需要重复治疗。部分认为在射频治疗后 1 周内须行影像复查，也有主张在消融术后 1 个月进行复查，如有残存肿瘤再行重复治疗，否则在术后 3 个月、6 个月及 1 年复查，并根据患者身体情况逐年随访。资料显示小肿瘤（平均直径为 2.4cm）消融后肾癌患者中位生存时间为 19.5 个月。肾癌消融治疗是一种安全的物理疗法，能减轻病情、缩短术后康复期，相比于外科手术能降低高龄人群的手术风险。

【案例 10-1-1 分析讨论】
1. 肾癌，肺转移，Ⅳ期。
2. 完善检查：腹部 CT 或 MRI，胸部 CT，实验室检查（血常规、生化全项、凝血功能、流病检查），心电图等。
3. 完善相关检查后，行经皮肾穿刺活检术，选择性肾动脉栓塞术，CT 引导下经皮肾肿物消融治疗术。
治疗流程：
（1）入院第 2 天：①完善检查；②经皮肾穿刺活检术。
（2）入院第 7 天：待病理结果回报后，明确诊断。
（3）入院第 8 天：选择性肾动脉栓塞术或 CT 引导下经皮肾肿物消融治疗术。
（4）出院后，继续口服索拉非尼系统治疗。
（5）后续治疗 1 个月，复查增强 CT 或 MRI。

（于海鹏）

第二节 肾 囊 肿

【案例 10-2-1】

　　患者，男性，76 岁，发现肾囊肿 4 年余，腰背部隐痛不适 15 天，心、肺及肾功能良好，血常规及凝血功能正常。入院 CT 显示右肾下极多发单纯性囊肿，最大者直径约为 4cm。入院诊断为"右肾多发囊肿"。

　　患者，女性，54 岁，4 年前因肝血管瘤术前检查时发现肾囊肿，无不适，未做特殊治疗。15 天前出现腰背部隐痛不适，尤以左侧为著，无发热、无恶心呕吐，未做特殊治疗。

【问题】

　　1. 以上 2 名患者是否需要临床治疗？

　　2. 以上 2 名患者优选的治疗策略是什么？

一、概　　述

　　肾囊肿是成年人肾脏最常见的一种结构异常，可以为单侧或双侧，一个或多个，直径一般为 2cm 左右，也有直径达 10cm 的囊肿，多发于男性。随着年龄的增长，发生率逐渐增高。单纯肾囊肿一般没有症状，只有当囊肿压迫引起血管闭塞或尿路梗阻时可出现相应表现，有可能对肾功能产生影响。当囊肿超过 5cm 时，应进行相应的治疗。

　　我们通常见到的肾脏囊肿中，大多数是单纯肾囊肿，而遗传性肾脏囊肿性疾病所占比例相对较小。小于 20 岁者几乎没有单纯性肾囊肿，如果小于 20 岁的个体出现囊肿，要高度怀疑肾脏先天发育问题或遗传性肾脏囊肿性疾病。随着年龄的增长，肾囊肿的发生率越来越高，30～40 岁间单纯肾囊肿的发生率为 10% 左右，到 80 岁时，单纯性肾囊肿的发生率达到 50% 以上。

　　单纯性肾囊肿不是先天性或遗传性肾脏病，而是后天形成的。一般认为，单纯性肾囊肿来源于肾小管憩室。随着年龄的增长，肾小管憩室越来越多，到 90 岁时，每条集合管憩室数可达三个，因此可以解释单纯性肾囊肿发病率随年龄增长的趋势。囊肿一般位于皮质深层或髓质，显微镜下囊壁被单层扁平上皮覆盖。囊肿内容物与血浆滤出液类似，囊液更新率高达每天 20 次之多。

二、临床表现、辅助检查与诊断

（一）临床表现

　　单纯性肾囊肿一般没有症状，但是当囊肿压迫引起血管闭塞或尿路梗阻时可出现相应表现。本病常因其他疾病做尿路影像学检查时发现，近年来越来越多的健康体检包括了腹部 B 超，单纯性肾囊肿的检出率增高。

　　原来一直认为单纯性囊肿并不影响肾功能，但对肾脏 CT 图像的分析显示，经年龄、性别和原发肾脏病等校正后，有肾囊肿患者比无肾囊肿患者有较高的血肌酐水平，而且囊肿数量越多，血肌酐水平越高，这一结果提示，单纯性肾囊肿可能会对肾功能产生影响。

（二）辅助检查

　　1. 超声　表现为肾实质内单发或多发圆形或类圆形无回声区，边缘光滑清晰，后方及后壁回声增强。

　　2. CT　表现为肾内边缘锐利的圆形水样低密度灶，壁薄而难以显示，可以单发或多发，累及一侧或双侧肾脏。增强检查，病变无强化。单纯性肾囊肿偶可发生出血、感染和钙化而转变为复杂性囊肿，表现为囊壁增厚、钙化、囊内密度增高，并偶可见气泡影。

3. MRI　表现为肾实质内类似尿液信号强度的长 T_1 信号和长 T_2 信号，增强扫描病变无强化。在复杂性囊肿，由于囊液内蛋白含量较高或有出血成分，在 T_1WI 上呈不同程度高信号。

（三）诊断与鉴别诊断

肾囊肿一般没有临床症状，往往是偶然发现的。单纯性肾囊肿根据超声、CT 或 MRI，一般可作出明确诊断。然而，复杂性肾囊肿缺乏特异性表现，需要和以下疾病鉴别：①肾脏实体肿瘤坏死液化；②在肾囊肿基础上发生癌变，这种情况极其罕见；③常染色体显性多囊肾病。

三、治　疗

单纯性肾囊肿多无症状，对肾功能和周围组织影响不大，因此不需治疗，只要 6 个月到 1 年随诊。如果囊肿直径较大，超过 5cm 或产生周围组织压迫症状，引起尿路梗阻，则需要进行治疗。

（一）外科手术

传统的开放手术，虽然囊肿切除彻底，但手术切口大、危险性高、术后恢复慢、住院时间长。近 10 年来，腹腔镜肾囊肿切除术和腹腔镜多囊肾多囊去顶减压术的开创和发展，已经完全代替了传统的开放肾囊肿切除术，它是在腹部或腰部做 3～4 个 5mm 和 10mm 的微小切口，在高清晰度并放大的腹腔镜直视下，插入特殊的腹腔镜手术器械，在体外操作，将肾囊肿彻底切除，该微创手术方法，囊肿切除完全，治疗彻底；切口微小，愈合后无明显手术瘢痕；手术时间短，一般 30～60 分钟完成；手术视野清晰、无出血、创伤小；术后恢复快，一般 24 小时即可下床活动，3 天出院，无明显并发症；避免了传统开放手术的诸多缺点。

（二）介入治疗

1. 概述　Bean 最早于 20 世纪 80 年代描述了经皮介入治疗肾及肝囊肿，之后随着影像引导下介入技术的发展，较腹腔镜下外科切除术更加微创的囊肿硬化术获得了越来越广泛的认可，许多学者对其进行了相关研究，该方法具有便捷、微/无创、可重复、患者恢复快、耐受度好等优点，随着技术的成熟，其作为一种安全、微创的方法已经取得了越来越重要的地位。

2. 原理　通过穿刺针抽吸囊内液体，消除囊肿占位效应，然后注入硬化剂，使囊肿壁血管和淋巴管腔闭合，囊壁上皮细胞与硬化剂结合后，可使细胞蛋白质变性凝固，细胞破坏，产生无菌性炎症，以阻断其继续分泌液体。囊腔凝固、硬化、粘连闭合，最后吸收消失。

3. 适应证与禁忌证

（1）适应证：有临床症状的或直径＞5cm 的囊肿。

（2）禁忌证：有严重基础疾病不以囊肿为主要症状；与肾盂及输尿管存在交通；全身感染；发热；存在不能纠正的严重凝血功能障碍；无安全穿刺路径；对乙醇或聚桂醇过敏者。

4. 引导方式　目前常用影像学引导方式有超声和 CT。超声引导的优势主要是能实时、准确地引导穿刺针，动态监测随着囊液被抽吸囊肿壁塌陷的实景，硬化剂被注入时在囊腔内的分布过程。CT 引导的优势在于，可精确地设计穿刺困难的路径，精确地显示所使用的穿刺针、导管及导丝。

5. 硬化剂　许多不同的药物，如葡萄糖、甲醛溶液、苯酚、聚维酮碘、碘苯酯、四环素、博来霉素等曾用于囊肿的硬化治疗，均具有高失败率和高毒性。目前常用的硬化剂主要有 2 种，无水乙醇和聚桂醇注射液。无水乙醇也是一种高毒性制剂，但已被证实在囊肿的硬化治疗中是一种有效药物，但如果误被注入血管内、腹腔或肾集合系统内可导致严重的不良反应。聚桂醇注射液是一种新型清洁剂类硬化剂，2008 年在国内上市，未见肝肾及全身不良反应报道，被广泛应用于各种血管瘤、静脉畸形、各种囊肿性疾病的硬化治疗。硬化肾囊肿的不良反应小于无水乙醇，具有不产生剧烈疼痛、无醉酒样反应、不需要多次冲洗等优势。

6. 术前准备

（1）实验室常规检查：血常规、凝血功能；心、肺及肾功能检查。

（2）器械准备：注射器、三通阀、18～22G PTCH 或软管 EV 针、导丝、5～8F 猪尾外引流管等。

（3）硬化剂：无水乙醇，聚桂醇注射液。

7. 操作技术

（1）穿刺技术：患者采取合适体位，超声或 CT 扫描确定安全穿刺路径，直径小于 5cm 囊肿，可使用穿刺针直接进行抽吸和硬化，直径大于 5cm 囊肿推荐留置引流管进行治疗，可采用套管针技术或 Seldinger 穿刺术。

（2）硬化治疗：治疗前尽量抽完囊内液体，取囊内容物行细胞学、微生物学及生化分析。使用 NaCl 溶液充分清洗囊腔内残余蛋白质（大部分肾囊肿的囊液内含有丰富的蛋白成分，蛋白质遇到无水乙醇会迅速产生凝聚反应，这些凝固了的蛋白质形成一层膜黏附在囊壁内皮表面，从而将硬化剂与囊壁的内皮细胞隔开，大大降低了对内皮细胞的硬化效果），然后确保针尖或引流管头位于囊内，必要时可注入稀释碘对比剂（1：10），CT 扫描观察排除对比剂渗漏入腹腔或肾集合系统。

无水乙醇：注入 95% 的乙醇，乙醇用量应为原囊肿容量的 1/3～1/2，但是最高用量不能超过 200ml。注入方式分为两种：一是冲洗法，通过向囊腔内反复冲洗、抽吸无水乙醇，使其在囊腔内旋动起来，与囊壁内皮细胞充分接触，提高了硬化的效率和效果；二是保留法，无水乙醇注入囊腔后保留 20 分钟左右，在此期间，患者必须在仰卧、俯卧、左右侧卧体位之间变换，以保证乙醇和囊壁内皮细胞充分接触。完成硬化后，抽尽乙醇。

聚桂醇注射液：注入聚桂醇原液，置换比例为 1/4～1/10，通常为 1/3～1/5 比例置换，采用囊内保留法，聚桂醇总用量不超过 60ml，然后嘱患者在仰卧、俯卧、左右侧卧体位之间变换，以保证聚桂醇注射液和囊壁内皮细胞充分接触。治疗结束后，不抽吸聚桂醇注射液。

8. 术后处理及疗效评价　术后卧床休息 2～4 小时，无明显不适可当天出院。可能出现的不良反应主要有发热、腹痛、头晕、呕吐、心悸、胸闷、皮肤潮红、血尿、肌酐轻度升高等，注射无水乙醇比注射聚桂醇注射液出现上述症状的可能性要大，对症处理即可。术后 1、3、6、12 个月复查超声或 CT，比较治疗前后囊肿的大小变化，以临床症状的消失或改善程度为主要评价指标。若囊肿缩小不明显或复发，可再次行硬化治疗。

【案例 10-2-1 分析讨论】

1. 该患者属症状性单纯性肾囊肿，需要临床干预治疗缓解症状（图 10-2-1，图 10-2-2）。

2. 该患者无心、肺、肾等基础疾病，凝血功能正常。CT 显示囊肿位于肾下极，具有安全穿刺路径，且无其他囊肿硬化治疗的禁忌证，考虑患者高龄，优选创伤更小的硬化治疗，导引方式选 CT 或超声均可。

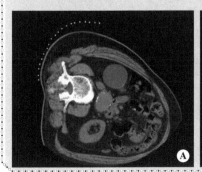
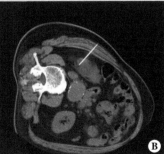
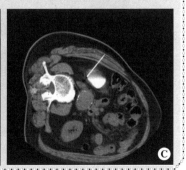

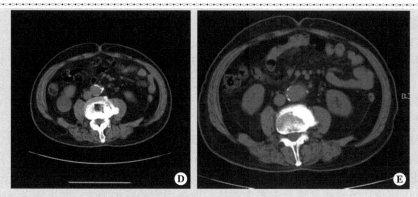

图 10-2-1 案例 10-2-1 分析讨论 1
A. 术前 CT 图像；B. 术中进针图像；C. 术中注入稀释对比剂图像；D. 术后 1 个月复查图像；E. 术后 1 年复查图像

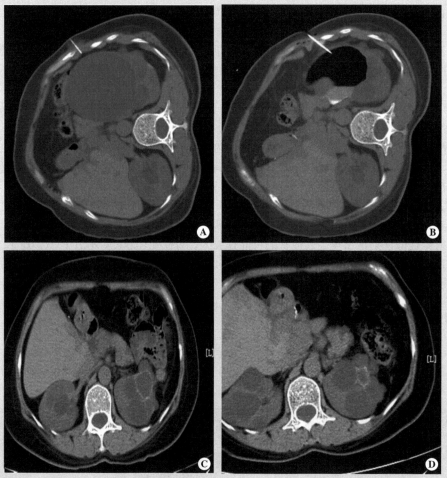

图 10-2-2 案例 10-2-1 分析讨论 2
A. 术中进针图像；B. 术中注入稀释对比剂图像；C. 术后 1 个月复查图像；D. 术后 1 年半复查图像

（卢 伟）

第三节 肾 积 水

【案例 10-3-1】
　　患者，男性，79 岁，因"膀胱癌 4 年，腰部胀痛 2 周，加重 3 天"入院。查体双侧肾区叩痛明显，少尿。入院腹部 CT 显示双肾积水，膀胱壁广泛实性占位。尿常规见镜下血尿，肾功能 Cr 362.5μmol/L。入院诊断为"膀胱癌，输尿管侵犯，肾积水"。
【问题】　该患者优选的治疗策略是什么？

一、概　　述

　　肾积水（hydronephrosis）是指由泌尿系统及其邻近各种病变引起的尿液从肾脏排出受阻并蓄积，造成尿液潴留而引起肾内压升高，以致肾盂肾盏逐渐扩张、肾实质萎缩与破坏，统称为肾积水。肾积水可分为原发性和继发性两种，原发性肾积水又称先天性肾积水/自发性肾积水/特发性肾积水，最主要的病因是肾盂输尿管连接部的梗阻，它往往是由于该部位的肌细胞被大量胶原纤维分离，失去了正常的排列，不能有效地传递来自起搏细胞的电活动，阻断了正常蠕动的传送。先天性肾积水多由机械性梗阻所致，其原因主要有：①异位血管，如来自肾下极迷走血管的压迫；②纤维条索；③输尿管肾盂高位插入；④肾盂输尿管连接部狭窄和瓣膜；⑤膜性粘连造成的局部输尿管迁曲。先天性肾积水也可以是由动力性原因造成的，如节段性无动力性功能失调。继发性肾积水多由泌尿系的其他疾病所致，通过常规检查一般都可以找到原发疾病，有些疾病则需要通过特殊的检查（如 CT 和 MRI 等）才能明确诊断，这些疾病主要包括：①上尿路的梗阻性病变、肿瘤、息肉、结石、结核、炎症、损伤、畸形、憩室和肾下垂等；②上尿路外部的压迫，腹部、盆腔或腹膜后的肿块，特发性腹膜后纤维化，异位血管，妊娠期和月经期充血的卵巢静脉压迫；③下尿路梗阻性病变、前列腺增生症、前列腺癌、尿道狭窄和膀胱输尿管反流等。

二、临床表现、辅助检查与诊断

（一）临床表现

　　1. 腰痛　为持续性钝痛或坠胀不适。

　　2. 腰腹部肿块　起初始于肋缘下，逐渐向侧腹部及腰部延伸，大者可越过中线，为表面光滑的囊性肿块，边缘规则，有波动感，压痛不明显。

　　3. 血尿　一般为镜下血尿，并发感染、结石或外伤后血尿加重。

　　4. 少尿或无尿　若双侧肾脏、孤立肾或仅一侧有功能的肾脏出现积水，同时伴有肾功能严重受损的病人，则出现少尿或无尿。

　　5. 少尿与多尿交替出现　见于一部分先天性肾积水的患者，可于一次大量排尿后肿块骤然缩小、疼痛减轻，尿量减少时则肿块迅速增大、疼痛加重。

　　6. 高血压　重度肾积水患者中约 1/3 出现高血压，呈轻度或中度升高，可能由扩张的肾盂肾盏压迫小叶间动脉引起肾实质缺血所致。

　　7. 自发性肾破裂　在无创伤情况下，因继发感染致肾盂破溃，造成肾周围血肿及尿外渗，表现为突发性腰腹疼痛，有广泛性明显压痛伴肌紧张。

　　8. 发热　继发感染时体温升高。

　　9. 消化道症状　可有腹痛、腹胀、恶心呕吐，大量饮水后上述症状加重。

　　10. 双侧梗阻出现慢性肾功能不全，尿毒症。

肾积水常无典型的临床表现，主要表现为原发病的症状和体征。肾积水诊断时，首先应明确肾积水的存在，而后查明肾积水的原因、病变部位、梗阻程度、有无感染及肾功能损害情况，通过全面细致的病史采集、症状与体征分析及实验室和各项影像学检查结果的综合分析，多可明确诊断。

（二）辅助检查

1. 尿常规检查　在肾盏扩大后尿中常出现红细胞和蛋白。

2. 肾功能检查　包括尿素氮、肌酐测定及廓清试验等，双侧肾积水肾功能严重受损时，血肌酐、尿素氮升高。

3. 影像学检查

（1）X 线尿路平片：可显示增大的肾影和结石。

（2）B 超：此方法简单方便、无损伤，对积水量、肾皮质厚度的探测均较准确，并能初步与肾囊肿、肾肿瘤相鉴别。B 超对肾积水程度的判断标准是，积水早期，超声图像无明显变化；轻度积水，肾窦内有带状卵圆形或菱形回声区，实质变化不明显；中度积水，肾窦呈典型的手套状、烟斗状或车轮状无回声区，实质变薄但大于正常厚度的 1/2；重度积水，肾窦内有较大多房囊状无回声区，实质明显变薄但大于正常的 1/4；极重度积水，肾窦内无回声区呈巨大囊肿形或有不完全分隔，实质菲薄，不易分辨（图 10-3-1）。

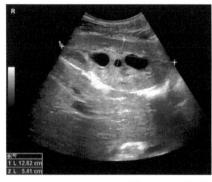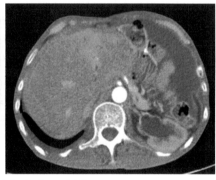

图 10-3-1　肾积水超声及 CT 图像

（3）彩色多普勒超声：通过测量肾内动静脉血流频谱值来反映患侧肾的血流动力学变化，测量参数有收缩期峰值（systolic value，SV）及阻力指数（resistant index，RI）。SV 主要反映肾血管充盈度和血流供应强度；RI 反映肾血管的阻力状态，肾血管的阻力状态与血管弹性和肾间质改变有关，也与肾血流量有关，以 RI＞0.7 为标准诊断梗阻性肾积水的敏感性为 92%，特异性为 88%。

（4）静脉尿路造影（intravenous urography，IVU）：可了解一侧或双侧肾积水、梗阻的部位及梗阻的程度（部分或完全）等情况，当积水严重影响患侧肾功能时可能显影不佳，大剂量 IVU 并延迟摄片时间，可发现肾盂肾盏扩张、膨大。IVU 可诊断的上尿路梗阻性疾病有①泌尿系统管腔内疾病如肾和输尿管结石，IVU 是尿石症确诊的方法；②泌尿系统管壁病变引起的梗阻如肾和输尿管上皮性肿瘤、结核及输尿管瓣膜和息肉引起的梗阻；③泌尿系统管壁外疾病引起的梗阻。IVU 还可根据集合系统显影的浓淡和肾积水的程度来判断分肾的功能状态。

（5）逆行肾盂造影：将输尿管导管插至梗阻处，快速推注对比剂，可显示梗阻的部位、性质。如积水严重可在逆行造影后保留输尿管导管引流尿液，以缓解患侧肾功能，以待进一步处理。

（6）肾穿刺造影：适用于 IVU 显影不满意、逆行肾盂造影失败的患者。可见肾盂呈椭圆形扩张，边缘光滑。轻度积水肾小盏杯口饱满呈杵状；重度积水呈圆形膨大犹如棉桃，肾实质变薄。

（7）CT：可清楚地显示肾脏大小、轮廓、肾实质、肾积水及尿路以外的病变，CT 强化造影可了解肾脏功能及肾脏病变的鉴别见图 10-3-1。

（8）MRI：对于肾功能障碍、对比剂过敏、梗阻病变防止介入性感染及患者不能耐受 IVU 时，可施行 MRI 尿路水造影，利用尿液在 T_2 加权中为强信号的特点，可对尿路系统行冠状、矢状及横断扫描，对梗阻部位及性质的诊断有很重要的价值。

（9）肾盂灌注试验：用于诊断尿路梗阻难以确定的病例，近年来被认为是有一定价值的检查方法。

4. 肾图 呈梗阻型肾图曲线。采用利尿肾图对判断是否有明确的梗阻及是否需要手术治疗有帮助，其方法是在常规肾图检查后，嘱患者饮水，静脉注射呋塞米（0.5mg/kg）后再作肾图，并可能出现以下结果：两次结果均为正常曲线，说明没有梗阻；常规肾图有梗阻而利尿肾图正常，说明上尿路梗阻后仍有代偿性排空，或提示上尿路扩张可能是由肾盂、输尿管平滑肌张力过低所致；常规肾图正常而利尿肾图为梗阻性曲线，说明有潜在的梗阻存在；两次均为梗阻肾图，则系真性梗阻。

（三）诊断

主要根据影像学检查明确肾积水诊断，并结合尿量、尿常规及肾功能评估肾脏功能受损情况。

三、治　疗

积极解除尿路梗阻是治疗的根本，可以避免肾功能的继续恶化，起到挽救肾功能的作用。传统的开放性手术肾造瘘术创伤大、并发症多，增加患者痛苦的同时又加大了经济负担，该术式目前已基本被经膀胱镜逆行性输尿管插管引流/支架置入术及经皮肾穿刺造瘘/支架置入术替代。

介入治疗

1. 概述 肾积水介入治疗包括在影像设备（超声、DSA、CT 等）引导下经皮肾穿刺造瘘术（percutaneous nephrostomy，PCN）及输尿管支架置入术（ureteral stent placement）。治疗方式的选择应从安全性、时效性、综合性、长期性四方面考虑。

PCN 及输尿管支架置入术均可有效解除尿路梗阻，改善肾积水症状，两者优缺点不同。PCN 优点：手术成功率高；术后即可迅速引流尿液、减小肾盂压力；合并脓肾者不易引起感染性休克；术后更换肾造瘘管简单易行，操作方便、节省费用。PCN 缺点：外引流生活不便利；感染风险较大；创伤较大，操作不当时可能引起严重并发症。输尿管支架置入术优点：术后患者生活便利；感染风险较小。输尿管支架置入术缺点：手术成功率低于 PCN；需定期更换支架；费用偏高；术后易再发尿路堵塞。

2. PCN

（1）原理：PCN 指在影像设备（超声、CT 等）引导下，采用经皮穿刺途径将引流管放置于积水的肾盂内行尿液外引流的治疗。PCN 可迅速减小肾盂压力，保护肾功能，治疗时间短，并发症少，为临床首选的治疗肾积水的方法（图 10-3-2）。

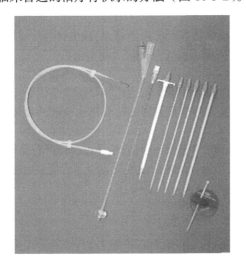
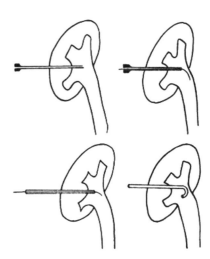

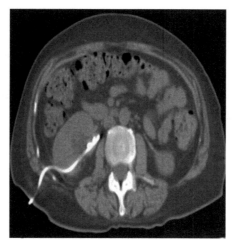

图 10-3-2　PCN 手术器材及手术示意图

（2）适应证与禁忌证

1）适应证：①因良、恶性原因导致的输尿管梗阻，同时全身情况不允许采用其他方式解除梗阻者。②肾积脓且不能肾切除者。③肾结石取石术后。

2）禁忌证：①难以纠正的严重凝血功能障碍。②多系统脏器功能衰竭。③严重心、肺功能不全，无法耐受手术者。④服用抗凝、抗血小板药物者。⑤恶性肿瘤终末期或濒死。

（3）术前准备

1）患者准备：体格检查，实验室检查（血常规、肝肾功能、D-二聚体、凝血功能等），影像学检查。

2）药物准备：局部麻醉药、止血药、止痛药（必要时）。

3）器材准备：主要是介入穿刺针（18G），目前国内常用 18G PTC 针，导丝（0.035 英寸），引流管。

（4）操作技术

1）体位：俯卧位或腰部垫高侧卧位。

2）操作步骤：超声是最常用的引导设备，先行超声扫查，明确合适的穿刺路径，常规消毒铺巾并局部麻醉穿刺点。常用穿刺方法有两种，分别为两步法（Seldinger 法）和一步法。①两步法，在超声引导下采用 18G 穿刺针穿刺进入扩张的肾盂中下盏无回声区，拔出针芯后见尿液流出，然后通过穿刺针鞘送入导丝至肾盂内，然后拔出穿刺针，用扩张器扩张穿刺通道，沿导丝送入引流管后拔出导丝，最后固定引流管并外接无菌引流袋。②一步法，用尖刀片于穿刺点皮肤做一 2～3mm 小切口，然后用带有金属针鞘和穿刺针的引流管直接穿刺进入扩张的肾盂，拔出针芯后见尿液流出，再将导管向前推送 3～5cm 后拔出金属针鞘，最后固定引流管并外接无菌引流袋。

（5）术后处理

1）监测引流量及引流尿液性状，及时发现出血及尿外渗，动态监测肾功能变化。

2）术后护理：①术后轻度疼痛，无须特殊处理，疼痛严重时需排除出血、尿外渗并给予对症止痛措施。②规律换药，避免造瘘口感染。

（6）并发症：①血尿，轻微出血时无须特殊处理，严重出血时应给予止血药并行影像学检查，必要时给予输血和肾动脉造影或外科干预。②引流不畅，及时行超声复查引流管位置，若引流管脱出/堵塞需重新置管。③肾损伤。④毗邻肠管损伤。⑤疼痛。⑥感染。

（7）疗效评价：动态复查泌尿系统超声及肾功能评估疗效。

3. 输尿管支架置入术

（1）原理：输尿管支架置入术指在影像设备引导下，采用经皮穿刺途径将输尿管支架放置于梗阻的输尿管内开通上尿路的治疗手段。常用方法有两种分别是：经膀胱镜逆行置入及经皮肾穿刺顺行置入。本章节主要介绍超声/DSA引导下经皮肾穿刺顺行置入支架。输尿管支架置入术可解除上尿路梗阻、减小肾盂压力、保护肾功能，患者生活便利，但需要定期更换输尿管支架（图10-3-3）。

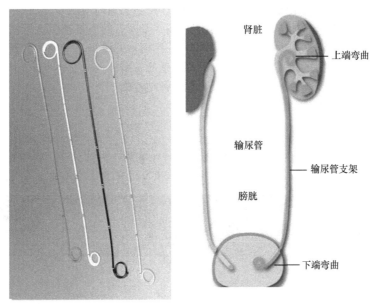

肾脏
上端弯曲
输尿管
输尿管支架
膀胱
下端弯曲

图 10-3-3　输尿管支架及手术示意图

（2）适应证与禁忌证

1）适应证：①因良、恶性原因导致的输尿管梗阻，同时全身情况不允许采用其他方式解除梗阻者。②经膀胱镜放置失败者。

2）禁忌证：①难以纠正的严重凝血功能障碍。②多系统脏器功能衰竭。③严重心肺功能不全，无法耐受手术者。④服用抗凝、抗血小板药物者。⑤恶性肿瘤终末期或濒死。

（3）术前准备

1）患者准备：体格检查，实验室检查（血常规、肝肾功能、D-二聚体、凝血功能等），影像学检查。

2）药物准备：局部麻醉药、止血药、止痛药（必要时）。

3）器材准备：主要是介入穿刺针（18G），输尿管支架套装、导丝、扩张器、引流管。

（4）操作技术

1）体位：俯卧位或腰部垫高侧卧位。

2）操作步骤：该操作适宜于超声联合DSA引导进行，超声可实时引导穿刺建立通道，然后在DSA透视下放置输尿管支架。先行超声扫查，明确合适的穿刺路径，常规消毒铺巾并局部麻醉穿刺点。采用两步法进行穿刺：在超声引导下采用18G穿刺针穿刺扩张的肾盂中下盏无回声区，拔出针芯后见尿液流出，然后通过穿刺针鞘送入导丝至肾盂内，拔出穿刺针，在DSA透视下将导丝经输尿管插入膀胱内（若输尿管高度狭窄，导丝或支架不能通过时，可使用适当直径的球囊预扩）。用扩张器扩张穿刺通道，沿导丝送入造影导管行上尿路造影明确上尿路解剖形态及梗阻位置，退出导管并经导丝置入输尿管支架。输尿管支架又称D-J管，其两端弯曲部分分别位于肾盂及膀胱内，最后经导丝放置引流管于肾盂内临时引流尿液。

目前市面常用的两种输尿管支架，一种为普通输尿管支架，另一种为肿瘤输尿管支架，前者需每3～6个月更换一次，后者可每年更换一次。可采用经尿道抓捕支架远端并撤出体外，然后经导丝置入新的支架，也可以经膀胱镜更换支架。

（5）术后处理

1）监测引流量及引流尿液性状，及时发现出血及尿外渗，动态监测肾功能变化。待尿液清亮后关闭引流管，观察 2～3 天后若患者尿量正常、肾积水消失则拔除引流管。

2）术后护理：①术后轻度疼痛，无须特殊处理，疼痛严重时需排除出血、尿外渗并给予对症止痛措施。②引流管拔除前规律换药，避免造瘘口感染。

（6）并发症：①血尿，轻微出血时无须特殊处理，严重出血时应给予止血药并行影像学检查，必要时给予输血和肾动脉造影/外科干预。②引流不畅，及时行超声复查引流管位置，若引流管脱出/堵塞需重新置管。③肾损伤。④毗邻肠管损伤。⑤疼痛。⑥感染。⑦少数患者可因支架末端刺激膀胱产生膀胱刺激征，大多无需特殊处理，可逐渐适应。

（7）疗效评价：动态复查泌尿系统超声及肾功能评估疗效。

【案例 10-3-1 分析讨论】

　　膀胱癌晚期侵犯双侧输尿管致双侧肾积水、肾功能不全，首先行双侧 PCN 尽快解除输尿管梗阻、改善肾功能，然后行膀胱肿瘤供血动脉化疗栓塞缩小肿瘤体积、减轻输尿管梗阻。治疗后左侧输尿管堵塞解除、右侧仍梗阻，遂经右侧 PCN 通道放置输尿管支架（图 10-3-4）。

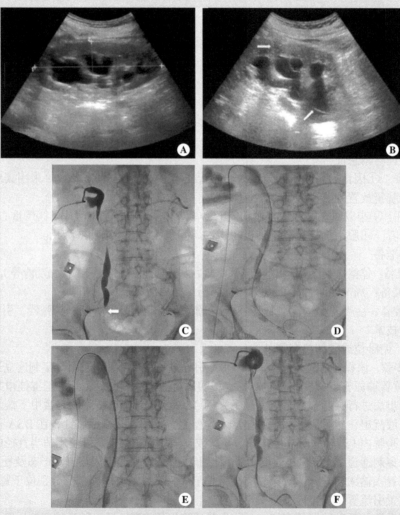

图 10-3-4　案例 10-3-1 分析讨论

A、B. 肾盂中度积水，超声引导下经中盏穿刺放置引流管；C. 造影示输尿管下端梗阻；D. 导丝通过梗阻段插入膀胱内；

E. 经导丝引入输尿管支架；F. 准确放置后造影确认

（卢　伟）

第四节 膀 胱 癌

【案例 10-4-1】
　　患者，男性，52 岁，无明显诱因出现"无痛性、间歇性、肉眼全程血尿 2 天"入院。尿液颜色呈洗肉水样。病史无特殊。入院超声显示膀胱壁内实质性回声团块，最大直径为 5cm，不随体位改变而移动。彩色多普勒超声检查可见肿物血供较丰富。入院诊断为"膀胱肿物性质待查"。

【问题】
　　1. 该患者下一步完善辅助检查有哪些？其中哪项是最主要的检查方法？
　　2. 该患者优选的治疗策略是什么？具体原理是什么？
　　3. 列举出膀胱癌血管性介入治疗四种主要技术方法。

一、概　　述

　　膀胱癌是指发生在膀胱黏膜上的恶性肿瘤，是泌尿系统最常见的恶性肿瘤，也是全身十大常见肿瘤之一，占我国泌尿生殖系统肿瘤发病率的第一位，在西方其发病率仅次于前列腺癌，居第 2 位。2012 年全国肿瘤登记地区膀胱癌的发病率为 6.61/10 万，列恶性肿瘤发病率的第 9 位。膀胱癌可发生于任何年龄，甚至于儿童。其发病率随年龄增长而增加，高发年龄为 50～70 岁。男性膀胱癌发病率为女性的 3～4 倍。既往将膀胱黏膜上皮称为移行细胞，1998 年世界卫生组织与国际泌尿病理学会联合建议用尿路上皮一词代替移行细胞一词，以区别于在鼻腔以及卵巢内的移行上皮，使尿路上皮成为尿路系统的专有名词。2004 年世界卫生组织《泌尿系统及男性生殖器官肿瘤病理学和遗传学》中尿路系统肿瘤组织学分类中膀胱癌的病理类型包括膀胱尿路上皮癌、膀胱鳞状细胞癌和膀胱腺癌，其他罕见的还有膀胱透明细胞癌、膀胱小细胞癌、膀胱类癌。其中最常见的是膀胱尿路上皮癌，约占膀胱癌患者总数的 90% 以上，通常所说的膀胱癌就是指膀胱尿路上皮癌，既往被称为膀胱移行细胞癌。

　　膀胱癌的病因复杂，既有内在的遗传因素，又有外在的环境因素。较为明确的两大致病危险因素是吸烟和职业接触芳香胺类化学物质。吸烟是目前最为肯定的膀胱癌致病危险因素，30%～50%的膀胱癌由吸烟引起，吸烟可使膀胱癌危险率增加 2～6 倍，随着吸烟时间的延长，膀胱癌的发病率也明显增高，另一重要的致病危险因素与一系列职业或职业接触有关。现已证实苯胺、二氨基联苯、2-萘胺和 1-萘胺都是膀胱癌的致癌物，长期接触这类化学物质者患膀胱癌的概率增加。职业因素所致的膀胱癌患者约占膀胱癌患者总数的 25%。与膀胱癌相关的职业接触有铝制品、煤焦油、沥青、染料、橡胶、煤炭气化接触等。

二、临床表现、辅助检查与诊断

▌（一）临床表现

　　大约有 90% 以上的膀胱癌患者最初的临床表现是血尿，通常表现为无痛性、间歇性、全程肉眼血尿，有时也可为镜下血尿。血尿可能仅出现 1 次或持续 1 天至数天，可自行减轻或停止，有时患者服药后与血尿自止的巧合往往给患者"病愈"的错觉。有些患者可能在相隔若干时间后再次出现血尿。血尿的染色由浅红色至深褐色不等，常为暗红色，有患者将其描述为洗肉水样、茶水样。出血量与血尿持续时间的长短，与肿瘤的恶性程度、大小、范围和数目并不一定成正比。有时发生肉眼血尿时，肿瘤已经很大或已属晚期；有时很小的肿瘤却出现大量血尿。有些患者是在健康体检时由 B 超检查时发现膀胱内有肿瘤。有 10%的膀胱癌患者可首先出现膀胱刺激症状，表现为尿频、尿急、尿痛和排尿困难，而患者无明显肉眼血尿，这多由于肿瘤坏死、溃疡、膀胱内肿瘤较大或数目较多或膀胱肿瘤弥漫浸润膀胱壁，使膀胱容量减少或并发感染所引起。膀胱三角区及膀胱颈部的肿瘤可梗阻膀胱出口，而出现排尿困难的症状。

（二）辅助检查

中老年人出现无痛性血尿者，应首先想到膀胱肿瘤的可能性。有时血尿伴有尿频、尿急、尿痛者容易误诊为膀胱炎。根据患者临床表现加上影像学检查基本可鉴别。

1. 超声 具有简单、方便、经济、阳性率高的优点，能发现 5mm 以上的肿物，超声表现为膀胱壁内实质性回声团块，不随体位改变而移动。彩色多普勒超声检查可见肿物血供较丰富。

2. IVU 可了解肾盂、输尿管有无肿物，还可以判断肾脏有无功能上的改变，以及膀胱肿物有无侵犯输尿管，如侵犯输尿管则表现为以上输尿管不同程度的扩张并积水，膀胱附壁见不规则的充盈缺损。

3. CT 或 MRI 有较好的密度及空间分辨率，不仅可显示膀胱肿瘤的位置、大小、形态，还可以显示肿瘤有无侵犯周围组织及邻近器官，并且能观察盆腔及腹膜后有无淋巴结转移，为临床分期及治疗提供重要依据。

4. 膀胱镜 可以直接看到肿物数目、大小、形态、位置等，可在镜下取组织活检及治疗，可早期发现较小的病灶，现已成为膀胱癌诊断必做的检查。

（三）诊断

大于 40 岁以上人群出现无痛性肉眼血尿，应考虑到泌尿系统肿瘤的可能性，特别是膀胱癌。综合患者既往史和家族史，结合症状和查体做出初步判断，并进一步进行相关检查。检查方法包括尿常规检查、尿脱落细胞学、尿肿瘤标志物、腹部和盆腔 B 超等检查。根据上述检查结果决定是否行膀胱镜、IVU、盆腔 CT 和（或）盆腔 MRI 等检查明确诊断。其中，膀胱镜检查是诊断膀胱癌的最主要方法。

三、治　疗

（一）内科与外科治疗

膀胱尿路上皮癌分为非肌层浸润性尿路上皮癌和肌层浸润性尿路上皮癌。对非肌层浸润性尿路上皮癌患者多采用经尿道膀胱肿瘤电切术，术后用膀胱灌注治疗预防复发。对肌层浸润性尿路上皮癌、膀胱鳞癌和腺癌患者多采用全膀胱切除术治疗，有些患者可以采用膀胱部分切除术治疗。对肌层浸润性尿路上皮癌患者也可先进行新辅助化疗+手术治疗的方法。对转移性膀胱癌以化疗为主，常用的化疗方案有 M-VAP（氨甲蝶呤+长春花碱+阿霉素+顺铂）和 GC（吉西他滨+顺铂）及 MVP（氨甲蝶呤+长春花碱+顺铂）方案，化疗的有效率为 40%～65%。

（二）介入治疗

1. 概述

（1）经导管动脉灌注化疗（transcatheter arterial infusion chemotherapy，TAI）：即经动脉短时间内灌注高浓度的化疗药物至靶器官。该方法的优势为：①靶组织内药物浓度高，经动脉途径灌注给药局部靶组织的药物浓度为全身静脉给药的 200～400 倍，从而对肿瘤组织起到更强的杀伤力，提高疗效；②分布于全身其他器官的药物浓度及剂量低，降低全身副作用，减少对患者心、肝、肾和骨髓等器官的损伤。对于不同病理类型的癌采用不同的化疗方案，移行细胞癌常规采用铂类+蒽环类。Miyata 对 1 例复发性膀胱鳞癌采用氨甲蝶呤+长春新碱+表柔比星+顺铂化疗 3 周期后，病灶无缓解，改用吉西他滨+紫杉醇化疗 5 周期后，病灶体积从 563cm^3 减小至 101cm^3。

日本学者 Azuma 对 83 例年龄大于 70 岁浸润性膀胱癌患者，采用球囊阻断动脉灌注（balloon occluded arterial infusion，BOAI）顺铂/吉西他滨化疗，按照大阪医学院程序治疗，有 43 例完成这个治疗，CR>90%（39/43），CR 患者在 162 周内无复发。5 年和 12 年总存活率分别为 92.7% 和 69.5%。采用 BOAI 释放极高浓度的抗肿瘤药物，全身不良反应轻。

（2）TACE：经动脉灌注化疗药物与栓塞剂联合治疗，该法能使抗肿瘤药物长时间、高浓度地停留于癌组织中，有利于杀伤癌细胞，更好地发挥抗癌作用，同时减轻化疗药物的全身毒副作用，并能使肿瘤降期，减少术中出血，减轻患者临床血尿症状，提高生活质量。单辉国等对 28 例浸润性膀胱癌患者行 TACE 治疗，化疗药物采用表柔比星+奥沙利铂，栓塞剂采用 PVA 颗粒或明胶颗粒。治疗 2 个周期后评估，结果 CR8 例，PR16 例，总有效率为 85.7%。

（3）经髂内动脉置入药盒导管系统（port catheter system，PCS）。经股动脉穿刺留置药盒系统，将导管头端置入双侧髂内动脉，避开臀上动脉，药盒埋置于穿刺点皮下，经药盒注射药物。通过 PCS 可连续灌注，增加治疗效果，无须再次插管，节省费用，但长期留置后导管头可能会移位，多次皮下药盒注射化疗药物可能会导致皮肤坏死、溃烂。

（4）经动脉灌注化疗与放疗结合：经尿道膀胱肿瘤电切术（transurethral resection of bladder tumor，TURBT）后结合局部放疗对于肌层浸润性膀胱癌是一种有效的治疗方法。Rodel 对 415 例高风险的 T1 期（89 例）及 T2～T4 期（326 例）膀胱癌患者 TURBT 术后行放化疗或放疗，结果显示 CR 达 72%，10 年生存率达 42%且其中 80%保留了膀胱功能，证实放化疗的疗效好于单纯化疗。

2. 治疗

（1）原理与机制：动脉介入化疗的疗效机制可能为①化疗药对肿瘤杀伤效果与初始计量相关，化疗药浓聚在局部，可最大程度杀灭肿瘤细胞；②化疗药物不经代谢直接与肿瘤细胞接触，杀伤作用强于静脉化疗 2～20 倍；③长时间维持高浓度化疗药物，达到破坏肿瘤新生血管目的；④化疗药物经心脏循环再次进入肿瘤组织，重复对肿瘤细胞起杀伤作用，如同动脉化疗后又行一次经静脉化疗；⑤流经全身其他器官药物减少，降轻药物对心、脑等重要器官的损害。

（2）适应证与禁忌证

1）适应证：①表浅性膀胱肿瘤（Tis、Ta、Tl 期）TURBT 或膀胱部分切除术后的辅助治疗；②浸润肌层的膀胱肿瘤（T2a、T2b 期）行 TURBT 术或膀胱部分切除术后的辅助治疗，或因肿物较大先行灌注化疗，待肿瘤缩小后再行手术治疗；③因膀胱肿物广泛且浸润膀胱深肌层或浆膜层，或伴有盆腔淋巴结转移及远处转移，无法行手术治疗者；④高龄浸润性膀胱癌患者，拒绝切除膀胱或要求保留膀胱的，行姑息性治疗；⑤膀胱癌并发出血。

2）禁忌证：①碘剂过敏者；②严重心、肝、肾功能不全者；③严重出凝血功能障碍者。

（3）术前准备：详细了解病史及全面体格检查，完善相关检查，明确诊断，制订治疗方案；向患者及家属解释介入手术方法及目的、操作中可能发生的并发症和不良反应；术前的皮肤准备。

（4）操作技术：腹股沟区备皮消毒，常规以 Seldinger 法行右侧股动脉穿刺，成功后引入 6F 导管鞘，经鞘内插入 5F Cobra 导管或单弯导管，先将导管插入左侧髂内动脉开口处行 DSA，造影表现如图 10-4-1。随后经导管灌注化疗，再将导管回退进行右侧髂内动脉 DSA，以同法行动脉灌注化疗。化疗药物总量按体表面积计算，常用量为吡柔比星/表柔比星 40～60mg，顺铂 60～80mg，药物分配原则上采用膀胱病变侧为总量的 2/3，对侧为总量的 1/3。灌注化疗药之前先经导管注入格雷司琼 6mg。术毕拆除导管和导管鞘，穿刺处局部压迫 10 分钟，然后以加压绷带包扎 24 小时，患者静卧休息，介入治疗后给予水化、利尿等对症处理，间隔 4～6 周重复介入治疗 1 次，3 次为 1 个疗程，以后每隔半年重复介入治疗 1 次。

（5）术后处理：同选择性 TACE。

（6）并发症：较常见的为穿刺部位血肿和血管内膜损伤。术后不良反应及术后处理：

1）术后常规复查血常规、肝肾功能及血生化。

2）术后给予常规水化、支持治疗。

3）发热、下腹部疼痛和低热可不给予处理，高热患者要给予解热镇痛药对症治疗。

4）恶心呕吐可给予对症处理。

5）骨髓抑制：一般表现为白细胞减少等，必要时给予升白细胞药物。

6）下肢麻木：常与导管没有避开臀上动脉，高浓度的药物进入刺激坐骨神经有关，数天后可自行恢复。

7）下腹部疼痛：常与导管进入髂内动脉过深有关，高浓度的化疗药物灌入膀胱动脉，导致膀胱动脉刺激痉挛，严重者可给予止痛及解痉药物处理。

（7）疗效评价：膀胱癌根据其浸润的深度分为表浅性膀胱癌和浸润性膀胱癌，对于表浅性膀胱癌，尽管 TURBT 可以完全切除肿瘤，然而在临床实践中仍有很高的复发率，且复发后恶性程度会增高。浅表性膀胱癌 TURBT 术后辅以膀胱灌注加介入治疗可以有效地降低和延缓肿瘤的复发和进展，明显地提高患者的生存率及生活质量。

以往对浸润性膀胱癌首选全膀胱根治切除术，但该手术创伤较大，并发症多，术后尿流改变，失去自主排尿功能，生活质量不高，且多数患者年龄较大，合并心、肺疾病不能耐受手术。近年来随着医疗技术的不断进步，浸润性膀胱采用 TURBT 加术后介入治疗，可有效地杀灭残存癌细胞，延缓复发，保留膀胱功能，提高生活质量。Christian Weiss 等对 112 例肌层浸润及高风险 T1 期膀胱癌患者行 TURBT 后，再行辅助放化疗。结果显示，99 例无可视的肿瘤复发，71 例无局部复发或远处转移，5 年总体生存率为 74%，特定生存率为 82%，在这些病例中，80% 的患者保留了膀胱并且功能完好，并且在放化疗过程中未见明显严重的毒副作用。

【案例 10-4-1 分析讨论】

1. 可以完善超声检查、IVU、CT 或 MRI、膀胱镜检查，其中膀胱镜检查是诊断膀胱癌的最主要方法。

2. TACE：经动脉灌注化疗药物与栓塞剂联合治疗。该法能使抗肿瘤药物长时间、高浓度地停留于癌组织中，有利于杀伤癌细胞，更好地发挥抗癌作用，同时减轻化疗药物的全身毒副作用，并能使肿瘤降期，减少术中出血，减轻患者临床血尿症状，提高生活治疗。

3. ①经双侧髂内动脉灌注化疗；②经动脉灌注化疗栓塞（图 10-4-1）；③经髂内动脉置入药盒导管系统；④经动脉灌注化疗与放疗结合。

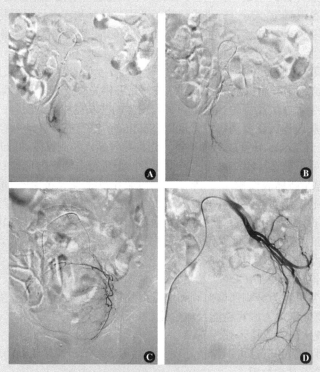

图 10-4-1　膀胱癌经动脉灌注化疗栓塞

A. 右侧膀胱动脉造影显示肿瘤血管；B. 右侧膀胱动脉栓塞后肿瘤血管消失；C. 左侧膀胱动脉造影显示肿瘤血管；D. 左侧膀胱动脉栓塞后肿瘤血管消失

（于海鹏）

第十一章　生殖系统疾病

学习要求

记忆：生殖系统疾病相关介入治疗的适应证与禁忌证、基本操作技术、疗效评价及并发症防治。

理解：生殖系统疾病的概述、临床表现与诊断。

运用：子宫动脉化疗栓塞术、子宫输卵管造影、髂内动脉栓塞术、输卵管再通术、输卵管介入栓塞术、卵巢静脉栓塞硬化术、球囊扩张成形术、支架置入术和精索静脉栓塞术等介入诊疗技术在本章生殖系统疾病的应用。

第一节　子宫肌瘤及子宫腺肌病

【案例 11-1-1】

患者，女性，38 岁，因"月经量增多，经期延长，下腹部坠胀痛 1 年余"入院。体检：患者贫血貌，妇科检查触及子宫增大，相当于 4～5 个月妊娠大小，子宫右缘扪及质硬、边缘光滑的肿块。超声显示子宫增大，形态不规则，肌壁间探及 7.0cm×7.3cm 肿块，有包膜回声、边界清晰，其内部回声强弱不均，呈旋涡状。彩色多普勒超声显示瘤体周边丰富血流信号，可见树枝状分支进入瘤体内部，瘤体内血流信号呈星状、条状或网状。血常规：血红细胞：3.6×10^{12}/L，血红蛋白：87g/L。入院诊断为"子宫肌瘤"。

【问题】

1. 该患者首先考虑什么诊断？
2. 除了超声以外，该患者是否还要采取其他哪些检查？
3. 应与哪些疾病进行鉴别？
4. 该患者优选的治疗策略是什么？
5. 介入治疗的基本方法和疗效如何？

一、概　　述

子宫肌瘤（uterine myoma）又称子宫平滑肌瘤，为女性生殖器官中最常见的一种良性肿瘤。传统的治疗方法主要有子宫切除术、肌瘤刮除术、肌瘤溶解术、冷冻切除术及激素治疗。20 世纪以来，由于麻醉、抗生素和妇产科学的发展，子宫切除术已成为一个广为应用的手术。20 世纪 70 年代末美国每年施行的全子宫切除术已达 750 000 例。美国的子宫切除术中约 80%病例的指征是子宫肌瘤，不少患者因担心肌瘤可能长大和恶变而要求切除，因此，1971～1980 年，该手术增加了 4 倍。20 世纪 80 年代以来，由于新药物的出现，行保守治疗者增多，故手术人数减少。子宫切除术会产生一系列并发症，且不可能再怀孕，肌瘤切除术则也可能发生手术有关的并发症，且 20%～25%患者可能复发。肌瘤冷冻术或冷冻切除术则需开腹或在腹腔镜下完成；激素治疗主要是使肌瘤细胞的体积缩小，肌瘤细胞的数量不变，近期疗效较好，停药后容易复发，长期服用则可能引起一系列的副作用或并发症。近 20 年来，不少学者致力于发展较小创伤方法治疗子宫肌瘤，其中子宫动脉栓塞术（uterine artery embolization，UAE）用于治疗子宫肌瘤，引起了广泛关注。子宫动脉栓塞术始用于 1970 年，最初应用于产后出血、肿瘤和血管畸形的治疗，取得较好的疗效。1993 年，Ravina 首先开始研究 UAE 对子宫肌瘤的治疗。在 1994 年，UAE 第一次作为手术治疗的辅助手段被引入子宫肌瘤的治疗中，以达到肌瘤去血管化、减少术中出血的目的，却意外地发现 UAE 治疗后子宫肌瘤明显缩小，引起医学界的广泛兴趣。1995 年，UAE 首次被认为是可以替代子宫切除的子宫肌瘤治疗方法，它可减少子宫肌瘤引起的月经过多、缓解贫血症状和缩小子宫及肌瘤体积，达到代替外科手术的目的。1997 年及 1998 年，Ravina 报道了大宗病例，对症状性子宫肌瘤患者及肌瘤切除术后复发者，进行子宫动脉栓塞，取得了显著效果，其后，相继有法国、美国、加拿大和日本等国的放射科及妇产科医生的文献报道，进一步证实了这一治疗的可行性和实用性。截至 1999 年底，全球共进行该手术 8000 余例。

子宫腺肌病是指子宫内膜腺体和间质侵入子宫肌层形成弥漫性或局限性的病变，与子宫内膜异位症一样，属于妇科常见病和疑难病。子宫腺肌病多发生于 30～50 岁的经产妇，但也可见于年轻未生育的女性，这可能与各种宫腔操作手术增多有一定关系。约 15% 的患者合并子宫内膜异位症，约 50% 的患者合并子宫肌瘤。子宫腺肌病可用药物干预，也可行手术治疗，但根治较难，只有患者绝经后子宫腺肌病方可逐渐自行缓解，故而临床治疗方案的选择，需结合患者的年龄、症状及生育要求进行个体化选择，本节不做重点介绍。

二、临床表现、辅助检查与诊断

（一）临床表现

子宫肌瘤的临床表现常随肌瘤生长的部位、大小、速度、有无继发变性及合并症等而异。临床常见的现象是子宫出血、腹部包块、疼痛、白带增多、不孕、贫血和心脏功能障碍，但无症状患者为数亦不少，有人统计为占 37.2%。临床有无症状一般与子宫肌瘤的大小并不成正比。

1. 子宫出血 为子宫肌瘤的主要症状，出现于半数或更多的患者。其中以周期性出血（月经量过多、经期延长或月经周期缩短）为多，约占 2/3；非周期性出血（持续性或不规则）出血占 1/3。出血主要由肌壁间肌瘤和黏膜下肌瘤引起。周期性出血多发生在肌壁间肌瘤，而黏膜下肌瘤则常表现为不规则出血。浆膜下肌瘤很少引起子宫出血。肌瘤所致出血量多的原因：①肌瘤患者常由于雌激素过高而合并子宫内膜增殖及息肉，致月经量多；②肌瘤所致的子宫体积增大，内膜面积增加，出血量过多和出血过久；③黏膜下肌瘤，黏膜表面经常溃烂、坏死，导致慢性子宫内膜炎而引起淋漓不尽出血；④肌壁间肌瘤影响子宫收缩及压迫血管作用，或黏膜下肌瘤内膜剥脱而本身无法收缩，均致出血量多及持续时间延长；⑤较大肌瘤可合并盆腔充血，使血流旺盛而量多，更年期月经不调。

2. 腹部包块 下腹部包块常为子宫肌瘤患者的主诉，发生率可高达 69.6%。腹部包块有时也可能为子宫肌瘤的唯一症状，凡向腹腔内生长不影响子宫内膜的肌壁间肌瘤，尤其位于子宫底部或带蒂的浆膜下肌瘤往往有这种情况。腹部肿块的发现都在子宫肌瘤长出骨盆后，常在清晨空腹膀胱充盈时明显。子宫及肌瘤被推向上方，故患者易于自己触得，超过 4～5 个月妊娠大的，在膀胱不充盈时也可触及。子宫肌瘤一般位于下腹正中，少数可偏居下腹一侧，质硬或有高低不平感。

3. 疼痛 表现为腹痛者约占 40%，腰酸者占 25% 和痛经者占 45%，亦有表现为下腹坠胀感或腰酸背痛，程度多不很严重。疼痛乃肿瘤压迫盆腔血管，引起淤血，或压迫神经，或有蒂的黏膜下肌瘤刺激子宫收缩，由宫腔向外突出所致宫颈管变宽大而疼痛；或肌瘤坏死感染引起盆腔炎，粘连、牵拉等所致。如个别因子宫肌瘤红色变性，则腹痛较剧并伴有发烧。子宫浆膜下肌瘤蒂扭转或子宫轴性扭转时亦产生急性剧烈腹痛。大的浆膜下肌瘤向阔韧带内生长，不仅可压迫神经、血管引起疼痛，而且还可以压迫输尿管或肾盂积水而致腰痛。凡痛经剧烈且逐渐进行性加重者常为子宫肌瘤并发子宫腺肌病或子宫内膜异位症等所致。

4. 压迫症状 多发生于子宫颈部肌瘤，或为子宫体下段肌瘤增大，充满骨盆腔，压迫周围脏器而引起，压迫膀胱，则出现尿频或排尿困难、尿潴留等；压迫输尿管可致肾盂积水、肾盂肾炎。生长在子宫后壁的肌瘤可压迫直肠，引起便秘，甚至排便困难。盆腔静脉受压可出现下肢水肿。压迫症状在月经期较明显，此乃子宫肌瘤充血肿胀之故。如果浆膜下肌瘤嵌顿于子宫直肠窝也可出现膀胱或直肠压迫症状。

5. 白带增多 占 41.9%。宫腔增大、子宫内膜腺体增多，伴有盆腔充血或炎症均能使白带增加；当黏膜下肌瘤发生溃疡、感染、出血、坏死，则产生血性白带或脓臭性白带，量可很多。

6. 不孕与流产 30%子宫肌瘤患者不孕。不孕可能是就诊的原因，而在检查时发现存在着子宫肌瘤，其中以黏膜下肌瘤患者的不孕发生率最高。肌瘤是否影响受孕，取决于肌瘤生长部位、大小、数目。如肌瘤生长部位恰巧堵塞输卵管入口或使宫腔变形而影响受精或受精卵着床发育，可造成不孕。黏膜下肌瘤常因所在子宫内膜感染，导致孕卵不能着床，即使个别能着床，也因黏膜下肌瘤所在子宫内膜的血液供给不足而易发生流产。

7. 贫血 长期出血而未及时治疗者可发生贫血。严重贫血多为黏膜下肌瘤。进一步可导致贫血性心脏病、心肌退行性变等。

8. 高血压 有的子宫肌瘤患者伴有高血压。有人统计肌瘤合并高血压者（除外有高血压病史者）在去除肌瘤以后多数恢复正常，可能与解除输尿管压迫有关。

子宫肌瘤的体征决定于肌瘤的大小、数目、位置及有无退行性变等，因此，检查所得的结果差异可能很大。肌瘤系子宫肌层长出，且主要由子宫平滑肌增生所致，因此具有两个基本特点：一是一般必须与子宫相联系；二是肿瘤的硬度一般与子宫相似或稍硬。

肌瘤小于 3 个月妊娠子宫大小者，一般不易经腹触及。能触及者一般在下腹中部，质硬，多不平整。在腹壁薄的患者，肿瘤的轮廓可清楚摸出，甚至能看出其外形。妇科双合诊一般可较清楚摸出子宫肌瘤轮廓。子宫浆膜下肌瘤，一般子宫不规则，表面呈结节状突出。阔韧带肌瘤位于子宫一侧，紧贴于子宫，往往将子宫推向对侧。子宫壁间肌瘤，按其所在位置与大小，子宫可能呈均匀性增大，亦可偏向一方而使子宫呈对称性改变。子宫黏膜下肌瘤，往往子宫呈均匀性增大，有时宫颈口较松，手指可进入宫腔颈管而触及肿瘤。有蒂肌瘤可突出于宫颈或阴道口外，往往表面充血，甚至伴坏死感染，但肿瘤仍较规则并可扪及根蒂。

宫颈肌瘤较小时，局部增大突出，对侧则被伸张变平。肌瘤增大到足够大时，可充填整个盆腔，宫体可被推向腹腔，俨如一浆膜下肌瘤结节。黏膜下宫颈肌瘤可与宫腔内脱出之黏膜下肌瘤相似，仅其根蒂附着于子宫颈管。子宫下段的肌瘤其体征与宫颈肌瘤相似。

子宫肌瘤大多为多发性，因此子宫常呈凹凸不平，不规则。大的肌瘤往往发生退行性变，因此肿瘤可能变软，甚至形成囊肿，偶可变硬，甚至钙化而坚硬如石。

（二）辅助检查

1. 超声成像 超声具有方法简单和对被检查者无害等优点，已在妇科临床的诊断上广泛应用。目前妇科常用的超声诊断方法及仪器有两种：①B 超显像又称超声诊断显像，属二维图像，显示所检查部位脏器与病灶的横断面形态及其与周围器官的关系。②彩色多普勒超声，它可在二维基础上实时显示血流动力学的信息。妇科超声检查方法，可分为经腹壁超声扫描法和经阴道超声扫描法，前者是目前常用的方法，操作简单易行。

超声表现：子宫大小正常或增大，子宫形态不规则，瘤体有包膜回声、边界清晰，其内部回声强弱不均，呈旋涡状或编织状，亦可见回声强弱相同，呈栅栏状。浆膜下肌瘤，肌瘤向子宫表面突出，可略突出、大部分突出或完全突出，仅一蒂相连。肌壁间肌瘤，子宫外形常均匀增大，宫体有一衰减区，具有一定界限。黏膜下肌瘤，肌瘤向宫腔内突出，部分突入或完全突入，肌瘤与肌壁间有一裂隙。彩色多普勒超声表现为瘤体周边丰富血流信号，可见树枝状分支进入瘤体内部，提示包膜层有丰富血液供应瘤体，瘤体内血流信号较肌壁丰富，肌壁间肌瘤内部彩色血流信号呈星状、条状或网状；浆膜下肌瘤内部血流信号较肌壁间肌瘤丰富，多呈网状；黏膜下肌瘤内部血流信号极为丰富，呈五彩花球状，简称彩球征。变性后瘤体内彩色血流信号表现较为复杂。钙化时，瘤体呈一强回声环，周边及瘤体内部均无血流信号，与子宫肌壁内星状、条状血流信号形成鲜明对比；玻璃样变、囊性变后瘤体内多呈低弱回声，出现网状的彩色血流信号。

2. CT 扫描 平扫见不均匀性增大及轮廓变形，宫腔变小、偏位，甚至消失；肿瘤为软组织密度，与正常肌层分界不清。增强扫描肌瘤与正常子宫肌层呈均一较显著强化，瘤周可见一低密度环为假包膜所致。①肌壁间肌瘤（图11-1-1）子宫呈分叶状增大；②浆膜下肌瘤（图11-1-2）常表现自子宫向外突出实质包块与子宫相连，形态规则与周围分界清楚；③黏膜下肌瘤（图11-1-3）宫腔呈均匀性增大，瘤体与肌壁之间有明显的界线。如肌瘤发生坏死或变性，可有不规则低密度区及坏死囊变区。10%肌瘤可见斑点、片条状或不规则钙化。子宫肌瘤患者介入治疗前行CT检查，可以了解肌瘤与子宫的关系，以明确子宫肌瘤的类型，可以准确测量肌瘤的大小，以便于长期跟踪随访。

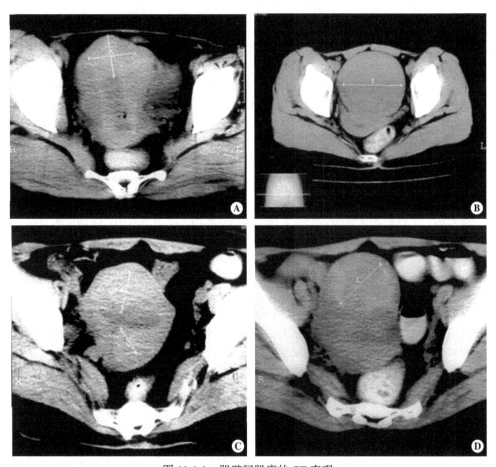

图 11-1-1 肌壁间肌瘤的 CT 表现

A. 子宫底部的肌壁间肌瘤，宫腔明显增大；B. 子宫底部巨大肌壁间肌瘤向前脱垂，肌瘤与肌壁之间有明显界限；C. 多发性肌壁间肌瘤，位于宫腔的前、后壁；D. 肌壁间肌瘤伴钙化

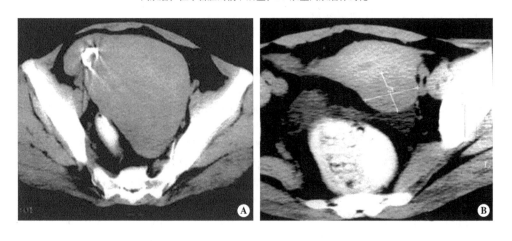

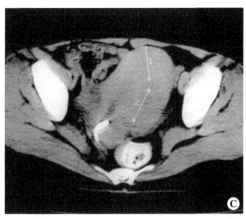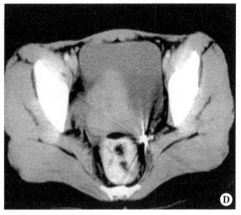

图 11-1-2　浆膜下肌瘤的 CT 表现

A. 巨大的浆膜下肌瘤，肌瘤几乎占据了整个盆腔；B. 肌壁间肌瘤向浆膜下生长；C. 黏膜下肌瘤和浆膜下肌瘤；D. 多发性浆膜下肌瘤强化后混合存在

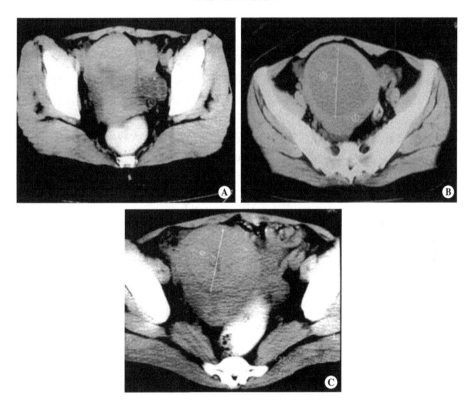

图 11-1-3　黏膜下肌瘤的 CT 表现

A. 黏膜下肌瘤，子宫呈均匀性增大，宫腔内肌瘤与肌壁间有间隙；B. 黏膜下肌瘤，肌瘤呈低密度病灶；C. 黏膜下肌瘤中央有坏死

3. MRI　MRI 价值在于准确显示肌瘤位置、大小及同周围结构的关系。在没有继发变性的肌瘤中，MRI 表现在 T_1 加权像上均为典型低信号；尤其在 T_2 加权像上，信号降低更明显。若伴囊性退行性变，则 T_1、T_2 弛豫时间延长，在 T_1 加权像为低信号而在 T_2 加权像上为高信号。

4. 血管造影　子宫肌瘤患者的子宫动脉明显增粗，血供非常丰富，主要来自子宫动脉。两条子宫动脉在肌瘤部位互相交织形成杂乱的血管网，呈团状或不规则形，染色均匀，正常子宫螺旋动脉呈弧形推移。子宫动脉的粗细与肌瘤的大小有关，肌瘤越大动脉越粗，血管亦越丰富。子宫肌瘤大多数是由双侧子宫动脉供血（图 11-1-4），但少数子宫肌瘤是由单侧子宫动脉供血。

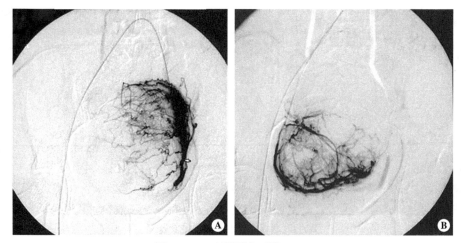

图 11-1-4　双侧子宫动脉 DSA

A、B. 分别为左、右子宫动脉超选择性插管，行 DSA，显示子宫动脉增粗，血管分支增多，血供丰富

（三）诊断

该病根据典型的临床表现和影像学表现诊断不难，应与以下疾病鉴别：①子宫浆膜下肌瘤与卵巢肿瘤，双合诊配合下 B 超检查对区分子宫浆膜下肌瘤与卵巢肿瘤非常重要，前者与子宫连续，故推拉宫颈时有连动感，而后者与子宫无关。②子宫黏膜下肌瘤与内膜增殖症，内膜增殖症声像图随月经周期而变化，月经前内膜回声范围大，而月经后复查内膜回声范围小，有助于鉴别。③子宫肌瘤与腺肌病、腺肌瘤，腺肌病、腺肌瘤声像图显示子宫增大，增大程度不超过孕 3 个月大小，形态无明显变化。腺肌瘤可有局部轻度突起，宫体回声不均质，易与多发性小肌瘤混淆，然而腺肌瘤无典型瘤体样结构回声，在经期检查肌壁可见多个小液暗区。

三、治　疗

（一）内科治疗

内科治疗的适应证：①年轻，要求保留生育功能者。生育年龄因肌瘤所致不孕或流产，药物治疗后可使肌瘤萎缩促使受孕，胎儿成活。②绝经前妇女，肌瘤不很大，症状亦轻，应用药物后，使子宫萎缩绝经，肌瘤随之萎缩而免于手术。③有手术指征，但目前有禁忌证需要治疗后方可手术者。④患者合并内科、外科疾病不能耐受手术或不愿手术者。⑤选择药物治疗前，均宜先行诊断性刮宫做内膜活检，排除恶性变，尤对月经紊乱或经量增多者。刮宫兼有诊断及止血作用。

药物治疗的根据在于子宫肌瘤为性激素依赖性肿瘤，故采用拮抗性激素的药物。新近应用的是暂时性抑制卵巢的药物。丹那唑、棉酚为国内常用药物。其他雄激素、孕激素及维生素类药物也被使用。自 1983 年开始研究报道，应用促性腺激素释放激素类似物（GnRHa）成功地缩小了子宫平滑肌瘤。研究证明 GnRHa 间接地减少垂体水平促性腺激素分泌，从而有效地抑制卵巢功能，即所谓"降调节"现象。凡药物治疗失败，症状不减轻而加重者或疑恶性变者则应手术治疗。

（二）手术治疗

子宫肌瘤患者，子宫附件切除的年龄，以往定为 45 岁以上。现在看来要从实际出发，尤其是根据妇科内分泌学的进展，卵巢的保留年龄一般以 50 岁为界（绝经年龄平均为 49.5 岁），即 50 岁以内者，能保留卵巢者应予以保留，或 50 岁以后未绝经者的正常卵巢也应予保留，不以年龄划线。因为正常绝经后卵巢仍具有一定的内分泌功能，还要工作 5～10 年。保留卵巢有助于稳定自主神经功能，调节代谢，有利于向老年期过渡。子宫也有其内分泌作用，它是卵巢的靶器官，也不应随便切除。通常子宫切除的年龄定为 45 岁以上，45 岁以下者，尤其 40 岁以下，宜行肌瘤刮除术。行保留附件者，如双侧均可保留，则保留双侧比仅保留单侧为好。保留卵巢，其卵巢癌的发生率为0.15%，不高于未切子宫者。

1. 肌瘤刮除术 系将子宫上的肌瘤摘除，保留子宫的手术，主要用于 45 岁以下，尤其 40 岁以下者。这不仅是为了不孕症妇女因无子女而作的手术。即使已有子女，但肌瘤较大，直径＞6cm，或月经过多、药物保守无效，或有压迫症状，或黏膜下肌瘤，或肌瘤生长较快者，也应采取刮除术。

如肌瘤有恶变，伴严重的盆腔粘连，如结核或子宫内膜异位症等，或宫颈细胞学检查高度可疑恶性者为刮除的禁忌。做肌瘤刮除术者，术前最好有子宫内膜的病理检查，以排除子宫内膜癌前病变或癌变。术中注意肌瘤有否恶性变，有可疑时快速做切片检查。

经腹子宫肌瘤刮除术，为防止术后发生腹腔粘连，子宫上的切口以位于前壁为好，且尽量少做切口，从一个切口尽量多刮除肌瘤，还应尽量避免穿透子宫内膜。切口止血要彻底，缝合切口不留死腔。术毕子宫切口尽量做到腹膜化。黏膜下肌瘤，已脱出于宫颈者可经阴道切除肌瘤，切除时避免过度牵引以免切除时损伤宫壁；未脱出者，也可经腹子宫切开取出。术后处理应给予止血药与抗生素；未孕者应避孕 1~2 年；日后妊娠应警惕子宫破裂及胎盘植入，足月时宜实行选择性剖宫产。肌瘤刮除术后还有复发可能，宜定期检查。

2. 子宫切除术 在期待疗法、药物疗法尚不能改善患者症状，需手术者又不符合肌瘤刮除术条件者，宜行子宫切除术。子宫切除术可选用全子宫切除或阴道上子宫切除。子宫切除术，以经腹为主，个别肿瘤小，附件无炎症粘连，腹壁过于肥胖，腔壁有湿疹者可考虑经阴道。大的黏膜下肌瘤引起出血而继发严重贫血，一般常在输血改善机体情况后再给予手术（单纯肌瘤切除术或子宫切除术），但在边远的农村有时缺乏血源，出血不停止，又不宜搬动行走，宫颈口开大，肌瘤已突出宫颈口外或近阴道口者，应经阴道摘除肌瘤，往往更有助于止血和纠正一般情况。

一般主张行全子宫切除术，尤其对于伴有宫颈肥大、裂伤或糜烂严重者，但如患者一般情况差，技术条件受限，也可只行次全子宫切除术，残端癌发生率只不过占 1%~4%，但术后仍宜定期检查。

（三）介入治疗

1. 概述 药物治疗停药后容易复发，长期服药副作用大；手术治疗有一系列的并发症，且使患者失去了子宫。现代研究表明，子宫不仅是生育的器官，还具有内分泌功能，子宫切除后，更年期提前到来，衰老加速，冠心病的发病年龄提前。近年来随着介入医学的不断发展，介入治疗子宫肌瘤，已越来越受到重视。该技术不但保留了子宫，而且还具有创伤小、并发症少的优点。

2. 适应证与禁忌证

（1）适应证：①育龄期女性，绝经期之前；②子宫肌瘤诊断明确，且因此引起的经血过多及占位压迫性症状明显；③保守治疗（包括药物治疗及肌瘤刮除术）无效或复发者；④有子宫切除适应证，但患者拒绝手术，要求保留子宫及生育能力者；⑤无症状性子宫肌瘤，肌瘤直径≥5cm，但患者心理负担重，要求治疗者；⑥体弱或合并严重内科疾病如糖尿病等不能耐受手术者。

（2）禁忌证：①包括心、肝、肾等重要器官严重功能障碍；②严重凝血机制异常；③妇科急、慢性炎症未能控制；④穿刺部位感染；⑤带蒂浆膜下子宫肌瘤或直径大于 5cm 的浆膜下肌瘤、阔韧带肌瘤及游离的子宫肌瘤；⑥子宫肌瘤生长迅速及怀疑平滑肌肉瘤者。

3. 术前准备

（1）患者准备：①术前常规作血常规、出凝血时间、肝肾功能、心电图、胸透、宫颈刮片及盆腔 B 超或 CT、MRI 等检查，必要时还做女性激素测定；②对所有的患者在准备行子宫动脉栓塞术前都应全面了解各种情况，如各种治疗方法选择的可能性及利弊关系、风险、益处、生育问题，所有的患者在术前都应被告知子宫动脉栓塞可能对生育产生影响；③术前 4 小时禁食、禁水，手术前留置导尿管。

（2）药物准备：术前肌内注射安定 10mg、异丙嗪 25mg，也可使用布桂嗪或哌替啶 50～100mg。

（3）器材准备：采用经皮血管插管技术，做选择性或超选择性血管造影，基本的插管器械为穿刺针、导引导丝、导管鞘和导管等。导管是选择性血管造影的主要器械，其品种繁多，子宫动脉栓塞术所使用的导管因人而异，最常使用的是 4～5F Cobra，也可选用子宫动脉导管，若有困难也可选用同轴导管，如 SP 或 Track-18 等。

4. 方法与步骤

（1）麻醉：可于术前肌内注射安定 10mg，栓塞时如果疼痛剧烈，可从导管注入 1%利多卡因 3～5ml，或肌内注射哌替啶 75～100mg。有作者报道，联合应用芬太尼 25～100mg 和马来酸咪达唑仑 3～7.5 mg 镇痛麻醉。

（2）穿刺和插管：患者排空膀胱，平卧于治疗台上，通常采用股动脉穿刺法，常规腹股沟区消毒、铺巾，局部麻醉后以 Seldinger 穿刺术引入 5F 导管鞘，通过导管鞘引入导丝、导管超选入子宫动脉。

子宫动脉插管入路主要有 3 种，即右侧股动脉、左侧股动脉、锁骨下动脉。通常采取右侧股动脉穿刺插管。5F Cobra 导管沿导丝进入左侧髂内动脉后，导丝深入髂内动脉前干分支，引入导管，撤出导丝。由于大多数情况下不能一次性进入子宫动脉，此时需边退导管边"冒烟"，以观察子宫动脉开口位置。导管退至子宫动脉开口处行造影，了解子宫动脉开口形态、走向等，再次引进导丝，探寻子宫动脉，这时可旋转导管、导丝，以利其方向与子宫动脉开口方向一致，易于进入。另外，也可以将导管插入对侧髂内动脉主干后，先行造影明确其分支结构，再进导管至子宫动脉开口处，引入导丝、导管，进入子宫动脉。由于子宫动脉在髂内动脉前壁发出，且局部血管分支多，正位行造影时不易分辨其起点，此时需行斜位造影，让影像增强器向患侧倾斜 45° 左右，一般可以明确显示子宫动脉全貌（图 11-1-5）。

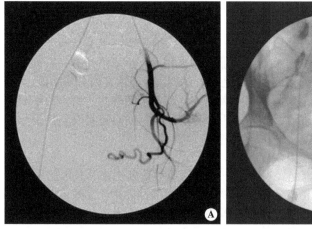
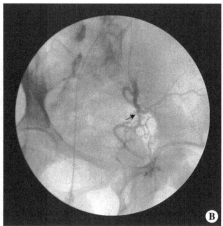

图 11-1-5　左侧子宫动脉插管方法
A. 髂内动脉造影，子宫动脉显影明显；B. 另一病例斜位造影，子宫动脉显示

左侧子宫动脉插管和栓塞成功后，可采用成袢技术插入右侧子宫动脉。成袢时，导丝远端位于左右髂总动脉分叉处，向上推送导管即可成袢，这样放置导丝的好处是导管易于成袢并可防止打折。根据导管在对侧髂动脉的深度决定成袢大小。成袢后，旋转导管，使其头端向右侧，回拉导管进入右侧髂总动脉，再旋转导管使其头端向左侧，回拉即可进入右侧髂内动脉。在进入髂内动脉后，可让导管解袢，也可保持成袢状态（图 11-1-6）。

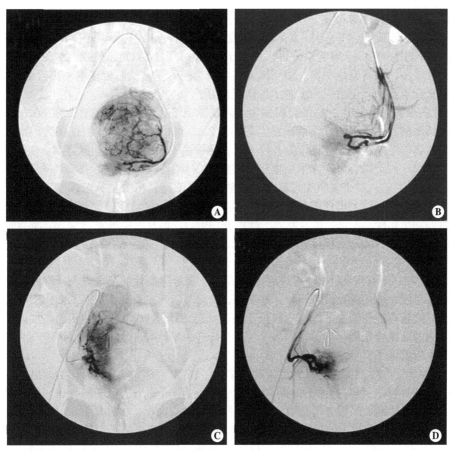

图 11-1-6 采用导管成袢技术行双侧子宫动脉插管、栓塞术

A. 经右侧股动脉穿刺，将导管刺入左侧子宫动脉，行 DSA，显示子宫动脉增粗，肌瘤染色，血供丰富。左侧子宫动脉为优势供血，几乎供应全部瘤体血液；B. 经导管注射栓塞剂阻塞肌瘤血管末梢，复行 DSA，显示肿瘤血管大部分消失；C. 将导管成袢后插入右侧子宫动脉，行 DSA，显示右侧子宫动脉仅参与肌瘤少部分供血；D. 用与对侧类似的方法栓塞肌瘤末梢血管分支

4～5F 导管较适合于子宫动脉插管，但如果子宫动脉过于细小或痉挛变细时，可经导管中送入 3F 同轴微导管行超选择性插管及栓塞。Pelage 等报道子宫动脉的痉挛发生率约为 25%。小动脉的痉挛收缩在年轻患者中更为常见，子宫肌瘤的治疗中血管痉挛常与促性腺素释放激素（gonadotropin releasing hormone，GnRH）类衍生物或 GnRH 及促黄体素释放素的应用有关，因此在子宫肌瘤的栓塞术前 1～2 周应停止上述药物治疗。如果血管持续严重痉挛，只能放弃或行动脉近端栓塞。

5. 术后处理

（1）常规处理

1）术后平卧，穿刺侧肢体制动 24 小时，用绷带加压包扎 24 小时或沙袋压迫 8 小时，密切观察血压、脉搏、呼吸等生命体征的变化。注意观察穿刺点有无出血及该侧肢体动脉搏动，术后留置导尿 24 小时，以解除由排尿障碍引起的下腹痛。

2）手术当天腹痛一般不很剧烈，仅表现为下腹部隐痛，可以不处理；极少数患者腹痛剧烈，可肌内注射布桂嗪 100mg 或哌替啶 100mg，也可肌内注射 654-2 10mg 或吲哚美辛肛栓 100mg 纳肛。杨建勇等主张使用麻醉剂+非甾体类解热镇痛药相结合如吗啡+布洛芬，布洛芬首次使用剂量为 800mg，以后每 4 小时 600mg 与吗啡一起使用，必要时采用自控静脉止痛泵，或持续硬膜外麻醉镇痛。

（2）并发症处理

1）夹层动脉瘤：多见于子宫动脉超选困难，在反复的超选过程中，导丝损伤血管内膜，引起夹层动脉瘤。在我们治疗的 68 例子宫肌瘤患者中，有 2 例出现了夹层动脉瘤，其中 1 例多次超选左侧子宫动脉均未能成功，在一次"冒烟"后，发现对比剂聚集，夹层动脉瘤形成，立刻停止操作，5 分钟后，缓慢调整导管头，导管恰好进入左侧子宫动脉开口处。DSA 检查，发现左侧子宫动脉增粗，分支血管增多，肌瘤染色明显。使用缝合线颗粒行左侧子宫动脉栓塞术，再行 DSA 造影，肌瘤部位的血管染色几乎完全消失，患者术后恢复良好。

2）血管痉挛：文献报道 25% 的患者发生髂内动脉或子宫动脉痉挛，笔者在 60 例子宫肌瘤介入治疗中遇到 1 例发生子宫动脉痉挛，发生率不到 2%，这可能与文献中报道多为出血患者，使用了血管收缩药物等有关。对子宫肌瘤患者行子宫动脉栓塞术，发生子宫动脉痉挛，往往系导管、导丝多次刺激所致。对于血管痉挛，采用血管内注射利多卡因，多能缓解。

3）动脉血栓形成：对子宫肌瘤患者行子宫动脉栓塞治疗，出现动脉血栓比较少见。笔者采用子宫动脉栓塞术治疗产后大出血的患者，有 1 患者在出血的子宫动脉被栓塞完毕，手术即将结束时出现右侧髂外动脉血栓，表现为患肢麻木、颜色苍白等，立即从左侧股动脉穿刺，将导管插到右侧髂外动脉的血栓中，行动脉溶栓治疗。术中用尿激酶 60 万 U，血栓溶解，右侧髂外动脉通畅，术后恢复良好。

4）下肢 DVT：研究表明，妇科手术后患者是并发深静脉血栓的高危人群。静脉血栓形成的因素为静脉血流缓慢、血液高凝状态和静脉壁损伤，以前两者为主要原因。手术创伤引起血小板凝聚能力增强，纤维蛋白溶解能力下降，血液处于高凝状态，下肢 DVT 危险性明显增加。子宫肌瘤术后容易并发深静脉血栓是否与内分泌因素有关，有待进一步研究，但国内有报道子宫肌瘤术后深静脉血栓发病率较其他子宫手术高。

5）腹痛：术后几乎 100% 的患者可出现痉挛性下腹部疼痛，可于栓塞开始即出现，也可在栓塞后 24～48 小时出现，疼痛持续的时间和疼痛的程度，与所使用的栓塞剂有关。杨建勇等报道疼痛一般持续 6～12 小时，严重者可达数天。疼痛程度与肿瘤大小、数目及手术时间无关，而与选择的栓塞剂颗粒大小有关，越小的栓塞剂引起的疼痛越明显。李彦豪等报道使用平阳霉素碘油乳剂栓塞子宫动脉，所造成的血管闭塞作用较颗粒栓塞剂缓慢，呈进行性，所以术后局部缺血性疼痛较轻，发生较迟。持续性疼痛者可能为较大范围的盆腔缺血并诱发盆腔炎所致，给予适量抗生素有效。

6）栓塞后综合征：约 1/3 的患者可出现类似于"栓塞后综合征"反应，除腹痛外，尚出现发热、恶心呕吐、食欲缺乏等，一般在 1 周内缓解。若弥漫性腹痛不能缓解或巨大的子宫肌瘤栓塞后完全坏死则需行全子宫切除术。

7）阴道不规则流血：一般出现在术后第 1 天，持续 3～5 天。主要是由子宫缺血后内膜坏死脱落导致小量出血。如果是黏膜下肌瘤，则术后阴道流血时间往往较长。在笔者的病例中，有 4 例黏膜下肌瘤患者术后阴道不规则流血 2 个月余，2 个月后复查发现肌瘤完全消失，这主要是黏膜下肌瘤不断坏死脱落所致。有 1 例黏膜下肌瘤（肌瘤最大直径是 7.7 cm）患者在术后第 4 天，突然出现下腹部坠胀，2 小时后，肌瘤突出于阴道口，由妇科医生在阴道口将突出的肌瘤清除。患者恢复良好，术后 1 周出院。另 1 例黏膜下肌瘤患者，出院后 2 周，发现阴道有一条索状组织突出于阴道外，从根部剪断该条索状组织，检查发现肌瘤完全消失。

8）感染：子宫动脉栓塞后的主要危险可能是延迟出现的严重泌尿生殖系统感染。已有因子宫动脉栓塞后泌尿系统感染诱发严重败血症而死亡及栓塞后发生子宫内膜炎和子宫积脓的报道，虽然例数极少，但必须高度重视。感染的原因尚不清楚。坏死的肌瘤可能是细菌繁殖的理想培养基；而黏膜下肌瘤对子宫动脉栓塞的感染更加敏感。为了减少感染危险，对于肌瘤较大或黏膜下肌瘤的患者应常规给予预防性广谱抗生素，并且延长使用的时间。Goodwin 报道的 12 例患者中有 1 例在术后 3 周时出现高热、腹痛、子宫内膜炎和子宫积脓，不得不行子宫切除术。笔者也曾遇 1 例黏膜下子宫肌瘤患者，其肌瘤最大直径是 9 cm，在子宫动脉栓塞后第 2 周出现高热，经抗感染治疗无效，最后行手术治疗，术中发现是广基黏膜下肌瘤，肌瘤大部分已脱落，但肌瘤的基部感染明显。我们认为感染后使用抗生素治疗效果不好的原因之一是子宫动脉已被栓塞，进入子宫内的血液供应受到影响，因此影响抗生素的治疗效果。

9）子宫坏死、子宫-直肠瘘或膀胱瘘形成：多见于采用液体性栓塞剂（如无水乙醇和碘油等）。

6. 疗效评价　子宫肌瘤的症状往往都与肌瘤的大小成正比，所以评价疗效的标准中，肌瘤缩小率应该是主要的，这就要求我们有一个准确的计算肌瘤缩小率的方法，而肌瘤的缩小率往往通过测量肌瘤的直径来计算，如果测量的误差相差 0.5～1.0cm，那么计算出的体积就会相差 10%～20%。例如，武汉铁路医院使用 B 超测定肌瘤的 3 个径线，这 3 个径线的测量，同一患者，不同的医生可能会测量出不同的结果；即使是同一患者，同一个医生在不同的时间内也会测量出不同的结果，这种测量很难标准化，它不能准确反映肌瘤体积的变化，尤其是肌瘤体积缩小在 20%左右时，对有效和无效的判断往往误差较大。另外，子宫动脉栓塞后肌瘤缩小往往是一个缓慢的过程，随着时间的延长，肌瘤可能会进一步缩小，但也存在栓塞开始数月肌瘤缩小明显，之后由于肌瘤血管的部分再通，肌瘤又会增大，因此在评价疗效时，必须还要有时间要求。术前通过 CT 测量肌瘤的最大直径，只要按照 CT 标准定位，扫描层厚相同，其结果相对比较准确。笔者认为术前、术后行 CT 检查，可比较准确地反映肌瘤体积缩小率，并且两次 CT 之间间隔最好为半年左右。各个医院所使用的评价标准不一样，因此所报道的疗效就没有可比性。

目前没有统一的疗效评价标准，因此各家报道不一，但有一点是肯定的，即子宫动脉栓塞术治疗子宫肌瘤疗效明显。李彦豪等报道平阳霉素碘油乳剂子宫动脉栓塞术治疗症状性子宫肌瘤 25 例，取得了良好的近中期疗效。除 3 例子宫切除者和 4 例失访外，18 例完整随访患者子宫及肌瘤体积明显缩小，月经恢复正常或闭经，痛经和直肠、膀胱压迫症状亦有不同程度改善，且随访至 3～18 个月未见复发。与国外文献比较，疗效稍优于 PVA 栓塞法。姜陵报道使用真丝线段作为栓塞剂治疗 62 例子宫肌瘤，治疗前子宫总平均体积为 536.66cm^3，肌瘤平均体积为 102.33cm^3，治疗后 6 个月子宫总平均体积为 263.75 cm^3，比治疗前缩小了 50.85%；肌瘤总平均体积为 47.66cm^3，比治疗前缩小了 53.43%。治疗时间大于 12 个月的 30 例患者，肌瘤总平均体积为 33.91cm^3，比治疗前缩小了 66.86%。治疗后 62 例患者的月经量明显减少，月经周期恢复正常者有 59 例，另外 3 例 50 岁患者术后 2 个月出现闭经。治疗前，有 25 例患者合并不同程度的贫血，血红蛋白 80～90 g/L 者有 11 例，血红蛋白 60～79 g/L 者为 14 例，平均血红蛋白量为 76.58 g/L；术后 6 个月复查，患者的血红蛋白量为 101.66 g/L，上升了 32.75%，临床症状缓解率在 90%以上。

Ravina 和 Goodwin 报道，随访 3 个月～2 年的患者中，可获得显著的缓解或完全缓解者占 78%～94%，包括经期出血减少或完全正常，肿瘤压迫症状解除等。85%～100%患者的肌瘤可缩小 46%～72%。多发性或单发性肌瘤的疗效无明显差别。近期随访无肌瘤再生长复发情况。

杨建勇认为：月经量过多，经过 3 个月至 6 年的观察，84%～94%得到纠正。子宫肿块伴随症状，经术后 3～16 个月的观察，81%～94%得到缓解，提示疗效确切而稳定。若早期 3 个月有效则可维持较长时间，最长可达 6 年。从出血与子宫肿块两者缓解率看，两者缓解速度同步。术后 3 个月肌瘤体积可减小 48%～50%，子宫体积缩小 24%～65%。1 年后肌瘤体积可减小 78%，子宫体积可减小 50%，提示肌瘤进行性缩小，在术后 3 个月快速缩小，随后缓慢缩小，约 10%的病例肌瘤可消失。

经导管子宫动脉栓塞后随访 3～20 个月，证明本技术对子宫正常生理功能及受孕几乎没有影响。栓塞后随肌瘤减小及临床症状的减轻，3 个月甚至更短时间可恢复正常月经周期。症状性子宫肌瘤对患者受孕有一定影响，因为肌瘤导致的宫腔内膜的扭曲变形减少了精卵结合受孕的机会，而栓塞后肌瘤的缩小使受孕机会大大增加。子宫动脉栓塞是否会导致卵巢功能早衰尚无定论，还需要长期临床观察，但从目前的报道来看似乎对受孕及正常分娩没有影响。

【案例 11-1-1 分析讨论】
1. 该患者首先诊断为子宫肌瘤。
2. 除了超声以外，该患者还可以考虑 MRI。CT 因有一定的放射线辐射，不作为首先考虑的检查。在宫腔镜下可直接观察宫腔形态、有无赘生物，有助于黏膜下肌瘤的诊断。当肌瘤须与卵巢肿瘤或其他盆腔肿块鉴别时,可行腹腔镜检查,直接观察子宫大小、形态及肿瘤生长部位并初步判断其性质。

3. 子宫肌瘤易与下列疾病混淆,应予以鉴别:①子宫腺肌病及腺肌瘤;②妊娠子宫;③卵巢肿瘤;④子宫恶性肿瘤;⑤子宫肥大症;⑥子宫内翻;⑦子宫畸形;⑧盆腔炎性包块。

4. 该患者优选的治疗方法是经导管子宫动脉栓塞术。

5. 经导管子宫动脉栓塞术的基本方法是经股动脉插管将导管超选择性插至双侧子宫动脉远端,将颗粒性栓塞材料注入肌瘤滋养血管,以达到阻断血管,使瘤体坏死的目的。该方法具有疗效可靠、创伤小和并发症少的优点。

(吕维富)

第二节　妇科恶性肿瘤

【案例 11-2-1】

患者,女性,38 岁,不规则阴道出血 1 周。体检:宫颈重度糜烂,见菜花样隆起病灶,触之出血。新柏氏液基细胞学技术提示鳞状上皮病变;阴道镜检查及活检病理报告:宫颈鳞状上皮内癌变。盆腔 B 超提示:宫颈实性占位,大小为 3.6 cm×2.7 cm×3.3 cm,边界欠清,内回声不均,见血流进入,血流阻力指数为 0.66。外院人乳头瘤病毒(human papilloma virus, HPV)检测:HPV16 型阳性。入院诊断为"宫颈癌"。

【问题】

1. 除了超声以外,该患者是否还要采取其他哪些检查?
2. 应与哪些疾病进行鉴别?
3. 该患者优选的治疗策略是什么?
4. 介入治疗的基本方法和疗效如何?

一、概　　述

常见的妇科恶性肿瘤包括宫颈癌、子宫内膜癌、卵巢癌、阴道癌和外阴癌等,其中以宫颈癌最常见,本节以宫颈癌为代表重点介绍,其他几种恶性肿瘤在介入治疗方法方面基本相同,不做介绍。

宫颈癌居女性恶性肿瘤首位,占女性生殖系统恶性肿瘤的 58.5%~93.1%。年龄分布呈双峰状,为 35~39 岁和 60~64 岁,平均年龄为 52 岁。宫颈癌有较长癌前病变阶段,因此宫颈细胞学检查可使宫颈癌得到早期诊断和早期治疗。近年来,国内外均已普遍开展宫颈细胞防癌涂片检查,使得宫颈癌发病率明显下降,死亡率亦随之下降。

经导管化疗栓塞术是将导管直接插入供应子宫和附件等盆腔生殖器官的髂内动脉,甚至可超选择性进入子宫动脉内,通过 PSA 可较清楚显示肿瘤的大小及浸润范围,与静脉化疗相比具有局部药物浓度高、全身不良反应轻的优点,治疗目的在于:①减小肿块体积,利于手术完整切除肿瘤;②消除部分患者的亚临床转移病灶,降低癌细胞的活力,减少术中播散;③改善宫旁浸润,降低脉管转移率,使原不能手术患者有机会手术;④评估肿瘤对化疗的影响,为术后治疗提供依据;⑤缩小肿瘤体积,提高放疗敏感性,起到放疗增敏作用。

二、临床表现、辅助检查与诊断

■（一）临床表现

早期宫颈癌常无症状和体征,与慢性宫颈炎无明显区别,易被忽略而漏诊或误诊。患者一旦出现症状,主要表现为:

1. 阴道不规则出血 患者常表现为接触性出血，出血量可多可少，出血量根据病灶大小、侵犯间质血管情况而定。年轻患者也可表现为经期延长、周期缩短、经量增多等；老年患者常主诉绝经后不规则阴道流血。

2. 阴道排液 患者诉排液量增多，白色或血性，有腥臭味。晚期因癌组织破溃，坏死，继发感染有大量脓性或米汤样恶臭白带。

3. 晚期症状 病灶侵犯盆腔结缔组织、骨盆壁、压迫输尿管或直肠、坐骨神经时，有尿频、尿急、肛门坠胀、便秘、里急后重、下肢水肿等症状。到了疾病末期，患者出现恶病质。

（二）辅助检查

1. 超声 早期宫颈癌病灶较小，宫颈大小、形态及宫颈管梭形结构基本正常，无论是经腹还是经阴道超声检查对诊断意义不大，随着癌肿增大造成宫颈形态学的改变，此时经阴道超声结合彩超可有助于判断病变范围。

二维超声表现：①外生型宫颈癌，宫颈增大，宫颈形态不规则，宫颈外口处可见实质性不均质低回声肿块；②内生型宫颈癌，宫颈增大，宫颈管结构消失，宫颈呈不均质实性低回声，也可因癌肿呈弥漫性生长而表现为宫颈管内膜弥漫性增厚；③宫颈癌宫体浸润时，子宫下段内膜和肌层与宫颈界限不清，宫体正常结构难辨，与子宫内膜癌侵犯宫颈难以鉴别；④宫颈癌宫旁侵犯，出现膀胱侵犯时，宫颈实性低回声肿块突向膀胱，膀胱后壁连续性中断，肿块增大压迫输尿管时可出现输尿管扩张及肾盂积水声像；肿块向后或向宫旁生长时，宫颈结构杂乱，盆腔内器官结构关系混乱不清。

彩色多普勒超声表现：正常的宫颈组织内血流信号较少，患宫颈癌时宫颈肿块内部血流信号增多，呈散在条状、分支状，可记录到低阻力型动脉频谱。

2. CT 扫描 对宫颈原位癌，CT 诊断价值有限，当肿瘤较大、宫颈明显增大时，CT 能显示宫颈癌病灶的大小、浸润和转移的范围，对晚期的宫颈癌诊断准确率较高，对宫体及宫颈癌的分期，CT 准确率较高，可达 70%～80%。

宫颈癌在 CT 上的表现主要为宫颈不同程度增大，形成软组织肿块，肿瘤向边缘浸润现象为宫颈边缘不规则或模糊，向子宫外延伸形成三角形、条索状、不规则软组织影。宫体受侵犯时可见子宫增大，外形不规则，增强可见低密度区。壁厚薄不一，宫体内可见软组织块影。其他远处受累征象尚包括输尿管扩张或肾盂积水、盆腔或腹腔主动脉旁淋巴结增大等。

对局限于子宫内及Ⅱ期的宫体癌，CT 平扫无法证实；对Ⅲ期以上宫体癌，CT 可显示子宫局限增大，形态不规则且内膜厚薄不一，密度不均，宫腔内可见软组织密度肿块，内含低密度的肿瘤坏死区。增强扫描见正常子宫肌层强化而低密度灶无强化。远处转移时出现相关表现。

3. MRI 具有良好的软组织分辨力，可多方向成像，且盆腔受呼吸影响小，对于宫颈癌分期有明显优势。T_2WI 在 MRI 分期中价值最大。轴位为基本体位，有利于显示宫旁、盆壁侵犯及盆腔淋巴结转移与否，而矢状位可良好显示宫颈癌侵犯阴道、宫体，并对膀胱及直肠侵犯与否具有较大价值。

宫颈癌在 T_1WI 呈等信号，在 T_2WI 呈混杂稍高信号，与宫颈基质的正常低信号不同。静脉注射 Gd-DTPA 增强后通常有较明显强化（图 11-2-1）。T_1WI 与静脉注射 Gd-DTPA 增强扫描配合可清楚显示实性肿瘤中的坏死囊变、出血部分。部分宫颈癌闭塞宫颈并继发子宫出血，则 T_1WI 可见宫腔内特征性高信号区域扩大，为宫腔积血所致。T_1WI 还可显示肿瘤在盆腔脂肪中的浸润范围。

子宫内膜癌 MRI 表现为子宫增大、内膜增厚（月经期后内膜>5mm 或经前期>10mm 即为不正常）、宫腔内肿块、内膜结合带及肌层受到破坏等。T_1WI 上肿瘤本身或向周围侵犯时呈等信号，而 T_2WI 呈稍高信号。T_2WI 上内膜信号不均匀，部分可见子宫低信号连接带（代表子宫肌内层）中断，为子宫内膜癌侵犯子宫肌层的重要征象。注射对比剂后，内膜癌呈现不同程度强化，可与正常内膜分开。

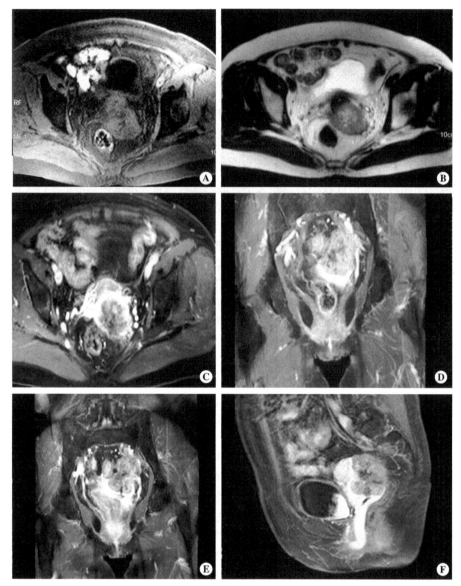

图 11-2-1 宫颈癌的 MRI 表现

患者，女性，46 岁，不规则阴道出血 1 个月余。A. 横断位 MRI T₁WI；B. 横断位 MRI T₂WI；C. 横断位增强 MRI；D、E. 冠状位增强 MRI；F. 矢状位增强 MRI。显示宫颈和子宫左后壁软组织肿块，呈等 T₁、长 T₂ 信号，静脉注射 Gd-DTPA 增强后有较明显强化

4. 盆腔血管造影 选择性髂内动脉造影，尤其是超选择性子宫动脉造影对子宫癌诊断甚有价值，可对癌肿的部位、大小、范围、毗邻关系提供依据，对较小的 B 超及 CT 易遗漏的癌肿，都可早期诊断。动脉期见宫体及颈部供血区新生肿瘤血管丰富，血管扭曲紊乱，部分可见静脉早显，实质期见肿瘤染色不规则。盆腔静脉造影可见髂内静脉及其分支受压移位或闭塞，侧支静脉扩张迂曲，回流障碍。

（三）诊断

宫颈癌的诊断主要依据患者的高危因素、临床表现、辅助检查和宫颈/阴道细胞学检查等。

1. 高危因素 HPV 感染是宫颈癌及癌前病变的首要病因，过早开始性行为、多个性伙伴、多产、吸烟、性伴侣的性行为混乱、社会经济地位低下、营养不良等均是相关高危因素。

2. 症状 最常见的症状是接触性阴道出血或不规则阴道出血或绝经后阴道出血、白带增多。

3. 体征　妇科检查是临床分期的最重要手段。

4. 辅助检查　主要包括以上各种影像学检查，是诊断和分期的主要检查手段（表 11-2-1）。

5. 宫颈/阴道细胞学检查　是目前发现宫颈癌前病变和早期宫颈癌的主要手段，特别是对临床体征不明显的早期病变的诊断具有重要价值。

表 11-2-1　FIGO 2018 宫颈癌分期

分期	描述
Ⅰ期	癌症局限在宫颈（是否扩散至宫体不予考虑）
ⅠA期	仅在显微镜下可见浸润癌，最大浸润深度<5mm
ⅠA1期	间质浸润深度<3mm
ⅠA2期	间质浸润深度≥3mm，<5mm
ⅠB期	浸润癌浸润深度≥5mm（超过ⅠA期），癌灶仍局限在子宫颈
ⅠB1期	间质浸润深度≥5mm，癌灶最大径线<2cm
ⅠB2期	癌灶最大径线≥2cm，<4cm
ⅠB3期	癌灶最大径线≥4cm
Ⅱ期	癌灶超越子宫，但未达阴道下 1/3 或未达骨盆壁
ⅡA期	侵犯上 2/3 阴道，无宫旁浸润
ⅡA1期	癌灶最大径线<4cm
ⅡA2期	癌灶最大径线≥4cm
ⅡB期	有宫旁浸润，未达盆壁
Ⅲ期	癌灶累及阴道下 1/3 和（或）扩展到骨盆壁和（或）引起肾盂积水或肾无功能和（或）累及盆腔和（或）主动脉旁淋巴结
ⅢA期	癌灶累及阴道下 1/3，没有扩展到骨盆壁
ⅢB期	癌灶扩展到骨盆壁和（或）引起肾盂积水或无肾功能
ⅢC期	不论肿瘤大小和扩散程度，累及盆腔和（或）主动脉旁淋巴结
ⅢC1期	仅累及盆腔淋巴结
ⅢC2期	主动脉旁淋巴结转移
Ⅳ期	肿瘤侵犯膀胱黏膜或直肠黏膜（活检证实）和（或）超出真骨盆（泡状水肿不分为Ⅳ期）
ⅣA期	转移至邻近器官
ⅣB期	转移到远处器官

注：FIGO，International Federation of Gynecology and Obstetrics，国际妇产科联盟

三、治　疗

宫颈癌的治疗原则是既要提高患者的生存率，又要改善其生存质量。治疗的趋势是采用多种手段的综合治疗。宫颈癌的治疗主要为手术、放疗和介入治疗；根据不同病情可选择手术＋放疗、手术＋介入治疗或手术＋介入治疗＋放疗等，并适当辅以化疗。早期患者以手术治疗为主，中晚期患者则以经导管化疗栓塞术和放疗为主，对不宜手术的早期患者也可采用经导管化疗栓塞术和放疗。在临床上遵从合理的诊疗流程，对于早期诊断、合理诊疗、提高疗效具有重要意义（图 11-2-2）。

（一）手术治疗

手术治疗原则上限于早期患者，即原位癌、Ⅰ期及ⅡA期患者，高于ⅡA期者手术治疗的效果不佳，应首选经导管化疗栓塞术或放疗。手术范围则根据具体情况如病灶深浅、大小及临床分期、病理类型、细胞分化等决定，施行以下不同手术方式：①宫颈锥形切除术；②扩大的筋膜外全子宫切除术；③次广泛全子宫切除术；④广泛性全子宫切除术及盆腔淋巴结清扫术；⑤其他术式。

（二）放疗

放疗适用于各期浸润型宫颈癌，高龄及不宜手术的早期癌及原位癌亦可行放疗。规范化的宫颈癌放疗包括体外放疗和腔内放疗两部分，在肿瘤区域内形成合理的剂量分布。除少数早期癌外，一般需腔内放疗与体外放疗相结合，才能达到理想的疗效，达到根治的目的。

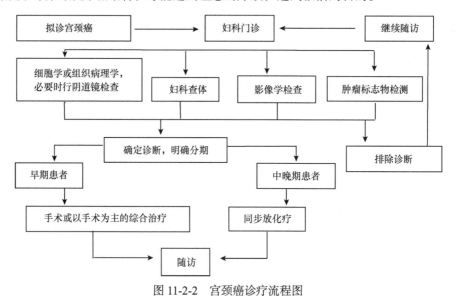

图 11-2-2　宫颈癌诊疗流程图

总之，手术、介入治疗及放疗都是宫颈癌的有效治疗措施，化疗是有效的辅助治疗方法，可根据病情早晚、患者全身情况及本人的意愿，选择恰当而满意的治疗方法。

（三）介入治疗

1.概述　虽然宫颈癌的手术及放疗取得了很大成功，但有部分患者特别是局部肿块较大伴有周围浸润及淋巴结转移者，失去了手术时机，静脉化疗效果较差。目前介入性动脉灌注化疗栓塞因其创伤小，操作简单且具有可重复性，正逐渐广泛应用于临床。

2.适应证与禁忌证　适应证：①中晚期、不能手术切除的宫颈癌；②术前或估计可二期切除者；③术后复发者；④合并大出血。禁忌证：无绝对禁忌证。

3. 方法和步骤

（1）术前准备：一般介入术前准备均适合。需要强调的是，因为介入操作区域位于盆腔，术前最好留置导尿管，以防操作困难，时间长时，膀胱内高密度对比剂影响观察。

（2）插管技术：常规经股动脉途径主要为成袢技术和超选择性插管技术。成袢技术主要用于穿刺同侧插管，将 Cobra 导管插入肾动脉或肠系膜上动脉后，以超滑导丝硬头顶住袢顶，旋转后上送撤出超滑导丝成袢。超选择性插管困难时可使用 SP 微导管辅助完成。导管药盒系统置入术的主要技术难点为锁骨下动脉插管技术，可参照陈勇等介绍的以第 1 肋中点定位穿刺方法进行。

（3）造影表现：子宫体或颈部螺旋状血管增粗、扭曲及移位，毛细血管增多、紊乱，形成肿瘤染色现象，有时可见动脉瘘和静脉早显。复发或放疗后患者多数少血管或无血管，亦无肿瘤染色。

（4）栓塞剂选择：栓塞剂主要为明胶海绵颗粒、PVA、海藻酸钠微球等。在进行导管药盒系统置入时，可采用钢圈对一侧髂内动脉进行完全栓塞（图 11-2-3）。

（5）药物选择：原则上，用于静脉化疗的药物均可用于宫颈癌动脉灌注化疗。选择介入化疗的药物是以原型起作用，能快速、强有力地杀灭癌细胞为标准。联合用药时不同的药物必须是作用于不同的时相，具有不同机理。根据期别、组织学类型不同，各家选用药物的剂量和方案均不一致，但比较肯定的是，宫颈鳞癌均采用以铂类为基础的药物。顺铂静脉给药后 90%与血浆蛋白结合而排出体外，经动脉给药可减少结合而提高疗效 2～10 倍，可单用顺铂或联合应用 5-FU、阿霉素、丝裂霉素等。腺癌患者用阿霉素类药能增加疗效。

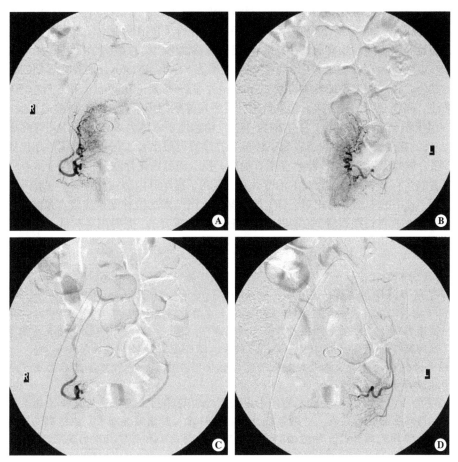

图 11-2-3　宫颈癌经导管化疗栓塞术

与图 11-2-1 为同一患者。A、B. 化疗栓塞术前，对双侧子宫动脉插管行 DSA，显示左侧宫颈肿瘤染色，肿瘤血管丰富，以左侧子宫动脉供血为主；C、D. 经导管行化疗栓塞术后再次 DSA，显示肿瘤血管被栓塞。该例患者在介入术后 1 个月行根治手术

（四）并发症处理

除与一般介入操作类似的并发症外，宫颈癌介入治疗的特殊并发症包括腰骶部疼痛、臀部皮肤损伤、泌尿系感染和髂静脉血栓等。腰部疼痛和臀部皮肤损伤主要为误栓或过度栓塞，致栓塞剂反流等引起。栓塞时超选择性插管及密切透视下适量栓塞，可避免上述并发症。泌尿系感染主要为栓塞后坏死物自阴道口排出污染所致，保持尿量每天在 3000 ml 以上可减少感染发生。髂静脉血栓较少见，可能与栓塞后盆腔静脉逆流或动静脉分流等有关。

（五）疗效评价

对已属晚期难以手术治疗的宫颈癌如盆腔为肿瘤广泛浸润呈冰冻状或放疗后复发者，静脉联合化疗或其他治疗手段，只能使患者得以缓解，其作用难以持久。经髂内动脉化疗灌注和栓塞，能更加有效地杀灭肿瘤细胞，使肿瘤缩小、腹水减少、粘连和浸润减轻，常为患者创造二次手术机会，

对提高中晚期患者的生存质量、延长生命，甚至治愈肿瘤提供了一种新的手段。Matsmi 报道 15 例宫颈癌出血的患者，经髂内动脉注入碘油、阿霉素及明胶海绵，有 6 例出血立即停止，有 5 例患者存活 4 年。

Motoyama 等对 20 例ⅢB～ⅣA 期患者动脉内输入高剂量卡铂（140～240mg/m²），间隔 2 周，共 2 次，结果发现肿瘤总反应（CR+PR）率、肿瘤分期下降率、总组织学反应率和手术率（介入化疗后可行根治性手术的患者）分别为 95%，85%，95% 和 70%，手术切缘阴性率达病例数的 85.7%；其中 6 例因膀胱侵犯的患者经 2 个疗程介入治疗后，进行了根治性手术，术后病理检查发现膀胱病灶消退，蔓延至宫旁的病灶显著缩小 80%，但对转移性淋巴结总组织学反应率为 75%，小于宫颈肿瘤的 95%。手术后存活的患者中，无复发生存率为 81.9%。Motoyama 等在近期的研究中，除采用上述方案外，还采用卡铂加丝裂霉素（7mg/m²），博来霉素（7mg/m²）和 5-FU（700 mg/m²）间隔动脉灌注，间隔 2 周，共 2 次，结果显示肿瘤平均体积缩小率为 76%，肿瘤总反应（CR+PR）率为 87%，组织学反应率为 80%，手术率为 78%，治愈性手术率为 89%（手术切缘癌细胞为阴性的患者）。此外，接受介入化疗的患者与单纯接受放疗的类似患者或与接受传统治疗包括姑息性化疗和（或）联合放疗患者相比，5 年生存率有提高，提示动脉内化疗联合根治性手术有可能延长晚期宫颈癌患者的生存期，表现出较高的治疗优势，但在子宫动脉内灌注化疗时，盆腔淋巴结由于距灌注部位较远，其内的卡铂浓度相对下降，导致盆腔淋巴结内的抗肿瘤效应较宫颈肿瘤要差，认为对于介入化疗者要改善长期预后，控制淋巴结转移是非常重要的，需要用高剂量卡铂或与其他抗肿瘤药物进行有效联合化疗。

【案例 11-2-1 分析讨论】

1. 除了超声以外，该患者还可以行宫颈和宫颈管活检和宫颈锥切术等检查。

2. 宫颈癌应与宫颈良性病变（如宫颈柱状上皮异位、宫颈息肉、宫颈子宫内膜异位症和宫颈结核性溃疡等），宫颈良性肿瘤（如宫颈黏膜下肌瘤、宫颈管肌瘤、宫颈乳头瘤等），宫颈其他恶性肿瘤（如原发性恶性黑色素瘤、肉瘤、淋巴瘤、转移性癌等）相鉴别。

3. 该患者优选的治疗策略是经导管子宫动脉化疗栓塞术，待肿瘤降期后再决定是否采取外科手术或放疗等综合治疗。

4. 经导管子宫动脉化疗栓塞术的基本方法是经股动脉插管将导管超选择性插至双侧子宫动脉远端，局部注射化疗药物，并将颗粒性栓塞材料注入肿瘤滋养血管，以达到局部化疗、阻断血供，使肿瘤坏死的目的。该方法具有疗效可靠、创伤小和并发症少的优点。

（吕维富）

第三节　产科出血

【案例 11-3-1】

患者，女性，40 岁，孕 2 产 1，孕 36W，因"凶险型前置胎盘，阴道流血 1 天"入院。8 年前剖宫产。入院前超声及 MRI 诊断"中央型前置胎盘，胎盘植入可能"。入院后剖宫产，术中见子宫前下壁及后下壁胎盘植入，剖宫取出胎儿后见胎盘剥离不全，剥离创面出血明显，术中及术后出血约为 3800ml，术中及术后共输注红细胞 17U，血浆 1650ml，患者血压仍不稳定。

【问题】

1. 该患者下一步治疗策略是什么？

2. 该患者可行哪项介入治疗？

3. 术后应注意观察什么？

一、概　述

产科出血主要是指与妊娠相关的出血，包括产后出血（postpartum hemorrhage，PPH）、流产后出血、异位妊娠（包括切口妊娠、宫颈妊娠、宫角妊娠、输卵管妊娠）所致出血等。产后出血指胎儿娩出后 24 小时内出血量超过 500ml，剖宫产时超过 1000ml，是分娩期的严重并发症，居我国产妇死亡原因的首位。短时间内大量出血可迅速发生失血性休克，危及产妇生命，同时休克时间过长可引起脑垂体组织缺血缺氧、变性坏死、纤维化，继发严重的垂体功能减退，出现希恩综合征（Sheehan syndrome），因此，产后出血是产科高度关注的并发症。异位妊娠是指受精卵在子宫体腔以外着床，又称宫外孕，多由输卵管炎症、发育不良或辅助生殖技术所致。剖宫产后切口妊娠严格上讲不属于异位妊娠，但其临床表现和处理方法与之相同，在此统称为异位妊娠。

（一）病因

引起产后出血的原因主要有产后子宫收缩乏力、胎盘滞留、胎盘植入、软产道裂伤和凝血功能障碍。其中子宫收缩乏力是最常见原因，占产后出血总数的 70%～80%。

1. 子宫收缩乏力　胎儿娩出后子宫肌纤维收缩和缩复使胎盘剥离面迅速缩小，血窦关闭，出血控制，所以，任何影响子宫肌纤维收缩和缩复功能的因素，均可引起子宫收缩乏力性出血。

（1）全身因素：产妇精神过度紧张，对分娩恐惧；体质虚弱或合并慢性全身性疾病等临产后过多使用镇静剂，麻醉剂。

（2）产科因素：产程过长使体力消耗过多；前置胎盘、胎盘早剥、妊娠期高血压病、宫腔感染等，可使子宫肌水肿或渗血，影响收缩。

（3）子宫因素：羊水过多、多胎妊娠、巨大胎儿致子宫过度膨胀，肌纤维多分伸展；子宫疾病致子宫肌纤维变性；剖宫产史、肌瘤剔除术后致子宫肌壁损伤。

（4）其他：胎盘早剥的子宫卒中有时抑制子宫收缩，羊水栓塞时羊水对子宫平滑肌的抑制作用。

2. 胎盘因素　胎盘剥离不全，胎盘滞留，胎盘嵌顿，胎盘粘连，胎盘植入，胎盘和（或）胎膜残留。

3. 软产道裂伤　急产，巨大胎儿，不恰当应用缩宫素催产，困难的阴道手术及粗暴的阴道操作，过早行会阴侧切术，会阴切口过大等。

4. 凝血功能障碍　任何原发或继发的凝血功能异常，均能造成产后出血。

（二）临床与诊断

1. 产后出血　胎儿娩出后阴道流血及出现失血性休克、严重贫血等相应症状如头昏、面色苍白、烦躁、皮肤湿冷、脉搏细数、脉压缩小等，是产后出血的主要临床表现。产后 24 小时内阴道出血量超过 500ml 即可诊断，产后出血有轻度和重度之分，重度出血是指出血量达到 1000ml 或伴有休克。诊断时注意有数种病因并存引起产后出血的可能，应明确病因以利于及时处理。

2. 异位妊娠　有停经史，多为停经 6～8 周，伴有腹痛与不规则性阴道流血、晕厥、休克、腹部包块，尿人绒毛膜促性腺激素（human chorionic gonadotropin，HCG）阳性，血 β-HCG 升高，B超检查发现宫腔内无孕囊或孕囊位于切口部位。

（三）处理

1. 产后出血处理原则　针对出血病因，迅速止血；补充血容量，纠正失血性休克；防止感染。

（1）对症处理：①宫缩乏力出血，加强宫缩是最有效的办法，包括按摩子宫，使用宫缩剂，宫腔纱条填塞；②软产道裂伤，及时逐层缝合软产道裂伤的裂口；③胎盘因素，胎盘剥离困难怀疑有胎盘植入或胎盘穿透时，停止剥离，根据患者出血情况及胎盘剥离面积行保守治疗或切除子宫；④凝血功能障碍，排除病因，并及时使用药物改善凝血机制；⑤失血性休克处理，给予保暖、吸氧、及时快速补充血容量、升血压、纠酸、防止肾衰竭、保护心脏等。

（2）血管介入治疗：随着介入治疗学技术不断发展，血管介入治疗在产科出血方面主要包括两种技术：一种是血管栓塞术，另一种是临时性球囊阻断术。对于经保守治疗无效的难治性产后出血，盆腔动脉造影及血管栓塞术在产科大出血的急救中显示了明显优势，其微创、止血迅速彻底、可以保留子宫的优点，已获得妇产科界的公认，成为产后难治性出血的首选治疗方法。对于凶险型前置胎盘伴有胎盘植入的妊娠妇女，剖宫产前在腹主动脉或髂内动脉或髂外动脉放置临时性球囊，在剖宫产术中胎儿娩出后立刻充盈球囊，以达到阻断子宫血供、减少术中出血的目的，手术结束并确认无出血后，抽瘪球囊以恢复血供。本章节主要介绍血管栓塞术。

2. 异位妊娠的处理 根据病情缓急，采取相应的处理方案

（1）少量或无阴道流血的处理：①采取氨甲蝶呤药物治疗；②根据有无生育要求采取保守性或根治性手术治疗。

（2）大量出血的处理：与产后大出血的处理原则相同，出现休克时给予快速输血、补液、升压、吸氧，并立即进行血管性介入栓塞治疗。

二、血管性介入治疗

（一）经皮血管性栓塞术

产后出血的介入治疗有两种方式可供选择，一种方法是髂内动脉栓塞术（internal iliac arterial embolization，IIAE），另一种方法是子宫动脉栓塞术（uterine arterial embolization，UAE），两者均属经导管动脉化疗栓塞术（TACE）的范畴，是将导管插入靶动脉，并注入栓塞剂，以达到治疗目的的介入治疗技术，其作用机制为栓塞剂注入导致靶血管阻塞，使病灶缺血、缺氧导致坏死，最终被人体吸收。通常采用 UAE 来对产后出血患者进行止血治疗。如果是切口瘢痕妊娠患者在清宫术前进行 UAE，可同时灌注化疗药物氨甲蝶呤（100mg），起到防止胚胎继续生长及预防清宫时大出血的作用。子宫由双侧子宫动脉供血，子宫动脉起源于髂内动脉前干，因此，子宫出血时一定要栓塞双侧子宫动脉，但在紧急情况下或子宫切除后，患者情况较差的时候以栓塞双侧髂内动脉前干为好，以免贻误病情。

（二）治疗机制

动脉栓塞出血的机制是：①闭塞出血动脉，使出血器官——子宫内的动脉压明显下降，血流缓慢，有利于血栓形成；②子宫动脉栓塞后子宫供血减少，子宫平滑肌纤维缺血、缺氧而导致收缩加强，控制出血。

（三）适应证

1. 异位妊娠 ①B 超提示孕囊位于前次剖宫产瘢痕位置，局部肌层明显变薄，若直接清宫有可能导致大出血或子宫破裂的患者；②明确诊断为切口妊娠且出现较多出血的患者；③宫颈或宫角异位妊娠搔刮术后出现阴道大量出血者；④破裂或流产的输卵管妊娠有腹腔内出血，生命体征尚稳定者。

2. 产后出血 经保守治疗无效的各种难治性产后出血，一次出血达 500ml 以上，经积极的保守治疗仍有出血倾向者。

（四）禁忌证

1. 异位妊娠 无绝对禁忌证，相对禁忌证为：①有严重凝血功能障碍；②碘过敏；③急性感染期；④心、肝、肾等重要器官严重功能障碍者。

2. 产后出血 ①合并有其他脏器出血的 DIC 患者；②生命体征极度不稳定、不宜搬动的患者。

（五）操作技术

1. 术前准备 对产后出血量大的患者，介入手术治疗的同时应保持输血、补液，要随时进行生命体征监护，宫腔内可用纱布填塞。异位妊娠如未发生大出血，患者多无生命体征异常，术前准备可按照常规准备即可。

2. 介入器材 采用的是 Seldinger 法经皮穿刺血管插管技术，行选择性或超选择性血管插管，其所用器材主要包括血管鞘组、不同型号的导管及导丝和栓塞剂。

（1）血管鞘组：包括穿刺针、短导丝、血管扩张器、血管鞘等。

（2）导丝（guide wire）：作用是引导导管进入血管。妇产科血管介入治疗所使用的导丝多数直径为 0.035 英寸或 0.038 英寸的超滑导丝，可配合使用的 5F 导管，导丝表面涂有亲水物质，与水或血液接触后表面会变得十分光滑，可易于进入迂曲的血管，用于选择性或超选择性插管。其主要作用为：①对导管插入血管起引导和支撑作用；②引导导管进入较为迂曲的血管。

（3）导管：妇产科介入治疗常用的导管有子宫动脉导管、Cobra 导管、Yashiro 导管，有时候还需要用微导管。子宫动脉导管是妇产科血管介入治疗最常用的导管，该导管的优势是容易进入同侧的髂内动脉和子宫动脉内。

（4）栓塞剂：产科出血介入治疗常用的栓塞剂多选用明胶海绵颗粒（图 11-3-1），明胶海绵为高分子物质，吸收时间为 14～90 天，是一种中期栓塞剂。明胶海绵对人体几乎无抗原性，安全性高，可根据动脉造影显示出血原因、出血动脉直径，选择不同大小规格的明胶海绵颗粒。临床上有各种大小的明胶海绵颗粒制品可供选择，如颗粒直径（μm）为 150～350、350～560、560～710、710～1000、1000～1400、1400～2000。有时需根据出血原因和出血血管情况，在用明胶海绵颗粒栓塞后还需要用不同直径大小的弹簧圈栓塞髂内动脉分支或主干，以达到彻底止血目的。

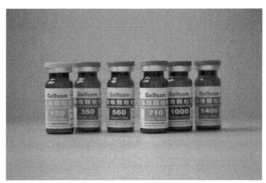

图 11-3-1 栓塞剂：明胶海绵颗粒

3. 介入操作

（1）置管操作：常规消毒、铺巾，采用 Seldinger 法穿刺右侧股动脉，穿刺成功后，置入 5F 导管鞘，将子宫动脉导管或 Cobra 导管或 Yashiro 导管头端插至左侧髂总动脉，经超滑导丝引导进入髂内动脉后连接高压注射器造影，观察髂内动脉分支及子宫动脉起始、走行，再进入超滑导丝并调整导丝头端使其超选择性插入子宫动脉，并跟进导管进入子宫动脉，再次行造影（图 11-3-2，图 11-3-3）。

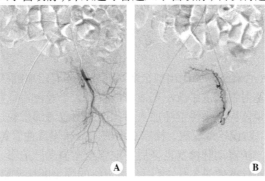

图 11-3-2 左侧髂内动脉造影（A）及左侧子宫动脉造影（B）

（2）造影表现：超选择性子宫动脉造影时，典型的产后出血在动脉期可见出血动脉增粗和对比剂的外溢与聚集，更为多见的出血是持续少量的对比剂外溢，少量对比剂外溢常表现为不规则的局灶性聚集，当出血速率达 0.5ml/h 时即可见到对比剂溢出血管的征象。如果出血部位周围有凝块，随着继续出血可能在邻近的血凝块之间冲出一条管道，外渗的对比剂流至其内，产生酷似静脉的管状阴影，此管状阴影消失慢，不似静脉血管显影后很快消失，此征象称为假静脉征。不同的出血原因有不同的出血表现，如有胎盘植入或胎盘残留，造影显示子宫体内紊乱的滋养血管，胎盘植入处见局灶性对比剂浓染、外溢；子宫收缩乏力出血造影显示子宫体积增大，子宫动脉增粗、扭曲，血管一般未见破裂，宫腔内弥漫性或局灶性对比剂外溢；剖宫产术后切口处可见明显对比剂外溢，在静脉期仍有对比剂滞留。异位妊娠或流产后血管损伤引起的产后出血，表现为孕囊部位的血管破裂——对比剂外溢（图 11-3-4）。

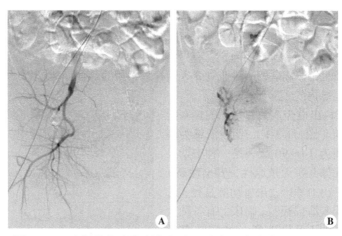

图 11-3-3　右侧髂内动脉造影（A）及右侧子宫动脉造影（B）

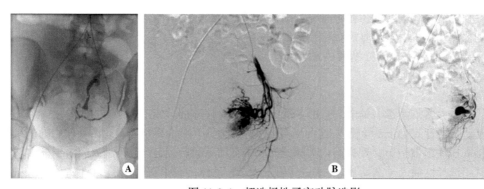

图 11-3-4　超选择性子宫动脉造影

A. 剖宫产术后大出血，左侧子宫动脉造影见假静脉征；B. 宫颈妊娠出血，孕囊部位对比剂外溢；C. 剖宫产后 4 天，左侧子宫动脉假性动脉瘤形成

（3）栓塞治疗：无论是否观察到明确出血征象，只要临床有出血症状，均需进行双侧子宫动脉栓塞处理（图 11-3-5）。栓塞时根据造影所示靶血管的直径大小及出血征象选择合适规格的栓塞剂。导管置入子宫动脉内在透视监视下缓慢推注加入对比剂的明胶海绵颗粒进行栓塞，要注意推注明胶海绵颗粒的压力及速度，以防误栓或反流。栓塞至血流明显减慢或血管铸型即可停止，并行造影观察子宫动脉是否栓塞良好。子宫动脉栓塞良好后再退管至髂内动脉造影，观察有无其他出血血管。如果子宫动脉明胶海绵颗粒栓塞效果欠佳，要用合适规格的弹簧圈栓塞髂内动脉前干以加强栓塞效果，然后同法进行对侧子宫动脉或髂内动脉的栓塞。如果子宫切除术后发生大出血，直接选择明胶海绵颗粒及弹簧圈栓塞双侧髂内动脉前干分支。对于异位妊娠的出血，栓塞前要在双侧子宫动脉内灌注氨甲蝶呤 100～200mg，随后子宫动脉栓塞同前描述（图 11-3-6）。

（4）术后处理：栓塞治疗完成后拔出导管及导管鞘，局部压迫止血 10～15 分钟，加压包扎。嘱患者穿刺侧下肢制动 6～8 小时，平卧 24 小时，并给予对症处理。术后监测生命体征、注意有无穿刺部分出血及血肿、观察下肢温度、皮肤颜色及足背动脉搏动。

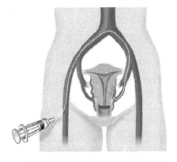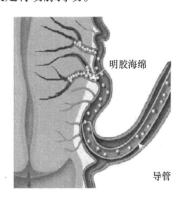

经股动脉穿刺将导管插入子宫动脉
注入明胶海绵颗粒

明胶海绵

导管

图 11-3-5　子宫动脉栓塞示意图

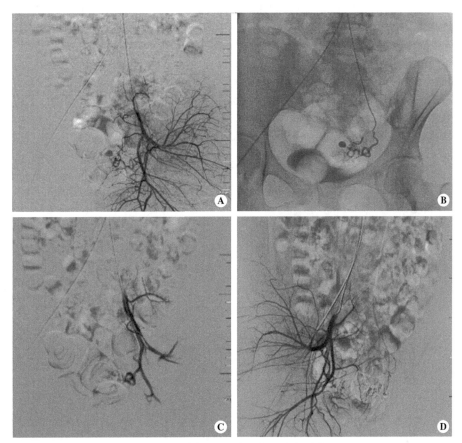

图 11-3-6　女性，24 岁，人工流产后出血

A、B. 左侧髂内动脉及子宫造影示左侧子宫动脉假性动脉瘤形成；C. 左侧子宫动脉用直径为 710～1000μm 及 1000～1400μm 的明胶海绵颗粒各 1 瓶栓塞后行左侧髂内动脉造影示左侧子宫动脉栓塞良好；D. 右侧子宫动脉造影未见出血征象，用适量直径为 1000～1400μm 明胶海绵颗粒栓塞子宫动脉

（六）临床疗效评价

1. 产后出血　经子宫动脉栓塞治疗后出血可以即刻停止，血压上升，生命体征渐稳定。因常用栓塞剂多选择可吸收明胶海绵颗粒，栓塞末梢动脉，不栓塞毛细血管前动脉及毛细血管床，且明

胶海绵颗粒一般 2～3 周内即可吸收，对机体正常功能影响轻微，恢复血供较快，因此不会造成器官坏死，且不影响器官功能。

2. 异位妊娠者灌注化疗及栓塞治疗后，临床症状渐消失，出血停止，血 β-HCG 降至正常。

（七）术后并发症及预防

产科出血子宫动脉栓塞术的并发症较少，较为常见的并发症有以下 3 项。

1. 栓塞后综合征　是盆腔动脉栓塞后的正常反应，主要表现为盆腔和腰骶部及臀部酸痛，肛门坠胀感，轻度发热，体温升高一般不超过 38℃，一般不需要特殊处理；部分患者可给予抗感染、镇痛类药物。

2. 妇科相关症状　①阴道流血：大多数患者术后 1～2 天内阴道出现少量鲜红或暗红分泌物，一般不需要特殊处理，血量多时可口服止血药，同时注意感染；②月经量少或闭经：出现率较低，主要考虑栓塞物部分进入卵巢动脉，引起卵巢功能减低，可给予中草药治疗，必要时给予激素治疗；③患者出血量大，发生感染机会增加，因此术后应积极预防感染。

3. 异位栓塞　行栓塞治疗时明胶海绵颗粒进入非靶器官组织及下肢动脉内造成血栓形成或缺血性坏死，是产后出血介入治疗危害较大的并发症，因而推注明胶海绵颗粒时要在透视监视下进行，栓塞接近完成时一定要减缓推注速度。术后要密切观察下肢皮温、皮色及足背动脉的搏动，如果出现下肢动脉异位栓塞或血栓形成，要立即请血管外科会诊，及早干预治疗。

【**案例 11-3-1 分析讨论**】

　　1. 输血、输液、维持生命体位稳定，吸氧。

　　2. 双侧髂内动脉造影及出血动脉栓塞术（图 11-3-7）。

　　3. 栓塞治疗后继续观察生命体征情况，观察足背动脉的搏动情况。

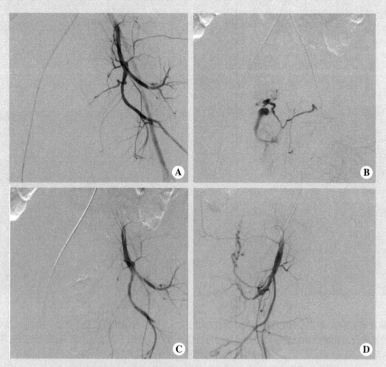

图 11-3-7　女性 40 岁，剖宫产子宫切除后大出血

A. 左侧髂内动脉造影；B. 左侧子宫动脉造影，出现"假静脉征"；C. 左侧子宫动脉明胶海绵颗粒及弹簧圈栓塞后造影；D. 右侧髂内动脉及子宫动脉造影未见出血征象，用适量明胶海绵颗粒栓塞

（胡金香）

第四节 输卵管性不孕症

【案例 11-4-1】
　　患者，女性，29 岁，小学教师，结婚 4 年未孕。月经周期正常，性激素检查无异常，盆腔超声显示子宫及两侧卵巢无异常。丈夫体健，精液检查无异常。
【问题】　该患者下一步诊疗方案是什么？

一、概　　述

（一）不孕症的原因

女性无避孕性生活至少 12 个月而未孕，称为不孕症（infertility）。不孕可由男女双方因素或单方因素导致。不孕夫妇中，女方因素占 40%～55%，男方因素占 25%～40%，男女双方共同因素占 20%～30%，不明原因约占 10%。在女性不孕因素中，输卵管阻塞和排卵障碍是主要因素，其中输卵管阻塞占女性不孕症的 30%～50%。引起输卵管阻塞的原因较多，多数学者认为人工流产史、宫外孕史、盆腔炎史、阑尾炎手术史、结核病史等是输卵管阻塞的高危因素。输卵管阻塞可发生于输卵管的任何部位，但以峡部和壶腹部多见。根据阻塞程度分为不完全性阻塞和完全性阻塞，可以单侧或双侧发生梗阻。

（二）输卵管性不孕症的诊断

对于输卵管性不孕症，需要通过检查来判断输卵管的通畅与否，临床上主要的检查方法有：①输卵管通液术；②子宫输卵管造影（hysterosalpingography，HSG）；③选择性输卵管造影（selective salpingography）；④输卵管超声造影；⑤腹腔镜直视下输卵管通液术；⑥输卵管镜检查。输卵管通液术简便易行，但存在较大的盲目性和不准确性；输卵管镜检查更多用于评估手术预后及调整治疗方案；腹腔镜直视下输卵管通液检查最可靠，但更倾向于作为治疗手段；近年来快速发展的输卵管超声造影，能够动态显示对比剂在输卵管中的流动情况，可了解输卵管通畅度、盆腔粘连及伞端形态，对输卵管性不孕症的诊断有一定的价值，其最大的优点是无辐射性。目前临床上最常用的方法是 HSG，可清晰显示输卵管的形态、走向及位置，可判断输卵管阻塞的部位及程度，HSG 是目前判断输卵管通畅度的金标准。

HSG：月经干净后 3～7 天，无阴道感染时进行。通过宫颈插管向宫腔和输卵管内注入对比剂，在 X 线透视下观察对比剂注入宫腔和输卵管的动态变化，从而判断子宫有无畸形、输卵管有无梗阻及阻塞部位、盆腔有无粘连等。注意观察：①宫腔形态、位置；②输卵管走形、形态、位置；③盆腔内对比剂弥散情况。其优点是可动态观察、分辨率高、操作简单、安全、无创。同时，推注对比剂时对输卵管的轻度粘连有一定的分解作用，从而达到一定的治疗作用。

目前国内外均使用含碘对比剂进行 HSG，分油溶性碘对比剂与水溶性碘对比剂两种。油溶性碘对比剂，包括超液态碘油和普通碘油，普通碘油现已不用于 HSG，国内超液态碘油以罂粟乙碘油为代表；水溶性碘对比剂，包括离子型对比剂和非离子型对比剂，离子型碘对比剂以泛影葡胺为代表，因副反应较明显现已不用于 HSG，目前临床中主要用非离子型碘水对比剂，以碘帕醇、碘海醇等为代表。

1. 正常 HSG 表现（图 11-4-1）　经宫颈口注入对比剂后，可见宫腔呈三角形，双侧输卵管从双侧宫角发出，走行自然，形态柔软，管壁光滑，黏膜皱襞完整，可见对比剂从输卵管伞端弥漫入盆腔，复查摄片可见盆腔内对比剂弥散均匀，输卵管内无对比剂残留。

2. 异常表现（图 11-4-2，图 11-4-3）　输卵管粗细不均，管壁毛糙，输卵管远端梗阻伴积水，盆腔内对比剂弥散不均，局部包裹。

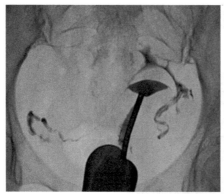
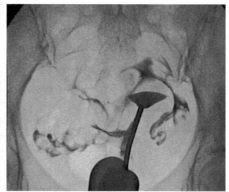
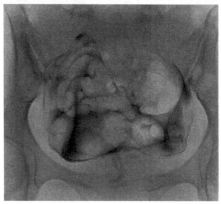

图 11-4-1　正常子宫输卵管造影

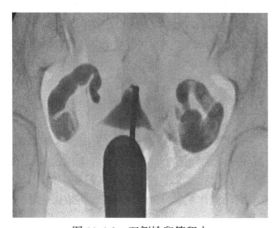

图 11-4-2　双侧输卵管积水

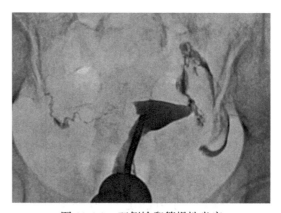

图 11-4-3　双侧输卵管慢性炎症

3. HSG 的适应证与禁忌证

（1）适应证：①备孕 1 年以上的不孕者，了解输卵管是否通畅及其形态、阻塞部位；②宫外孕及附件手术后备孕前；③有下腹部手术病史，怀疑有输卵管堵塞者；④了解宫腔形态，确定有无子宫畸形及类型，有无宫腔粘连等。

（2）禁忌证：①内、外生殖器急性或亚急性炎症；②严重的全身性疾病，不能耐受手术者；③月经期；④产后、流产、刮宫术后 6 周内；⑤碘过敏者。

4. HSG 操作步骤

（1）患者仰卧于检查床上，取膀胱截石位，行造影前先拍摄盆腔平片，了解盆腔内有无异常密度影或既往对比剂残留。

（2）常规消毒外阴、阴道，铺消毒无菌手术巾。

（3）置入阴道窥器，消毒阴道及宫颈。

（4）将充满对比剂的造影头或相应的造影器械头端置入宫颈口。

（5）在透视下缓慢注入对比剂；见对比剂自输卵管伞端溢出，适时采集或拍摄造影片。对比剂若用水剂，造影后 20 分钟复查盆腔片，若用油剂，则需在 24 小时后复查盆腔片，观察对比剂在盆腔内的弥散情况。

5. HSG 并发症及防治措施

（1）对比剂过敏：轻度过敏反应休息 1~2 小时症状可自行缓解，也可静脉推注地塞米松 10mg。中重度过敏反应应就地紧急抢救，并及时联系相关科室及急诊医生到场。

（2）人流综合征：造影过程中，患者出现恶心、呕吐、头晕、气喘、大汗淋漓、血压下降、心律不齐等症状，严重者还可能出现休克，多为造影过程中的刺激引起患者迷走神经反射所致。应注意操作动作轻柔，尽可能减小对宫颈口和子宫的刺激强度，术前肌内注射阿托品 0.5mg，一旦发生人流综合征，应积极给予对症治疗。

（3）子宫肌壁淋巴显影及静脉逆流：造影表现为宫腔及输卵管周围云雾状或斑点状影像，可能与导管末端损伤子宫内膜、推注对比剂压力过大或手术时间过早子宫内膜还没有修复有关。合理选择手术时期，术中操作轻柔、仔细可预防对比剂逆流。

（4）腹痛及阴道流血：术中及术后可能出现轻度至中度的腹部及盆腔疼痛，术后可以有少量阴道流血，上述症状一般持续数小时后消失。腹痛与术中操作损伤子宫内膜和注射对比剂后子宫及输卵管扩张有关，也和对比剂对盆腔黏膜的刺激有关。术中操作轻柔、缓慢推注对比剂可减轻症状。

（5）生殖道及盆腔感染：术后出现急性阴道炎或盆腔炎的症状如白带异常、腰腹部持续性疼痛、发热等。应注意术中的无菌操作，可口服抗生素 3~5 天预防感染。

（三）输卵管性不孕症的介入治疗

输卵管性不孕症的介入治疗包括输卵管梗阻后的介入再通术和输卵管介入栓塞术，两种方法均属非血管介入手术范畴。输卵管介入再通术是疏通阻塞的输卵管，包括选择性输卵管造影（selective salpingography，SSG）、输卵管再通术（fallopian tube recanalization，FTR）及输卵管腔内药物灌注术。输卵管介入栓塞术主要是针对输卵管积水所致不孕的介入治疗方式，对于较大的输卵管积水，目前主张切除或结扎输卵管，阻断炎性积水对子宫内膜环境造成的干扰，为辅助生殖技术创造条件。输卵管介入栓塞术可有效阻止积水逆流至宫腔及其内的毒性物质对宫腔内环境的破坏。

二、输卵管性不孕症介入治疗操作技术

（一）输卵管介入再通术

输卵管介入再通术是针对输卵管阻塞的治疗方法，包括选择性输卵管造影及输卵管导丝疏通术。选择性输卵管造影、通液主要通过推注对比剂及药物，利用液体加压冲击输卵管内黏液栓、炎性分泌物，使部分输卵管阻塞再通。输卵管导丝疏通术利用超滑超细导丝对输卵管进行机械性疏通，松解和分离输卵管内的粘连，同时对狭窄部位进行扩张。在选择性输卵管造影及导丝疏通术后，再灌注抗生素、地塞米松及糜蛋白酶，这些药物直接作用于输卵管黏膜，使局部有效药物浓度明显提高，控制和消除输卵管感染，防止输卵管再粘连。近年来有学者研究认为臭氧灌注输卵管具有分离粘连和改善输卵管慢性炎症的作用，在临床应用中亦取得较好的疗效。

1. 输卵管介入再通术适应证

（1）各段输卵管阻塞均可进行选择性输卵管造影与通液治疗。

（2）常规 HSG 或通液治疗明确为非结核性输卵管阻塞。

（3）间质部、峡部阻塞可行输卵管导丝疏通术，部分壶腹部及伞端阻塞可试行输卵管导丝疏通术。

（4）再通成功后可行输卵管腔内药物灌注术治疗。

2. 输卵管介入再通术禁忌证

（1）内、外生殖器急性或亚急性炎症，宫腔粘连，结核性输卵管炎。

（2）壶腹部远端、伞端完全性阻塞，输卵管积水。

（3）不明原因的进行性子宫及阴道出血。

（4）严重的全身性疾病，不能耐受手术者。

（5）产后、流产、刮宫术后 6 周内。

（6）碘过敏者。

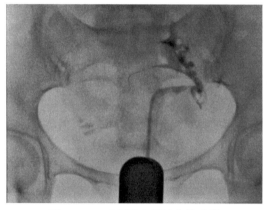

图 11-4-4　选择性左侧输卵管造影

3. 操作技术　患者仰卧于检查床上，取膀胱截石位，常规消毒外阴、阴道，铺无菌洞巾，窥阴器暴露宫颈，再次消毒阴道及宫颈，用宫颈钳夹住宫颈前唇将子宫拉直，用探针探明宫颈走向后，固定宫颈钳和外套管位置，将内导管缓慢插入宫腔，透视下将导管头端旋转至宫角，并固定住，使导管的锥形尖端对准输卵管开口，缓慢注入 1～2ml 对比剂，开始时小压力推注，如输卵管显影不全表示有梗阻可逐渐加压推注，如见对比剂通过输卵管全程显影，对比剂弥散入盆腔，表明已复通，同法对另一侧输卵管行选择性造影操作（图 11-4-4）。

若输卵管未显影或部分显影，则行输卵管介入再通术（图 11-4-5），导管及导丝见图 11-4-6。将内导管尖端固定于输卵管开口处，引入 0.018 英寸软头泥鳅导丝，反复调整方向将导丝插入输卵管内，使导丝通过输卵管阻塞部位，若导丝前端遇到阻力，可轻柔抽插导丝数次，一般可疏通阻塞部位，切不可用力抽插导丝，以免子宫或输卵管穿孔。当导丝前端到达输卵管壶腹部后，退出导丝，固定住导管位置，经内导管注入 1～2ml 对比剂，若输卵管再通成功，再向输卵管腔内灌注药物，若注入对比剂后发现输卵管堵塞于壶腹部或伞端，即暂停手术操作，以免加重输卵管积水情况，同法处理另一侧输卵管。

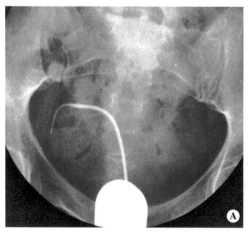
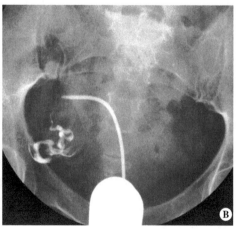

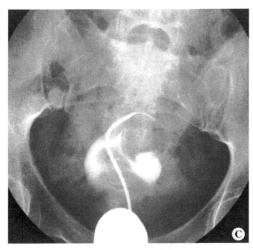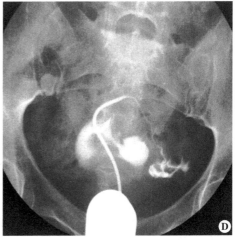

图 11-4-5　双侧输卵管介入再通术

A. 右侧输卵管微导丝疏通；B. 疏通后造影；C. 左侧输卵管微导丝疏通；D. 疏通后造影

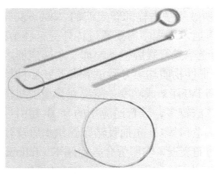

图 11-4-6　输卵管介入再通术导管及导丝

4. 并发症及处理

（1）对比剂过敏：轻度过敏反应休息1～2小时症状可自行缓解，也可静脉推注地塞米松10mg。中重度过敏反应应就地紧急抢救，并及时联系相关科室及急诊医生到场。

（2）输卵管穿孔：发生率为1%～3%，常发生于输卵管浆膜下，造影表现为少量对比剂渗入浆膜下，形成假憩室，一旦发现输卵管穿孔，应立即停止手术操作，防止浆膜穿破。一般不必处理可自愈。

（3）子宫肌壁淋巴显影及静脉逆流：造影表现为宫腔及输卵管周围云雾状或斑点状影像，可能与导管末端损伤子宫内膜、推注对比剂压力过大或手术时间过早子宫内膜还没有修复有关。合理选择手术时期，术中操作轻柔、仔细可预防对比剂逆流。

（4）少量阴道流血：一般与子宫内膜损伤和再通后输卵管扩张有关，术后3～5天症状可消失。

（5）术后感染：操作过程中消毒不严格或长时间的宫腔手术操作，会增加术后感染的机会，表现为下腹痛伴异常阴道排液等盆腔炎症状，可口服抗生素3～5天预防感染。

（6）输卵管妊娠：多数发生于输卵管通而不畅的病例，因慢性炎症刺激引起输卵管上皮纤毛功能障碍，受精卵不易通过造成。一旦出现输卵管妊娠，应立即终止妊娠。

5. 临床疗效评价

（1）输卵管再通成功：透视可见导丝能通过阻塞段到达输卵管壶腹部远端；选择性输卵管造影可见输卵管全程显影，对比剂从输卵管伞端弥散入盆腔；输卵管腔内灌注药物后，盆腔内对比剂弥散均匀，输卵管内无对比剂残留或仅少量对比剂残留。国内外报道总体输卵管再通率为80%～90%，手术效果与输卵管腔内病变的部位有关，间质部和峡部阻塞再通率明显比壶腹部阻塞再通率高。输卵管间质部与峡部段走行相对规则、细长，插入导丝顺利，而壶腹部和伞端由于管腔膨大，缺乏对导丝的支撑力量，导管、导丝的推动扩张作用受限，会影响该部位输卵管再通的效果。出现以下之一征象为输卵管再通失败：①导丝不能通过阻塞部位；②虽然导丝通过阻塞部位，但选择性输卵管造影见壶腹部远端或伞端阻塞；③输卵管腔内灌注药物后，盆腔内对比剂弥散较少，大部分对比剂残留聚集于输卵管伞端。

（2）输卵管再通术后妊娠：平均宫内妊娠率为 20%～40%，输卵管妊娠率为 1%～6%。疗效上的差异，与操作技术、手术适应证的把握及术后是否治疗等多种因素有关，输卵管介入再通术对间质部、峡部输卵管阻塞有良好的再通效果，同时介入再通后前半年妊娠率明显高于半年以后妊娠率。对于近端阻塞已再通但合并有伞端闭塞者，可行输卵管成形术或辅助生育技术。

（3）输卵管再阻塞：输卵管介入再通术后 1 年内，再阻塞的概率为 20%～30%，主要原因是导丝的机械性分离造成输卵管黏膜损伤，引起局部炎症反应，产生大量炎症细胞和纤维素细胞，造成输卵管再次阻塞。

（二）输卵管介入栓塞术

1. 临床要点　输卵管积水所致不孕占输卵管疾病的 10%～30%，对输卵管壶腹部远端和伞端阻塞者，一般不行输卵管介入再通术，大多需要通过体外受精胚胎移植术（in vitro fertilization and embryo transfer，IVF-ET）辅助受孕或行腹腔镜下输卵管伞端成形术，若阻塞部位伴有严重的输卵管积水，积水逆流宫腔及其内的毒性物质均可导致试管婴儿胚胎种植率降低，并增加早期流产风险，最终导致试管婴儿失败。为提高 IVF-ET 成功率，需要在移植前对输卵管积水进行处理。目前针对试管婴儿前处理输卵管积水的方法较多，较普遍应用的有 B 超引导下抽吸输卵管积水，腹腔镜下结扎切除输卵管或对输卵管伞端造口等。B 超抽吸输卵管积水后较容易复发，腹腔镜手术创伤较大，可能损伤卵巢血管，造成卵巢功能衰退，输卵管介入栓塞术（fallopian tube embolization）经阴道操作，创伤小，疗效确切，因而经阴道输卵管介入栓塞术来处理输卵管积水在临床逐步推广。

2. 介入栓塞机理　输卵管栓塞属于机械性阻断输卵管管腔，置入栓塞物后改变栓塞局部的微环境，由于放置物导致的轻度机械性坏死组织释放碱性磷酸酶，引起淋巴细胞聚集、纤维血管组织增生等加强输卵管管腔阻塞；所用栓塞材料微弹簧圈是常规用于血管畸形栓塞的弹簧圈，由铂金丝绕成，并附有绒毛，可以增加与输卵管内壁的相容性，加强栓塞效果。输卵管管腔完全封堵后，防止输卵管远端积水逆流至宫腔干扰胚胎着床，该手术还可应用于输卵管绝育。

3. 术前准备

（1）手术器械准备：选择性 HSG 造影手术器械，输卵管导管由外套管和内导管组成，外套管长 12cm，管径为 9F 或 10F；内导管长 20cm，直径为 6F，头端呈 "L" 形，便于直接插入输卵管开口。插入输卵管的导管选用 3F 微导管，导丝选用血管介入用的超滑泥鳅导丝，直径为 0.018 英寸。根据输卵管峡部长度选择不同型号的微弹簧圈，直径为 0.018 英寸，展开长度为 2～5cm。

（2）患者准备：术前应有 1 年以内的 HSG 报告，或近期 B 超报告，行造影后无宫腔手术史；手术时间选择月经结束后 3～7 天内，避开排卵期；术前 1 周之内采用妇科常规检查排除妇科炎症；采用白带常规检查排除滴虫、真菌、衣原体或支原体感染。术前排空膀胱。

4. 术中操作（图 11-4-7）

（1）封堵前造影：封堵前进行 HSG 或选择性 HSG，观察宫腔形态、输卵管开口位置及有无积水；再次核实输卵管积水情况，确定栓塞位置。

（2）放置内导管：将外套管和内导管一起沿宫颈方向插入宫颈峡部，缓慢将内导管插入宫腔，透视下将内导管头端旋转至宫角，将内导管头端固定于输卵管开口处。

（3）放置微导管：将 0.018 英寸软头导丝和 3F 微导管一起插入内导管，调整导丝方向插入输卵管，并使导丝到达输卵管壶腹部，固定好导丝及内导管，顺导丝将 3F 微导管插入输卵管峡部远端，拔出导丝。

（4）释放微弹簧圈（11-4-8）：根据 3F 微导管插入输卵管的长度选择合适长度的微弹簧圈，确定微导管位置无误后释放微弹簧圈到输卵管的间质部和峡部。

（5）封堵后造影：退出微导管及导丝，再次行 HSG，观察弹簧圈位置和输卵管栓塞情况。

（6）复查：1 个月后再次复查 HSG，了解弹簧圈有无移位，以及输卵管栓堵情况，若栓塞手术失效，可再次行输卵管栓塞手术。手术有效，可择期行试管婴儿。

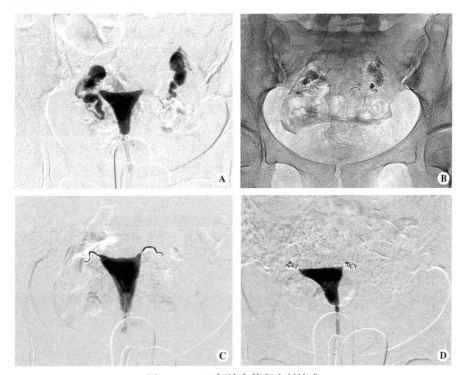

图 11-4-7　双侧输卵管积水封堵术

A. 双侧输卵管积水；B. 双侧输卵管微弹簧圈封堵后透视像；C. 双侧输卵管封堵后造影，双侧输卵管完全封堵；D. 封堵 1 个月后复查造影见双侧输卵管封堵良好

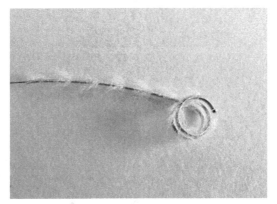

图 11-4-8　栓塞用微弹簧圈

5. 适应证

（1）试管婴儿术前对输卵管积水预处理，提高移植成功率。

（2）对盆腔粘连严重，估计行腹腔镜手术有难度者，可行栓塞治疗。

（3）输卵管破坏、憩室形成，输卵管结扎或切除术后残端较长，栓塞输卵管预防宫外孕。

（4）输卵管绝育。

6. 禁忌证

（1）宫腔粘连，急性、亚急性盆腔炎期间。

（2）全身发热 37.5℃以上。

（3）阴道出血期间。

（4）碘过敏患者。

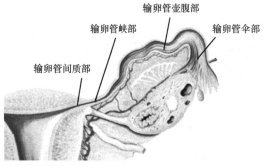

图 11-4-9　输卵管解剖

7. 并发症及处理　与输卵管栓塞相关的并发症：主要是微弹簧圈移位，微弹簧圈可移位至输卵管积水处、输卵管伞端、盆腔或宫腔。移位至宫腔内或弹簧圈残留在宫角，应立即取出弹簧圈后重新再栓塞；发现微弹簧圈移位至输卵管积水处或伞端时，须再次栓塞输卵管间质部和峡部（图 11-4-9）。其余并发症及处理方法与选择性输卵管造影相同。

【案例 11-4-1 分析讨论】

1. 月经干净后第 3～7 天进行 HSG，提示左侧输卵管间质部阻塞。
2. 双侧输卵管用微导丝进行输卵管介入再通术及药物灌注通液治疗（图 11-4-10）。
3. 术后造影见双侧输卵管通畅。
4. 术后口服抗生素 3 天，禁止性生活半个月。

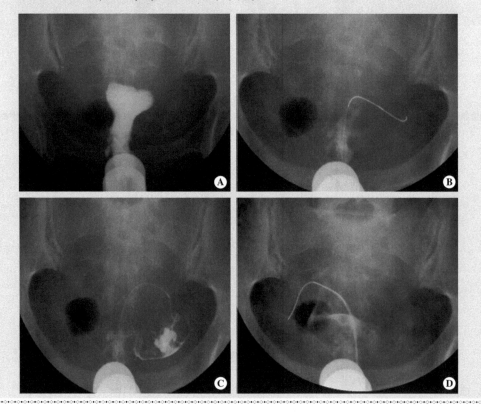

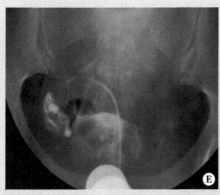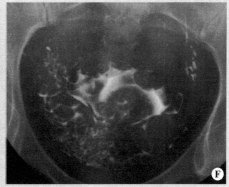

图 11-4-10　双侧输卵管介入再通术

A. 输卵管造影示双侧输卵管间质部阻塞；B. 左侧输卵管导丝疏通术；C. 疏通后行造影及药物灌注；D. 右侧输卵管导丝疏通术；E. 右侧输卵管疏通后行造影及药物灌注；F. 造影后盆腔对比剂弥散良好

（胡金香）

第五节　盆腔淤血综合征

【案例 11-5-1】

　　患者，女性，36 岁，1 年前无明显诱因出现下腹部坠胀痛，以左下腹部胀痛为主，进行性加重，伴深部性交疼痛，仰卧位疼痛可减轻，月经量、白带较前增多。查体：左下腹轻压痛，妇科检查无阳性体征。超声示盆腔静脉曲张，双侧宫旁静脉扩张迂曲呈串珠状，左侧宫旁静脉最大内径为 9mm，右侧宫旁静脉最大内径为 6mm；宫壁可见迂曲管道样回声，内径为 6mm，内见静脉血流充盈。门诊以"盆腔淤血综合征"收入院。

【问题】

　　1. 为进一步确诊患者应接受什么检查？

　　2. 该患者的治疗策略有哪些？

　　3. 卵巢曲张静脉栓塞硬化治疗常用的材料有哪些？

一、概　　述

　　盆腔淤血综合征（pelvic congestion syndrome，PCS）是由盆腔静脉慢性淤血导致的以慢性盆腔疼痛（chronic pelvic pain，CPP）为主要临床表现的特殊症候群，由盆腔静脉曲张导致，大多数 PCS 患者伴有卵巢静脉曲张。文献报道超过 30% 的 CPP 是由 PCS 单一因素所致的，且由于 PCS 临床症状的多样性和非特异性，缺乏客观的检查指标，迄今为止大多数由 PCS 所致的 CPP 都没有能够得到及时、正确的诊断。

　　PCS 的病因不明，但通常认为与解剖及内分泌因素有关。盆腔静脉丛交通支丰富，缺乏筋膜构成的外鞘，弹性差，易发生扩张及反流，从而发生血液淤积，同时卵巢静脉与盆腔静脉存在广泛交通，只要回流通路上的血管如肾静脉、髂静脉出现病变，就可能使得盆腔静脉回流受限，从而导致盆腔静脉曲张，继而产生 PCS 如胡桃夹综合征、左髂静脉压迫综合征等。左侧卵巢静脉直角流入左肾静脉（图 11-5-1），其静脉瓣膜缺如率高达 15%，因此左侧卵巢静脉易发生反流。也有极少数血管变异患者，左侧卵巢静脉直接汇入下腔静脉（图 11-5-2），由于腹主动脉压迫，导致 PCS 发生。PCS 仅发生在育龄期妇女，抑制卵巢功能可改善症状，提示该病与激素水平相关。妊娠期卵巢静脉压力比非妊娠期增加 3 倍，并可持续到产后数月，故 PCS 好发于经产妇。此外增高盆腔静脉压力的各种因素如慢性咳嗽、肥胖、持续负重、后位子宫、习惯性便秘等，均是 PCS 的高发因素。

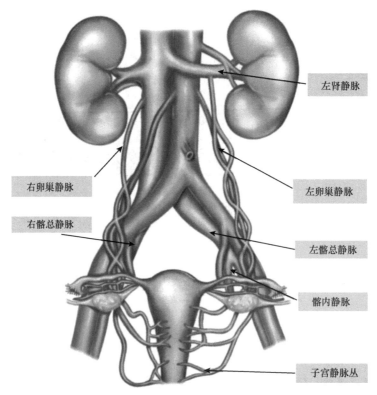

图 11-5-1　盆腔静脉解剖

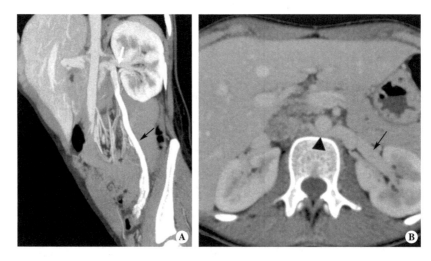

图 11-5-2　女性，32 岁，慢性盆腔疼痛、性交后不适，伴有下肢静脉曲张。CTA 显示左侧卵巢静脉扩张，直径为 8mm（A，箭头），直接引流到下腔静脉并受腹主动脉压迫（B），不与左肾静脉相通（B，箭头）

二、临床表现、辅助检查与诊断

（一）临床表现

CPP 的定义是局限于腹部或骨盆的间歇性或持续性疼痛，持续至少 3～6 个月，不限于月经周期或性交的任何时期，与怀孕无关。CPP 在 18～50 岁的妇女中，患病率为 2.1%～24%，据报道，高达 30%的 CPP 患者合并 PCS。

PCS 典型临床表现：

（1）盆腔疼痛持续 3~6 个月。

（2）疼痛常表现为隐痛或沉重感，以单侧为主，有时为双侧或从一侧向另一侧移动。

（3）可在月经之前或经期加重。

（4）疼痛与活动及体位有关，长时间站立、运动、举重等使腹压增加可使症状加重。

（5）性交期间和性交后疼痛加重，怀孕期间疼痛加重明显。

（6）症状通常在 1 天内晨轻暮重，仰卧位可减轻，需要数小时才能消退。

（7）可同时伴有外阴、阴道、会阴或下肢静脉曲张病史。

PCS 患者体征与主观症状严重程度不符。对于有特征性症状的患者，查体可表现为下腹部卵巢点压痛、宫颈及子宫压痛。1988 年 Beard 报道，腹部卵巢点压痛与性交后疼痛史结合对区分 PCS 与其他盆腔疼痛的敏感性为 94%，特异性为 77%。

（二）辅助检查与诊断

1. 超声　盆腔超声是首选的无创检查方法，可以排除盆腔肿块和子宫病变等引起的疼痛，并评估子宫、卵巢静脉扩张情况，卵巢变化及子宫增大情况。

PCS 的经腹和经阴道超声表现：

（1）左侧卵巢静脉扩张（直径大于 4mm）。

（2）尾端反流或逆行血流。

（3）血流缓慢（小于 3cm/s）。

（4）存在扭转和扩张的盆腔静脉丛。

（5）扩张的弧形静脉穿过子宫肌层，与双侧盆腔静脉曲张沟通。

（6）在 Valsalva 操作过程中，卵巢静脉曲张出现可变的双峰波形（即瓣膜功能不全）。

（7）卵巢的多囊改变，不同于传统的多囊卵巢综合征，这一发现的意义尚不清楚。

2. CT/MRI　常规 CT 或 MRI 可以显示盆腔血管和周围组织的横断面成像，显示盆腔静脉曲张、阔韧带血管充血和卵巢静脉曲张优于超声。CT 扫描有一定的辐射损伤，相比较 MRI 静脉造影具有良好的成像质量，是一种低风险的无创检查，可作为诊断盆腔静脉曲张的无创工具，但其特异性低，是因为它通常是在仰卧位进行，不能充分显示曲张的盆腔静脉。

3. 静脉造影　卵巢静脉和髂静脉造影是诊断 PCS 的金标准。经股静脉或颈静脉入路行左、右双侧卵巢静脉插管造影。为改善静脉曲张显示效果，可在注射对比剂时将患者置于半直立的位置。

PCS 的静脉造影诊断标准为：

（1）卵巢静脉近端注射对比剂，卵巢静脉丛远端充盈。

（2）盆腔静脉直径大于 5~10mm。

（3）卵巢静脉丛、盆腔静脉横过中线，外阴、阴道或大腿静脉充血。

静脉造影是诊断 PCS 的首选检查方法，它还显示对侧静脉的充盈或髂内静脉支流的回流（图 11-5-3），造影同时可行经导管栓塞或硬化治疗。

4. 腹腔镜　诊断性腹腔镜检查是 CPP 的重要诊断方法，据报道，40%以上的妇科诊断性腹腔镜检查是因为 CPP，CPP 患者腹腔镜手术的病理诊断率在 35%~83%之间，PCS 占 20%，但由于 CO_2 气腹和体位等因素可引起静脉扩张，盆腔静脉功能不全在腹腔镜手术中常被漏诊，因此腹腔镜不能作为 PCS 的一线诊断方法。

5. 放射性核素扫描　该方法是利用盆腔局部静脉曲张，血液淤积形成"血池"的原理而获得放射性核素浓聚的扫描图像，因存在辐射损伤风险，目前较少应用。

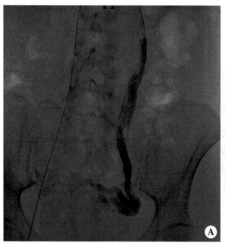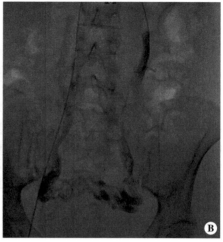

图 11-5-3　选择性左卵巢静脉造影显示左侧卵巢静脉扩张，子宫静脉曲张（A），对比剂越过盆腔中线，右侧
盆腔静脉显影（B）

三、治　疗

（一）保守治疗

1. 药物治疗　治疗 PCS 可选择药物包括孕激素、丹那唑、口服激素联合避孕药、非甾体抗炎药物和 GnRH 激动剂。每天服用醋酸甲羟孕酮 50mg，可在 4 个月内显著减轻疼痛，但停止治疗后易复发。如果醋酸甲羟孕酮联合心理治疗，则改善效果更好且随访期间缓解时间更长。GnRH 激动剂治疗效果优于醋酸甲羟孕酮，但治疗时间不能超过 6～12 个月。皮下注射依托孕烯，也有较好治疗效果。

目前口服醋酸甲羟孕酮、皮下注射依托孕烯或 GnRH 激动剂可作为 PCS 的一线治疗。药物治疗虽然有效，但药物的系统性副作用通常会影响患者依从性及药物的长期使用。

2. 压迫治疗　这种方法多年来一直被成功地用于治疗下肢静脉曲张。有研究表明紧身短裤可以使 82% 的 PCS 患者疼痛症状得到缓解，当 PCS 患者同时伴有下肢静脉曲张时，可以联合使用紧身短裤和紧身袜。

（二）外科治疗

常用的手术治疗方案有子宫悬吊术、宫骶韧带缩短术等，但术后易复发，治疗效果不理想。Rundqvist 等于 1984 年切除左侧卵巢静脉治疗 PCS，起到了缓解症状的效果。后续研究发现，结扎卵巢静脉比切除卵巢静脉的效果更好。文献报道，腹腔镜下钳夹双侧卵巢静脉有效率可达 78%。子宫切除术将使患者失去生育能力，目前该治疗方法很少应用。

就术后效果而言，腹腔镜或腹腔镜手术的效果并不显著优于血管内介入治疗。

（三）介入治疗

1. 概述　介入治疗方法包括卵巢静脉插管栓塞硬化治疗、球囊扩张成形术和支架置入术。治疗通常在局部麻醉下进行，股静脉、颈内静脉是最常用的穿刺路径，技术成功率高，并发症发生率低。常用的栓塞硬化材料包括弹簧圈、封堵器、泡沫硬化剂、组织胶等。随着栓塞材料及技术的不断发展，为实现对静脉血流的完全不可逆阻断，弹簧圈已被组织胶、泡沫或其他硬化剂所取代或与之联合使用。左髂静脉压迫综合征和胡桃夹综合征导致的 PCS 可考虑行球囊扩张成形术或支架置入术。

2. 曲张静脉栓塞硬化

（1）原理：弹簧圈的机械闭塞促进血栓形成，硬化剂通过破坏血管内皮，导致包括侧支在内的整条血管硬化，从而达到曲张静脉永久性闭塞。

（2）适应证与禁忌证

适应证：CPP 时间大于 6 个月，药物等保守治疗无效的 PCS 患者。

禁忌证：①妊娠期妇女；②对比剂过敏；③较严重感染；④严重肝肾功能不全。

（3）术前准备

1）患者准备：体格检查、实验室检查（血常规、肝肾功能、凝血功能、血 HCG 等）、影像学检查（超声、CT 或 MRI）、心电图。

2）药物及器械准备：①机械栓塞材料，弹簧圈、封堵器；②常用硬化剂如聚桂醇、十四烷基硫酸钠、鱼肝油酸钠等；③组织胶如 NBCA、Onyx 胶等。

（4）操作技术

1）操作时机：操作一般在月经后排卵前进行，行血 HCG 检查排除早孕。

2）操作步骤：①血管造影，局部麻醉下穿刺右股静脉或右侧颈内静脉，沿导丝将 5F Cobra 导管插至下腔静脉。左侧卵巢静脉开口于左侧肾静脉，右侧卵巢静脉开口于下腔静脉，在导丝配合下，将导管插至双侧卵巢静脉，分别行逆行造影。为提高造影效果，在造影时嘱患者行 Valsalva 呼吸以增加腹压，首先行左侧卵巢静脉造影，将 5F 造影导管或微导管插入到其最远端，行血管造影观察静脉曲张、侧支血管及瓣膜功能。栓塞的指征包括卵巢静脉直径大于 6mm；卵巢静脉丛中至重度充血；子宫静脉充盈；对侧盆腔静脉充盈。②卵巢静脉栓塞硬化治疗，用弹簧圈从骨盆远端段开始栓塞，持续到卵巢静脉汇入左肾静脉及下腔静脉近端段，弹簧圈型号选择应大于血管直径 2mm。为了更好地闭塞侧支交通静脉，可联合应用组织胶或硬化剂破坏盆腔曲张静脉。栓塞后复查造影确认栓塞效果及有无平行的副卵巢静脉。③盆腔静脉、髂内静脉栓塞术，卵巢静脉与盆腔静脉存在广泛交通，超选择性插管至卵巢静脉盆腔远端应用组织胶或硬化剂可同时破坏盆腔曲张静脉。目前栓塞范围尚存在争议，多数研究单纯行卵巢静脉栓塞，也有学者主张在栓塞双侧卵巢静脉同时，应栓塞双侧髂内静脉。

（5）术后处理：手术结束后密切观察，可当天出院或住院 1 天。患者术后第 1 周接受有关疼痛症状的指导，必要时使用镇痛药、非甾体抗炎药或阿片类药物。

（6）并发症：①腹痛、腹部不适，对症处理可缓解；②弹簧圈移位，以及硬化剂导致的异位栓塞；③静脉破裂，对比剂渗漏；④血栓性静脉炎；⑤过敏反应；⑥穿刺相关并发症如气胸及血肿；⑦介入治疗术后复发较少见，大多数报道的复发病例发生在介入手术没有栓塞的区域。

（7）疗效评价：可在出院前，出院后 1、3、6、12 个月门诊复查。评价方法包括：①疼痛评分；②超声评价卵巢及盆腔曲张静脉。

【案例 11-5-1 分析讨论】

1. 静脉造影，卵巢静脉和髂静脉造影是诊断 PCS 的金标准。

2.（1）保守治疗：①药物治疗，可选择药物包括孕激素、丹那唑、口服激素联合避孕药、非甾体抗炎药物和 GnRH 激动剂；②压迫治疗。

（2）如保守治疗无效可考虑介入治疗：①曲张静脉栓塞硬化治疗；②如确诊胡桃夹综合征或左髂静脉压迫综合征继发的 PCS 可考虑行支架置入术。

3. 常用的材料包括：①机械栓塞材料：弹簧圈、封堵器；②常用硬化剂如聚桂醇、十四烷基硫酸钠、鱼肝油酸钠等；③组织胶如 NBCA、Onyx 胶等。

（刘凤永）

第六节　精索静脉曲张

【案例 11-6-1】
　　患者，男性，15 岁，无明显诱因出现"左侧阴囊无痛肿胀"。常规体检显示左侧阴囊肿胀，双侧睾丸正常大小。病史无特殊，入院超声显示左侧精索静脉曲张。
【问题】
　　1. 该患者左侧精索静脉曲张分度是什么？
　　2. 该患者采用的治疗策略是什么？

一、概　　述

　　精索静脉曲张（varicocele，VC）是一种血管病变，指精索内蔓状静脉丛的异常扩张、伸长和迂曲，可导致疼痛不适及进行性睾丸功能减退，是男性不育的常见原因之一。VC 的发病率占男性人群的 10%～15%，多见于青壮年；通常见于左侧，占 77%～92%。VC 按年龄可分为成年型（年龄＞18 岁）和青少年型（年龄为 10～18 岁）。按病因可分为原发性和继发性。原发性多见于青壮年，病因不明，直立或行走时明显，平卧休息后可缓解；继发性少见，是由左肾静脉或下腔静脉病理性阻塞、外在压迫等造成精索静脉回流障碍所致，平卧后不能缓解。

　　睾丸及附睾静脉汇集成蔓状静脉丛，经三条径路回流：①在腹股沟管内汇成精索内静脉，沿腹膜后上行，左侧精索内静脉呈直角汇入左肾静脉，右侧精索内静脉在右肾静脉下方约 5cm 处呈锐角汇入下腔静脉，直接汇入右肾静脉者约为 5%～10%。②经输精管静脉汇入髂内静脉。③经提睾肌静脉至腹壁下静脉，汇入髂外静脉。原发性 VC 发生与下列因素有关：①静脉瓣有防止静脉血反流的作用，当精索静脉瓣缺如或功能不良时可导致血液反流。②精索静脉壁及其周围结缔组织薄弱或提睾肌发育不全。③人的直立姿势影响精索静脉回流。继发性 VC 可见于左肾静脉或腔静脉瘤栓阻塞、肾肿瘤、腹膜后肿瘤、盆腔肿瘤、巨大肾积水、肾囊肿和异位血管压迫等。

二、临床表现、辅助检查与诊断

（一）临床表现

　　多数患者无症状，多在体检时被发现，或在自我体检时发现阴囊无痛性蚯蚓状团块，或因不育症就诊时被查出。有症状者多表现为阴囊坠胀不适或坠痛，疼痛可向腹股沟区、下腹部放射，久站、步行后症状可加重，平卧后症状可缓解或消失。

　　目前认为，VC 导致男性不育的机制与精子质量异常、睾丸体积缩小、睾丸灌注减少及睾丸功能障碍等方面有关。VC 患者阴囊疼痛发生率为 2%～10%。VC 对雄激素的影响存在争议，有研究认为 VC 患者的血清睾酮水平降低，也有研究结果持不同意见。有研究报道 VC 患者经手术治疗后可提高血清睾酮水平。

（二）辅助检查

　　1. 彩色多普勒超声　对 VC 的诊断及分型具有重要价值，其诊断的敏感性及特异性均较高，还可以在不育患者中发现更多的亚临床型 VC 患者。彩色多普勒超声既能了解组织器官的解剖结构，包括精索、睾丸及附睾等；又能了解相应部位的血流状况，清楚地显示静脉内有无血液反流，反流部位、程度及与呼吸、Valsalva 动作的关系等，成为 VC 的首选辅助检查手段。

　　检测项目及诊断方法如下：

（1）平静呼吸试验时的精索静脉内径（DR）、Valsalva 动作时的精索静脉内径（DV）和直立体位的超声。

（2）反流：静息时和 Valsalva 动作时的反流持续时间（TR）。

超声表现：Valsalva 试验时，扩张的蔓状静脉丛内出现反向血流，脉冲多普勒超声检测，反流时间超过 1 秒。Valsalva 试验时，如伴有精索外静脉回流增多，提示蔓状静脉丛与外静脉之间交通支开放。

2. CT、MRI　一般不推荐，仅对继发性 VC 寻找病因及鉴别诊断时可选。

3. 血管造影　为诊断 VC 的金标准，精索静脉造影有助于减少高位结扎手术的失败率和分析手术失败原因。

（三）诊断

国内普遍认同诊断 VC 的彩色多普勒超声参考标准为：

（1）亚临床型：平静呼吸时 DR≥1.8mm。Valsalva 试验出现反流，反流时间≥1 秒。

（2）临床型：平静状态下，精索静脉丛中至少检测到 3 支以上的精索静脉，其中 1 支血管内径＞2mm，或增加腹压时静脉内径明显增加，或做 Valsalva 试验后静脉血流存在明显反流。

VC 的分度

1. 按体格检查分度

（1）临床型Ⅰ度：阴囊触诊时无异常，但患者屏气增加腹压（Valsalva 试验）时可扪及曲张的精索静脉。

（2）临床型Ⅱ度：阴囊触诊可扪及曲张的精索静脉。

（3）临床型Ⅲ度：视诊可以看见阴囊内曲张静脉团块，阴囊触诊时可扪及明显增大、曲张的静脉团。

2. VC 彩色多普勒超声分度　按照临床及超声诊断将 VC 分为亚临床型和临床型Ⅰ、Ⅱ、Ⅲ级，共 4 级。

（1）亚临床型 VC（SVC）：临床触诊阴性而超声检查精索静脉内有反流，DR 1.8～2.1mm，TR 1～2 秒。

（2）临床型 VCⅠ级（VC Ⅱ）：临床触诊阳性且超声检查 DR 2.2～2.7mm，TR 2～4 秒。

（3）临床型 VCⅡ级（VC Ⅲ）：临床触诊阳性且超声检查 DR 2.8～3.1mm，TR 4～6 秒。

（4）临床型 VCⅢ级（VC Ⅳ）：临床触诊阳性且超声检查 DR≥3.1 mm，TR≥6 秒。

其中，DR 为精索静脉内径，TR 为静脉反流持续时间。

三、治　　疗

原发性 VC 的治疗应根据患者是否伴有不育或精液质量异常、有无临床症状、静脉曲张程度及有无其他并发症等情况区别对待。治疗方法包括一般治疗、药物治疗和手术治疗。

（一）一般治疗

包括生活方式和饮食的调节、物理疗法等。生活方式和饮食的调节：如控制烟酒、饮食清淡、回避增加腹压的运动，能一定程度上改善精液质量。物理疗法包括降温疗法和阴囊托法等。

（二）药物治疗

1. 针对 VC 的药物　①七叶皂苷类，代表药物为迈之灵；②黄酮类，代表药物为爱脉朗。

2. 改善症状的其他药物　针对局部疼痛不适者，可以使用非甾体抗炎药如吲哚美辛、布洛芬、辛诺昔康等。

3. 改善精液质量的药物　对于合并生殖功能损害且有生育要求的 VC 患者，可使用促进精子发生、改善精液质量的药物（具体用药参考男性不育指南）。

（三）外科治疗

1. 手术适应证 成年临床型 VC 同时具备以下 3 个条件：①存在不育；②精液质量异常；③女方生育能力正常，或虽患有引起不孕的相关疾病，但可能治愈（推荐）。

青少年型 VC：①Ⅱ度或Ⅲ度 VC；②患侧睾丸容积低于健侧 20%者；③睾丸生精功能下降（具体见睾丸功能评价部分）；④由 VC 引起较严重的相关症状者；⑤双侧 VC。儿童期及青少年期 VC 应积极寻找有无原发疾病。

2. 手术方式 VC 的外科治疗方法包括手术治疗和介入技术。目前常用的方法有：①经腹膜后精索静脉结扎术（Palomo）；②高位精索静脉结扎术（Ivanissevich）；③腹股沟管下结扎术；④腹腔镜下腹股沟管下结扎术；⑤腹股沟管下显微外科手术；⑥腹股沟显微外科手术；⑦精索静脉栓塞术；⑧硬化疗法（腹股沟切口）或逆行硬化疗法（通过施行左肾静脉和精索静脉导管插入术）。

虽然多项荟萃分析显示近年来微创手术越来越受到关注，但在选择治疗方式时应该充分考虑疾病的具体情况、医院的条件、术者的擅长和经验等因素，需要与患者做充分的沟通并尊重患者的意愿。经皮导管法精索内静脉栓塞是通过造影全面了解血管的栓塞解剖情况，且栓塞治疗时栓塞剂混合对比剂一同注入，能有效地栓塞曲张静脉主干及其分支，大大减少术后的复发率，故疗效明显优于手术高位结扎，同时避免了麻醉和手术给患者造成的痛苦，也避免了因手术造成阴囊水肿、血肿等并发症。即使是没能栓塞成功的病例，通过造影也为手术结扎提供了可靠依据，减少了手术结扎的盲目性。

（四）介入治疗

1. 原理 经皮精索静脉介入栓塞治疗指将导管置入曲张静脉腔内，以高浓度栓塞药物直接作用于静脉血管壁，从而闭塞曲张静脉。

2. 适应证与禁忌证 适应证：VC，身体状况好，患者有微创意愿，有腰椎疾病不适合硬膜外麻醉又不愿意选择全身麻醉者。

禁忌证：①血液高凝状态；②近期接受过大手术、活检、心肺复苏、不能实施压迫的穿刺；③近期有严重外伤；④严重难以控制的高血压（血压＞160/110mmHg）；⑤伴有较严重感染如细菌性心内膜炎；⑥动脉瘤、主动脉夹层、动静脉畸形；⑦严重肝肾功能不全；⑧栓塞药物过敏。

3. 术前准备

（1）患者准备：体格检查，实验室检查（血常规、肝肾功能、凝血功能等），影像学检查。

（2）VC 常用栓塞材料

1）血管硬化剂如无水乙醇、5%鱼肝油酸钠等，此类栓塞剂可造成血管内皮及血管壁的损害，破坏血液成分，使其在局部形成血栓，引起永久栓塞。

2）明胶海绵，属中期栓塞剂。血管栓塞后 14～19 天开始吸收，3 个月可完全吸收再通，不宜单独使用。

3）弹簧圈和可脱落球囊，可永久栓塞精索静脉主干，但易遗漏小分支而引起复发，故宜与明胶海绵或硬化剂同时使用。采用明胶海绵加弹簧钢圈栓塞，栓塞范围大，效果佳，安全性好，后遗症、并发症及毒副作用发生率低。

（3）器材准备：主要是栓塞用导管、导丝等。

（4）操作技术：患者取仰卧位，右侧腹股沟区常规消毒，铺巾后，用 Seldinger 穿刺术穿刺右股静脉插管至左肾静脉，注入对比剂了解左侧精索静脉的开口情况；插管至左精索静脉成功后，推入对比剂约 10ml 行造影，确诊 VC 后，尽可能深入导管以避开侧支静脉，然后进行栓塞，直至再次行造影观察精索静脉未见明显反流。如精索静脉邻近肾静脉有 2 个开口或精索静脉在高位发出另 1 条分支，则在开口处下方释放钢圈，右侧精索静脉造影方法同左侧精索静脉，发现反流推入栓塞物质（图 11-6-1）。

（5）术后处理：①术后轻度发热，无须特殊处理，必要时更换导管；②根据麻醉方式，做好麻醉后护理；③严格无菌操作，保持切口敷料的干燥。

（6）并发症：①栓塞反应，轻者可无明显症状和体征，重者出现栓塞后综合征如局部疼痛、发热、白细胞计数增高等；②血管壁损伤；③过敏反应。

（7）疗效评价：第一次随访可在术后 1～2 周进行，主要检查有无手术相关并发症；第二次随访在术后 3 个月进行，此后每 3 个月随访 1 次，至少随访 1 年或至患者配偶成功受孕。对 VC 伴有不育患者的治疗和随访过程中，不仅要关注男性患者的情况，同时还要关注女性伴侣的情况如女方年龄、生育能力状况等因素，并充分考虑夫妇双方在生育方面的需求和意愿。

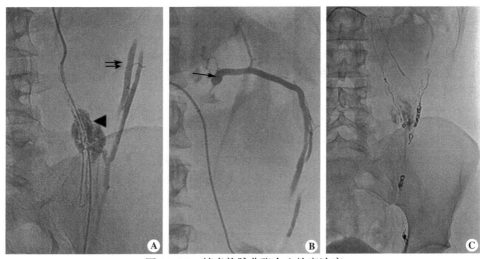

图 11-6-1　精索静脉曲张介入栓塞治疗

A、B. 左侧精索静脉和副精索静脉连接扩张的肾包膜静脉，后者汇入左肾静脉，汇合处可见组织渗出；C. 弹簧圈栓塞后曲张的左侧精索静脉不显影

【案例 11-6-1 分析讨论】

1. 临床型Ⅲ度；

2. VC 的外科治疗方法包括手术治疗和介入技术（顺行或逆行）。目前常用的方法有：①经腹膜后精索静脉结扎术；②高位精索静脉结扎术；③腹股沟管下结扎术；④腹腔镜下腹股沟管下结扎术；⑤腹股沟管下显微外科手术；⑥腹股沟显微外科手术；⑦精索静脉栓塞术；⑧硬化疗法（腹股沟切口）或逆行硬化疗法（通过施行左肾静脉和精索静脉导管插入术）等，应当积极地和患者的父母沟通，选择适合青少年的手术术式。

（刘凤永）

第十二章　骨肌系统疾病

第一节　骨　肿　瘤

学习要求

记忆：骨肌系统疾病相关介入治疗的适应证与禁忌证、基本操作技术、疗效评价及并发症防治。

理解：骨肌系统疾病的概述、临床表现与诊断。

运用：选择性动脉栓塞（化疗）术、骨肿瘤消融术、经皮骨成形术、放射性粒子组织间永久置入术、经皮腰椎间盘摘除术、经皮椎间孔镜下髓核摘除术、经皮椎体成形术等介入诊疗技术在骨肌系统疾病中的应用。

【案例 12-1-1】

患者，男性，62 岁，间断干咳伴腰背部及右髋部疼痛 3 个月，局部外用中药贴剂症状无缓解并渐进加重。3 天前不慎跌倒后右髋疼痛加剧，伴右下肢轻度屈髋屈膝及外旋畸形。入院检查：胸部 CT 显示左肺门部团块状肿物，骨盆 CT 显示右侧股骨颈病理性骨折，核素骨扫描显示第 2、3 腰椎、双侧髂骨及右侧股骨颈核素浓聚，考虑为肺癌伴多发骨转移癌。

【问题】

1. 如何进一步明确肿瘤病理诊断？

2. 骨科拟行右侧半骨盆置换术，但手术创伤较大、失血量多，介入技术可否提供相关辅助支持？

3. 对于不可手术切除的腰椎及髂骨病灶，可否行介入治疗？具体如何选择术式？

一、概　　述

骨肿瘤（bone tumor）及瘤样病变（tumor-like lesion）是发生于骨骼或其附属组织的肿瘤及具有肿瘤生物学行为的非肿瘤性病变，其发病率较低，但发病因素很复杂，目前还没有确切的病因。

随着对骨肿瘤及瘤样病变认识的不断提高，世界卫生组织骨肿瘤分类也在不断地更新与完善。目前，各类型的骨肿瘤及瘤样病变依据病变的组织来源进行分类，并依据病变的生物学行为被分为良性、中间性及恶性。骨肿瘤及瘤样病变的组织来源复杂多样，导致其临床表现、病理表现和影像学表现同样复杂多变。临床、影像及病理活检相结合的诊断模式能够显著提高正确诊断率。同时，随着外科手术技术的提高、放化疗方案的不断改进及介入治疗技术的发展，骨肿瘤及瘤样病变患者的生存质量与临床预后有了很大的改善，但恶性骨肿瘤患者的远期预后及生存期仍不令人满意。

二、临床表现、辅助检查与诊断

（一）临床表现

1. 发病年龄与发病部位　　发病年龄及发病部位是骨肿瘤及瘤样病变诊断中最重要的临床资料，不同年龄段及不同部位好发的骨肿瘤及瘤样病变性质截然不同。

2. 疼痛与压痛　　最为常见，可与肿块同时或不同时出现，尽管疼痛的程度及性质不定，但其对某些骨肿瘤及瘤样病变的诊断具有很强的指示性。

3. 皮肤改变与肿块　　一般良性骨肿瘤的被覆皮肤无明显改变，亦无粘连，仅肿瘤过大皮肤受压时才呈绷紧、发亮样改变；恶性骨肿瘤周围皮温升高，常与深部组织发生粘连，表面常呈发绀色。

4. 畸形　肢体及颜面畸形是常见体征，如颅骨病变可致骨性狮面、股骨病变可致手杖样改变等。

5. 功能障碍　骨肿瘤后期，因疼痛、肿胀与压迫周围结构而可引起患部及邻近部位的功能障碍。

6. 病理性骨折　部分骨肿瘤及瘤样病变容易导致宿主骨的骨折。

7. 全身症状　骨肿瘤晚期特别是当病变进展时会导致全身状态急剧恶化，可出现如进行性消瘦、贫血等一系列恶病质症状。

（二）辅助检查

1. 影像学检查　X 线对明确骨肿瘤性质、种类、范围及决定治疗方案都能提供有价值的资料，是骨肿瘤重要的检查方法（图 12-1-1）。CT 能够反映病变的细节，特别是对不规则骨，能够发现病变内细微的肿瘤骨或瘤软骨。磁共振对病变的敏感性最强，但特异性较差，其主要检查目的在于明确肿瘤与周围的解剖关系，病变是否存在跳跃病灶，进而对病变进行局部分期并为活检提供明确的靶点。放射性核素及 PET-CT 可用于骨转移瘤的诊断，对患者进行全面的评估，同时还能够评估骨肿瘤对化学治疗的反应。

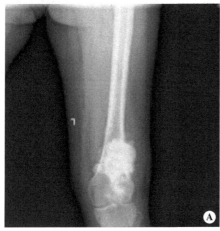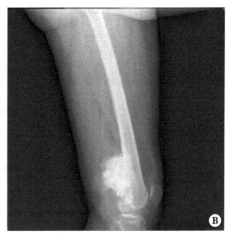

图 12-1-1　毛细血管扩张型骨肉瘤 X 线表现

2. 病理学检查　为了提供精准的诊断与治疗，美国国立综合癌症网络（National Comprehensive Cancer Network，NCCN）指南推荐在进行外科处理原发灶之前应进行穿刺活检或开放活检。

3. 其他　患骨肉瘤时红细胞沉降加快，患恶性骨肿瘤时碱性磷酸酶可增高，乳酸脱氢酶对预测恶性骨肿瘤患者的预后有重要价值；同时一些肿瘤相关因子的检查也对骨肿瘤的诊断与预后评估有着重要的价值。

（三）诊断

多数骨肿瘤及瘤样病变的诊断较为复杂，有时存在一定的困难，因为不同骨肿瘤及瘤样病变可有相似的表现，良性骨肿瘤可发生恶变；有些骨肿瘤组织学检查显示为良性，但临床上表现为恶性，常早期出现远处转移，因此，应遵循系统化的诊断策略，将临床、影像与病理相结合才能获得准确的诊断。

三、治　　疗

良性肿瘤多以局部刮除植骨或手术切除为主，如能彻底去除，一般不复发，预后良好。对恶性肿瘤，手术切除是治疗的主要手段，截肢、关节离断是最常用的方法。化学治疗包括全身化疗和局部化疗，局部化疗的实施主要依赖于介入技术。放疗作为一种重要的辅助治疗，可达到减瘤及止痛效果。随着介入技术的进展及临床经验的积累，其在骨肿瘤的诊断与治疗中发挥越来越重要的作用。

骨肿瘤的介入治疗技术根据手术路径的不同，可分为血管性介入技术和非血管性介入技术。血管性介入技术主要指选择性动脉栓塞（化疗）术，非血管性介入技术包括经皮骨成形术、骨肿瘤消融术和放射性粒子组织间永久置入术。

1. 选择性动脉栓塞（化疗）术

（1）原理：骨肿瘤的动脉栓塞治疗（图 12-1-2）是通过选择性血管插管，向骨肿瘤的供血动脉内注射栓塞剂，以栓塞肿瘤血管，从而达到肿瘤缺血坏死、缩小的目的。对部分良性骨肿瘤单纯栓塞可以达到临床治愈，对恶性骨肿瘤栓塞同时往往联合动脉内灌注化疗，可以缓解症状，减少术中出血，利于手术保肢和姑息性治疗。

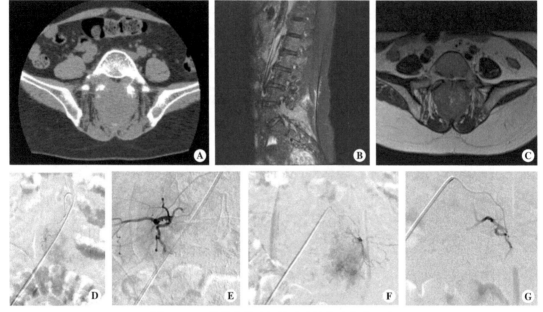

图 12-1-2　骨肿瘤的选择性动脉栓塞（化疗）术

A. 术前腰骶椎 CT 平扫见第 5 腰椎附件区团块状软组织密度影，呈溶骨性骨破坏并向椎管内侵犯；B. 腰椎 MRI T_2 抑脂序列矢状位可见第 5 腰椎及第 1 骶椎附件区团块状高信号影并向椎管内侵犯；C. 腰椎 MRI T_2 序列横断位可见第 5 腰椎附件区团块状高信号影并向椎管内侵犯；D. 将微导管超选入肿瘤供血动脉其中一支造影，见团块状肿瘤样染色；E. 栓塞后复查造影见肿瘤供血动脉远端血流中断；F. 将微导管超选入肿瘤供血动脉其中一支造影，见团块状肿瘤样染色；G. 栓塞后复查造影见肿瘤供血动脉远端血流中断

（2）适应证与禁忌证

1）适应证：①部分良性骨肿瘤如骨血管瘤、动脉瘤样骨囊肿、幼年性血管纤维瘤等；②部分恶性骨肿瘤如骨肉瘤、恶性骨巨细胞瘤、恶性纤维组织细胞瘤、转移瘤等术前化疗栓塞；③对不能手术或拒绝手术的恶性骨肿瘤患者的姑息性治疗。

2）禁忌证：①严重凝血功能障碍无法纠正者；②对比剂过敏；③心、肺、肝、肾功能严重障碍；④靶外器官栓塞不可避免，可能出现严重并发症者。

（3）术前准备

1）常规实验室检查（血常规、尿常规、凝血功能、血生化及常规免疫等）、心电图及全身核素骨扫描。

2）拟治疗病灶的 CT 或 MRI。

（4）操作方法：经股动脉入路，将导管超选入骨肿瘤供血动脉造影，以明确肿瘤供血动脉的走行，肿瘤内动脉分支形态、分布，肿瘤染色及是否有肿瘤外正常组织血运，然后将微导管超选入肿瘤供血动脉，采用颗粒栓塞剂对肿瘤动脉行超选择性栓塞，栓塞至肿瘤供血动脉远端血流停滞或中断。栓塞后复查造影观察栓塞效果，如发现遗漏供血动脉，再行栓塞。

（5）术后处理：术后穿刺点常规加压包扎，注意穿刺肢体足背动脉搏动情况及穿刺部位有无血肿，给予预防感染及对症治疗。

（6）并发症：骨肿瘤栓塞治疗常见并发症是栓塞后综合征，表现为病变部位疼痛加重、肿胀、不同程度的发热等，一般在栓塞术后 1 周内出现，2～5 天缓解。严重并发症少见，可有异位栓塞、血栓形成等。

（7）疗效评价：在骨肿瘤治疗中，动脉栓塞常用于良性骨肿瘤如骨血管瘤等的治疗，而且疗效较好，甚至部分小肿瘤不经过手术也有完全治愈的可能。在恶性骨肿瘤治疗中，术前动脉栓塞的应用不仅能促使肿瘤缩小，也能减少术中出血、提高手术保肢率；对不愿接受手术治疗的恶性骨肿瘤患者，动脉栓塞的应用可抑制肿瘤生长、缓解疼痛，从而达到提高患者生存质量的目的。

2. 经皮骨成形术 主要包括经皮椎体成形术及四肢骨的经皮骨成形术。经皮椎体成形术首先用于治疗椎体肿瘤，后来开始用于治疗骨质疏松性椎体压缩骨折。近年来，随着介入技术的发展，经皮骨成形术亦应用于四肢骨肿瘤的治疗，并在临床工作中得到了广泛认可。现以经皮椎体成形术为例进行阐述。

（1）原理：经皮椎体成形术（percutaneous vertebroplasty，PVP）（图 12-1-3）是在影像设备（CT/DSA）引导下经椎弓根或椎体旁路径进针，将骨穿刺针穿刺入椎体内，注入骨水泥，达到稳定骨折、缓解疼痛或治疗肿瘤的介入技术。PVP 可解除或减轻疼痛、加固椎体和防止椎体骨质进一步破坏，其止痛机制尚不完全清楚，可能为：①骨水泥加强了椎体强度，稳定了椎体内的微骨折，减少骨折断端的微运动，从而减少了对痛觉神经末梢的刺激；②骨水泥机械作用阻断了局部组织的供血，从而导致痛觉神经末梢和肿瘤组织坏死；③骨水泥聚合时产热和单体的细胞毒作用导致椎体肿瘤组织及椎体痛觉神经末梢坏死；④骨水泥可防止椎体进一步塌陷。

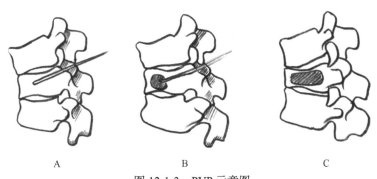

图 12-1-3 PVP 示意图

A. 经椎弓根穿刺椎体病变区；B. 注入骨水泥；C. 骨水泥填充椎体病变区

（2）适应证与禁忌证

1）适应证：由各种良恶性肿瘤（如血管瘤、骨髓瘤、转移瘤等）引起的椎体骨折或骨质破坏。

2）禁忌证：①严重凝血功能障碍无法纠正者；②心、肺、肝、肾功能严重障碍；③椎体后缘骨质较大范围不完整者；④穿刺部位附近存在活动感染灶。

（3）术前准备

1）常规实验室检查（血常规、尿常规、凝血常规、血生化及常规免疫等）、心电图及全身核素骨扫描。

2）拟治疗病灶的 CT 或 MRI。

3）根据病变部位制订穿刺计划，包括体位、穿刺路径等。

（4）操作步骤：影像设备引导下根据病灶的位置确定皮肤进针点；根据术前制订的穿刺计划将穿刺针插入病灶内；拔出针芯，将调制好的骨水泥注入病灶内，注射过程中需在侧位透视密切监视注入物的充填及扩散情况，直至骨水泥填充满意为止。术中注意询问患者有无不适及观察生命体征。

（5）并发症

1）骨水泥的渗漏：渗漏入椎旁软组织、椎旁静脉、硬膜外静脉（椎管内），甚至渗漏入椎间孔引起脊髓压迫或神经根压迫等症状。

2）有症状的肺栓塞：由骨水泥渗漏入静脉引起。

3）脊椎感染。

4）局部出血或血肿。

5）一过性的疼痛加重或发热。

（6）术后处理：术后嘱患者平卧4~6小时，6小时后可下床轻微活动。

（7）疗效评价：PVP在缓解疼痛、稳定并维持脊柱功能、控制局部肿瘤进展等方面疗效满意，临床应用越来越广泛。

3. 骨肿瘤消融术　得益于微创理念和现代医疗技术的发展，消融技术应用于骨肿瘤的局部治疗在临床中日益受到重视，根据具体病例特点可选择RFA、MWA、HIFU和冷冻消融。现以微波消融为例进行阐述。

（1）原理：人体主要是由水、碳水化合物、蛋白质和细胞内外液中的带电粒子等成分组成，碳水化合物和蛋白质都是极性分子，钾、钠、氯等离子为带电粒子。微波是一种高频电磁波，它可以使周围组织内的极性分子和带电粒子发生旋转或振动，产生能量消耗并转化为热能，即微波在生物组织内的热效应。微波消融技术是在影像设备引导下，将微波电极置入肿瘤内部，其前端产生的微波热效应使肿瘤细胞发生脱水和蛋白质变性，从而导致肿瘤细胞发生凝固性坏死。

（2）适应证与禁忌证

1）适应证：①良性骨肿瘤如骨样骨瘤、非骨化性纤维瘤、椎体血管瘤、软骨母细胞瘤等；②失去手术切除机会及对放化疗不敏感的恶性骨肿瘤；③术后复发的恶性骨肿瘤。

2）禁忌证：①严重凝血功能障碍无法纠正者；②心、肺、肝、肾功能严重障碍；③肿瘤侵及重要血管、神经，术中损伤不可避免者；④穿刺部位附近存在活动感染灶。

（3）术前准备

1）常规实验室检查（血常规、尿常规、凝血常规、血生化及常规免疫等），心电图及全身核素骨扫描。

2）拟治疗病灶的CT或MRI。

3）根据病变部位及范围制订消融计划，包括体位、穿刺路径、消融位点等。

4）依麻醉要求术前禁食、禁水。

（4）操作技术（图12-1-4）：根据病灶情况及患者的全身情况采用局部麻醉、区域麻醉或全身麻醉。先行CT扫描，确定穿刺点、进针角度及深度。待麻醉生效后将微波电极针按照设计的角度、深度插入至预定位置（多沿肿瘤长轴插入，针尖至肿瘤远端）。确定针尖位置后开始治疗，每个消融位点持续5~10分钟（视患者治疗反应调整功率及时间），其间行CT扫描观察病灶变化，采用多次进针、多点组合的方式，尽可能使消融范围覆盖整个瘤体。治疗结束后消融穿刺道并拔除电极针，压迫包扎穿刺点。

（5）术后处理：术后监测患者血压、脉搏及穿刺局部情况。必要时给予对症治疗，适当固定患肢。

（6）并发症：出血、感染、发热、局部皮肤或组织烫伤、坏死及针道转移、骨折等。

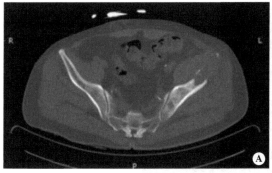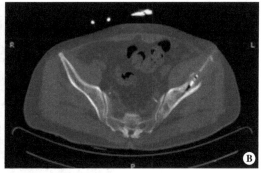

图 12-1-4 骨恶性肿瘤的微波消融术

A. 肿瘤累及髂骨翼及髋臼上部；B. 微波针经皮穿刺髂骨翼和髋臼上部，进行微波消融治疗

（7）疗效评价：微波消融治疗肿瘤具有热效率高、热场分布均匀、升温稳定、疗效可靠等特点，可多次消融，也可联合其他方法综合治疗恶性骨肿瘤，可降低肿瘤复发、缓解骨痛、延长生命，为没有手术指征的晚期转移性骨肿瘤患者提供了一项有效的治疗选择，但在热剂量规划、术中温度测量等关键技术和核心问题方面仍有待发展和完善。

4. 放射性粒子组织间永久置入术（简称粒子置入术） 属于放疗中的内放疗，具有适形性及持续性优势。临床上最常应用的放射性粒子为 ^{125}I 粒子。粒子置入术在恶性骨肿瘤治疗上以其创伤小、安全有效、靶区剂量分布均匀、对周围正常组织损伤小等优点正在逐渐发挥重要作用。

（1）原理：^{125}I 粒子是一种低能放射活性粒子，可持续释放 γ 射线，直接损伤 DNA 分子的单链及双键，并使体内水分子电离产生氧自由基导致细胞损伤，还能不断杀伤进入 DNA 合成期和有丝分裂期的肿瘤细胞；同时，^{125}I 粒子低剂量率的辐射可诱导肿瘤细胞的凋亡，目前认为诱导细胞凋亡可能是 ^{125}I 粒子治疗恶性肿瘤的主要途径。^{125}I 粒子半衰期为 60 天左右，6 个月降低到初始能量的 10%，1 年后基本忽略不计。

（2）适应证与禁忌证

1）适应证：①手术无法切除且化疗不敏感者；②手术或外放疗后复发者；③预计生存时间＞6 个月者。

2）禁忌证：①严重凝血功能障碍无法纠正者；②心、肺、肝、肾功能严重障碍者；③穿刺部位附近存在活动感染灶；④肿瘤破溃；⑤因无合适穿刺路径而无法达到处方靶区剂量者；⑥肿瘤广泛转移者。

（3）术前准备

1）常规实验室检查（血常规、尿常规、凝血常规、血生化及常规免疫等）、心电图及全身核素骨扫描。

2）拟治疗病灶的 CT 或 MRI。

3）根据病变部位及范围，运用 TPS 制订治疗计划。

（4）操作方法（图 12-1-5）：根据病灶情况及患者的全身情况采用局部麻醉、区域麻醉或全身麻醉。先行 CT 扫描，确定穿刺点、进针角度及深度。待麻醉生效后将粒子针按照设计的角度、深度插入至预定位置。确定针尖位置后按照治疗计划将 ^{125}I 粒子序贯置入，粒子间距为 10mm 左右，可采用多点、多针同时进行的方式。治疗结束后拔除粒子针，压迫包扎穿刺点，再次行 CT 扫描评估粒子分布情况，进行 TPS 术后验证。

（5）术后处理：^{125}I 粒子置入治疗后应注意辐射防护，患者应安排独立病房，治疗局部应用铅巾遮盖防护，粒子置入后 2 个月内应避免与孕妇和儿童接触，如果需要长时间接触，应保持 1.5～2.0cm 距离。

（6）并发症：主要分为两类，即：①穿刺相关并发症如疼痛、出血、粒子迁移等；②放疗相关并发症如皮肤、黏膜、脊髓损伤等。

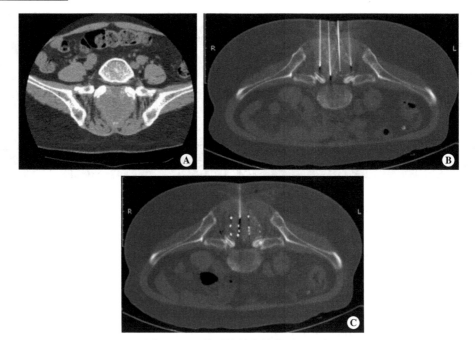

图 12-1-5　骨恶性肿瘤的粒子置入术

A. 术前腰椎 CT 平扫示腰 5 棘突软组织密度影，伴骨质破坏；B. 于 CT 引导下将粒子针置于肿瘤病灶内；C. 经粒子针将粒子置入
肿瘤病灶内

（7）疗效评价：对于控制局部肿瘤进展、缓解恶性骨肿瘤引起的癌性疼痛，临床效果满意，可明显改善患者生存质量及延长生存期。

5. 小结　介入技术为骨肿瘤的治疗提供了更多选择，总体而言，介入技术可以实现对骨肿瘤尤其是恶性骨肿瘤的姑息性治疗，在改善生存质量和肿瘤局部控制方面已得到临床广泛认可。在具体临床实践中，对上述介入技术的综合应用尤为重要，对于不同部位、不同程度的骨肿瘤病变可以序贯应用不同的介入方法以实现疗效的最大化。在同一病例的不同诊疗阶段，各种介入技术各具不同的临床价值。

【案例 12-1-1 分析讨论】

　　1. 在影像检查考虑肺癌伴多发骨转移的前提下，可以行 CT 引导下经皮肺穿活检或骨穿活检以进一步明确病理诊断，为后继可能的化疗或靶向药物治疗提供依据。

　　2. 右侧半骨盆置换术可以改善患者生活质量，但预期手术创伤较大、失血量多，介入技术可在术中伴行腹主动脉球囊阻断术，以减少术中失血、提高手术成功率。

　　3. 对于腰椎转移病灶，如病变椎体后缘完整，可行 PVP；如病灶侵及椎管，可行粒子置入术；对于髂骨转移病灶，可在 CT 引导下先行微波消融治疗，再序贯施行经皮骨成形术。

（柳　林）

第二节　腰椎间盘突出症

【案例 12-2-1】

　　患者，女性，30 岁，以"腰痛 10 个月，加重伴右下肢放射痛 20 天"入院。患者 10 个月前无明显诱因出现腰背部疼痛，行走后加重，卧床后好转。20 天前感腰痛加重伴右下肢放射痛，行走困难，不能久坐久站，夜间疼痛影响睡眠，经保守治疗无效，为进一步诊治收入我科。

查体：跛行，脊柱向左轻度侧弯，L_4、L_5棘突右旁压痛及叩击痛。右侧直腿抬高试验30°（+），加强试验25°（+），左侧直腿抬高试验70°（－）；右侧股神经牵拉试验（+），左侧股神经牵拉试验（－）；双下肢皮温、肌力正常。实验室检查无异常。入院影像学检查如图12-2-1所示。

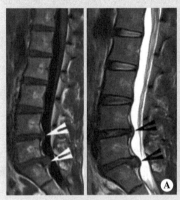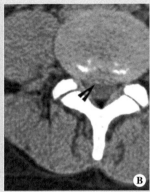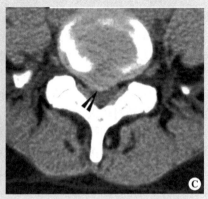

图 12-2-1 患者入院影像学检查

A. MRI 示腰 4～5、腰 5～骶 1 椎间盘向后突出，压迫硬膜囊；B. CT 示腰 4～5 椎间盘向右后突出；C. CT 示腰 5～骶 1 椎间盘向右后突出

【问题】

1. 该患者诊断是什么？
2. 该患者可以采取的治疗有哪些？
3. 该患者最优选的治疗策略是什么？

一、概　述

腰椎间盘突出症是指纤维环断裂及髓核突出使腰椎间盘组织局限性移位而压迫邻近的韧带和神经根导致腰痛及下肢疼痛，是严重影响患者劳动力和生活质量的常见病。60%～80%成人在一生中曾发生过腰腿痛，复发率为60%～85%，其中约35%发展为腰椎间盘突出症，以腰 4～5 及腰 5～骶 1 椎间盘突出为最常见。

二、临床表现、辅助检查与诊断

（一）临床表现

1. 症状

（1）腰背痛、坐骨神经痛、肢体麻木或发凉：部分表现为急性腰背痛，可由轻微外力引起如弯腰洗衣服、洗脸或刷牙，甚至咳嗽、打喷嚏之后急性发作，患者感腰部剧痛而不能直立及活动。有些表现为腰痛急性发作及持续慢性腰痛，迁延不愈，时好时坏。腰背痛之后可出现腿痛，也可能在腿痛的同时或之后才出现腰痛。少部分患者只有腿痛而否认腰痛。腰背痛发生后经数天或数周休息之后多可减轻。腰椎间盘突出症多发生在腰 4～5 及腰 5～骶 1 椎间隙，故患者多有坐骨神经痛，多表现为下肢胀痛、刺痛、麻痛，轻者只对生活及工作稍有影响，重者疼痛难忍，卧床不起，不愿站立及行走。腰 4～5 椎间盘突出者坐骨神经痛沿大腿外后方经腘窝到小腿外侧至足背及足趾；腰 5～骶 1 椎间盘突出者坐骨神经痛则沿大腿后方，经腘窝到小腿后方、足跟或足背及足底外侧；腰 3～4 椎间盘突出者坐骨神经痛则沿大腿前方、小腿前方至足背内前方。少部分患者表现为患肢发凉，又称冷性坐骨神经痛（cold sciatica），原因可能为腰椎间盘突出压迫交感神经或刺激椎旁交感神经，反射性引起下肢血管壁的收缩。有极少患者仅出现肢体麻木而无疼痛。

（2）马尾神经受压症状：为中央型突出压迫马尾神经，表现为会阴部麻木、刺痛、大小便乏力失禁、性功能障碍及双侧坐骨神经痛，严重者可出现双下肢瘫痪。

（3）肌肉萎缩及瘫痪：腰椎间盘突出压迫神经根较重或持续时间过长，可出现神经麻痹、肌肉萎缩甚至瘫痪，腰4～5椎间盘突出压迫腰5神经根可导致足下垂。

（4）间歇性跛行：表现为随患者行走距离增加而腰腿痛、麻木加重，休息后症状逐渐减轻或消失，其原因为行走时椎静脉丛充血，使神经根受压加重而引起疼痛，称为血管性间歇性跛行。

2. 体征

（1）特殊步态：症状较重，患者行走时躯干僵硬，上身前屈，臀部歪向一侧，不能正常迈步和负重，行走及转身较缓、拘谨。

（2）脊柱侧凸和腰部活动受限：腰椎间盘突出症患者症状较重者多有脊柱侧凸及腰椎活动受限。脊柱侧凸方向与突出物和神经根关系密切相关，当椎间盘突出在神经根内侧时，神经根受压可因脊柱侧凸突向健侧而缓解；当突出在神经根外侧时，神经根所受压可因脊柱侧凸突向患侧而缓解。

（3）压痛点：多在突出间隙的棘突旁深压痛，并可向臀部及下肢沿坐骨神经分布区域放射。

（4）下肢肌肉萎缩及肌力下降：腰椎间盘突出压迫神经根可引起神经肌肉营养不良，使胫前肌、踇长伸肌、趾长伸肌及腓肠肌等萎缩，导致踇趾背伸力或跖屈力下降。

（5）感觉和反射改变：可表现为亢进、减退或消失，以麻木感最常见，腰3～4椎间盘突出表现为大腿前方和小腿内侧感觉障碍，腰4～5椎间盘突出表现为小腿前外侧、足背和踇趾感觉减退，腰5～骶1椎间盘突出表现为小腿后外侧、外踝、足背外侧及足底外侧感觉减退。腱反射不论减退、消失或亢进，对诊断均有同样的重要性，膝反射异常提示腰2～4神经根受压，踝反射异常提示骶1～骶2神经根受压，腰5神经根受累侧膝、跟腱反射均为正常。

（6）直腿抬高试验及加强试验：患者仰卧，两下肢放平，膝关节伸直。先抬高健侧，记录能抬高的最高度数，绝大多数患者在抬高70°时无疼痛，再抬高患侧下肢至产生腰痛和放射痛，抬高角度小于70°即为直腿抬高试验阳性，记录其抬高度数如右侧35°（＋），左侧85°（－），再降低患侧抬高程度至疼痛刚刚消失时，将踝关节背屈，症状立即出现，此为加强试验阳性。直腿抬高试验牵扯腰4～骶3神经根，故大多数腰椎间盘突出症患者直腿抬高试验阳性，而腰2～3神经根受压时，直腿抬高试验为阴性。

（7）股神经牵拉试验：患者俯卧，患侧膝关节屈曲90°，上提小腿而出现股前侧痛为阳性，提示高位腰神经根受刺激，多为腰2～3或腰3～4椎间盘突出。

（二）辅助检查

1. CT 和 MRI 是目前确诊腰椎间盘突出症最常用的两种影像学检查。CT 通过使用骨和软组织成像定位和确诊各种类型椎间盘突出，术前正确诊断率高达93%。MRI 显示软组织比 CT 更好，可清晰显示椎间盘突出节段和退变程度，还可鉴别脱出型和游离型椎间盘突出。

2. X 线平片 不能显示椎间盘突出，但可以显示腰椎侧凸方向，目前已很少用于腰椎间盘突出症的诊断。

（三）诊断

腰椎间盘突出症的诊断依据包括临床症状、体征及影像检查。临床症状主要有：下腰痛、背痛、坐骨神经痛、马尾神经受压症状、肌肉萎缩和（或）瘫痪、间歇性跛行、肢体麻木或发凉等，其中坐骨神经痛为常见的症状。体征包括：特殊步态、脊柱侧凸、腰部活动受限、压痛点、下肢肌肉萎缩及肌力下降、感觉改变及直腿抬高试验、股神经牵拉试验阳性等，其中直腿抬高试验阳性和感觉改变最有临床诊断价值。CT 和 MRI 可以显示腰椎间盘突出部位、程度等，是确诊腰椎间盘突出症的必备影像学检查。

三、治 疗

（一）内科保守治疗及外科手术治疗

内科保守治疗包括物理治疗及药物治疗。药物治疗通常使用非甾体抗炎药（NSAID），对于急性起病疼痛剧烈患者可使用吗啡类药物。外科手术治疗腰椎间盘突出症的方式很多，最常用为开放式椎间盘切除术，其绝对指征是神经损害进行性加重，最常见为马尾神经综合征。目前微创治疗已成为腰椎间盘突出症的主要治疗方式。

（二）介入微创治疗

1. 概述 1975 年 Hijikata 首次报道了采用经皮腰椎间盘摘除术（percutaneous lumbar diskectomy，PLD）治疗腰椎间盘突出症，1985 年 Onik 发明了自动椎间盘摘除器，20 世纪 90 年代以后 PLD 在我国发展迅速，相关技术已日趋成熟。目前，其他介入微创技术尚包括经皮椎间孔镜下髓核摘除术（percutaneous transforaminal endoscopic discectomy，PTED）、经皮椎间盘化学溶解术（chemonucleolysis，CN）、经皮椎间盘激光消融术（percutaneous laser disk decompression，PLDD）、经皮椎间盘臭氧消融术及射频消融髓核成形术等。

PLD 和 PTED 均是机械减压，前者是通过纤维环开窗和切割抽取髓核而实现，而后者是在椎间孔镜辅助下直接摘除压迫神经根的突出或脱垂髓核组织；CN 应用胶原酶溶解髓核组织，而 PLDD 和射频消融采用物理气化椎间盘内髓核组织，从而达到降低椎间盘内压的作用；臭氧具有强氧化作用，可破坏髓核内蛋白多糖和髓核细胞，使髓核体积缩小、固缩，从而解除对神经根的压迫，还对髓核引起的神经根化学性炎症和疼痛有抗感染和镇痛作用。

介入治疗的适应证范畴相当，关键技术是经皮腰椎间盘穿刺，其中 PLD 应用最为基础和经典，本节主要以 PLD 为例进行介绍，并简要概述 PTED。

2. PLD

（1）适应证与禁忌证：适应证，①明显的腰痛及坐骨神经放射痛，脊神经根受压体征阳性；②病史＞2 个月，经保守治疗＞8 周无效者，或反复发作数年且疼痛较重，尤以下肢症状明显，难以行动及入睡者；③经 CT/MRI 确诊为包容性或单纯性椎间盘突出，且影像学表现与临床症状和体征相一致，并排除以下禁忌证。

禁忌证分为相对禁忌证和绝对禁忌证。相对禁忌证：①椎间盘突出伴后纵韧带明显钙化；②合并有马尾神经麻痹或单根神经麻痹者；③合并椎间隙明显狭窄、椎管狭窄及侧隐窝狭窄等；④髓核脱入椎管内游离者或突出物压迫硬膜囊＞50%；⑤突出物致侧隐窝填塞嵌顿者；⑥合并椎体滑脱 I 度以上者；⑦合并椎体转移或椎管内肿瘤者。

绝对禁忌证：①椎间盘穿刺通路感染；②邻近椎体结核或其他感染；③凝血功能严重障碍难以纠正者；④心、肺、肝、肾功能衰竭。

（2）术前准备

1）患者准备：体格检查，实验室检查（血常规、肝肾功能、凝血功能等），CT 及 MRI 等影像学检查。

2）药物准备：局部麻醉药物、镇静剂。

3）器材准备：穿刺针，工作套管，环锯，切割器或自动椎间盘摘除器。

（3）操作技术：PLD 的操作规范为①取患侧向上侧卧位；②根据 CT 测得的穿刺点距棘突旁开距离，在体表划出穿刺点；③以穿刺点为中心消毒、铺巾，穿刺局部浸润麻醉后取穿刺针经皮肤、侧后方肌群及上关节突旁侧穿入椎间盘中央，双向透视确定无误后，逐级扩张，最终置入直径为3.5～4.0mm工作套管至椎间盘中后1/3处；④经工作套管置入环锯锯通纤维环，并摘除部分髓核，然后插入切割器反复切割抽吸髓核，直至无髓核组织吸出为止；⑤退出切割器和套管，穿刺局部无菌敷料包扎；⑥髓核组织常规送病理检查。

（4）术后处理：术后6小时内监测血压、脉搏等生命体征，平稳后可停监测。术后需相对卧床休息2～4周。

（5）并发症：①腰肌血肿，主要为手术器械粗大导致椎旁静脉丛损伤出血，临床极少见，一般经过休息、给予止血药，多能于2～4周内自行吸收痊愈。②神经损伤，几乎没有相关文献报道。③腹腔脏器损伤，后位结肠是最可能的损伤器官，术中严格遵循双相定位原则，可以避免该并发症发生。④椎间盘感染，是腰椎间盘各种介入治疗术后最严重的并发症之一，发生率为0.02%～1.4%，多为低毒性感染，表现为术后患者短期内原术前的坐骨神经痛明显减轻或消失，但于术后4～20天再次出现更严重的腰痛和坐骨神经痛等。血常规白细胞计数和分类大多正常，早期红细胞沉降明显加快、CRP明显升高，症状发生后约2周MRI可见典型椎间盘炎征象，即病变椎间盘及其邻近椎体T_1WI呈低信号，T_2WI则呈高、低混合信号。一旦确诊椎间盘炎，应让患者绝对卧床，用大剂量广谱抗生素治疗约6周，可用镇痛药物，也可再次行PLD抽出炎性坏死组织，从而较快地减轻腰剧痛和腰肌痉挛并缩短病程，还可获得细菌学诊断。治疗8～10天后症状多可减轻，红细胞沉降和CRP随即明显下降。

（6）疗效评价：目前主要采用MacNab显效、有效和无效三级评价标准。有效率为显效率与有效率之和，为75%～90%，且近期疗效与远期疗效基本一致。与椎间盘镜下摘除术的长期疗效比较，疗效稍低数个百分点，但并发症和费用明显较低。

3. PTED

（1）PTED可适用于前述PLD的相关适应证，还可用于侧隐窝狭窄、椎管狭窄、椎间盘脱出甚至游离于椎管等。

（2）操作方法：PTED是在经皮侧后入路椎间孔内镜辅助下行突出椎间盘摘除，目前常用以下两种操作技术，一是Hoogland等提出的TESSYS（transforaminal endoscopic spine system）技术；二是Yeung等提出的YESS（yeung endoscopic spine system）技术。

1）TESSYS技术：是直接摘除突入椎管内的椎间盘从而解除神经根受压的技术，其穿刺路径为椎间孔入路，为了进入椎管，其设计了不同直径的环锯和扩孔钻，逐级切除椎间孔下半部，即尾侧上关节突腹侧骨质，扩大椎间孔，避免置管对出口神经根和神经节的挤压，将工作导管插入椎管内而非椎间盘内，直接摘除突入椎管内的椎间盘组织并松解硬脊膜和神经根，该入路也通过Kambin安全三角区的背侧和尾侧部分，只是与额状面夹角比YESS技术小。

2）YESS技术：经Kambin安全三角区进入椎间盘内行髓核摘除。该系统为硬杆状多管道内镜系统，工作套管末端为斜面，通过后外侧穿刺，经Kambin安全三角区进入椎间盘，将NaCl溶液连接在通道上，在水的介质下由内向外切除椎间盘组织，用双极射频和激光进行椎间盘髓核热凝成形。YESS技术入路和PLD入路相同，摘除椎间盘内髓核后，使向后突入椎管的部分自动塌陷回缩，达到间接减压。

【案例12-2-1分析讨论】
1. 该患者诊断为腰4～5、腰5～骶1椎间盘突出。
2. 该患者可采取内科保守治疗、外科手术治疗及介入手术治疗。
3. 该患者可采取PLD，PLD治疗流程：
（1）入院，术前完善实验室检查、影像学检查；术前准备。
（2）PLD手术治疗及术后随访（图12-2-2）。

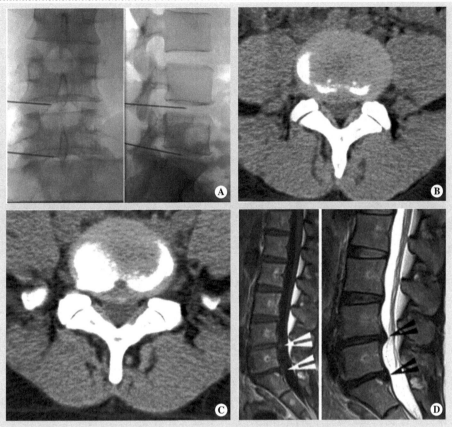

图 12-2-2　PLD 手术治疗及术后随访

A、B. 腰 4～5、腰 5～骶 1 椎间盘穿刺成功后正侧位摄片示穿刺针头端均位于相应椎间盘中央，PLD 后患者腰痛及右下肢放射痛明显减轻，1 个月后恢复正常工作，已随访 4 年无症状；C. 4 年后 MRI 复查示腰 5～骶 1 椎间盘突出有明显回缩，腰 4～5 椎间盘突出压迫硬膜囊程度无变化；D. 1 年后 CT 复查示腰 4～5、腰 5～骶 1 椎间盘突出有明显回缩

（何仕诚）

第三节　椎体压缩性病变

【案例 12-3-1】

　　患者，女性，77 岁。因"腰痛 5 个月余"入院。患者 5 个月余前摔倒后感腰背部剧烈疼痛，平卧后可减轻，翻身起床时加剧，无法自主坐立及行走，无下肢放射痛，至多家医院就诊，保守治疗无效而收入院。7 年前曾因胸 11 椎体压缩骨折而行椎体成形术，术后恢复良好。入院查体：强迫卧位，胸腰背部无肿胀，脊柱生理曲度存在，胸 12～腰 2 棘突旁压痛（＋），叩击痛（＋），翻身活动明显受限，平躺后双下肢活动自如，双下肢直腿抬高试验（－），双侧股神经牵拉试验（－）；双下肢皮温、感觉及肌力正常。入院后实验室检查无异常，影像学检查（图 12-3-1）。

【问题】

　　1. 该患者的诊断是什么？

　　2. 该患者的治疗方法有哪些？

　　3. 该患者优选的治疗策略是什么？

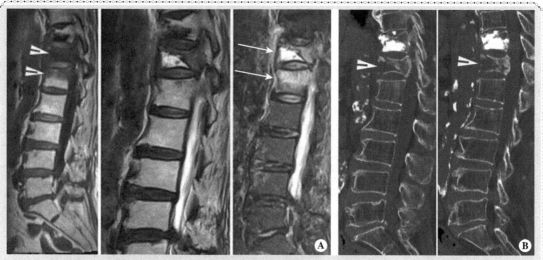

图 12-3-1　案例 12-3-1 患者影像学检查

A. MRI 示胸 11～腰 1 椎体多发压缩，其中胸 12 和腰 1 椎体 T_1WI 呈低信号、STIR 呈高信号，为新鲜压缩骨折，胸 11 椎体内骨水泥充填改变；B. CT 二维重建示胸 12 椎体明显碎裂

【案例 12-3-2】

　　患者，男性，47 岁，因"胸背部疼痛进行性加剧 1 个月余"入院。患者 1 个月前无明显诱因感胸背部疼痛，尚能忍受，近半个月来疼痛明显加剧，翻身起床极度困难，卧床休息疼痛难以缓解，需口服美施康定镇痛（20mg/次，3 次/天），外院 CT 及 MRI 提示胸 4 椎体溶骨破坏伴压缩骨折，为进一步诊治收入我科。5 个月前确诊"右上肺腺癌"，规律化疗，恢复良好。入院查体：痛苦貌，强迫卧位，胸背部无肿胀，脊柱生理曲度存在，胸 4 棘突旁压痛（＋），叩击痛（＋），翻身活动受限，双下肢直腿抬高试验（－），双侧股神经牵拉试验（－）；双下肢皮温、感觉及肌力正常。入院后实验室检查肿瘤标志物：CEA 178.6ng/ml，神经源特异性烯醇化酶 23.0ng/ml；余生化全套、血常规及凝血功能均正常；影像学检查（图 12-3-2）。

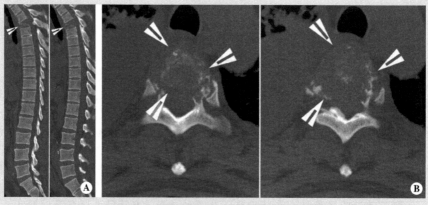

图 12-3-2　案例 12-3-2 患者影像与检查

A. PVP 前矢状位 CT 二维重建示胸 4 椎体大片溶骨破坏伴病理性压缩骨折；B. PVP 前横断面 CT 示胸 4 椎体大片溶骨破坏伴右侧胸腔积液

【问题】

　　1. 该患者的诊断是什么？

　　2. 该患者的治疗方法有哪些？

　　3. 该患者优选的治疗策略是什么？

一、概　　述

椎体压缩性病变是椎体塌陷、高度降低的疾病，按病因分为良性椎体压缩性病变与恶性椎体压缩性病变。良性椎体压缩性病变以骨质疏松最多见，恶性椎体压缩性病变以转移肿瘤最多见。本节将着重讲述骨质疏松椎体压缩骨折和椎体转移肿瘤。

二、临床表现与诊断

（一）骨质疏松椎体压缩骨折的临床表现与诊断

骨质疏松椎体压缩骨折好发于老年人，其中以绝经后老年女性最常见，少部分原因为长期使用类固醇激素及甲状旁腺功能亢进，临床表现为胸腰背部剧烈疼痛，翻身起床等活动严重受限，不能久坐久站，退行性脊柱后凸。影像学检查首选为 MRI，不仅可以显示椎体压缩程度，而且可以区分新鲜压缩骨折和陈旧压缩骨折，因为只有椎体新鲜压缩骨折才导致胸腰背部剧烈疼痛，而陈旧压缩骨折不产生疼痛。新鲜压缩骨折 MRI 表现为 T_1WI 呈低信号，T_2WI 及脂肪抑制呈高信号；陈旧压缩与邻近正常椎体信号一致，表现为 T_1WI 及 T_2WI 高信号，脂肪抑制呈低信号。MRI 的缺点是不能显示骨折线及区分是否有骨质破坏。CT 矢状位二维重建可显示椎体压缩和骨折碎裂程度，但较难区分陈旧和压缩骨折。骨质疏松程度尚需行骨密度测定。

（二）椎体转移肿瘤的临床表现与诊断

中晚期肿瘤多发生骨转移，其中以脊椎转移最常见。约 85%脊椎转移者可出现疼痛，初始多为隐痛，呈进行性加重而不缓解，当发生椎体病理性压缩骨折时背部疼痛剧烈，活动受限，且卧床难以缓解。当脊椎转移肿瘤压迫相邻神经根可出现相应的放射痛，当压迫脊髓较重时可出现脊髓功能损害，表现为下肢肌力减退、麻木，大小便功能障碍，甚至瘫痪。影像学检查应包括 MRI 和 CT。MRI 可较早显示脊椎转移部位和数目及椎体压缩、椎管内侵犯及脊髓受压程度。CT 二维重建不仅可显示脊椎转移部位和数目及椎体压缩程度，而且可以显示骨质破坏范围、破坏类型（溶骨型、成骨型及混合型），但较难显示椎管内侵犯及脊髓受压状况。

三、治　　疗

（一）骨质疏松椎体压缩骨折的内外科治疗

骨质疏松痛性椎体压缩性骨折患者的保守治疗包括卧床休息、镇痛药物、抗骨质疏松治疗等综合治疗，在 2~3 个月后多数患者疼痛可缓解，但长期卧床可导致生理功能下降，骨质疏松和后凸畸形加重。外科内固定手术有创伤大、易松动及术后并发症发生率高等缺点，目前已极少应用。

（二）椎体转移肿瘤的内外科治疗

椎体转移肿瘤患者仅有疼痛，无脊柱不稳和神经功能障碍，可采用化疗、双膦酸盐（bisphosphonate）和放疗等内科治疗。外科手术治疗的目标是尽可能达到治愈，否则退而求其次达到缓解病情并保持脊柱稳定，改善神经功能，但仅适用于单部位转移，对于多发节段转移则不适用。

（三）介入治疗

1. 概述　1987 年法国医生 Galibert 首先报道了使用 PVP，目前 PVP 已广泛用于脊椎转移性肿瘤、骨髓瘤及骨质疏松椎体压缩骨折。PVP 是在透视或 CT 导向下经皮穿刺病变椎体并注入骨水泥，从而达到迅速减轻背部疼痛和防止椎体进一步塌陷的治疗目的，并对椎体肿瘤有较好的控制作用，其最成功之处是采用一项简单的技术解决了一个临床棘手的难题。

2. PVP

（1）适应证与禁忌证：适应证包括：①骨质疏松椎体新鲜压缩骨折；②椎体转移瘤；③椎体骨

髓瘤；④椎体血管瘤。

禁忌证分为绝对禁忌证和相对禁忌证。绝对禁忌证为椎体感染。相对禁忌证包括①椎体后缘骨质破坏广泛、较大范围不完整者，肿瘤明显压迫脊髓；②成骨型椎体转移；③椎体压缩程度＞75%者；④难以纠正的严重凝血功能障碍，有出血倾向者；⑤体质极度虚弱，不能耐受手术者。

（2）术前准备

1）患者准备体格检查，实验室检查（血常规、肝肾功能、凝血功能等），MRI 和 CT 等影像学检查。

2）药物准备：局部麻醉药物、镇静剂，必要时可预防性使用抗生素。

3）器材准备 11～13G 带芯骨穿刺针、聚甲基丙烯酸甲酯（polymethylmethacrylate，PMMA）、专用骨水泥注射器及外科锤。

（3）操作技术：胸椎、腰椎及颈 7 椎椎体穿刺采用经椎弓根入路，颈 2～6 椎椎体穿刺则采用经前侧方入路，颈 1 椎椎体穿刺则采用 CT 导向下侧方入路。颈椎解剖结构复杂，临床推广难度大，故以下着重叙述胸椎、腰椎 PVP 操作方法。

胸椎、腰椎 PVP 操作规范：①患者取俯卧位，透视下使两侧椎弓根对称显示，选择椎弓根外缘的体表投影外侧 1～2cm 为穿刺点；②常规消毒、铺巾，穿刺局部浸润麻醉；③正侧位透视下用外科锤将骨穿刺针沿椎弓根敲击入椎体，当侧位穿刺针头端抵达椎体后缘时，正位正好越过椎弓根内缘，此为较理想的穿刺状态，然后在侧位透视下将穿刺针敲击推进至椎体前 1/3 交界处，正位则位于椎体中央；④按粉（g）：液（ml）：钡粉（g）为 15：10：3 的比例来调配骨水泥至黏稠状态，在侧位透视下缓慢注入椎体内，如发现明显渗漏则立即停止注射，一般注入量即第 2～6 胸椎为 2～3ml，第 7 以下胸椎为 4～5ml、腰椎为 4ml～7ml，关键是将 PMMA 充分充填入椎体断裂区或破坏区；⑤置入针芯将残留在套管内的 PMMA 推入椎体内，旋转向后退出穿刺针，穿刺点局部压迫约 5 分钟，包扎；⑥正侧位摄片观察骨水泥在椎体内分布状况。

（4）术后处理：术后 6 小时内监测血压、脉搏等生命体征，平稳后可停止监测。术后 2 小时可起身坐起，6～12 小时后可适当下床行走。

（5）并发症

1）与穿刺相关的并发症：肋骨骨折、气胸、脊髓损伤、大出血等，甚罕见。

2）与骨水泥注射相关的并发症：①PMMA 向椎体周围渗漏而造成的相应压迫，包括渗漏于椎管内硬膜囊外、神经根管、椎旁软组织、相邻椎间盘内及椎旁静脉丛造成的压迫，大多数不产生临床严重后果；②PMMA 静脉回流导致肺动脉栓塞。预防渗漏发生的关键为黏稠期实时透视监视下注射。

3）感染极少见。

（6）疗效评价：PVP 的疗效评价是观察疼痛缓解和防止椎体塌陷。疼痛评价多采用模拟视觉评分法（visual analogue scale，VAS）即 VAS 疼痛分级法评价疗效，VAS 分值为 0～10 分，0 代表无疼痛，10 代表剧烈疼痛，术后疼痛分值较术前下降 3 分方为有效，术后评分为 0 分（CR）、1～3 分（显著缓解）、4～6 分（PR），7 分以上（无效）。椎体转移肿瘤 PVP 后近期疼痛缓解率为 75%～90%；骨质疏松椎体压缩骨折 PVP 后疼痛缓解率应大于 90%。PVP 还可部分提高压缩椎体高度，平均为 2.2mm，可显著防止椎体进一步塌陷。

PVP 治疗急性压缩骨折的临床疗效已充分肯定，但疼痛指数较低的慢性期压缩性骨折是否为适应证仍有争议。PVP 后是否容易引起邻近椎体新发骨折尚未定论，目前更倾向于与患者的骨质疏松程度密切相关。现有研究表明作为 PVP 的姊妹技术——经皮椎体后凸成形术（percutaneous kyphoplasty，PKP）对骨质疏松新发压缩骨折的止痛效果和功能恢复与 PVP 无明显差异，在椎体高度恢复方面 PKP 则更好，但 PKP 费用更高。

【案例 12-3-1 分析讨论】

1. 该患者诊断为胸 12、腰 1 椎体压缩性骨折。

2. 该患者可采取内科保守治疗和介入手术治疗。

3. 该患者采用 PVP。

PVP 治疗流程:

(1) 入院,术前完善实验室检查、影像学检查;术前准备。

(2) PVP 治疗及随访 (图 12-3-3)

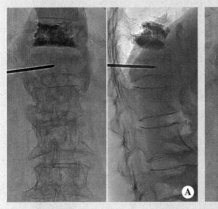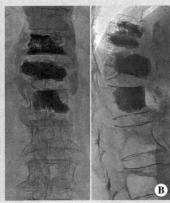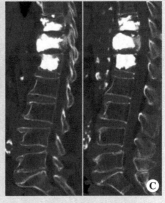

图 12-3-3 案例 12-3-1 患者 PVP 治疗及随访

A. 胸 12 椎体穿刺成功后正位示穿刺针头端位于椎体中央(左),侧位则位于前中 1/3(右);B. 胸 12 椎体内注入骨水泥 12ml、腰 1 椎体内注入 7ml 后正侧位片示胸 12、腰 1 椎体内骨水泥跨中线充填良好;C. PVP 后腰背部疼痛完全缓解,CT 复查示胸 12、腰 1 椎体内骨水泥充填良好

【案例 12-3-2 分析讨论】

1. 该患者诊断为胸椎转移瘤。

2. 该患者可采取内科姑息性治疗、放疗、化疗及介入手术治疗。

3. 该患者可采取 PVP。

PVP 治疗流程:

(1) 入院,术前完善实验室检查、影像学检查;术前准备。

(2) PVP 治疗及随访 (图 12-3-4)。

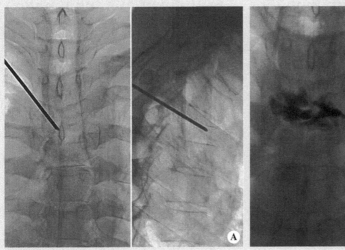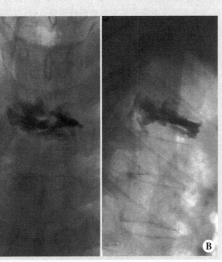

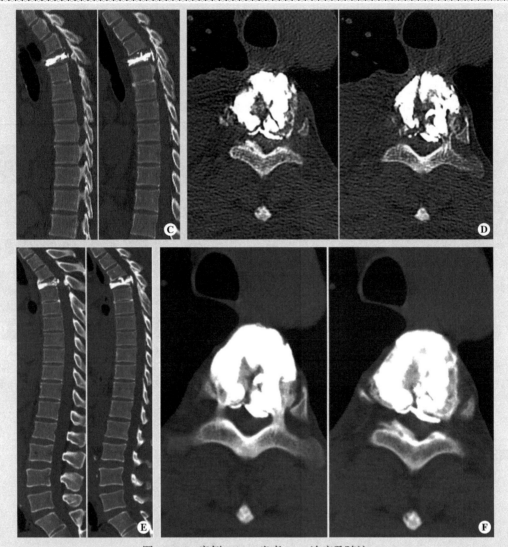

图 12-3-4　案例 12-3-2 患者 PVP 治疗及随访

A. 胸 4 椎体穿刺成功后正位摄片示穿刺针头端位于椎体中央（左），侧位则位于前中 1/3（右）；B. 注入骨水泥 4.5ml 后正侧位片示胸 4 椎体内骨水泥跨中线充填良好；C. PVP 后 1 天矢状位 CT 二维重建示胸 4 椎体骨质破坏区内骨水泥已充分充填；D. PVP 后 1 天横断位 CT 示胸 4 椎体骨质破坏区内骨水泥已充分充填；E. PVP 后 2 年矢状位 CT 二维重建复查示胸 4 椎体内骨水泥稳定，邻近椎体无新发骨质破坏；F. PVP 后 2 年横断位 CT 复查示胸 4 椎体内骨水泥稳定，其周围原骨质破坏已骨化

（何仕诚）

参 考 文 献

柴树德，2017.我国放射性粒子置入治疗支气管肺癌现状与技术创新[J].山东大学学报（医学版），55（2）：4-7.

陈孝平，汪建平，2013.外科学[M].8版.北京：人民卫生出版社.

丛明华，金发光，柯明耀，等，2018.继发性气道-消化道瘘介入诊治专家共识[J].中华肺部疾病杂志（电子版），11（2）：131-138.

高君，范瑞芳，杨家印，等，2017.肝血管瘤的射频消融治疗（国内）专家共识[J].中华肝胆外科杂志，23（5）：289-294.

广东省抗癌协会肝癌专业委员会，2014.肝癌MDT团队建立和多学科联合治疗的专家共识[J].肝癌电子杂志1，（3）：4-20.

郭启勇，2017.介入放射学[M].北京：人民卫生出版社.

蒋安，李宗芳，2018.脾功能亢进常见原因及治疗策略[J].中华肝脏外科手术学电子杂志，7（2）：97-99.

蒋巍，王忠敏，茅爱武，2012.食管良恶性狭窄治疗中支架应用的现状与展望[J].介入放射学杂志，21（8）：700-704.

劳妙婵，高兴林，李静，等，2016.获得性呼吸道瘘的介入治疗进展[J].中华结核和呼吸杂志，39（3）：221-223.

李宗明，路慧彬，任克伟，等，2016.双倒Y型气道覆膜内支架治疗胸腔胃-右主支气管瘘的疗效观察[J].实用放射学杂志，32（10）：1586-1589.

梁松年，冯博，苏洪英，等，2011.经皮肝穿胆道引流术后肝动脉出血的介入治疗[J].介入放射学杂志，20（9）685-687.

刘宝东，叶欣，范卫君，等，2018.影像引导射频消融治疗肺部肿瘤专家共识（2018年版）[J].中国肺癌杂志，21（2）：76-88.

任建庄，张凯，张萌帆，等，2015.Y型支架置入治疗支气管阻塞致肺不张24例的近期疗效[J].介入放射学杂志，24（1）：51-54.

申楠，季洪健，冯建聪，等，2016.气道内支架在良性气道狭窄中的应用进展[J].介入放射学杂志，25（4）：367-370.

斯晓燕，刘晓东，王汉萍，等，2017.CT引导下经皮肺射频消融术治疗晚期肺癌的疗效及并发症分析[J].癌症进展，15（3）：290-293.

苏存华，谈梦伟，陆方林，等，2013.268例急性A型主动脉夹层临床资料分析[J]国际心血管病杂志，40（3）：189-191.

魏宁，陈启鸿，徐浩，等，2017.通气导管辅助下^{125}I支架置入术治疗恶性气道狭窄24例[J].介入放射学杂志，26（12）：1118-1121.

魏颖恬，肖越勇，2018.影像学引导肺癌冷冻消融治疗专家共识（2018年版）[J].中国介入影像与治疗学，15（5）：259-263.

吴红军，张伟，舒砚文，等，2014.不同分型急性主动脉夹层患者血浆促炎细胞因子表达水平的比较[J].中华危重病急救医学，10：740-742.

叶欣，范卫君，王徽，等，2017.热消融治疗原发性和转移性肺部肿瘤专家共识（2017年版）[J].中国肺癌杂志，20（7）：433-445.

印平，马远征，马迅，等，2015.骨质疏松性椎体压缩性骨折的治疗指南[J].中国骨质疏松杂志，2015（6）：643-648.

中国抗癌协会肿瘤介入专家委员会，2017.经导管动脉灌注化疗药物应用原则—中国肿瘤介入专家共识[J].介入放射学杂志，26（11）：963-970.

中国医师协会急诊医师分会，2010.急性上消化道出血急诊诊治专家共识[J].中国急救医学，30（4）：289-293.

中国医师协会介入医师分会，中华医学会放射学分会介入专业委员会，中国静脉介入联盟，2018.下肢深静脉血栓形成介入治疗规范的专家共识（第2版）[J].中华医学杂志，98（23）：1813-1821.

中华人民共和国卫生和计划生育委员会医政医管局，2017.原发性肝癌诊疗规范（2017年版）[J].中华消化外科杂志，16（7）：635-647.

中华医学会呼吸病学分会，2017.良性中心气道狭窄经支气管镜介入诊治专家共识[J].中华结核和呼吸杂志，40（6）：408-418.

中华医学会神经外科学分会介入学组，2017.脑动静脉畸形介入治疗中国专家共识[J].中华神经外科杂志，33（12）：1195-1203.

钟南山，韩新巍，2017.气道病变介入治疗与研究进展[M].郑州：郑州大学出版社.